Fisioterapia em
Gerontologia
Clínica

Em tempos de pandemia, é natural que tenhamos cuidado redobrado, especialmente em relação aos idosos, que estão em situação mais vulnerável frente às consequências da doença Covid-19. E respeitando todas medidas protetivas, a autora e os colaboradores em alguns capítulos optaram em não fotografar idosos, resguardando a saúde de todos.

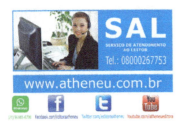

Fisioterapia em Gerontologia Clínica

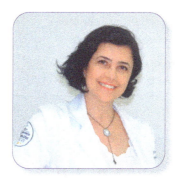

Flávia Maria Campos de Abreu

Mestre em Ciência da Motricidade Humana pela Universidade Castelo Branco (UCB/RJ). Especialista em Acupuntura pela Faculdade Cidade Verde (FCV). Especialista em Fisiologia do Exercício e Treinamento Resistido na Saúde, na Doença e no Envelhecimento pela Universidade de São Paulo (USP). Graduada em Fisioterapia pela Universidade do Estado de Minas Gerais (UEMG). Possui 21 anos de experiência na área de Fisioterapia e Docência, com ênfase em Fisioterapia Geriátrica e Gerontológica. Publicou um livro e três capítulos de livro na área de Gerontologia. Ex-Pesquisadora do Laboratório de Biociências da Motricidade Humana (LABIMH–RJ). Atualmente é Professora da Pós-Graduação de Fisioterapia em Gerontologia da Faculdade Inspirar e Professora da Universidade Estácio de Sá (UNESA). Diretora da Geridades Serviços em Saúde e Treinamentos. Atua principalmente nos seguintes temas: Idosos, Fisioterapia, Autonomia, Qualidade de Vida e Gerontologia.

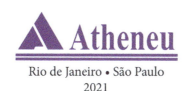

Rio de Janeiro • São Paulo
2021

EDITORA ATHENEU

São Paulo — Rua Avanhandava, 126 – 8º andar
Tel.: (11) 2858-8750
E-mail: atheneu@atheneu.com.br

Rio de Janeiro — Rua Bambina, 74
Tel.: (21) 3094-1295
E-mail: atheneu@atheneu.com.br

CAPA: Equipe Atheneu
PRODUÇÃO EDITORIAL: ASA Produções Gráficas e Editorial
REVISÃO DOS TEXTOS: José Dias Corrêa Vaz de Lima

CIP-BRASIL. CATALOGAÇÃO NA PUBLICAÇÃO
SINDICATO NACIONAL DOS EDITORES DE LIVROS, RJ

A145f

    Abreu, Flávia Maria Campos de
        Fisioterapia em Gerontologia Clínica/Flávia Maria Campos de Abreu. – 1. ed. – Rio de Janeiro: Atheneu, 2021.
    448 p.: il.; 23 cm.

    Inclui bibliografia e índice
    ISBN 978-65-5586-150-1

    1. Gerontologia. 2. Envelhecimento. 3. Idosos - Reabilitação. 4. Fisioterapia para idosos. I. Título.

21-68875   CDD: 615.820846
                                   CDU: 615.8-053.9

Meri Gleice Rodrigues de Souza – Bibliotecária – CRB-7/6439

25/01/2021   25/01/2021

ABREU, F.M.C.
Fisioterapia em Gerontologia Clínica

© Direitos reservados à EDITORA ATHENEU – São Paulo, Rio de Janeiro, 2021.

Colaboradores

Adriano Drummond

Graduado em Fisioterapia pela Universidade Católica de Brasília (UCB). Formação em Hidrocinesioterapia. Habilitado no Método Halliwick. Habilitado no Método dos Anéis de Bad Ragaz. Especialista em Fisioterapia Traumato-Ortopédica pela Universidade de Brasília (UnB). Mestre em Ciências da Saúde pela UnB. Doutor em Ciências e Tecnologias em Saúde pela UnB. Docente do Centro Universitário Euro-Americano (UNIEURO-DF). Coordenador do Curso de Fisioterapia do UNIEURO-DF. Pós-Graduando em Osteopatia pela Escuela de Osteopatia de Madrid (EOM).

Ana Paula Bazeggio

Graduação em Medicina pela Pontifícia Universidade Católica do Paraná (PUC-PR). Residência Médica em Medicina de Família e Comunidade pela PUC-PR. Pós-Graduação em Cuidados Paliativos pelo Instituto Paliar em São Paulo. Pós-Graduação em Geriatria pela Faculdade de Ciências Médicas de Minas Gerais (FCM-MG). Atuou em Gestão de Políticas Públicas de Saúde, foi empresária e atua em Medicina Domiciliar com ênfase em Geriatria e Cuidados Paliativos desde 2012. Atualmente é Médica Assistente do Programa de Internação Domiciliar da Secretaria de Estado de Saúde do Distrito Federal.

Andressa Andrade Teymeny

Graduada em Fisioterapia pelo Centro Universitário do Triângulo (UNITRI). Especialista em Fisioterapia Neurofuncional pelo UNITRI. Mestre em Ciências da Saúde pela Universidade Federal de Uberlândia (UFU). Possui experiência há mais de 18 anos em Atendimento de Pacientes Neurológicos Adultos e Infantis. Trabalhou como Fisioterapeuta na Associação de Assistência à Criança Deficiente (AACD – Uberlândia-MG). Atualmente atua como Docente no Curso de Graduação em Fisioterapia da Universidade Paulista (UNIP) – Brasília e Centro Universitário ICESP – Águas Claras – DF.

Andressa Oliveira Barros dos Santos

Mestranda no Programa de Pós-Graduação em Ciências do Exercício e do Esporte (PPGCEE), da Universidade do Estado do Rio de Janeiro (UERJ). Pós-Graduanda em Anatomia Humana e Biomecânica pela Universidade Castelo Branco (UCB). Bacharelado em Educação Física pela Universidade Augusto Motta (UNISUAM). Licenciatura em Educação Física pela UCB. Ex-Bolsista de Iniciação Científica pelo Programa Institucional de Iniciação Científica e Tecnológica (PBICT) da UCB. Membro Associado da Sociedade Brasileira de Anatomia (SBA). Participou do Congresso Brasileiro de Anatomia no Estado da Paraíba (2018). Ex-Monitora em Anatomia Humana pela UCB.

Angélica Claro de Sena

Psicóloga Clínica Especialista em Análise Transacional. Graduada em Psicologia pelo Centro Universitário de Brasília (UniCEUB). Pós-Graduada em Análise Transacional e Competência nas Relações pela Faculdade de Tecnologia Paulo Freire (FATEP). Curso de Formação em Análise Transacional – Formação Clínica. Atualmente atua como Psicóloga Clínica e Organizacional. Interessa-se por Psicopatologia e Gerontologia.

Ayrton Moraes Ramos

Licenciatura e Bacharelado em Educação Física pela Universidade Tiradentes (UNIT). Pós-Graduação em Desempenho Humano na Atividade Física e Esportes pela UNIT. Mestrado em Educação Física pela Universidade Federal de Sergipe (UFS) com a linha de pesquisa voltada para adaptações morfofuncionais do exercício físico. Membro do Laboratório de Biociências da Motricidade Humana (LABIMH). Doutorando em Saúde e Ambiente pela UNIT. Professor do Instituto Federal do Pará (IFPA) – campus Paragominas. Tem experiência na área de Educação Física, com ênfase em Esporte, *Performance* e Saúde, atuando principalmente nos seguintes temas: treinamento esportivo, educação física escolar, exercício físico e pressão arterial, envelhecimento, saúde e qualidade de vida no idoso.

Bernardo Chalfun

Fisioterapeuta Graduado pela Universidade Federal de Minas Gerais (UFMG). Especialização *Latu Senso* em Gestão de Negócios pelo Instituto Brasileiro de Mercado de Capitais (IBMEC). Mestrado Profissional em Administração pela Faculdade de Estudos Administrativos de Minas Gerais (FEAD-MG). Sócio da Clínica Resolutiva. Sócio da Pulsar Fisioterapia Cardiopulmar. Sócio da Fisioconsult – Soluções de Gestão em Fisioterapia. Sócio da Propulsão Palmilhas Biomecânicas.

Carlos Soares Pernambuco

Graduado em Educação Física pela Universidade Federal do Rio de Janeiro (UFRJ). Mestre em Ciência da Motricidade Humana pela Universidade Castelo Branco (UCB-RJ). Doutor em Saúde pela Universidade Federal do Estado do Rio de Janeiro (UNIRIO). Formação em Acupuntura – Academia Brasileira de Arte e Ciência Oriental (ABACO). Fitoterapia Chinesa – American College of Traditional Chinese Medicine (ACTCM). Professor da Universidade Estácio de Sá (UNESA). Professor da Secretaria de Educação do Estado do Rio de Janeiro. Autor de mais de 40 Artigos em Revistas Científicas Internacionais Indexadas.

Cintia da Silva Freire Jardim

Graduação em Fisioterapia pela Universidade Federal de Minas Gerais (UFMG). Mestre em Ciência da Reabilitação pela UFMG. Formação em Pilates, Yoga e Leitura Corporal, Método Mackenzie. Docente da Faculdade de Ciências Médicas de Minas Gerais (FCM-MG) em Geriatria e Gerontologia. Fisioterapeuta da Clínica Propulsão e Atendimento Domiciliar.

Diana Noronha

Doutoranda em Difusão do Conhecimento pela Universidade Federal da Bahia (UFBA). Mestre em Medicina da Saúde pela UFBA. Especialista em Fisiologia do Exercício e Treinamento Resistido na Saúde, na Doença e no Envelhecimento pela Universidade de São Paulo (USP). Especialista em Gerontologia e Graduada em Fisioterapia pela Universidade Católica de Salvador (UCSAL). Sócia-Diretora da Agrega Saúde e Inovação e Responsável pelo Setor de Pesquisa do Centro de Referência Estadual de Atenção à Saúde do Idoso (CREASI).

Érika Ramos Silva

Graduação em Fisioterapia pela Universidade Tiradentes (UNIT-SE). Especialização em Fisioterapia Cardiorrespiratória pela Universidade Federal de Pernambuco (UFPE). Especialização em Reabilitação Pulmonar pela Universidade Estadual de Ciências da Saúde de Alagoas (UNCISAL-UNIFESP). Mestre em Ciências da Saúde pela Universidade Federal de Sergipe (UFS). Doutora em Ciências da Saúde pela UFS. Especialista em Fisioterapia em Terapia Intensiva da Associação Brasileira de Fisioterapia Cardiorrespiratória e Fisioterapia em Terapia Intensiva/Conselho Federal de Fisioterapia e Terapia Ocupacional (ASSOBRAFIR/COFFITO). Professora Efetiva do Departamento de Fisioterapia da UFS – Campus Lagarto.

Estélio Henrique Martin Dantas

Bacharel em Ciências Militares pela Academia Militar das Agulhas Negras (AMAN). Graduado em Educação Física pela Escola de Educação Física do Exército (EsEFEx). Mestre em Operações Militares pela Escola de Aperfeiçoamento de Oficiais (EsAO). Mestre em Educação Física pela Universidade Federal do Rio de Janeiro (UFRJ). Mestre em Educação e Doutor em Treinamento Desportivo pela Universidade Estadual do Rio de Janeiro (UERJ). Livre-Docente em Educação Física pela Universidade Federal Fluminense (UFF). Pós-Doutorado em Psicofisiologia pela Universidade Gama Filho (UGF). Fisiologia pela Universidad Católica de Murcia (UCAM – Espanha). Biofísica pela Universitat de València (UV – Espanha). Professor Titular da Universidade Tiradentes (UNIT) e Universidade Federal Rural do Rio de Janeiro (UFRRJ) (aposentado). Professor do Programa de Pós-Graduação em Enfermagem e Biociências (PpgEnfBio). Doutorado pela Universidade Federal do Estado do Rio de Janeiro (UNIRIO) e programa de Pós-Graduação *stricto sensu* PSA da UNIT. Professor Colaborador da Universidade de Trás-os-Montes e Alto Douro (UTAD) (Portugal); Universidad Católica de Murcia (UCAM) (Espanha); Universitá degli Studi di Roma – Sapienza (Itália) e Universidad Católica del Maule (UCM) (Chile). Professor da Academia Brasileira de Treinadores (ABT), Instituto Olímpico Brasileiro (IOB) e Comitê Olímpico do Brasil (COB). Atuou como Preparador Físico e Fisiologista. Autor de mais de 530 artigos, 758 trabalhos em anais de congressos e 749 conferências ou cursos. Formou 7 pós-doutores, 52 doutores e 131 mestres. Publicou 29 livros, 58 capítulos de livros. Presidente de Honra da International Human Motricity Network (IHMN).

Fabiana Rodrigues Scartoni
Doutoura em Ciências pela Universidade Federal do Estado do Rio de Janeiro (UNIRIO). Doutoura em Fisiologia do Exercício pela Universidad Católica Nuestra Señora de Asunción – PY. Mestre em Ciência da Motricidade Humana pela Universidade Castelo Branco (UCB-RJ). Graduada em Licenciatura Plena em Educação Física pela Universidade Federal do Rio de Janeiro (UFRJ). Docente da Universidade Católica de Petrópolis (UCP-RJ).

Fabiane de Castro Vaz
Doutoranda em Ciências da Saúde e Mestre em Ciências da Saúde pela Faculdade de Ciências da Saúde – Universidade de Brasília (FS-UnB). Especialista em Reabilitação Neurológica pela Escola Paulista de Medicina da Universidade Federal de São Paulo (EPM-UNIFESP). Especialista em Fisioterapia em Gerontologia pelo Hospital das Clínicas da Faculdade de Medicina da Universidade de São Paulo (HC-FMUSP). Membro da Sociedade Brasileira de Geriatria e Gerontologia pela Sociedade Brasileira de Geriatria e Gerontologia (SBGG). Especialista em Gerontologia pela SBGG.

Fayez Bahmad Jr.
Professor Livre-Docente pelo Departamento de Oftalmologia e Otorrinolaringologia da Faculdade de Medicina da Universidade de São Paulo (FMUSP). Professor e Orientador do Programa de Pós-Graduação em Ciências da Saúde da Universidade de Brasília (PPGFCS–UnB). Doutorado em Ciências Médicas pela Universidade de Brasília e Harvard Medical School, Boston, MA, EUA. *Fellowship* em Otologia pela Massachusetts Eye & Ear Infirmary, Harvard Medical School, Boston, MA, EUA. Editor de Otologia do *Brazilian Journal of Otorhinolaryngology* (BJORL). *Editor-in-chief* do *The International Tinnitus Journal* (ITJ). Presidente Eleito da The International Otopathology Society (Shucknecht's Society), Triênio 2022 a 2025. Médico Otorrinolaringologista do Hospital Universitário de Brasília (HUB UnB). Diretor Técnico do Instituto Brasiliense de Otorrinolaringologia (IBORL).

Fernanda Oliveira de Carvalho
Doutora em Ciências da Saúde pela Universidade Federal de Sergipe (UFS). Mestre em Ciências da Saúde pela Universidade Federal de Sergipe (UFS). Pós-Graduada em Fisioterapia em Terapia Intensiva pela Faculdade Redentor-RJ. Fisioterapeuta do Hospital Universitário de Sergipe (HU-UFS/EBSERH). Preceptora da Residência Multiprofissional em Saúde do Adulto e Idoso (HU-UFS).

Fernando Calixto
Fisioterapeuta pela Faculdade de Reabilitação do Planalto Central (FARPLAC – UNIPLAC), Brasília-DF. Especialista em Fisioterapia Aquática. Formação em Watsu nível 1, 2 e 3 pela Worldwide Aquatic Bodywork Association (WABA). Professor de Watsu nível 1 e 2 credenciado pela WABA. Formação no Conceito Halliwick básico e avançado pela International Halliwick Association (IHA). Formação no Método dos Anéis de Bad Ragaz pela Fundação Bad Ragaz. Formação no Método Busquet das Cadeias Fisiológicas e Membro da Equipe Pedagógica. Membro do Comitê de Ética do Instituto Latino-Americano de Watsu. Diretor Tesoureiro da Associação Brasileira de Fisioterapia Aquática (ABFA).

Flávia Maria Campos de Abreu
Mestre em Ciência da Motricidade Humana pela Universidade Castelo Branco (UCB/RJ). Especialista em Acupuntura pela Faculdade Cidade Verde (FCV). Especialista em Fisiologia do Exercício e Treinamento Resistido na Saúde, na Doença e no Envelhecimento pela Universidade de São Paulo (USP). Graduada em Fisioterapia pela Universidade do Estado de Minas Gerais (UEMG). Possui 21 anos de experiência na área de Fisioterapia e Docência, com ênfase em Fisioterapia Geriátrica e Gerontológica. Publicou um livro e três capítulos de livro na área de Gerontologia. Ex-Pesquisadora do Laboratório de Biociências da Motricidade Humana (LABIMH–RJ). Atualmente é Professora da Pós-Graduação de Fisioterapia em Gerontologia da Faculdade Inspirar e Professora da Universidade Estácio de Sá (UNESA). Diretora da Geridades Serviços em Saúde e Treinamentos. Atua principalmente nos seguintes temas: Idosos, Fisioterapia, Autonomia, Qualidade de Vida e Gerontologia.

Hudson Azevedo Pinheiro
Fisioterapeuta, Doutor em Ciências e Tecnologias em Saúde pela Universidade de Brasília (UnB). Mestre em Gerontologia pela Universidade Católica de Brasília (UCB), Especialista em Fisioterapia Neurofuncional pela UnB e titulado em Fisioterapia Neurofuncional do Adulto e do Idoso pela Associação Brasileira de Fisioterapia Neurofuncional (ABRAFIN). Fisioterapeuta do Ambulatório de Geriatria e Gerontologia da GSAS3/SRSSO/SES/DF. Preceptor do Programa de Residência Multiprofissional em Saúde do Adulto e do Idoso da Fundação de Ensino e Pesquisa em Ciências da Saúde da Secretaria de Saúde do Distrito Federal (FEPECS). Associado Titulado à Sociedade Brasileira de Geriatria e Gerontologia (SBGG), Seção Distrito Federal. Membro da Diretoria da SBGG, Seção Distrito Federal. Diretor Administrativo da ABRAFIN (2020-2022).

Hugo de Luca Corrêa
Professor de Educação Física, Licenciado e Bacharel pela Universidade Católica de Brasília (UCB). Atualmente Bolsista de Mestrado pelo Programa de Pós-Graduação *stricto sensu* em Educação Física da UCB (PROSUC/CAPES). Especialização em Andamento em Imunologia Básica e Aplicada. Especialista em Psicomotricidade. Membro do Grupo de Estudos do Laboratório de Exercício e Doenças Crônicas (LeDoc). Tem experiência em avaliação e prescrição de exercícios físicos aplicados a função renal com foco no sistema imune, hipertensão, *diabetes mellitus*, obesidade e doença renal crônica.

Isabel Cristina Ribeiro Regazzi
Graduação em Enfermagem pela Universidade Federal do Estado do Rio de Janeiro (UNIRIO). Graduação em Medicina pela Universidade do Grande Rio (UNIGRANRIO). Mestrado em Enfermagem em Saúde Pública pela Universidade do Rio de Janeiro (UERJ). Professora Adjunta IV da Universidade Federal Fluminense/Campus Rio das Ostras (UFF) – Curso de Graduação em Enfermagem. Atuação na Área de Saúde Mental, Saúde Coletiva, Acupuntura Neurofuncional, Resiliência e Qualidade de Vida. Pós-Graduação *lato sensu* – Especialização em Medicina do Tráfego em 2010 pela UNIRIO/Hospital Universitário Gaffrée e Guinle (HUGG). Especialização em Homeopatia pela UNIRIO. Especialização em Acupuntura pela UFF. Especialização em Dor e Cuidados Paliativos pela Universidade Federal do Rio de Janeiro/Hospital Universitário Clementino Fraga Filho (UFRJ-HUCFF). Auriculomedicina Francesa pelo Instituto Médico Brasileiro de Acupuntura (IMBA-MG). Doutora em Ciências pela UNIRIO.

José Dias Corrêa Vaz de Lima
Analista do Ministério da Economia desde 2010. Pós-Graduação em Gestão em Gerontologia na Universidade Norte do Paraná (UNOPAR). Engenheiro de Segurança do Trabalho pela Universidade Estácio de Sá (UNESA). Pós-Graduação em Geoprocessamento na Universidade de Brasília (UnB). Graduado em Engenharia Agronômica na Universidade de São Paulo (USP).

José Marinho Marques Dias Neto
Graduado em Educação Física pela Universidade do Estado do Rio de Janeiro (UERJ). Mestrado em Biociências da Atividade Educação Física pela Universidade Federal do Rio de Janeiro (UFRJ). Doutorado em Enfermagem e Biociências pela Universidade Federal do Estado do Rio de Janeiro (UNIRIO). Pesquisador do Laboratório de Biociências da Motricidade Humana (LABIMH) com estudo desenvolvido em *Fitness* Físico e Saúde do Adolescente. Professor da Universidade do Estado do Rio de Janeiro (lotado no CAp UERJ). Professor Aposentado da Rede Estadual do Rio de Janeiro. Ministra as Disciplinas de Práticas Metodológicas e Estágio Supervisionado II. Professor da Universidade do Grande Rio (UNIGRANRIO), da Universidade Estácio de Sá (UNESA) e das Faculdades São José (FSJ). Experiência na Área de Educação Física Escolar, na iniciação esportiva e no esporte de rendimento. Ex-técnico de basquetebol do Clube de Regatas Flamengo (CRF) e da Seleção Brasileira Universitária.

Juliana Brandão Pinto de Castro
Doutora em Ciências do Exercício e do Esporte pelo Programa de Pós-Graduação em Ciências do Exercício e do Esporte da Universidade do Estado do Rio de Janeiro (PPGCEE-UERJ). Mestre em Alimentação, Nutrição e Saúde (Instituto de Nutrição/UERJ). Especialista em Geriatria e Gerontologia pela Faculdade de Ciências Médicas da UERJ (FCM). Especialista em Docência do Ensino Superior pela Universidade Candido Mendes (UCM). Licenciatura Plena em Educação Física (UERJ).

Juliano Abreu Pacheco
Coordenador de Pesquisas do Hospital de Câncer de Ribeirão Preto – SP. Mestre em Terapia Intensiva pela Universidade Brasileira de Terapia Intensiva (Unibrati) – SP. Doutorando pela Escola de Enfermagem de Ribeirão Preto da Universidade de São Paulo (EERP/USP) – Habilitado em Odontologia Hospitalar pelo Hospital Israelita Albert Einstein – SP. Docente do Curso de Difusão em Atendimento Odontológico aos Pacientes Oncológicos da Fundação para a Pesquisa, Prevenção e Assistência do Câncer (Fundação SOBECCAN) da Faculdade de Odontologia de Ribeirão Preto (FORP/USP).

Leonardo de Almeida Rodrigues Pereira
Graduado em Fisioterapia pela Universidade Presidente Antônio Carlos (UNIPAC). Professor de Biologia do Ensino Médio e Fundamental no Colégio Desafio de Barbacena-MG. Atuou como Professor de Anatomia, Fisiologia e Geriatria da Escola Agrotécnica Federal de Barbacena (EAFB), Cursos Técnicos de Enfermagem e Radiologia, Fisioterapeuta da Clínica Physios Fisioterapia, Fisioterapeuta Domiciliar, Coordenador e Professor – Desafio Vestibulares e Cursos. Tem experiência na área acadêmica e Fisioterápica, com ênfase no magistério, atuando principalmente nos seguintes temas: Geriatria, Anatomia, Ortopedia, Fisiologia e Biologia.

Lucas Baptista Fontanesi
Graduado em Educação Física pelo Centro Universitário Moura Lacerda (CUML). Mestrado em Medicina (Neurologia) pela Universidade de São Paulo (USP). Doutorado em Medicina (Neurologia) pela USP. Professor do Programa de Pós-Graduação em Musculação e *Personal Trainer* do CUML e do Programa de Pós-Graduação em *Bodybuilding Coach* da Bodybuilding School Fitness Solution. Tem experiência em Neurofisiologia, Anatomia e Cinesiologia.

Maíra Graziele de Menezes Vitoriano
Fisioterapeuta pela Universidade Católica de Salvador (UCSal). Pós-Graduada em Gerontologia pela UCSal. Pós-Graduada em Fisiologia do Exercício e Treinamento Resistido na Saúde, Doença e Envelhecimento pela Universidade de São Paulo (USP). Atua no Centro de Referência Estadual de Atenção à Saúde do Idoso (CREASI-BA).

Mariana Asmar Alencar
Professora Adjunta do Departamento de Fisioterapia da Universidade Federal de Minas Gerais (UFMG). Graduada em Fisioterapia pela UFMG. Mestrado e Doutorado em Ciências da Reabilitação pela UFMG. Título de Especialista em Gerontologia pela Sociedade Brasileira de Geriatria e Gerontologia (SBGG). Tem experiência em docências na Graduação e Pós-Graduação no Curso de Fisioterapia nas Áreas de Neurologia e Gerontologia. Experiência Clínica em Reabilitação Neurológica e Gerontológica.

Patrícia Almeida Fontes
Graduada em Fisioterapia pela Universidade Tiradentes (UNIT). Especialista em Fisiologia do Exercício e Treinamento Resistido na Saúde, na Doença e no Envelhecimento pela Universidade de São Paulo (USP). Especialização em Reabilitação pela Universidade Estadual de Ciências da Saúde de Alagoas (UNCISAL). Mestre em Educação Física pela Universidade Federal de Sergipe (UFS). Professora Assistente do Curso de Fisioterapia da UNIT.

Paula Maria Machado Arantes
Professora Adjunta do Departamento de Fisioterapia da Universidade Federal de Minas Gerais (UFMG). Graduada em Fisioterapia pela UFMG. Mestrado e Doutorado em Ciências da Reabilitação pela UFMG. Pós-Doutorado em Ciências da Reabilitação pela UFMG. Título de Especialista em Gerontologia pela Sociedade Brasileira de Geriatria e Gerontologia (SBGG). Experiência Clínica e em Docência na Área de Fisioterapia, com ênfase em Gerontologia e Saúde Pública.

Paula Paraguassú Brandão
Nutricionista pela Universidade do Estado do Rio de Janeiro (UERJ). Mestrado e Doutorado em Fisiopatologia Clínica e Experimental pela Universidade do Estado do Rio de Janeiro (FisClinEx/UERJ). Pós-Doutorado pela Universidade Federal do Rio de Janeiro (UFRJ) e Universidade Federal do Estado do Rio de Janeiro (UNIRIO). Pesquisadora do Labimh/UNIRIO. Docente do Centro Universitário Celso Lisboa (UCL) e da Universidade Estácio de Sá (UNESA).

Renato Ramos Coelho

Graduado em Fisioterapia pela Universidade Federal de Minas Gerais (UFMG) e em Engenharia de Produção pelo Centro Universitário Claretiano (CEUCLAR). Especialista em Fisioterapia Esportiva e Traumato-Ortopedia pela UFMG e em Engenharia de Segurança do Trabalho pelo CEUCLAR. Mestre em Ciência da Motricidade Humana pela Universidade Castelo Branco (UCB/RJ). Doutor em Ciências em Engenharia Civil pela Instituto Alberto Luiz Coimbra de Pós-Graduação e Pesquisa de Engenharia da Universidade Federal do Rio de Janeiro (COPPE/UFRJ). Diretor Técnico da Nomus Consultoria e Treinamentos em Saúde e Segurança do Trabalho. Fisioterapeuta Coordenador da Educação Permanente em Saúde da Prefeitura Municipal de Contagem. Membro do Laboratório de Biociência da Motricidade Humana da Universidade Tiradentes (LABIMH-UNIT/SE).

Rodrigo Gomes de Souza Vale

Pós-Doutorado em Biociências pela Universidade Federal do Estado do Rio de Janeiro (UNIRIO). Doutor em Ciências da Saúde pela Universidade Federal do Rio Grande do Norte (UFRN). Professor Adjunto do Instituto de Educação Física e Desportos da Universidade do Estado do Rio de Janeiro (IEFD/UERJ). Professor do Programa de Pós-Graduação em Ciências do Exercício e do Esporte da UERJ (PPGCEE). Professor Titular, Coordenador do Laboratório de Fisiologia do Exercício (LAFIEX) e do Curso de Educação Física da Universidade Estácio de Sá (UNESA – Cabo Frio/RJ). Bolsista de Pesquisa e Produtividade da UNESA.

Rodrigo Vanerson Passos Neves

Licenciado e Bacharelado em Educação Física pela Universidade Bandeirante de São Paulo (UNIBAN-SP). Especialização em Fisiologia do Exercício e Atividade Física Adaptada para a Saúde e Grupos Especiais, ambas pela Universidade Gama Filho (UGF). Mestre em Medicina Translacional pela Universidade Federal de São Paulo (UNIFESP) (Laboratório de Óxido Nítrico e Estresse Oxidativo – Bolsista REUNI-CAPES). Doutorando em Educação Física pela Universidade Católica de Brasília (UCB) (Laboratório de Biologia Molecular do Exercício – Bolsista PROSUC-CAPES). Faz parte do Grupo de Estudos do Laboratório de Exercício e Doenças Crônicas (LeDoc) da Universidade Católica de Brasília (UCB). Área de atuação relacionada ao exercício físico: Hipertensão Arterial, Obesidade, Envelhecimento, Diabetes, Doença Renal Crônica e Suplementação de L-arginina na Doença Renal Crônica. Além disso investiga o efeito dose-resposta do exercício físico sobre o estresse oxidativo e o perfil inflamatório em doenças cardiometabólicas.

Silvânia Matheus de Oliveira Leal

Doutora em Enfermagem e Biociências pela Universidade Federal do Estado do Rio de Janeiro (UNIRIO). Mestre em Ciência da Motricidade Humana pela Universidade Castelo Branco (UCB/RJ). Possui várias especializações em Fisioterapia e Educação Física. Graduada em Fisioterapia pela Faculdade Nobre (FAN) e Educação Fisica pela Universidade Federal de Juiz de Fora (UFJF). Coordenadora do Instituto Brasiliense de Fisioterapia (IBRAFISIO). Coordenadora e Membro Fundadora do Centro de Estudo e Pesquisa do IBRAFISIO. Membro do Laboratório de Biociências da Motricidade Humana (LABIMH – UNIRIO).

Tássia Virgínia de Carvalho Oliveira
Fisioterapeuta pela Universidade Tiradentes (UNIT/SE). Professora Adjunta I da UNIT/SE. Fisioterapeuta do Hospital Universitário da Universidade Federal de Sergipe (UFS/EBSERH/SE). Especialista em Fisioterapia Traumato-Ortopédica pela Universidade Gama Filho (UGF/RJ). Especialista em Fisioterapia Traumato-Ortopédica (ABRAFITTO). Especialista em Educação em Saúde (Sírio Libanês/SP). Especialista em Fisioterapia em Gerontologia na Associação Brasileira de Fisioterapia em Gerontologia (ABRAFIGE). Mestre em Saúde e Ambiente pela UNIT/SE. Doutora em Saúde e Ambiente pela UNIT/SE.

Thayana Louize Vicentini Zoccoli
Médica Geriatra e Paliativista atuando em Brasília-DF. Graduação em Medicina pela Escola Superior de Ciências da Saúde (ESCS). Residência Médica em Clínica Médica pela Universidade Federal do Piauí (UFPI). Residência Médica em Geriatria pelo Hospital Universitário de Brasília (HUB-UnB). Residência Médica em Medicina Paliativa pela Secretaria de Estado de Saúde do Distrito Federal. Médica Assistente da Unidade de Cuidados Paliativos do Hospital de Base do Distrito Federal. Referência Técnica Distrital em Cuidados Paliativos da Secretaria de Saúde do Distrito Federal. Preceptora voluntária do Programa de Residência Médica em Medicina Paliativa pela Secretaria de Estado de Saúde do Distrito Federal.

Thiago dos Santos Rosa
Graduado em Licenciatura e Bacharelado em Educação Física pela Universidade de Mogi das Cruzes (UMC). Mestre em Biotecnologia pela UMC. Doutorado pelo Departamento de Medicina da Universidade Federal de São Paulo (Medicina Translacional). Pós-Doutorado pela Universidade Católica de Brasília (UCB). Coordenador do Grupo de Estudos e Laboratório de Exercício e Doenças Crônicas (LeDoc) na UCB. Coordenador do Curso de Pós-Graduação *lato sensu* em Treinamento Físico Aplicado à Saúde e Alto Rendimento pela UCB. Membro da Comissão de Ética no Uso de Animais pela UCB. Coordenador do Laboratório de Imunogerontologia e Biologia Molecular do Exercício pela UCB. Professor dos Cursos de Graduação da Escola de Saúde e do Programa de Pós-Graduação em Educação Física *stricto sensu* pela UCB.

Agradecimentos

  O sucesso desta obra só foi possível graças ao esforço, à colaboração e confiança de pessoas iluminadas que ajudaram a torná-la uma realidade. Por isso, faço questão de registrar aqui meus agradecimentos.

  Agradeço a quem acreditou no projeto quando este era apenas uma ideia, especialmente ao meu esposo José, meu amor e grande incentivador do meu trabalho. Sua confiança, companheirismo e dedicação foram fundamentais para a concretização deste livro. Sou grata pelos horizontes que sempre me faz enxergar no meu contínuo desenvolvimento pessoal. Meus sinceros agradecimentos, admiração e eterno amor.

  À minha filha Clara que prometo proteger, educar, amar e cuidar todos os dias da minha vida. Você é meu tesouro, minha luz e o amor da minha vida.

  Ao meu saudoso pai José Tarcízio, à minha mãe Glória, aos meus irmãos Léo e Thaís, minha cunhada Gisely e sobrinha Alice, meus eternos agradecimentos. Nossa união e amor familiar me fazem prosseguir. Amo muito vocês.

  Aos meus sogros Alceu e Marta, e a nossa família, Marina, Douglas, Isabela, Giovana Luíza e Bruno obrigada por toda generosidade e carinho.

  Aos meus familiares e amigos que nunca estiveram ausentes, agradeço a amizade e o carinho que sempre me disponibilizaram.

  Aos meus alunos, pela amizade, confiança e sabedoria nos ensinamentos.

  Agradeço especialmente aos meus amigos e colaboradores José Lima, Angélica Claro, Paula Paraguassú, Leonardo Rodrigues, Hudson Pinheiro, Mariana Alencar, Thiago Rosa, Hugo Corrêa, Rodrigo Neves, Silvânia Leal, Fernanda Carvalho, Tássia Oliveira, Érika Silva, Patrícia Fontes, Renato Coelho, Lucas Fontanesi, Maíra Vitoriano, Diana Noronha, Paula Arantes, Cintia Jardim, Fabiane Vaz, Fayez Bahmad Jr, Estélio Dantas, Fabiana Scartoni, Ayrton Moraes, José Marinho, Rodrigo Vale, Juliana Castro , Andressa Santos, Andressa Teymeny, Juliano Pacheco, Fernando Calixto, Adriano Drummond, Isabel Regazzi, Carlos Pernambuco, Ana Paula Bazeggio, Thayana Zoccoli e Bernardo Chalfun. Gratidão e apreço por contribuírem para que esta obra se tornasse uma realidade. A todos manifesto os meus mais sinceros agradecimentos por compartilharem suas experiências com muita sabedoria e dedicação.

  E a todos os idosos, com respeito, carinho e admiração!

Prefácio

O progressivo e expressivo incremento da expectativa de vida, em todos os países do mundo, vem criando uma realidade demográfica na qual o percentual de idosos, desprezível nos séculos passados, passa a se constituir em uma parcela cada vez mais importante da população.

Esse fenômeno está impactando todas as áreas do conhecimento humano, devido à crescente demanda por serviços, tecnologias, instalações, residências e cidades voltadas para o atendimento das necessidades e peculiaridades dos idosos.

A área da Saúde talvez seja uma das que mais tiveram que se ajustar a essa realidade. Em todas as profissões da área, a busca por conhecimentos e técnicas adequadas ao cuidado do paciente idoso se manifestou tanto na **promoção** quanto na **proteção** e **recuperação** da saúde desse tipo de usuário.

Pela própria natureza de sua fenomenologia, o estudo da Gerontologia necessita de uma abordagem interdisciplinar, na qual os conhecimentos de cada uma das áreas sejam adaptados e integrados às necessidades específicas do paciente idoso.

O livro *Fisioterapia em Gerontologia Clínica* é uma obra muito bem ajustada e adequada a essas considerações. Para sua elaboração, a autora convidou uma plêiade de profissionais de diversas áreas, que aportaram seus respectivos saberes ao tema.

Ao longo de seu desenvolvimento, são abordados nos seus distintos capítulos constituintes: Alterações Anatômicas e Fisiológicas do Envelhecimento; Aspectos Fisiológicos e Patológicos do Envelhecimento; Aspectos Psicológicos do Envelhecimento; Avaliação do Condicionamento Físico do Idoso; Cuidados Paliativos e Fim da Vida; Empreendedorismo em Fisioterapia Gerontológica; Envelhecimento do Tecido Conjuntivo e Osteomuscular; Envelhecimento no Brasil e no Mundo; Exercícios Aquáticos em Gerontologia; Exercícios Resistidos para idosos; Fisioterapia Neurofuncional na Gerontologia; Fotobiomodulação Sistêmica e o Equilíbrio Sênior; Goniometria no Idoso; Idoso, Família e Cuidadores; Marcha, Estabilidade Postural e Prescrição de Dispositivos Auxiliares; Mecanismos de ação da Eletroacupuntura no Estresse; Medidas e Avaliação no Idoso; Metodologia do Teste de Flexibilidade da Bateria do Índice de Condicionamento do Idoso; Nutrição no

Idoso; Principais Doenças Neurológicas no Envelhecimento; Envelhecimento e Fraturas; Reabilitação Cardíaca – Sistema Circulatório – Arritmia e Insuficiência Cardíaca; Reabilitação de Doenças Endócrinas, Nutricionais e Metabólicas; Reabilitação do Tecido Osteomuscular e Tecido Conjuntivo; Reabilitação Pulmonar; Reabilitação Urogenital no Idoso; Reabilitação Vestibular em Gerontologia; Síndrome de Fragilidade no Idoso; Testes Especiais na Avaliação do Idoso; Testes Ortopédicos e Neurológicos para Idosos e Lesões por Pressão no Idoso.

Tal rol de conhecimentos, tantas informações de especialidades e de fontes tão diferentes, só poderia ter coerência com a coordenação de uma profissional como a Flávia, capaz de consolidar a contribuição de autores tão destacados. Flávia cursou o Mestrado em Ciência da Motricidade Humana, no qual tive a honra de orientá-la. Sempre se destacou por sua cientificidade, competência, seriedade, empenho, capacidade de trabalho em grupo e caráter aglutinador.

Ao longo de sua vida, desenvolveu com maestria o binômio atuação profissional e pesquisa científica, nunca permitindo que sua práxis terapêutica cotidiana deixasse de ser guiada pela busca de evidências científicas que a apoiassem e a orientassem.

Graças a essa capacidade de aliar a teoria à prática, Flávia logrou organizar uma obra de ampla aplicabilidade prática, porém sem se descuidar de suportar os achados, com um respaldo teórico consistente.

Portanto, ela consegue com este livro colocar nas mãos dos profissionais da área de saúde, e para o público em geral interessado pelo tema, uma obra que será muito útil tanto para os iniciantes, que desejarem se dedicar ao atendimento de pacientes gerontológicos, quanto para os iniciados, que apesar de já terem experiência na área, estão sempre em busca do autoaperfeiçoamento.

Desfrutem desta obra, que demandou tanto esforço, dedicação e cuidado.

Estélio Henrique Martin Dantas, Ph.D.
Programa de Pós-Graduação stricto sensu em Enfermagem e Biociências – PPgEnfBio, da Universidade Federal do Estado do Rio de Janeiro – UNIRIO, Rio de Janeiro, Brasil.
Programa de Pós-Graduação stricto sensu em Saúde e Ambiente – PSA, da Universidade Tiradentes – UNIT, Aracaju, Brasil.
Pesquisador da Academia Paralímpica Brasileira – APB.

Sumário

SEÇÃO 1 – ASPECTOS GERAIS

1. **Envelhecimento no Brasil e no Mundo,** 3
   José Dias Corrêa Vaz de Lima
   Flávia Maria Campos de Abreu

2. **Aspectos Psicológicos do Envelhecimento,** 13
   Angélica Claro de Sena

3. **Alterações Anatômicas e Fisiológicas do Envelhecimento,** 23
   Flávia Maria Campos de Abreu

4. **Idoso, Família e Cuidadores,** 37
   Flávia Maria Campos de Abreu

5. **Aspectos Fisiológicos e Patológicos do Envelhecimento,** 47
   Flávia Maria Campos de Abreu

6. **Envelhecimento dos Tecidos Conjuntivo e Osteomuscular,** 59
   Flávia Maria Campos de Abreu

7. **Nutrição no Idoso,** 71
   Paula Paraguassú Brandão

8. **Envelhecimento e Fraturas,** 79
   Flávia Maria Campos de Abreu
   Leonardo Almeida Rodrigues Pereira

SEÇÃO 2 – PRÁTICA DE REABILITAÇÃO

9. **Fisioterapia Neurofuncional na Gerontologia,** 93
   Hudson Azevedo Pinheiro

10. **Principais Doenças Neurológicas no Envelhecimento,** 103
    Mariana Asmar Alencar

11. **Reabilitação Urogenital no Idoso,** 117
    Flávia Maria Campos de Abreu

12. **Reabilitação de Doenças Endócrinas, Nutricionais e Metabólicas,** 129
    Thiago dos Santos Rosa
    Hugo de Luca Corrêa
    Rodrigo Vanerson Passos Neves

13. **Reabilitação Cardíaca – Sistema Circulatório – Arritmia e Insuficiência Cardíaca,** 139
    Rodrigo Vanerson Passos Neves
    Hugo de Luca Corrêa
    Thiago dos Santos Rosa

14. **Reabilitação Pulmonar no Idoso,** 151
    Silvânia Matheus de Oliveira Leal
    Fernanda Oliveira de Carvalho
    Tássia Virgínia de Carvalho Oliveira
    Érika Ramos Silva
    Patrícia Almeida Fontes

15. **Reabilitação do Tecido Osteomuscular e do Tecido Conjuntivo,** 163
    Renato Ramos Coelho

16. **Medidas e Avaliação no Idoso,** 191
    Renato Ramos Coelho
    Lucas Baptista Fontanesi

17. **Testes Especiais na Avaliação do Idoso,** 201
    Renato Ramos Coelho
    Lucas Baptista Fontanesi

18. **Goniometria no Idoso,** 215
    Flávia Maria Campos de Abreu

19. **Síndrome da Fragilidade no Idoso,** 235
    Maíra Graziele de Menezes Vitoriano
    Diana Noronha

20. **Marcha, Estabilidade Postural e Prescrição de Dispositivos Auxiliares,** 247
    Paula Maria Machado Arantes
    Cintia da Silva Freire Jardim

21. **Reabilitação Vestibular em Gerontologia,** 261
    Fabiane de Castro Vaz
    Fayez Bahmad Jr.

22. **Avaliação do Índice de Condicionamento do Idoso,** 277
    Estélio Henrique Martin Dantas
    Fabiana Rodrigues Scartoni
    Ayrton Moraes Ramos
    José Marinho Marques Dias Neto

23. **Metodologia do Teste de Flexibilidade da Bateria do Índice de Condicionamento do Idoso,** 295
    Estélio Henrique Martin Dantas
    Fabiana Rodrigues Scartoni
    Ayrton Moraes Ramos
    José Marinho Marques Dias Neto

24. **Exercícios Resistidos para Idosos,** 311
    Rodrigo Gomes de Souza Vale
    Juliana Brandão Pinto de Castro
    Andressa Oliveira Barros dos Santos

25. **Lesões por Pressão no Idoso,** 325
    Andressa Andrade Teymeny

26. **Fotobiomodulação Sistêmica e o Equilíbrio Sênior,** 341
    Juliano Abreu Pacheco

27. **Exercícios Aquáticos em Gerontologia,** 355
    Fernando Calixto
    Adriano Drummond

28. **Mecanismos de Ação da Eletroacupuntura no Estresse,** 371
    Isabel Cristina Ribeiro Regazzi
    Estélio Henrique Martin Dantas
    Carlos Soares Pernambuco
    Paula Paraguassú Brandão

29. **Testes Ortopédicos e Neurológicos para Idosos,** 383
    Flávia Maria Campos de Abreu

30. **Cuidados Paliativos e Fim da Vida,** 405
    Ana Paula Bazeggio
    Thayana Louize Vicentini Zoccoli

31. **Empreendedorismo em Fisioterapia Gerontológica,** 417
    Bernardo Chalfun

    Índice Remissivo, 427

Seção 1

Aspectos Gerais

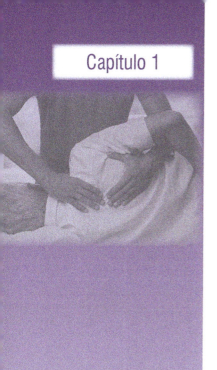

Capítulo 1

Envelhecimento no Brasil e no Mundo

José Dias Corrêa Vaz de Lima
Flávia Maria Campos de Abreu

O envelhecimento populacional é um fenômeno mundial. Em 2020, estima-se 1 bilhão de pessoas com 60 anos ou mais, representando 13% da população global. Até 2040 essa população terá crescido até 1,7 bilhão ou 19% e até 2060 terá aumentado para 2,3 bilhões ou 23% da população mundial.

As populações dos países mais desenvolvidos envelheceram mais rapidamente; entretanto, as projeções indicam que a proporção de idosos crescerá em todas as regiões do mundo. Em 2060, as nações desenvolvidas da Europa, Japão e América do Norte ainda estarão entre os países com as populações mais envelhecidas, mas principalmente China e América Latina também terão passado por considerável envelhecimento da população (Figuras 1.1 e 1.2).[1]

Vários pesquisadores analisam a população acima de 85 anos (*Super-Seniors*), a maioria com o objetivo de estudar o envelhecimento saudável. Informações recentes obtidas em pesquisas populacionais transversais[2,3] e outras em grupo controle concluíram que a longevidade refere-se ao período de tempo que um indivíduo vive, sua vida útil, enquanto o envelhecimento saudável refere-se ao "período de saúde" de uma pessoa. Na maioria dos estudados a longevidade saudável dos idosos com mais de 85 anos foi atribuída a fatores ambientais, estilo de vida e 15 a 30% hereditariedade.[4]

4 Aspectos Gerais

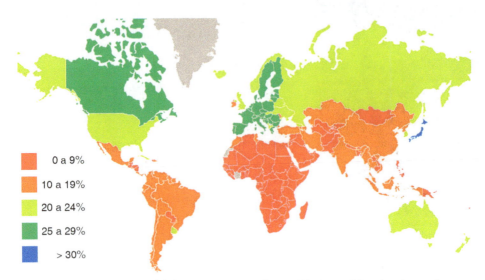

FIGURA 1.1. População global com 60 anos ou mais em 2020. Fonte: elaborada pelo autor.[1]

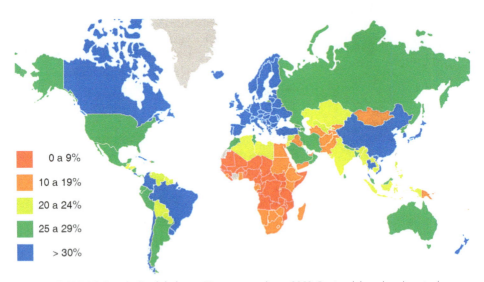

FIGURA 1.2. População global com 60 anos ou mais em 2060. Fonte: elaborada pelo autor.[1]

A Organização das Nações Unidas (ONU) estima que hoje no mundo existam 65 milhões de pessoas acima de 85 anos e projeta um valor de 277 milhões nessa faixa etária em 2060.[1] O Instituto Brasileiro de Geografia e Estatística (IBGE) estima que em 2020 pouco mais de 2 milhões de brasileiros atingiram essa faixa etária o que corresponde a 1% da população. Em 2060, projeta-se que serão 10,5 milhões ou 4,6% dos brasileiros acima de 85 anos (Figura 1.3).[5]

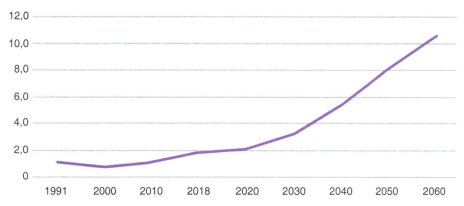

FIGURA 1.3. População brasileira acima de 85 anos (milhões de habitantes). Fonte: elaborada pelo autor.[5]

Envelhecimento da população brasileira

Estatísticas e projeções realizadas pelo IBGE têm demonstrado que a população brasileira está envelhecendo há algumas décadas. As últimas projeções mostram que em 40 anos haverá um provável incremento de 43 milhões de pessoas com 60 anos ou mais, ou 2,4 vezes maior que a população idosa atual. Os idosos, que hoje são 14,3% dos brasileiros corresponderão a 32,2% em 2060.[5]

As pirâmides etárias da população se tornaram progressivamente mais largas no topo com o passar do tempo demonstrando o envelhecimento da população do Brasil (Figura 1.4).

A mudança na estrutura etária da população brasileira se deve principalmente a dois fatores: (i) inicialmente, aumentos na expectativa de vida significam que as pessoas estão vivendo mais e atingindo idades mais avançadas; (ii) ao mesmo tempo, tem havido uma diminuição da fecundidade, porque a mulher brasileira, em média, tem tido menos filhos e em uma idade mais avançada.

A estrutura de idade populacional atual é determinada por padrões históricos e recentes de fecundidade e mortalidade. Durante os últimos 50 anos, as taxas de mortalidade têm diminuído tanto globalmente quanto no Brasil.

Desde a década de 1960, as taxas de fecundidade também declinaram, e agora média global é de cerca de 2,47 nascimentos por mulher. O mesmo ocorreu no Brasil, com taxas de fecundidade atualmente na média de 1,71 nascimento por mulher (Figura 1.5).

A expectativa de vida dos brasileiros para ambos os sexos alcançou 76,3 anos em 2018 tendo aumentado 30,8 anos desde 1940.[6] Para as mulheres, espera-se maior longevidade: 79,9 anos. Já a expectativa de vida ao nascer para os homens ficou em 72,8 anos em 2018.[6]

Projeta-se que a expectativa de vida continue a crescer, entretanto, tendências recentes sugerem que isso poderá ocorrer a uma taxa mais lenta que no passado. Projeta-se que em 2060 a expectativa de vida atinja 81 anos no Brasil e 78,6 anos no mundo (Figura 1.6).[6,7]

O envelhecimento e a mudança na estrutura da população trarão oportunidades e desafios para a economia, serviços e sociedade em níveis nacional e local. Entretanto, como acontece com qualquer grande mudança demográfica, também apresenta desafios e ignorá-los poderia prejudicar os potenciais benefícios de viver mais.

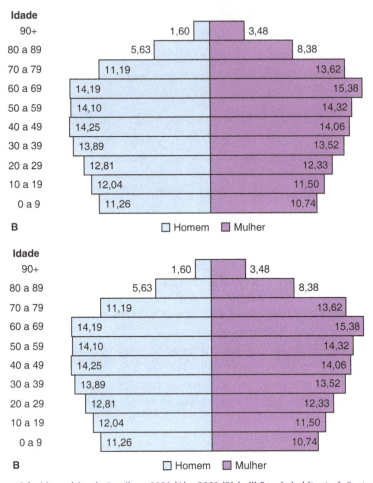

FIGURA 1.4. Pirâmides etárias do Brasil em 2020 (A) e 2060 (B) (milhões de habitantes). Fonte: elaborada pelo autor.[5]

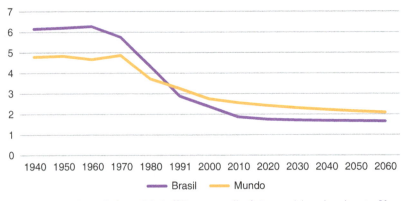

FIGURA 1.5. Taxas de fecundidade (filhos por mulher). Fonte: elaborada pelo autor.[5,6]

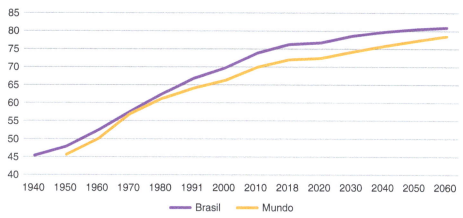

FIGURA 1.6. **Expectativa de vida ao nascer (anos).** Fonte: elaborada pelo autor.[6,7]

A Pequisa Nacional de Saúde (PNS) conduzida pelo IBGE investigou as limitações funcionais que as pessoas de 60 anos de idade ou mais enfrentavam para realizar, sozinhas, suas atividades de vida diária, como: comer, tomar banho, ir ao banheiro, vestir-se, andar em casa de um cômodo para o outro no mesmo andar e deitar-se. No Brasil, 6,8% das pessoas acima de 60 anos de idade tinham limitação funcional para realizar suas atividades de vida diária.[8]

A pesquisa também investigou as limitações funcionais que as pessoas de 60 anos ou mais de idade enfrentavam para realizar, sozinhas, suas atividades instrumentais de vida diária, como: fazer compras (de alimentos, roupas, medicamentos e outros); cuidar do seu próprio dinheiro; tomar seus medicamentos; e utilizar transporte como ônibus, metrô, táxi ou carro.[8]

Com relação às limitações funcionais, a Classificação Internacional de Funcionalidade, Incapacidade e Saúde (CIF), tem o objetivo geral de proporcionar uma linguagem unificada e padronizada como um sistema de descrição e de estados relacionados à saúde. A CIF está enraizada no "modelo biopsicossocial e espiritual" da Organização Mundial de Saúde (OMS), que substituiu o modelo centrado em doenças ou condições mórbidas. No modelo biopsicossocial e espiritual, o entendimento da funcionalidade considera a relação dependente de vários fatores que existem na presença ou não de uma doença específica. Esse modelo ajuda a entender bem as diferenças entre deficiência e incapacidade. Ao usar os conceitos da CIF, o indivíduo é classificado com a atual situação na qual ele se encontra e oferece uma visão coerente das diferentes dimensões de saúde sob uma perspectiva biológica, individual e social.[9]

Verificou-se que, quanto mais elevada a idade, maior a proporção de pessoas com tais limitações, variando de 2,8%, para aquelas com 60 a 64 anos, a 15,6%, para aquelas com 75 anos de idade ou mais. Por outro lado, em relação ao nível de instrução, a relação foi em sentido inverso, ou seja, quanto mais elevado o nível de instrução, menor o indicador investigado: para as pessoas sem instrução, 10,2%; com fundamental incompleto, 6,2%; e com fundamental completo ou mais, 3,7%.[8]

No grupo de pessoas de 60 anos de idade ou mais que relatou possuir alguma limitação funcional para realizar suas atividades de vida diárias, verificou-se que 84,0% precisavam de ajuda para realizá-las, mas 10,9% destas não a recebia.

Cuidados formais e informais com o idoso

De acordo com a PNS, das pessoas que precisaram de ajuda para realizar suas atividades diárias de vida, 17,8% recebiam cuidados remunerados de alguém (familiar ou não familiar residente ou não no mesmo domicílio) e 78,8% recebiam cuidados de familiares (residente ou não no mesmo domicílio, com ou sem remuneração).[8]

Monitorar ou fazer companhia dentro do domicílio (83,4%), auxiliar nos cuidados pessoais (74,1%) e transportar ou acompanhar para escola, médico, exames, parque, praça, atividades sociais, culturais, esportivas ou religiosas (61,1%), são as principais atividades requeridas pelos idosos.[10]

É importante levar em consideração o impacto do cuidado de idosos na vida dos familiares. Cuidador formal é o profissional preparado para prestar cuidados no domicílio e o cuidador informal é um membro da família ou da comunidade que presta qualquer tipo de cuidado às pessoas idosas ou dependentes. O fato de que cuidar de pais idosos tem um efeito negativo no bem-estar dos cuidadores, ilustra o importante papel que os serviços formais de cuidado poderiam desempenhar na redução do ônus para os cuidadores familiares que recebem pouco ou nenhum apoio emocional e físico dos membros da família. É importante constatar que o uso de serviços de assistência formal alivia o impacto negativo da prestação de cuidados parentais no bem-estar das famílias e apoia o número crescente de filhos que já estão idosos cuidando dos seus pais longevos.[11]

Em 2020, mais brasileiros tiveram que cuidar de seus parentes idosos, grupo considerado atualmente o mais vulnerável à doença causada pelo novo coronavírus (Covid-19). O número de familiares que se dedicavam a cuidar de indivíduos de 60 anos de idade ou mais saltou de 3,7 milhões em 2016 para 5,1 milhões em 2019, contingente que representa 10,5% (1,5 ponto percentual a mais que 2016) dos 49,1 milhões de pessoas que realizavam cuidados domiciliares em 2019.[10]

Os sistemas de saúde e cuidados de longa duração de todo o mundo estão em alerta devido a pandemia causada pela Covid-19. Eles foram severamente pressionados na luta contra o vírus e já estavam sob crescente pressão, principalmente como resultado do envelhecimento de nossa sociedade.[12]

O surto do coronavírus expôs a vulnerabilidade dos idosos a pandemias e outras doenças, principalmente porque são mais propensos a ter condições de saúde subjacentes. Também destacou a necessidade de sistemas robustos de saúde pública e a necessidade de maiores capacidades de unidades de atendimento. Sistemas de saúde mais resilientes precisam de investimento e apoio financeiro adequados que atendam às suas principais funções.[12]

Força de trabalho e moradia

A força de trabalho do Brasil tem envelhecido à medida que a população envelhece. A produtividade e o sucesso econômico do Brasil estarão cada vez mais vinculados aos trabalhadores mais velhos. Permitir que as pessoas trabalhem por mais tempo ajudará a sociedade a apoiar um número crescente de dependentes, enquanto fornece aos indivíduos os recursos financeiros e mentais necessários para aposentadorias cada vez mais longas. Apoiar uma vida profissional mais completa e prolongada, remover barreiras para permanecer no trabalho e permitir que os trabalhadores se adaptem às novas tecnologias e outras mudanças fundamentais no mundo do trabalho serão fundamentais para o bem-estar econômico da nação.

O aprendizado e o treinamento terão uma importância ainda maior à medida que a população envelhece. O aprendizado ao longo da vida nos ajudará a participar por mais tempo no mercado de trabalho, a criar resiliência pessoal e mental e a trazer benefícios à saúde e ao bem-estar. A aprendizagem ao longo da vida traz benefícios para indivíduos, empregadores e sociedade em geral que serão cada vez mais valiosos em uma população que envelhece.

A moradia adequada pode melhorar significativamente a vida em uma idade mais avançada, enquanto a moradia inadequada pode ser a fonte de vários problemas e custos. As casas serão cada vez mais usadas como locais de trabalho e assistência ao idoso. A habitação projetada adequadamente, que pode se adaptar às mudanças das necessidades das pessoas à medida que envelhecem, traz vários benefícios. Esses benefícios incluem a redução da demanda por serviços de saúde e assistência, bem como a criação de condições para os indivíduos trabalharem com mais flexibilidade na vida adulta.

Gasto público e envelhecimento

A população brasileira está envelhecendo e até 2040, quase 1 em cada 6 pessoas terá mais de 65 anos. Essas tendências terão um efeito profundo no Brasil. Sem reformas, o gasto público com o envelhecimento na América Latina e Caribe região (aposentadoria, saúde e educação) deverá aumentar de 16% para 27,6% do PIB de 2015 a 2065. O gasto projetado pelo Brasil com os atuais parâmetros de saúde e aposentadorias ultrapassará 50% do PIB. Os gastos futuros no sistema de benefício definido do Brasil aumentarão quatro vezes devido ao elevado gradiente de envelhecimento, bem como o fato de que a maioria das pessoas se aposenta antes dos 60 ou 65 anos e recebe pelo menos o salário mínimo como aposentado.[13]

Para o futuro próximo, o gasto público com saúde deverá continuar a subir e, por esse motivo, é preciso uma maior eficiência do gasto público com saúde.[13]

Essa mudança demográfica afetará todo o país, pois envelhecer em uma sociedade onde mais pessoas são jovens é completamente diferente de envelhecer em uma sociedade onde mais pessoas estão em grupos com idade mais avançada. Essa mudança tem implicações na maneira como cada um de nós aborda e planeja a nossa própria velhice e a de nossos familiares.

Para o governo, ela moldará como os serviços públicos serão planejados e influencirá cada unidade governamental. Talvez o mais importante sobre essa mudança demográfica, é que ela exigirá uma ação coordenada entre as políticas públicas afetadas pelo envelhecimento, em especial nas áreas de saúde e seguridade social.

Os desafios para os cuidados de saúde

Sem melhorias significantes na saúde, o envelhecimento populacional no Brasil aumentará a quantidade de problemas de saúde e incapacidades. Condições crônicas, multimorbidades e deficiências cognitivas se tornarão mais comuns. Ao mesmo tempo, as famílias sofrerão um aumento da pressão para equilibrar os cuidados com outras responsabilidades, sobretudo o trabalho.

É provável que isso signifique um desequilíbrio entre a demanda e a oferta de assistência, pois o Brasil terá mais pessoas que precisam de apoio físico e financeiro, num momento em que há menos pessoas capazes de financiar serviços públicos e prestar assistência. Para atender a essa demanda com sucesso, serão necessárias adaptações nos sistemas de saúde e assistência e suporte para prestadores de cuidados não remunerados.

O desafio para os cuidados de saúde será o crescente fardo das doenças crônicas no Brasil e mundo. Essas doenças já representam cerca de 70 a 80% dos custos com saúde na Europa. Atualmente, cerca de 50 milhões de cidadãos europeus sofrem de duas ou mais condições crônicas, e a maioria dessas pessoas têm mais de 65 anos. É preciso intensificar os esforços para promoção da saúde e prevenção de doenças com mais informações e apoio aos cidadãos. Ao fazer melhores escolhas alimentares, práticas esportivas e atividades físicas a população envelhece com saúde e com condições de atingir a longevidade saudável.[12]

A promoção da saúde durante toda vida útil é um esforço que deve se estender além dos serviços clínicos. A educação em saúde é de extrema importância para crianças, adultos e idosos. Viver a vida o mais saudável possível só será alcançado com apoio da comunidade, sistema de saúde, prática de atividades físicas, boas práticas alimentares e profissionais da saúde integrando o ambiente onde vivemos e o espectro de serviços preventivos para promover a longevidade saudável e a independência.[14]

O impacto da alfabetização financeira no planejamento da aposentadoria é uma questão bem estabelecida na literatura existente. Pessoas que durante toda a vida adquirem conhecimento financeiro não afeta apenas o planejamento da aposentadoria, mas também as decisões de entrar em um plano de previdência privada, ter capital para contratar serviços e profissionais da saúde e não onerar terceiros ou familiares com o pagamento de suas despesas.[15]

Tais fatores confirmam a educação como um importante determinante social da saúde. A escolaridade acontece muitos anos antes de uma pessoa atingir sua expectativa de vida e essa correlação nos mostra que a educação aprimora permanentemente as habilidades cognitivas de uma pessoa, permitindo um melhor planejamento e autocontrole pelo resto da vida. Pessoas com alta escolaridade usam seus conhecimentos, informações e experiências para evitar fatores de risco relacionados com a saúde e se envolver em comportamentos que valorizam a saúde, como parar de fumar, abstinência ao álcool e exercício físico frequente. Além disso, a educação fornece recursos sociais e psicológicos que podem contribuir para a saúde e a longevidade por meio de apoio emocional e instrumental.[16]

Envelhecimento e os profissionais da saúde

Existem indícios de escassez de mão de obra no setor da saúde e cuidados de longa duração. Trabalhos apontam para a importância de melhorar as condições de trabalho no setor e para torná-lo mais atrativo. Na última década, apesar do crescente número de enfermeiros, fisioterapeutas, médicos e outros em quase todos os países, persiste a escassez desses profissionais. O principal desafio é atender a uma demanda crescente por serviços de saúde e cuidados de longa duração com qualidade e preços acessíveis. Garantir um alto nível de proteção da saúde humana requer a infraestrutura certa, como hospitais, instituições de longa permanência (ILPI's) e moradias equipadas e adaptadas para idosos.[12]

Nesse cenário, o fisioterapeuta gerontológico destaca-se como um profissional essencial, assim como toda equipe interdisciplinar em cuidados geriátricos e gerontológicos. O uso de uma mesma linguagem pelos diferentes profissionais de saúde permite que a codificação de suas respectivas descrições diagnósticas tenha uma linguagem unificada, facilitando intervenções focadas nos pacientes idosos. Nesse sentido, formações adequadas e voltadas para área do envelhecimento devem ser garantidas desde a graduação, quando então o futuro profissional deve receber os princípios básicos que norteiam o cuidado de idosos e, em seguida, consolidar o processo de aprendizado por meio de programas de educação permanente em geriatria e gerontologia, propiciando aprimoramento do uso técnicas e cuidados na prática clínica.[17]

Em sua prática clínica, o fisioterapeuta gerontológico, como profissional imprescindível no processo de envelhecimento, deve sempre realizar um diagnóstico completo, que compreenda os diagnósticos clínico, anatômico, etiológico, patológico, ambiental, incluindo tecnologias das limitações de atividades, das restrições de participação, bem como das alterações funcionais e estruturais identificadas no momento da avaliação. E por meio de avaliações e cuidados interdisciplinares os profissionais da saúde entendem e compartilham de uma linguagem comum, os encaminhamentos e trocas de informações entre eles possibilitam a escolha das melhores estratégias de intervenção, o que inclui modificações dos fatores ambientais, ou seja, a interface entre diferentes setores e até políticas intersetoriais.[17]

O envelhecimento ativo é o processo de otimizar as oportunidades de saúde, participação e segurança, para melhorar a qualidade de vida à medida que as pessoas envelhecem. Oferecer os melhores cuidados a essa população representa um imenso desafio, sobretudo no contexto de projeções demográficas para as próximas décadas em termos de envelhecimento populacional.

Referências bibliográficas

1. World Population Prospects – Population Division – United Nations [Internet]. [Citado em: 20 de junho de 2020]. Disponível em: https://population.un.org/wpp/DataQuery/
2. McDaid AF, Joshi PK, Porcu E, Komljenovic A, Li H, Sorrentino V et al. Bayesian association scan reveals loci associated with human lifespan and linked biomarkers. Nat Commun [Internet]. 27 de julho de 2017. [Citado em: 18 de junho de 2020]. Disponível em: https://www.ncbi.nlm.nih.gov/pmc/articles/PMC5537485/
3. Joshi PK, Fischer K, Schraut KE, Campbell H, Esko T, Wilson JF. Variants near CHRNA3/5 and APOE have age- and sex-related effects on human lifespan. Nat Commun [Internet]. 31 de março de 2016. [Citado em: 18 de junho de 2020]. Disponível em: https://www.ncbi.nlm.nih.gov/pmc/articles/PMC5438072/
4. Halaschek-Wiener J, Tindale LC, Collins JA, Leach S, McManus B, Madden K et al. The super--seniors study: phenotypic characterization of a healthy 85+ population. PLoS One [Internet]. 24 de maio de 2018. [Citado em: 18 de junho de 2020]. Disponível em: https://www.ncbi.nlm.nih.gov/pmc/articles/PMC5967696/
5. Projeções da população: Brasil e unidades da federação: revisão 2018 [Internet]. 2. ed. Rio de Janeiro: IBGE; 2018. [Citado em: 18 de junho de 2020]. Disponível em: https://biblioteca.ibge.gov.br/index.php/biblioteca-catalogo?view=detalhes&id=2101597

6. IBGE. Tábua completa de mortalidade para o Brasil – 2018 – Breve análise da evolução da mortalidade no Brasil [Internet]. Rio de Janeiro: IBGE. [Citado em: 17 de junho de 2020]. 28 p. Disponível em: https://biblioteca.ibge.gov.br/index.php/biblioteca-catalogo?view=detalhes&id=73097
7. Roser M, Ortiz-Ospina E, Ritchie H. Life expectancy. Our world in data [Internet]. 23 de maio de 2013. [Citado em: 17 de junho de 2020]. Disponível em: https://ourworldindata.org/life-expectancy
8. IBGE. Pesquisa nacional de saúde: 2013: ciclos de vida: Brasil e grandes regiões [Internet]. Rio de Janeiro: IBGE; 2015. [Citado em: 20 de agosto de 2018]. 92 p. Disponível em: https://biblioteca.ibge.gov.br/index.php/biblioteca-catalogo?view=detalhes&id=294525
9. European Commission, Eurostat. People in the EU: who are we and how do we live? 2015 edition [Internet]. Luxembourg: Publications Office; 2015. [Citado em: 23 de agosto de 2018]. Disponível em: http://bookshop.europa.eu/uri?target=EUB:NOTICE:KS0415567:EN:HTML
10. IBGE. Outras formas de trabalho: 2019 [Internet]. Rio de Janeiro: IBGE, Coordenação de Trabalho e Rendimento; 2020. [Citado em: 17 de junho de 2020]. 12 p. Disponível em: https://biblioteca.ibge.gov.br/index.php/biblioteca-catalogo?view=detalhes&id=2101722
11. Niimi Y. The "costs" of informal care: an analysis of the impact of elderly care on caregivers subjective well-being in Japan. Rev Econ Household. 2016 Dec 1; 14(4):779-810.
12. European Commission, Commission. Report from the Commission to the European Parliament, the Council, the European Economic and Social Committee and the Commitee of the Regions – the impact of demographic change in Europe [Internet]. 2020. [Citado em: 19 de junho de 2020.] Disponível em: https://ec.europa.eu/info/strategy/priorities-2019-2024/new--push-european-democracy/impact-demographic-change-europe_en
13. Izquierdo A, Pessino C, Vuletin G. Better spending for better lives: how Latin America and the Caribbean can do more with less (executive summary) [Internet]. Inter-American Development Bank; 2018 out. [Citado em: 20 de junho de 2020]. Disponível em: https://publications.iadb.org/handle/11319/9292
14. Friedman SM, Mulhausen P, Cleveland ML, Coll PP, Daniel KM, Hayward AD et al. Healthy aging: american geriatrics society white paper executive summary. Journal of the American Geriatrics Society. 2019; 67(1):17-20.
15. Ricci O, Caratelli M. Financial literacy, trust and retirement planning. Journal of Pension Economics & Finance. 2017 Jan; 16(1):43-64.
16. Luy M, Zannella M, Wegner-Siegmundt C, Minagawa Y, Lutz W, Caselli G. The impact of increasing education levels on rising life expectancy: a decomposition analysis for Italy, Denmark, and the USA. Genus. 2019 Mar 7; 75(1):11.
17. Abreu FMC. Fisioterapia geriátrica. Vol. 1. Rio de Janeiro: Shape; 2007:437.

Capítulo 2

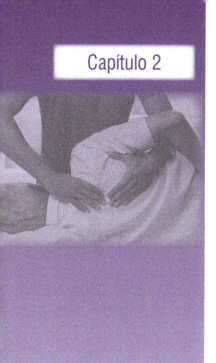

Aspectos Psicológicos do Envelhecimento

Angélica Claro de Sena

O envelhecimento é um processo adaptativo, lento e contínuo marcado por diversas alterações de fatores biológicos, psicológicos e sociais. É um processo que decorre ao longo de toda a vida, mas a maneira como se envelhece vai depender da interpretação individual em relação às vivências, aos estímulos e às aprendizagens. Com o avanço da medicina houve uma queda na taxa de natalidade e elevou-se a expectativa de vida, trazendo assim, a importância de aprofundar os estudos do processo do envelhecimento em diversos setores. Importante ressaltar que para validar o avanço da idade se faz necessário promover a qualidade de vida do idoso e que o estado psicológico tem uma grande influência nesse processo.[1]

Processo do envelhecimento

Neurologicamente, o processo do envelhecimento concentra-se na redução da rede neuronal e dendrítica, o que acarreta alterações no tempo de reação, raciocínio, agilidade e mobilidade do idoso. Assim, pode-se entender que uma das consequências desse processo neural é a diminuição da capacidade de funcionamento do aparelho psíquico. A involução influencia a maneira de ver e viver no mundo, de modo que se tornam comuns as queixas psíquicas a respeito do próprio corpo, denunciando uma inter-relação dos problemas físicos e emocionais. Tais evidências sugerem que a diminuição das faculdades físicas e mentais facilita o aparecimento dos problemas neuropsiquiátricos.[1-3]

Entretanto muitos desses problemas podem ser evitados, aliviados e até mesmo revertidos. Dependerá de como o indivíduo construiu o seu processo de envelhecimento.

A superação das adversidades determina o nível de adaptação em relação às mudanças e às crises do processo de envelhecimento. Muitos estudos apontam uma imensa capacidade do idoso de se adaptar as novas situações e de pensar estratégias que sirvam como protetores. A resiliência (capacidade de recuperação e manutenção do comportamento adaptativo) e a plasticidade (potencial de mudança) constituem fatores indispensáveis para um envelhecimento bem-sucedido.[4,5]

Em síntese, o psiquismo funcional ou disfuncional está correlacionado com a construção da capacidade de lidar com situações adversas ao longo da vida, ela é a base dos recursos adaptativos relacionados com o processo de mudança inerentes da idade.[6]

Envelhecimento e aspectos psicológicos

Existem muitas mudanças no processo do envelhecimento e na sua maioria são difíceis para todos. Entretanto, indivíduos que apresentaram mais dificuldade em lidar com conflitos ao longo da vida podem estar mais vulneráveis a quadros patológicos.

Por isso, é de extrema importância estar atento ao estado psicológico do idoso, pois ele precisa lidar com muitas variáveis de mudança, como perda da autonomia; falta de reconhecimento ou isolamento dos familiares; envelhecimento do corpo e as consequentes alterações na imagem; perda de entes queridos e até mesmo o pensamento de morte; afastamento do trabalho e da vida produtiva, vivenciando por muitas vezes um sentimento de inutilidade; restrições financeiras; falta de paciência com suas limitações decorrentes da idade; entre outros.[7,8]

E se realmente o idoso não conseguir lidar com o impacto de mudança de vida ele pode desenvolver não só patologias, mas doenças crônicas dificultando mais ainda o processo. Sendo esse um momento que o idoso precisa de um acompanhamento multidisciplinar com profissionais da saúde capacitados. Isso porque ele vai apresentar alterações de fatores biológicos e psíquicos inerentes a esse processo, que facilmente podem ser confundidos em seus diagnósticos em razão de o idoso apresentar no mínimo três comorbidades. E a situação fica mais difícil ainda quando se trata de saúde mental, pois não existem exames bioquímicos ou histopatológicos para indicar um marcador do tipo de doença psíquica que o indivíduo possui.[4,9]

Saúde mental do idoso

A saúde mental é de uma importância ímpar no que se refere ao bem-estar do indivíduo em qualquer idade e no processo do envelhecimento ela fica mais vulnerável ao adoecimento. Sabe-se que os problemas neuropsiquiátricos são muito comuns em idosos, fato esse que compromete muito a qualidade de vida deles.[8]

O diagnóstico é uma das grandes dificuldades enfrentadas; pois, além da inexistência de exames que comprovem a patologia e qual o seu tipo, existe a falta de conhecimento familiar, sintomatologia pouco clara e o medo da rejeição.[10]

Sendo essa uma situação que leva ao tratamento insuficiente ou inadequado, trazendo efeitos colaterais de ordem medicamentosa muitas vezes mais graves que a própria doença. Por serem tão prevalentes e pela complexidade de seu manejo, os problemas neuropsiquiátricos são considerados como síndromes geriátricas ou "gigantes da geriatria".[8,9]

Entre as principais doenças mais comuns nos idosos estão os transtornos de humor, transtornos de ansiedade e demências.

Principais doenças psiquiátricas no idoso

Transtornos de humor

Para entender os diferentes tipos de transtorno de humor é importante entender as distinções de base entre os dois principais, que são a depressão e o transtorno bipolar. A depressão é um transtorno de humor unipolar por apresentar variações de humor para o lado depressivo. Já o transtorno bipolar apresenta oscilações entre o quadro depressivo e o estado eufórico.

Entre a depressão e o transtorno bipolar existem algumas variações de sintomas que configuram outros transtornos de humor. Que são o transtorno depressivo persistente (distimia) e o transtorno ciclotímico.[11]

- Depressão (transtorno depressivo maior) – em adultos

Com frequência, o termo depressão é utilizado para se referir a qualquer um dos vários transtornos depressivos. Existem vários tipos, entre os principais está o transtorno depressivo maior (Tabela 2.1).

De acordo com o Manual Diagnóstico e Estatístico de Transtornos Mentais (DSM)-5, depressão é caracterizada por um humor deprimido (tristeza profunda, desesperança), perda do interesse ou prazer nas atividades que eram satisfatórias, associada a sintomas fisiológicos (alteração de peso, distúrbios do sono) e cognitivos (dificuldade de concentração). E o risco de suicídio é significativo.[12]

Para o diagnóstico de depressão maior é preciso ter no mínimo 5 sintomas presentes quase todos os dias durante o período de 2 semanas e um deles dever ser humor deprimido ou perda de interesse ou prazer. E, de acordo com o CID-10, dependendo da forma é classificada como leve, moderada ou severa.[13]

Depressão no idoso

É difícil o diagnóstico por vários motivos, o idoso não costuma reclamar para o médico que está triste, choroso ou outros sintomas depressivos clássicos. Ele relata mais queixas físicas, como fraqueza, dores generalizadas, problemas de memória, de concentração, de apetite, de libido, entre outros. Sintomas facilmente confundidos com doenças físicas, já que em média o idoso tem 3 doenças crônicas.[14]

O indivíduo que teve depressão ao longo da vida pode continuar apresentando quando se tornar idoso, mas quando a depressão se manifesta pela primeira vez após os 60 anos de idade, é denominada "depressão de início tardio" (Tabela 2.1). É bem comum e pode apresentar características bastante diferentes das observadas em adultos.[9]

TABELA 2.1. Diagnóstico diferencial da depressão maior em adultos e de início tardio[12,15]

Depressão maior em adultos	Depressão de início tardio
Humor depressivo (tristeza profunda)	Humor deprimido com menos frequência e intensidade (ou seja, menos tristeza); sintomas melancólicos
Anedonia	Anedonia
Insônia ou sono excessivo	Insônia mais frequente
Aumento ou perda de apetite	Perda de apetite mais frequente (hiporexia)
Sentimentos de inutilidade ou culpa excessiva, injustificada	Ansiedade mais frequente
Fadiga ou sensação de perda de energia	Fadiga ou sensação de perda de energia
Diminuição da capacidade de pensar ou de se concentrar	Diminuição da capacidade de pensar ou de se concentrar
Agitação ou retardo psicomotor	Retardo psicomotor mais frequente
Pensamentos recorrentes de morte ou suicídio	Pensamento menos recorrente de morte

Principais causas

A causa exata é desconhecida, mas existem fatores multifatoriais que contribuem. Sendo fatores endógenos (neurobiológicos, genéticos) e fatores exógenos (psicossociais) os fatores de origem, ressaltando que esses fatores apresentam uma forte relação de interdependência.[14]

Na depressão em adultos os principais fatores são alterações neuroquímicas, hereditárias e aspectos psicossociais de eventos negativos recentes (morte de um ente querido, perda do trabalho, doenças), problemas no relacionamento afetivo/conjugal, estresse e falta de autoestima.[16]

Já na depressão de início tardio existe também o indício de alterações neuroquímicas, a hereditariedade não é considerada. Os aspectos psicossociais são relativos aos processos do envelhecimento como alterações da autoimagem, isolamento familiar, perda de entes queridos, pensamento sobre a morte pessoal, falta de autonomia, afastamento do trabalho, entre outros.[16]

- Transtorno depressivo persistente – distimia

De acordo com o DSM-5, é um quadro depressivo mais leve e mais arrastado. O diagnóstico é firmado na presença de humor depressivo por pelo menos dois anos, associados a três ou quatro sintomas.[12] Os sintomas mais comuns são: tristeza, sentimento constante de culpa, fadiga, redução cognitiva, sensação de desesperança, aumento de irritabilidade, entre outros.[17,18]

- Transtorno bipolar

A principal característica desse transtorno é a variação brusca de humor, indo da euforia (representados por mania ou hipomania ou estados mistos) a um estado depressivo maior. No geral, o episódio da mania dura entre duas semanas e cinco meses e da depressão, seis meses. E, de acordo com o CID-10, pode ser classificado como leve, moderado ou grave.[19]

Classificação – DSM-5

- **Transtorno bipolar tipo I:** um ou mais episódios maníacos ou mistos acompanhados de episódios depressivos.
- **Transtorno bipolar tipo II:** um ou mais episódios depressivos maiores acompanhados por pelo menos um episódio maníaco.
- **Transtorno ciclotímico:** vários períodos de hipomania e períodos de sintomas depressivos.[11]

Sintomas – DSM-5

- **Mania:** apresenta grande atividade mental e física. Os sintomas mais comuns são: expansividade, hiperatividade, dificuldade de concentração, menor capacidade de discernimento, irritabilidade excessiva, aumentos da libido, compulsão (bebidas, alimentos, substâncias entorpecentes, gastos, entre outros). Autoestima inflada, com ideias de grandeza, poder e riqueza e, nos casos mais graves, pode apresentar fuga de ideias, agitação psicomotora, delírios e alucinações.[11,12]
- **Hipomania:** alteração de humor semelhante à mania, porém com menor intensidade. O indivíduo se sente bem, com bastante energia. Necessidade de sono diminui e a libido aumenta e não acontecem sintomas psicóticos. Entretanto, existe muita dispersão e perda de tempo com detalhes.[11,12]
- **Estados mistos:** uma mescla de sintomas maníacos e depressivos. O indivíduo pode se sentir deprimido, angustiado, mas com o pensamento acelerado e agitação interna.[11]
- **Depressão bipolar:** sintomas semelhantes à depressão unipolar. Humor deprimido ou irritável ou perda de interesse ou prazer.[12]

Transtorno bipolar no idoso

Os sintomas não apresentam grandes diferenças de um adulto jovem, mas existem alguns:

- Na fase da mania apresentam menos sintomas maníacos de uma forma geral. Por exemplo, a libido não aumenta tanto como nos adultos assim como agitação psicomotora e a fuga de ideias menos frequentes.
- Os aspectos cognitivos e neuropsicológicos precisam ser avaliados com mais cuidado para poder diferencia-los dos processos demenciais.
- As comorbidades comuns dos idosos agravam o quadro.
- A mortalidade é maior.
- A fase de estados mistos, cujo primeiro episódio é tardio, ocorre em menor proporção, sendo comum a mania disfórica (a que predomina o mau humor, a irritabilidade e agressividade).
- Na fase da depressão os sintomas mais comuns são dores generalizadas.[11]

- Transtorno ciclotímico – DSM-5

Pode ser considerado um tipo de transtorno bipolar mais leve, no qual a principal característica é a intensidade das oscilações de humor e a quantidade de crises. O indivíduo pode apresentar depressão ou euforia subitamente de uma forma mais suave, porém, crônica. Os principais sintomas são as variações de humor, assim como episódios de insônia e irritabilidade elevada. Para fechar o diagnóstico a oscilação do humor precisa durar pelo menos 2 anos, caracterizada por vários períodos de hipomania e numerosos períodos de sintomas depressivos.[11,12]

- Transtornos de ansiedade

A ansiedade é um sentimento subjetivo de inquietação, incomodativo que pode ser acompanhado de respostas psicofisiológicas, como aumento da frequência cardíaca, tremores, tensão muscular e até falta de ar. Essas reações são normais, pois são respostas de como o corpo enfrenta situações rotineiras de estresse. Entretanto, quando a ansiedade se transforma em um medo irracional excessivo, desenvolvendo pânico e fobias, passa a ser patológica evoluindo para o transtorno de ansiedade.[11,20]

O transtorno de ansiedade, de acordo com o DSM-5, está correlacionado com ansiedade e preocupação excessivas, que precisam estar associadas a três ou mais dos seguintes seis sintomas: inquietação; fadiga; dificuldade concentração; irritabilidade; tensão muscular e perturbação do sono. Além disso, tem que ocorrer na maioria dos dias por pelo menos seis meses, comprometendo o desempenho das suas atividades, como área escolar e profissional.[12,20]

Nos idosos os principais sintomas são a dificuldade de concentração, desorientação e perda de memória, dores musculares, dores de cabeça e falta de ar, transpiração excessiva, fadiga, irritabilidade e tensão muscular, dores de cabeça e falta de ar, transpiração excessiva, fadiga, irritabilidade e tensão muscular, insônias e perturbações no sono. Estudos sugerem que a fragilidade do sistema nervoso autônomo pode explicar o desenvolvimento desse tipo de transtorno nessa faixa etária.[11,20]

Tratamento

Quando um indivíduo ou um familiar percebe que foi acometido por alguma doença psiquiátrica a primeira atitude a se fazer é procurar um profissional da saúde como um psiquiatra, neurologista ou, no caso de um idoso, um geriatra. Isso porque a doença tratada no início tem uma melhor resposta e a informação é fundamental para o processo.

O acompanhamento médico no geral é prolongado, sendo muito importante o acompanhamento multidisciplinar. O médico é o responsável pelo diagnóstico e a medicação, mas para cuidar dos aspectos psicológicos, proporcionando condições para o indivíduo lidar com a doença, se faz necessário o psicólogo. Além desses profissionais, a sugestão é que se acrescentem fisioterapeutas, terapeutas ocupacionais e acupunturistas, principalmente em relação ao idoso; pois, como já foi visto, muitos sintomas dos transtornos envolvem dores no corpo, retardo motor e dificuldade de realização de afazeres rotineiros.

Com relação à medicação, as diferenças entre os adultos e os idosos são as dosagens e as quantidades de remédios, que nos idosos precisam ser mais baixas. Os idosos são mais sensíveis a efeitos colaterais e têm mais probabilidade de desenvolver prejuízo cognitivo com certas medicações. Além disso, eles costumam fazer uso de polifarmácia em razão de comorbidades, e todos os cuidados devem ser tomados na administração desses medicamentos e suas respectivas doses.[21]

Entretanto, uma questão muito importante a ser citada é a questão da prevenção. A atividade física e a atividade cognitiva são fatores de prevenção da doença mental, sobretudo nos grupos mais avançados da população. Portanto, no geral, é preciso realmente alguma intervenção médica, mas também necessita-se de outros profissionais para manter as pessoas ativas. Esses fatores contribuem não só para diminuir os riscos dos transtornos, mas para diminuir os números de internamentos e o consumo de medicamentos. Em síntese, o sucesso do tratamento depende muito da conscientização e do engajamento no tratamento do paciente e da família, de uma mudança no estilo de vida com adição de atividades físicas e com uma rotina mais equilibrada.[20,21]

Demências

De acordo com o DSM-5 a demência é a diminuição lenta e progressiva da função mental, que afeta a memória, o pensamento, o juízo e a capacidade de aprender. É um problema mental grave, que afeta principalmente idosos com mais de 65 anos de idade, perturbando todas as funções intelectuais. Os principais sintomas são: perda de memória, dificuldades para utilizar a linguagem e fazer atividades, alterações de personalidade, desorientação e comportamento inapropriado. A progressão leva à total dependência dos outros. Seu diagnóstico se baseia em sintomas e resultados de um exame físico e mental. Para investigar a causa são utilizados exames de sangue e por imagem.[22]

Importante ressaltar que a demência difere do *delirium*, que é caracterizado por uma incapacidade de prestar atenção, desorientação, incapacidade de pensar com clareza e flutuações do nível de alerta. A demência afeta principalmente a memória, sendo de início gradual e não de início definitivo e o *delirium* afeta sobretudo a atenção, de início repentino e definitivo na maioria das vezes.[22,23]

Existem vários tipos de demência, mas falaremos sobre as duas principais: Alzheimer e vascular.

- Demência tipo Alzheimer

Trata-se do tipo de demência mais comum. É mais frequente nas mulheres do que nos homens, em parte porque as mulheres vivem mais. De acordo com o DSM-5 é caracterizada por declínio lento e progressivo das funções cognitivas. Sendo a memória, principalmente a recente, a função cognitiva mais afetada, seguida da linguagem e da noção de orientação do indivíduo.

As principais alterações são: comportamento – que pode ser perturbador ou inapropriado, envolvendo depressão, obsessão, desconfianças, surtos de raiva e até atos violentos; desorientação – que leva o indivíduo a andar perdido; e alterações neurológicas – como problemas de marcha, fala, função motora e compreensão do que é dito.

As causas são desconhecidas, mas estudos mostram que uma parte provém de fatores genéticos, 5 a 15% dos casos afetam pessoas com antecedentes dentro da família.[23]

- **Demência vascular**

É o segundo tipo mais comum de demência. De acordo com o DSM-5 é a perda da função mental devido à destruição do tecido cerebral em razão do suprimento de sangue estar reduzido ou bloqueado. Apresenta as mesmas características da demência tipo Alzheimer, mas com início abrupto e curso gradualmente deteriorante. Isso porque a causa é devido a acidentes vasculares cerebrais, podendo ser grandes ou pequenos. Pode ser prevenida por meio da redução de fatores de risco como hipertensão, diabetes, tabagismo e arritmias.[23,24]

Tratamento

A demência é uma doença comum em idosos, mas não é parte do envelhecimento normal, muitos idosos com mais de 80 de idade não possuem demência. Entretanto, quando começa a existir reclamação do idoso ou do familiar a respeito da memória é importante avaliar o que já foi dito, como dificuldade na linguagem, orientação espacial e perda de capacidade funcional. Se todos os critérios estiverem presentes é preciso procurar um especialista da área para afastar possibilidades de depressão e *delirium*. O diagnóstico correto e precoce de uma demência permite ao idoso e sua família se prepararem para evolução da doença.[9,16]

Assim, poderão se informar sobre a doença, tirar dúvidas, receber orientações e dicas para abordar os problemas de comportamento comuns entre esses pacientes. Sendo muito importante que cuidadores e familiares façam parte de uma rede de apoio psicológico, devido a várias mudanças que irão passar.[9]

Algumas sugestões para criar um ambiente seguro e acolhedor são descritas a seguir:
- **Segurança:** solicitar que um fisioterapeuta faça a avaliação da casa do idoso para que medidas de segurança e conforto possam ser adotadas.
- **Criar estabilidade emocional:** manter uma rotina e ter contato com as mesmas pessoas.
- **Orientação:** deixar disponível calendário, relógio e sempre informar ao idoso onde ele está e o que está acontecendo.
- **Família:** o ambiente familiar proporciona maior desenvolvimento emocional.
- **Mudanças de ambiente:** o ideal é que o idoso não precise mudar, isso traz consequências difíceis para o idoso lidar.

Considerações finais

O envelhecimento ativo depende de vários determinantes que envolvem os indivíduos, as famílias e as nações. E são eles: 1) transversais (cultura e gênero); 2) relacionados com os serviços de saúde e sociais; 3) comportamentais (estilo de vida saudável); 4) relacionados com aspectos pessoais (biologia e genética); 5) relacionados com ambiente físico; 6) sociais; e 7) econômicos.[4]

Em síntese, a promoção da saúde do idoso dependerá da construção individual, social e da capacitação técnica dos profissionais da saúde. Os cuidados que o indivíduo teve ou deixou ter ao longo da vida tanto na parte física quanto na parte emocional irão refletir com o avançar da idade. O acolhimento social e familiar terá sempre um impacto significativo no bem-estar, e para que o idoso lide com as limitações características da idade se faz necessário mais pesquisas e profissionais com conhecimento na área.

Referências bibliográficas

1. Forner FC, Alves CF. Uma revisão de literatura sobre os fatores que contribuem para o envelhecimento ativo na atualidade. Rev Universo Psi. 2020; 1(1):150-74.
2. Araújo ÁC, Lotufo Neto F. A nova classificação americana para os transtornos mentais: o DSM-5. Rev Bras Ter Comportamental e Cogn. abril de 2014; 16(1):67-82.
3. Gavião ACD, Jacquemin A. Envelhecimento e psicoterapia psicanalítica: um estudo-piloto através do metodo de Rorschach. 1996. [Citado em: 9 de junho de 2020.] Disponível em: https://repositorio.usp.br/item/000747359
4. World Health Organization. Envelhecimento ativo: uma política de saúde [Internet]. Brasília: Organização Pan-Americana de Saúde; 2005. 60 p. Disponível em: https://bibliotecadigital.mdh.gov.br/jspui/bitstream/192/401/1/WORLD_envelhecimento_2005.pdf
5. Schneider RH, Irigaray TQ. O envelhecimento na atualidade: aspectos cronológicos, biológicos, psicológicos e sociais. Estud Psicol Camp. dezembro de 2008; 25(4):585-93.
6. Cavalcanti AD, Moreira RS, Barbosa JMV, Silva VL. Envelhecimento ativo e estilo de vida: uma revisão sistemática da literatura. Estudo Interdiscip sobre o Envelhec [Internet]. 2016. [Citado em: 13 de junho de 2020.] Disponível em: https://www.seer.ufrgs.br/RevEnvelhecer/article/view/53402
7. Paúl C, Teixeira L, Ribeiro O. Active aging in very old age and the relevance of psychological aspects. Front Med [Internet]. 2017. [Citado em: 13 de junho de 2020.] Disponível em: https://www.frontiersin.org/articles/10.3389/fmed.2017.00181/full
8. Griffithis, Yolanda et al. Psychological aspects of aging. In: Occupational therapy with elders – e-Book: strategies for the occupational therapy assistant. Elsevier Health Sciences; 2017. p. 41-50.
9. Chaimowicz FAX. Saúde do idoso. [Internet]. Belo Horizonte: Nescon/UFMG, Coopmed; 2009. 172 p. Disponível em: https://ares.unasus.gov.br/acervo/html/ARES/96/1/saude%20do%20idoso.pdf
10. Sofia S. Saúde mental das pessoas mais velhas [Internet]. Atlas da Saúde, 2016. [Citado em: 9 de junho de 2020.] Disponível em: https://www.atlasdasaude.pt/publico/content/saude-mental-das-pessoas-mais-velhas
11. Andreas S, Schulz H, Volkert J, Dehoust M, Sehner S, Suling A et al. Prevalence of mental disorders in elderly people: The European MentDis_ICF65+ study. Br J Psychiatry. 2017 Feb; 210(2): 125-31.
12. Association AP. DSM-5: manual diagnóstico e estatístico de transtornos mentais. 5th ed. Artmed; 2014. 1780 p.
13. World Health Organization. CID-10 – Classificação Estatística internacional de doenças e problemas relacionados à saúde. 10. ed. Vol. 1. São Paulo: Edusp; 2017.
14. Haigh EAP, Bogucki OE, Sigmon ST, Blazer DG. Depression among older adults: a 20-year update on five common myths and misconceptions. Am J Geriatr Psychiatry. 2018 Jan 1; 26(1):107-22.
15. Sene-Costa E. Trantorno bipolar do humor na terceira idade [Internet]. ABRATA, 2012. [Citado em: 9 de junho de 2020.] Disponível em: http://www.abrata.org.br/transtorno-bipolar-do--humor-na-terceira-idade-2/
16. Benca-Bachman CE, Najera DD, Whitfield KE, Taylor JL, Thorpe RJ, Palmer RHC. Quality and quantity of social support show differential associations with stress and depression in african americans. Am J Geriatr Psychiatry. 2020 June 1; 28(6):597-605.

17. Melrose S. Persistent Depressive disorder or dysthymia: an overview of assessment and treatment approaches. 2017 Jan 23. [Citado em: 13 de junho de 2020.] Disponível em: https://auspace.athabascau.ca/handle/2149/3549
18. Patel RK, Rose GM. Persistent depressive disorder (dysthymia). In: StatPearls [Internet]. Treasure Island (FL): StatPearls Publishing; 2020. [Citado em: 13 de junho de 2020.] Disponível em: http://www.ncbi.nlm.nih.gov/books/NBK541052/
19. Dunner DL. Treatment of bipolar disorder in the elderly. Am J Psychiatry. 2017 Nov 1; 174(11): 1032-3.
20. Bulbena-Cabré A, Rojo C, Pailhez G, Maso EB, Martín-Lopez LM, Bulbena A. Joint hypermobility is also associated with anxiety disorders in the elderly population. Int J Geriatr Psychiatry. 2018; 33(1):e113-9.
21. Crocco EA, Jaramillo S, Cruz-Ortiz C, Camfield K. Pharmacological management of anxiety disorders in the elderly. Curr Treat Options Psychiatry. 2017 Mar 1; 4(1):33-46.
22. Masopust J, Protopopová D, Vališ M, Pavelek Z, Klímová B. Treatment of behavioral and psychological symptoms of dementias with psychopharmaceuticals: a review. Neuropsychiatr Dis Treat. 2018 May 9; 14:1211-20.
23. Abraha I, Rimland JM, Trotta FM, Dell'Aquila G, Cruz-Jentoft A, Petrovic M net al. Systematic review of systematic reviews of non-pharmacological interventions to treat behavioural disturbances in older patients with dementia. The SENATOR-OnTop series. BMJ Open [Internet]. 2017 Mar 16. [citado em: 13 de junho de 2020.] Disponível em: https://www.ncbi.nlm.nih.gov/pmc/articles/PMC5372076/
24. van der Flier WM, Skoog I, Schneider JA, Pantoni L, Mok V, Chen CLH et al. Vascular cognitive impairment. Nat Rev Dis Primer. 2018 Feb 15; 4(1):1-16.

Capítulo 3

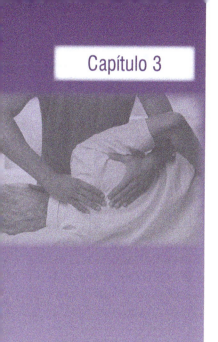

Alterações Anatômicas e Fisiológicas do Envelhecimento

Flávia Maria Campos de Abreu

Envelhecer reduz a vitalidade, as funções corporais e, finalmente, encerra a vida. E, agora mesmo, com tantos estudos e especulações a biogerontologia, que estuda o envelhecimento biológico, observa que a expectativa de vida humana não pode mais aumentar no mesmo ritmo das décadas anteriores, mas estudos avançam no propósito de adiar a morte ou impedir componentes do processo de envelhecimento.[1,2]

Alterações celulares

As células envelhecem com velocidade diferente e de forma variada, de acordo com o órgão a que pertencem. As células basais da epiderme e as células primordiais do sangue são passíveis de reparação, mesmo com o envelhecimento; já as células do fígado, rim, tireoide, neurônios e as fibras miocárdicas são irreversíveis no envelhecimento. O núcleo também sofre várias alterações, como modificação no seu tamanho e aumento do número de nucléolos. Também é observado fragmentações e modificações significativas na forma e tamanho dos cromossomos e telômeros. Outras modificações importantes ocorrem, tais como, ruptura de lipossomas, fragmentação do aparelho de Golgi, modificações de tamanho, quantidade e forma de mitocôndrias, onde o acúmulo de grânulos é a principal característica do processo de envelhecimento.[3]

Alterações orgânicas

A composição do corpo muda com o envelhecimento, e a diminuição longitudinal da estatura, do peso corporal (PC) e da massa celular corporal em idades mais avançadas têm sido muito descritas e estudadas.[4]

Estatura e peso corporal

A partir dos 40 anos de idade o indivíduo sofre redução de 1 cm (um centímetro) por década. Isso se dá devido a alterações da coluna, como cifose dorsal, achatamento das vértebras, achatamento do arco plantar, entre outras. Essas alterações tornam-se acentuadas aos 70 anos de idade, com maior incidência no sexo feminino. Com o avanço da idade, o tamanho do depósito de gordura diminui, com uma tendência a redução do peso, a gordura começa a ser redistribuída para músculo, medula óssea e outros tecidos. Há também, na maioria dos órgãos, uma redução de peso, devido à redução da massa celular do organismo; tudo isso em consequência do envelhecimento. Ocorre uma diminuição de massa celular, levando a uma redução no conteúdo intracelular e no componente aquoso no organismo do idoso. Pode haver reposição líquida, mas de forma lenta, pois o compartimento extracelular é reduzido (Tabela 3.1).[4]

Alterações funcionais

Sistema muscular

No músculo do idoso há degeneração tanto das fibras brancas ou de contração rápida (tipo 2) quanto das vermelhas ou de contração lenta (tipo 1), as fibras vermelhas diminuem em número e as fibras brancas diminuem de volume. O peso do músculo está diminuído devido à perda de massa; assim, as fibras são substituídas por tecido conjuntivo.

As placas motoras no idoso apresentam aumento no número de pregas, dando à fenda simpática maior amplitude, com isso faz-se diminuir o contato entre a membrana da célula e o axônio. Com o envelhecimento, os músculos atrofiam e diminuem a massa, a velocidade e a força.[5-7]

Esse fenômeno, conhecido como sarcopenia, é acompanhado por uma diminuição na força. A sarcopenia pode prejudicar a capacidade de realizar tarefas cotidianas, como levantar-se de uma cadeira, fazer tarefas domésticas e atividades da vida diária.[4]

Essa perda considerável de tecido muscular, está associada ao aumento da fragilidade. Embora a fragilidade seja multifatorial, a deterioração musculoesquelética e a sarcopenia são centrais e estão associadas a aumento da fraqueza, fadiga e risco de eventos adversos, como quedas, que podem aumentar a morbidade e mortalidade.[8]

Acredita-se que a sarcopenia seja causada pela perda das fibras do neurônio motor (denervação) e pela perda e degeneração das junções neuromusculares (as sinapses que ligam os neurônios motores aos músculos esqueléticos); como consequência, os músculos são menos estimulados e perdem massa muscular (Figuras 3.1 e 3.2).[9]

TABELA 3.1. Alterações causadas pelo envelhecimento

Alterações causadas pelo envelhecimento	Consequências clínicas
• Perda de neurônios • Degeneração coclear • Aumento da rigidez das lentes • Perda de células da coluna anterior e posterior da medula espinhal • Tempo de reação reduzido	• Risco de delirium aumentado • Presbiacusia/perda auditiva de tom alto • Presbiopia/visão de perto anormal • Catarata • Fraqueza e perda muscular • Sensos de localização e de posição reduzidos • Risco aumentado de quedas
• Elasticidade pulmonar e suporte alveolar reduzidos • Rigidez da parede torácica aumentada • Incompatibilidade V/Q aumentada • Tosse e ação ciliar reduzidas	• Capacidade vital e pico de fluxo respiratório reduzidos • Volume residual aumentado • Volume de reserva inspiratória reduzido • Saturação de oxigênio arterial reduzida • Risco de infecção aumentado
• Frequência cardíaca máxima reduzida • Dilatação da aorta • Elasticidade do conduto/vasos de capacitância reduzidos • Número de miócitos de estimulação no nó sinoatrial reduzido	• Tolerância ao exercício reduzida • Arco aórtico alargado na radiografia • Pressão de pulso alargada • Risco de hipotensão postural aumentado • Risco de fibrilação atrial aumentado
• Deterioração da função da célula pancreática β	• Risco de intolerância a glicose aumentado
• Perda de néfrons • Taxa de filtação glomerular reduzida • Função tubular reduzida	• Equilíbrio de fluidos prejudicados • Risco de desidratação/sobrecarga aumentado • Metabolismo de drogas e excreção prejudicados
• Motilidade reduzida	• Constipação
• Densidade mineral do osso reduzida	• Risco de osteoporose aumentado

Fonte: elaborada pela autora.

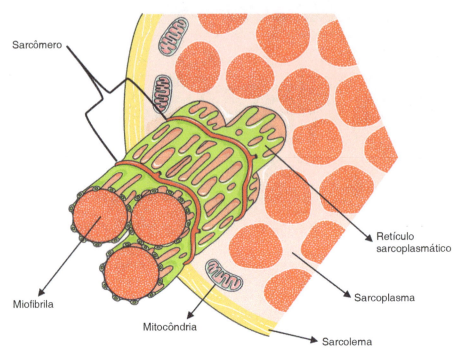

FIGURA 3.1. Sarcômero e retículo sarcoplasmático. Fonte: adaptada de Servier Medical Art.[10]

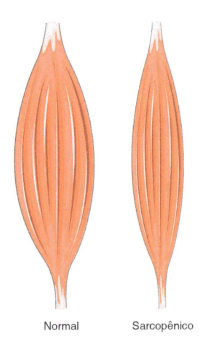

FIGURA 3.2. Músculo normal e sarcopênico. Fonte: adaptada de Servier Medical Art.[10]

A sarcopenia tende a piorar por causa da redução dos níveis de hormônios anabólicos circulantes – como a somatotropina (hormônio do crescimento), a testosterona e os hormônios que se assemelham à testosterona – que declinam a partir da meia-idade. Como os músculos esqueléticos são metabolicamente muito ativos, a sarcopenia é um fator importante que contribui para a diminuição da taxa metabólica relacionada com a idade. Em média, perde-se de 3 a 8% da massa muscular magra por década a partir dos 30 anos, o que leva ao declínio da taxa metabólica basal que começa em torno dos 20 anos de idade.[2,7]

Sistema ósseo

No idoso ocorre alteração tanto no osso esponjoso quanto no compacto. No osso esponjoso ocorre perda de lâminas ósseas, fazendo com que cavidades maiores sejam formadas entre as trabéculas ósseas; já o osso compacto diminui em espessura devido à redução da reabsorção interna óssea.[11]

Os canais corticais nos idosos são mais amplos, com a reabsorção interna sendo transformada de compacta para esponjosa, tornando-se mais porosa e delgada. Com a idade avançada, os osteócitos diminuem em número e atividade, havendo assim desequilíbrio no metabolismo de cálcio, tendo perda de cálcio na matriz (Figura 3.3).[12]

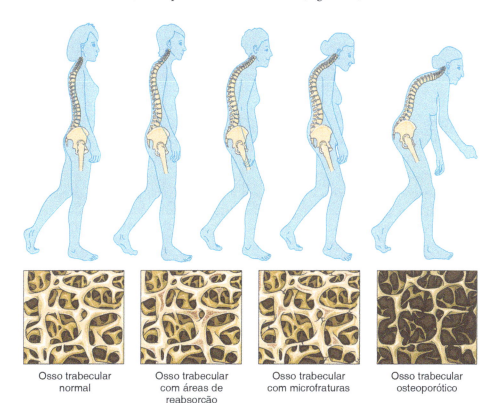

FIGURA 3.3. Perda de cálcio na matriz óssea. Fonte: adaptada de Servier Medical Art.[10]

Tecido conjuntivo

As principais funções dos tecidos conjuntivos são: permitir movimentos eficientes; atuar como um endoesqueleto para proteger e suportar tecidos moles; participar na homeostase, por exemplo, reservatório molecular de cálcio nos ossos, armazenamento de energia como gordura e glicogênio, regulação térmica por gordura e músculo.[2,7]

Com o envelhecimento, os tecidos tornam-se menos adaptados às suas funções, a cartilagem perde a resistência, o músculo torna-se menos potente, os ligamentos reduzem a elasticidade e redistribuem a gordura. A cartilagem articular e o disco intervertebral fornecem um amortecedor e um espaçador para as articulações. Essas funções são consequências da habilidade dos proteoglicanos da matriz em gerar uma alta pressão de expansão devido a água por meio da hidratação. Com o envelhecimento, a pressão de expansão dos proteoglicanos diminui e a cartilagem se altera. A síntese e a estrutura do colágeno e a elastina também se alteram, diminuindo a elasticidade dos ligamentos.[8]

Sistema nervoso

O volume do cérebro e/ou o seu peso diminui com a idade, a uma taxa de 5% por década depois dos 40 anos. Aos 70 anos, o cérebro diminui consideravelmente, essa diminuição da substância cinzenta é relatada como decorrente da morte celular neuronal, mas não se sabe ao certo como isso ocorre ou se é o único responsável ou a principal alteração. A incidência de acidente vascular cerebral, as lesões da substância branca e as demências também aumentam com a idade, assim como o nível de comprometimento da memória há alterações nos níveis de hormônios e neurotransmissores.[13,14]

Conexões

Axônios são linhas de transmissão que carregam informações. Eles são revestidos por mielina, que pode se desgastar/desfiar como o revestimento de fios de energia, reduzindo ou interrompendo os sinais.

As sinapses são pequenas pontes no fim dos axônios. Elas permitem um neurônio se comunicar com outro. A desintegração das sinapses é provavelmente a razão pela qual cérebros saudáveis podem diminuir de tamanho em algumas áreas (Figura 3.4).

Caminho da informação

Este é um exemplo simplificado de como um cérebro saudável processa informação. Quanto mais vivemos, mais complexo o pensamento se torna e mais vulnerável é a área ao declínio relacionado com a idade (Figura 3.5).

1. Os olhos veem algo e transmitem a imagem pelo nervo óptico.
2. O córtex visual identifica o que os olhos veem. Esta área e sua contraparte auditiva, raramente degeneram com a idade.
3. Áreas de associação ao longo do cérebro determinam se a cena é importante e como ela se relaciona com você. Cientistas não sabem como o envelhecimento afeta essas áreas.

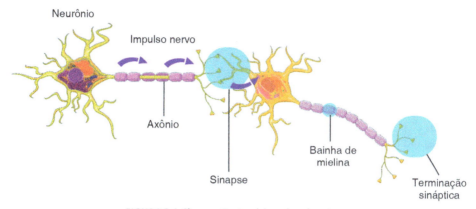

FIGURA 3.4. **Sinapse.** Fonte: elaborada pela autora.

4. O hipocampo codifica o que você viu em memória. Ele faz isso fortalecendo as sinapses. Esta função parece declinar com a idade, razão pela qual produzir e reter memórias se torna mais difícil.
5. O córtex pré-frontal decide o que fazer com o que você viu. Esta é a última parte do cérebro a amadurecer (por volta dos 20 anos de idade) e a última a declinar (após os 50 anos de idade). Porque os mais complexos raciocínios e planejamento ocorrem aqui, algumas das suas sinapses são as mais ágeis e flexíveis – e as mais finas e frágeis.

Alterações sensoriais na visão e na audição

A visão, a partir dos 60 anos de idade, passa a apresentar sinais de deterioração. Os olhos mudam, a córnea vai perdendo, progressivamente, a transparência, torna-se opaca, e aparece a catarata, principal doença relacionada com a idade no cristalino. Na

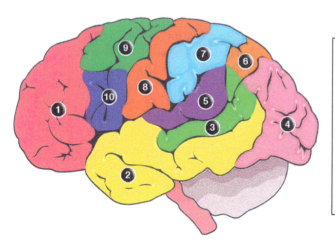

1. Controle inibitório do comportamento e inteligência superior
2. Área de associação
3. Área de Wernicke
4. Área visual
5. Área auditiva
6. Área de associação somatosensorial
7. Área sensorial
8. Área de função motora
9. Área de função motora
10. Área de broca

FIGURA 3.5. **Processamento da informação pelo cérebro saudável.** Fonte: elaborada pela autora.

retina, o envelhecimento é frequentemente acompanhado por degeneração macular. Com a idade, o corpo vítreo gelatinoso que preenche a cavidade central do olho se liquefaz e é capaz de se afastar de suas ligações naturais à retina neural. Isso pode levar à presença de moscas volantes irritantes, mas também está associado a um descolamento da retina que ameaça a visão. A presbiopia é outro exemplo de mudanças naturais no envelhecimento que levam a uma diminuição da capacidade de se concentrar em objetos próximos.[15]

Os efeitos do envelhecimento na função auditiva periférica são bem conhecidos, e a perda auditiva relacionada com a idade ou presbiacusia é comum entre aqueles acima de 60 anos. Sabe-se que 80% da população maior que 85 anos apresenta alguma forma de perda auditiva. Os dados mostram que a presbiacusia pode ser classificada em três tipos: sensorial, neuronal ou metabólica. No entanto, é necessário considerar outros fatores que podem ter afetado a audição do idoso ao longo da vida e que podem ter piorado a perda auditiva, como exposição ao ruído, doenças cardiovasculares (hipertensão ou diabetes) ou uso extensivo de fármacos antineoplásicos.[16]

Alterações no sistema límbico

O envelhecimento revela mudanças relacionadas com a idade do sistema límbico, significativamente no hipocampo, para-hipocampal e fórnix, mas não se observa alteração na região do cíngulo. Muitas síndromes comportamentais estão relacionadas com esta área do cérebro, e a mais pertinente para o idoso, a síndrome de adaptação geral (SAG) ou conjunto de sintomas em comum, como a falta de apetite, desânimo, fadiga e hipertensão arterial, representando um desgaste geral do organismo; ou seja, um esforço de adaptação empreendido pelo organismo para lidar com situações que afetam seu equilíbrio interno. É considerada uma resposta ao estresse e pode ser observada em qualquer indivíduo frágil, como um indivíduo com lesão grave no sistema nervoso central (SNC) ou um idoso com sistemas corporais fragilizados.[17]

Mudanças cardiovasculares com o envelhecimento

Uma mudança importante é a diminuição da elasticidade da aorta e das grandes artérias, medida pela diminuição da complacência aórtica. À medida que a aorta se torna menos complacente, aumenta a resistência à ejeção de sangue do ventrículo esquerdo (VE). Isso resulta em um aumento da pressão sistólica aórtica desenvolvida pelo ventrículo esquerdo (VE) para qualquer volume sistólico e aumento da pós-carga ventricular. Com uma aorta mais rígida, há uma queda mais rápida da pressão na diástole, uma pressão diastólica mais baixa e um aumento na pressão de pulso. O aumento da pós-carga do ventrículo esquerdo (VE), resulta em modesta hipertrofia do VE. Com a hipertrofia do VE e a diminuição da pressão diastólica, que é a pressão responsável pela perfusão subendocárdica, há potencial isquemia subendocárdica e fibrose intersticial.[18,19]

Sistema respiratório

Com o envelhecimento, o tórax torna-se mais rígido devido à calcificação das cartilagens costais com diminuição dos espaços dos discos intervertebrais, resultando em um aumento no diâmetro torácico anteroposterior com redução da movimentação das costelas. Com a idade ocorre um declínio do volume expiratório forçado (VEF) depois dos 70 anos de idade; e há também um aumento no tamanho do espaço aéreo resultante da perda de tecido de suporte e diminuição da força muscular respiratória, muito mais comum nos homens do que nas mulheres. A capacidade vital (CV) permanece a mesma; no entanto, a capacidade residual funcional (FRC), que é o volume do pulmão na expiração final, aumenta como resultado da diminuição forças elásticas do pulmão. Da mesma forma, o volume final aumenta com o envelhecimento, levando a uma maior complacência dos alvéolos afetados, com colapso das pequenas vias aéreas e aprisionamento aéreo.[20,21]

Sistema digestivo

A dificuldade em engolir é cada vez mais prevalente na idade avançada. Embora a função esofágica geral esteja bem preservada, os distúrbios em função do esfíncter esofágico inferior são frequentes mesmo em adultos mais velhos, saudáveis e assintomáticos, e podem contribuir para o desenvolvimento de disfagia. Os pacientes idosos estão propensos ao desenvolvimento de gastrite crônica, úlceras gastroduodenais e sangramento, como uma consequência da utilização de anti-inflamatórios (AINES) e infecção por *Helicobacter pylori*; com exacerbação da resposta às infecções e aparecimento da desnutrição.[18,22,23]

Após os 65 anos de idade, o peso e o número de células do fígado diminuem, também há diminuição de hepatócitos e mitocôndrias; em contrapartida, há aumento do volume de lisossomos e crescimento dos volumes celular e nuclear das células hepáticas. Com o envelhecimento, o pâncreas parece diminuir e ficar mais leve em indivíduos com mais de 70 anos de idade, como também há indícios de uma redução no débito secretor.[24]

Sistema reprodutor

Na mulher, com o avanço da idade, por volta dos 45 anos, ocorre invariavelmente a falência dos ovários e o fim do seu ciclo reprodutivo, onde acontece a queda dos hormônios femininos (estrógeno e progesterona), causando assim, possíveis transtornos emocionais e físicos. À medida que o tecido elástico do útero é substituído por feixes de tecido colágeno fibroso sua elasticidade é perdida, diminuindo seu peso. A bexiga, o reto e o útero tendem a cair, porque os ligamentos que os sustentam se tornam fracos. A menopausa ocorre mais ou menos entre 40 e 50 anos de idade; os órgãos diminuem em peso e se atrofiam; a vagina diminui em comprimento e largura, fica menos umidificada, os cistos ovarianos são comuns; as glândulas mamárias são substituídas por tecido fibroso, os ligamentos ficam fracos tornando as mamas pendentes e flácidas; os pelos púbicos diminuem.[5,25]

As alterações hormonais e fisiológicas observadas com a idade em homens é a andropausa ou declínio androgênico. Incluem perda da libido e função erétil; perda de massa corporal magra; diminuição na sensibilidade à insulina; diminuição na densidade mineral óssea resultando em osteoporose; depressão, irritabilidade, perda de memória; fadiga; anorexia e sintomas vasomotores.[5,26]

Sistema urinário

O peso dos rins em pessoas com 50 anos de idade é de aproximadamente 250 a 270 g e, aos 90 anos, diminui em aproximadamente 30% baixando para 180 a 185 g. Essa perda na massa renal é devida sobretudo à diminuição da massa cortical com esclerose glomerular, caracterizada por uma obliteração da arquitetura capilar, com perda da capacidade de realizar ultrafiltração de plasma, com diminuição na taxa de filtração glomerular. Os rins manifestam perda constante de néfrons e uma diminuição correspondente na taxa de filtração glomerular (TFG). E a TFG diminuída torna o paciente mais suscetível à insuficiência renal aguda.[18,27]

Sistema endócrino

Todo o sistema endócrino é alterado. Com o envelhecimento, há um declínio nos níveis de estrogênio e testosterona, com aumento do hormônio luteinizante (LH), folículo estimulante (FSH) e na globulina ligadora de hormônios sexuais (SHBG). Há uma diminuição nas concentrações do hormônio do crescimento (GH), fator de crescimento semelhante à insulina e deidroepiandrosterona. Alterações no eixo hipotálamo-hipófise-adrenal/tireoide, com mudança mínima na função adrenal e tireoidiana.[28-30]

Termorregulação no idoso

Com o envelhecimento, a resposta febril está reduzida ou ausente, o que pode explicar maiores taxas de morbidade e mortalidade associadas a infecções. Nos pacientes idosos, a resposta febril pode estar ausente ou mínima em 20 a 30% dos casos, mesmo na presença de infecção grave. Além de atrasar o diagnóstico, a ausência de febre acarreta mau prognóstico. O paciente idoso é considerado febril se há elevação persistente da temperatura maior que 37,2°C acima da temperatura basal. Ao contrário do paciente mais novo, a presença de febre em paciente idoso indica infecção grave, geralmente bacteriana.[29,31]

Sistema imunológico no idoso

A imunossenescência é uma série de mudanças relacionada com a idade que afeta o sistema imunológico e, com o tempo, leva a um aumento da vulnerabilidade a doenças infecciosas. O envelhecimento altera profundamente o sistema imunológico com numerosas alterações na hematopoiese, sistemas adaptativos e inatos, associados a um ambiente pró-inflamatório.[32]

O processo de envelhecimento envolve uma combinação de alterações nas células do sistema imune; no microambiente em órgãos linfoides e tecidos não linfoides, onde residem células do sistema imune; e nos fatores circulantes que interagem com as células imunes e seu microambiente para assegurar a iniciação, a manutenção e a interrupção adequada das respostas imunes, bem como a homeostase do sistema imunológico (Figura 3.6).[33]

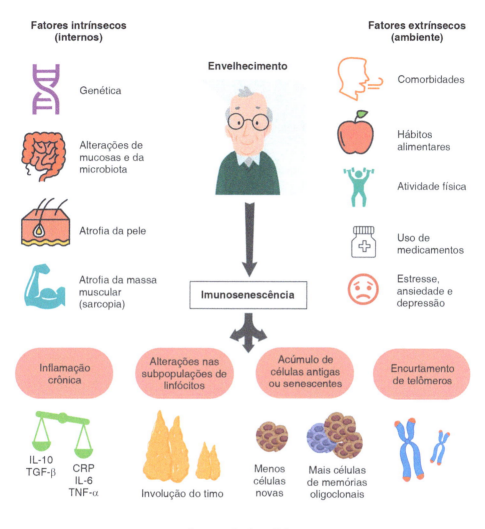

FIGURA 3.6. Imunossenescência. Fonte: elaborada pela autora.

Referências bibliográficas

1. Vijg J, Le Bourg E. Aging and the inevitable limit to human life span. Gerontology. 2017; 63(5): 432-4.
2. Niedermeier M, Herzog S, Kopp-Wilfling P, Burtscher M, Kopp M. Is the effect of physical activity on quality of life in older adults mediated by social support? Gerontology. 2019; 65(4):375-82.

3. Parisi MM, Grun LK, Lavandoski P, Alves LB, Bristot IJ, Mattiello R et al. Immunosenescence induced by plasma from individuals with obesity caused cell signaling dysfunction and inflammation: immunosenescence induced by obesity. Obesity. 2017 Sep; 25(9):1523-31.
4. Papa EV, Dong X, Hassan M. Resistance training for activity limitations in older adults with skeletal muscle function deficits: a systematic review. Clin Interv Aging. 2017 June 13; 12:955-61.
5. Choi S-J. Age-related functional changes and susceptibility to eccentric contraction-induced damage in skeletal muscle cell. Integr Med Res. 2016 Sep; 5(3):171-5.
6. Bougea A, Papadimas G, Papadopoulos C, Paraskevas G, Kalfakis N, Manta P et al. An age-related morphometric profile of skeletal muscle in healthy untrained women. J Clin Med. 2016 Nov 7; 5(11):97.
7. Murgia M, Toniolo L, Nagaraj N, Ciciliot S, Vindigni V, Schiaffino S et al. Single muscle fiber proteomics reveals fiber-type-specific features of human muscle aging. Cell Rep. 2017 June; 19(11):2396-409.
8. Koo J-H, Kang E-B, Cho J-Y. Resistance exercise improves mitochondrial quality control in a rat model of sporadic inclusion body myositis. Gerontology. 2019; 65(3):240-52.
9. Stockinger J, Maxwell N, Shapiro D, deCabo R, Valdez G. Caloric Restriction mimetics slow aging of neuromuscular synapses and muscle fibers. J Gerontol Ser A. 2018 Jan 1; 73(1):21-8.
10. SMART [Internet]. Servier Medical Art. [Citado em: 1o de junho de 2020]. Disponível em: https://smart.servier.com/
11. Childs BG, Durik M, Baker DJ, van Deursen JM. Cellular senescence in aging and age-related disease: from mechanisms to therapy. Nat Med. 2015 Dec; 21(12):1424-35.
12. Barbon FJ, Wiethölter P, Flores RA. Alterações celulares no envelhecimento humano. J Oral Investig. 2016 Oct 26; 5(1):61-5.
13. Gavrilov LA, Krut'ko VN, Gavrilova NS. The future of human longevity. Gerontology. 2017; 63(6):524-6.
14. Rizzo M, Anderson S, Fritzsch B. The Aging mind and brain: overview. In: Rizzo M, Anderson S, Fritzsch B. (org.) The Wiley Handbook on the aging mind and brain [Internet]. Chichester, UK: John Wiley & Sons, Ltd; 2018. [Citado em: 17 de julho de 2019]. p. 1-15. Disponível em: http://doi.wiley.com/10.1002/9781118772034.ch1
15. Lin JB, Tsubota K, Apte RS. A glimpse at the aging eye. Npj Aging Mech Dis. 2016 Mar 10; 2:16003.
16. Couto CM, Brites IS. Aging auditory system and amplification. Adv Clin Audiol [Internet]. [Citado em: 17 de julho de 2019]; Disponível em: https://www.intechopen.com/books/advances-in-clinical-audiology/aging-auditory-system-and-amplification
17. Selye H. The stress of life. New York, NY: McGraw-Hill; 1956. xvi, 324.
18. Evers BM, Townsend CM, Thompson JC. Organ physiology of aging. Surg Elder Patient I. 1994 Feb 1; 74(1):23-39.
19. Cheitlin MD. Cardiovascular physiology—changes with aging. Am J Geriatr Cardiol. 2003; 12(1):9-13.
20. Sharma G, Goodwin J. Effect of aging on respiratory system physiology and immunology. Clin Interv Aging. 2006 Sep; 1(3):253-60.
21. McElhaney JE, Andrew MK, McNeil S, Kuchel GA. Preventing infections and healthy aging. In: Coll PP. (org.) Healthy aging: a complete guide to clinical management [Internet]. Cham: Springer International Publishing; 2019. [Citado em: 18 de julho de 2019]. p. 181-8. Disponível em: https://doi.org/10.1007/978-3-030-06200-2_16
22. Tang Y, Purkayastha S, Cai D. Hypothalamic microinflammation: a common basis of metabolic syndrome and aging. Trends Neurosci. 2015 Jan; 38(1):36-44.
23. Dominguez LJ, Barbagallo M. The biology of the metabolic syndrome and aging. Curr Opin Clin Nutr Metab Care. 2016 Jan; 19(1):5-11.
24. Soenen S, Rayner CK, Jones KL, Horowitz M. The ageing gastrointestinal tract. Curr Opin Clin Nutr Metab Care. 2016 Jan; 19(1):12-8.

25. Soules MR, Sherman S, Parrott E, Rebar R, Santoro N, Utian W et al. Executive summary: stages of reproductive aging workshop (STRAW). Climacteric [Internet]. 3 de julho de 2009. [Citado em: 18 de julho de 2019.] Disponível em: https://www.tandfonline.com/doi/pdf/10.1080/cmt.4.4.267.272?needAccess=true
26. Wich BK, Carnes M. Menopause and the aging female reproductive system. Endocrinol Metab Clin North Am. 1995 June 1; 24(2):273-95.
27. Glassock R, Denic A, Rule AD. When kidneys get old: an essay on nephro-geriatrics. J Bras Nefrol [Internet]. [Citado em: 18 de julho de 2019.] Disponível em: http://www.gnresearch.org/doi/10.5935/0101-2800.20170010
28. Chahal HS, Drake WM. The endocrine system and ageing. J Pathol. 2007; 211(2):173-80.
29. Palmer J, Pandit V, Zeeshan M, Kulvatunyou N, Hamidi M, Hanna K et al. The acute inflammatory response after trauma is heightened by frailty: a prospective evaluation of inflammatory and endocrine system alterations in frailty. J Trauma Acute Care Surg. 2019 July; 87(1):54-60.
30. Kanakis G. Hormonal changes in men due to ageing (all hormonal axes). Maturitas. 2019 June 1; 124:130.
31. Lambertucci JR, Ávila RE, Voieta I. Febre de origem indeterminada em adultos. Rev Soc Bras Med Trop. 2005; 38(6):507-13.
32. Vallet H, Fali T, Sauce D. Le vieillissement du système immunitaire: du fondamental à la clinique. Rev Médecine Interne. 2019 Feb 1;40(2):105-11.
33. Nikolich-Žugich J. The twilight of immunity: emerging concepts in aging of the immune system. Nat Immunol. 2018 Jan;19(1):10.

Capítulo 4

Idoso, Família e Cuidadores

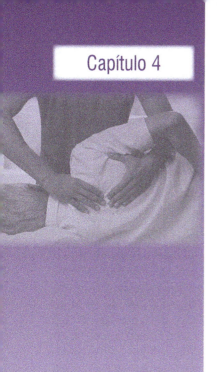

Flávia Maria Campos de Abreu

O mundo está envelhecendo e isso é um fenômeno historicamente sem precedentes. Embora os processos de envelhecimento sejam centralizados no curso da vida, a experiência de ter tantas pessoas vivendo por tanto tempo é notavelmente recente. À medida que a vida se estende, a intensidade e a duração dos cuidados, que muitas pessoas exigem como resultado de doenças crônicas debilitantes e fragilidade, também aumentam. Tanto o envelhecimento quanto o cuidado estão em curso ao longo da vida das pessoas. O envelhecimento e a vida mais prolongada fornecem dados que os modelos antigos de cuidados à família simplesmente não são mais sustentáveis.[1]

O ser humano procura uma dimensão maior em todo enfoque descartável que encontramos nos enlaces sociais atuais. Uma esperança de se encontrar no olhar do outro, em qualquer etapa da vida, seja na infância, na adolescência, na vida adulta ou na velhice. Envelhecer é um processo natural e complexo que se inicia desde o nascimento. É a forma como o indivíduo constrói sua maneira de viver que lhe propiciará a constituição de sua velhice dentro de uma singularidade.[1,2]

O idoso é alguém que construiu uma história. Diante de tantos investimentos, envelhecer é um desafio maior. O idoso deseja ser reconhecido, respeitado e ter a possibilidade de desfrutar de maiores tranquilidade e segurança para enfrentar as adversidades. Este caminho exige paciência, ousadia, persistência, um novo enquadre nos papéis sociais e, também, o entrosamento da família no sentido de prover recursos que possibilitem a este indivíduo novas conquistas. O encontro com o envelhecimento se dá por meio de um processo inerente ao desenvolvimento humano. Assim, além das alterações físicas, mudanças psicológicas também ocorrem. Fatores que influenciam diretamente o aspecto psicológico são as adaptações a novos papéis, motivação, autoestima, depressão, algumas patologias e morte.[3]

Envelhecimento e aposentadoria

A questão das adaptações a novos papéis está ligada tanto ao fator social quanto ao familiar. Em nossa sociedade, o idoso sofre absurdamente por questões financeiras, que acabam sendo um aspecto social de grande influência no psicológico. Mas devido às dificuldades financeiras, poucas pessoas possuem acesso a melhorias de vida, cuidados, condições de manter o padrão sociofamiliar e cultural. O idoso impreterivelmente assume novos papéis. A aposentadoria é um fator de grande importância na vida da pessoa, ocasionando inúmeras novas situações, seja a dificuldade de manter o padrão de vida ou o fato de ter que assumir novo enquadre social. Nesse momento, muitas famílias encontram o idoso como o único provedor de renda. Devido ao desemprego e ao crescimento desordenado da família, esse idoso acaba sendo aquele que garante com sua aposentadoria a manutenção da casa.[4]

A dificuldade ou o impedimento de não conseguir gerir a própria vida acarreta, muitas vezes, irritação, frustração, chegando a quadros depressivos, na maioria dos casos. A maioria dos idosos aposentados no Brasil vivem insatisfeitos e inseguros por não ter como garantir a alimentação nem a medicação. Esse fato provoca danos emocionais devido à falta de perspectiva que se impõe (Figura 4.1).[5]

Idoso e família

Com o envelhecimento, muitas vezes a família encontra dificuldades em lidar com as novas maneiras de ser que o idoso vai apresentando, suas inquietudes, traços da personalidade aguçados e até doenças. Alguns idosos têm receio de se tornarem um fardo

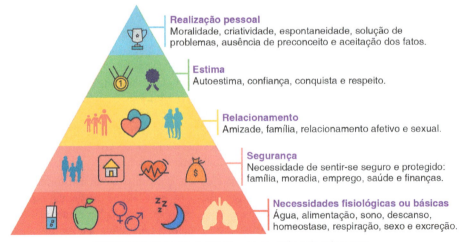

FIGURA 4.1. Pirâmide de Maslow. Fonte: elaborada pela autora.

ou se sentirem como tal. Tais vicissitudes se apresentam nos relacionamentos familiares e sociais porque as pessoas estão voltadas para uma vida competitiva em que o tempo é um fator primordial. E tudo que exige mais tempo: cuidar, viver, olhar, sentir, acaba não tendo lugar de destaque. Nesse sentido, a real essência da vida escapa.[6]

O indivíduo idoso é alguém que toma o tempo a seu favor, não luta contra, não precisa, pois ele se permite olhar, sentir, lembrar, comparar, com mais sentimento, porque já concluiu algumas etapas. Dessa forma, familiares precisam entender que a pessoa idosa responde de um modo bem peculiar às exigências que lhe chegam e necessitam de um lugar mais confortável e calmo.[7]

Cuidador de idosos, a profissão que mais cresce no Brasil

Segundo dados do Ministério do Trabalho divulgados no final de 2018, houve um aumento de 547% no número de cuidadores de idosos no país. Esse crescimento é decorrente da modificação demográfica no país. A expectativa do IBGE é que a população idosa dobre até 2050, saltando de 9,5% para 21,8% da nossa sociedade. De acordo com o projeto de lei da câmara (PLC) 11/2016 que regulamenta a profissão de cuidador de idosos, crianças e pessoas com deficiência ou doenças, esses profissionais deverão ter o ensino fundamental completo, curso de qualificação na área, além de idade mínima de 18 anos, bons antecedentes criminais e atestados de aptidão física e mental. A atividade de cuidador de idosos poderá ser temporária ou permanente, individual ou coletiva, em residências, comunidades ou instituições de longa permanência. O cuidador é o profissional responsável pela autonomia, independência, saúde, bem-estar, higiene, alimentação, educação, cultura, lazer e recreação da pessoa assistida.[8]

A regulamentação dessa carreira proíbe a esses profissionais a administração de medicamentos que não seja por via oral nem orientada por prescrição médica, assim como procedimentos de complexidade técnica. Os trabalhadores também poderão ser demitidos por justa causa se ferirem direitos do Estatuto do Idoso Lei nº 10.741.[9]

O cuidador formal e o informal

O cuidador informal geralmente é um familiar ou pessoa próxima, que cuida em caráter ininterrupto, sem descanso, com horas seguidas de trabalho, principalmente com atividades como alimentação, cuidados corporais, eliminações, controle da saúde e outras situações. Ele pode experienciar situações desgastantes e de sobrecarga. Já o cuidador formal é um profissional formado e habilitado em cuidar de idosos, desempenha o mesmo papel, mas de acordo com a lei tem folgas e descansos estipulados conforme o contrato com o empregador. Os cuidadores de idosos podem desempenhar seus trabalhos na casa dos acompanhados, assim como em conjunto com equipes de profissionais interdisciplinares, em instituições de longa permanência, hospitais e casas de saúde.[10]

Envelhecimento bem-sucedido

O envelhecimento é um dado biológico que apresenta em suas características uma diminuição da acuidade auditiva, visual, do paladar, maior lentidão dos movimentos, menor percepção sensorial, fragilidade dos órgãos, diferenciação no paladar, dificuldades na digestão e na ingestão dos alimentos. É um corpo que não responde como antes e é marcado por limitações, mas também que está aberto para novas possibilidades.[11]

Sexualidade

A sexualidade na idade avançada é permeada por um preconceito que funciona mais como um fator de anulação da pessoa em suas possibilidades afetivas e relacionais. O envelhecimento biológico promove modificações nas funções sexuais, o corpo que sofre alterações anatômicas e de características psicológicas, culturais e sociais, também promove posturas diferentes ante a questão da sexualidade. O idoso cada vez mais se interessa pelas possibilidades que a medicina oferece para melhorar a qualidade da relação sexual. A ideia que a atividade sexual não existe no envelhecimento é um erro. A sexualidade na velhice comporta um papel de encontros afetivos, embora haja a busca de prazer erótico. Observa-se frequentemente a busca por acolhimento, companheirismo e segurança.[12,13]

Fatores motivacionais

A motivação e os fatores motivacionais são extremamente necessários para todo ser humano. No idoso, a motivação preenche um grande espaço, pois as perdas são constantes e inevitáveis. Perdas no sentido geral, seja referente à morte, por esquecimentos, perda de algo material que trazia um valor afetivo, perda de possibilidades físicas e de autonomia de vida em geral. Assim, de que forma o idoso pode encontrar motivação? É importante ressaltar o relacionamento familiar, social e afetivo em qualquer momento de vida. Além da família, existem os centros de convivência para idosos que propiciam grandes encontros, com formação de novas amizades, novos vínculos, sugestões de inúmeras atividades, possibilidade de troca de experiências com jovens, namoros, passeios, estudos, competições desportivas, dentre outras atividades.[7]

A motivação ocorre nos mínimos detalhes: a forma como você recebe esta pessoa para conversar, um simples bom dia ou um olhar carinhoso, o cuidado, qualquer expressão que denote ao outro um significado de importância. Isso, com certeza, é um ato de motivação para a melhoria da qualidade de vida de qualquer pessoa. A motivação está muito ligada à questão da autoestima.

Autoestima

Todo ser humano necessita de uma boa autoestima para um crescimento emocional saudável que implica a aceitação de si próprio, ter bom relacionamento com os outros, ter autonomia de vida, criar objetivos e metas na vida, ter suas conquistas e fazer seus devidos enfrentamentos e estar aberto a novas experiências. No envelhecimento esse processo está em um contínuo desenvolvimento, já que o idoso necessita estar em contato com outras pessoas – engajando-se em um estilo de vida que lhe seja favorável – fortalecer seus vínculos, ter cautela diante de alguma decisão, considerar a possibilidade de novos hábitos sociais e físicos, desenvolver sempre a convivência em grupo (Figura 4.2).[10,14]

Idoso, Família e Cuidadores   41

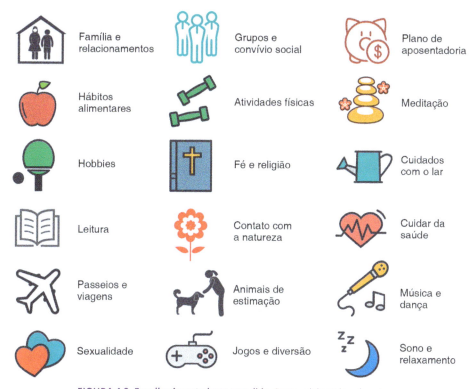

FIGURA 4.2. Envelhecimento bem-sucedido. Fonte: elaborada pela autora.

O profissional que cuida, que atende ou está em contato com o idoso deve estar atento que ele possui uma história de vida que lhe constituiu muitas marcas que, na maioria das vezes, não podem ser modificadas. Assim, deverá sempre ter o consentimento para tocar nessas marcas, nesse corpo que falha de uma forma delicada e afetuosa. O paciente idoso não deverá jamais ser infantilizado e não deve ser cuidado como tal. Ele necessita de atenção, carinho, de limites e deverá ter um lugar de responsabilidade, pois se é cuidado como um incapaz, consequentemente sua autoestima estará reduzida, causando uma dependência cada vez maior, o que poderá acarretar danos maiores, até mesmo um quadro de isolamento, rebeldia, agressividade e até depressão.[15]

Depressão

A depressão é uma doença que atinge o ser humano em qualquer fase de seu desenvolvimento. Porém, no idoso, há uma tendência de acontecer com maior frequência. A depressão no idoso está ligada a perdas, doenças e carências, implicando comprometimento na área intelectiva, com perda progressiva da memória, dificuldades no relacionamento, com quadros de isolamento e solidão. Os sintomas comuns que poderão ser notados na depressão são: (tristeza) o idoso apresenta uma tristeza profunda, aparentemente sem motivos concretos; (dores físicas) queixa de dores no corpo; (falta de ânimo) passa a não ter vontade de realizar suas atividades cotidianas; (distúrbio no sono) pode ocorrer perda do sono, causando fadiga na pessoa; (falta de apetite) ocorre um desinteresse pela alimentação; (queda do sistema imunológico) ocorre uma diminuição das defesas orgânicas; (perda do sentido pela vida) a pessoa verbaliza que não sente prazer em viver; (diminuição de atenção e concentração) a pessoa apresenta dificuldades em memorizar e abstrair; (impaciência e irritabilidade) a pessoa apresenta gestos e atitudes de agressividade e de não aceitação no contato com o outro, ocasionando dificuldades nos relacionamentos; (isolamento) a pessoa se afasta gradativamente do convívio social.[15,16]

Doenças crônicas

Algumas doenças físicas como osteoartrites, problemas cardíacos, diabetes e problemas renais causam uma grande angústia no idoso que leva, em muitos casos, a um encontro com sintomas depressivos, devido à condição de dependência financeira ou mesmo da necessidade da presença e acompanhamento dos familiares para que se estabeleça o tratamento clínico devido. Quando uma doença se torna crônica causa um desajuste emocional no idoso, que se torna incapaz fisicamente, como em casos de osteoartrites que retiram a autonomia de movimentos da pessoa. Nesse sentido, é muito comum, se o idoso não tiver um suporte familiar, social e psicológico, vir a adoecer dentro de um quadro de profunda tristeza ou depressão.[17]

Doenças cerebrovasculares

Com relação às doenças cerebrovasculares ou demenciais, é importante diferenciarmos senescência de senilidade. O termo senescência ou senectude diz respeito a um período cronológico da vida do indivíduo, a idade avançada ou envelhecimento sem doenças. Senilidade significa perda das funções cognitivas e físicas e ocorre tanto na idade avançada como prematuramente. É muito comum encontrarmos idosos que apresentam demência senil em instituições de longa permanência (ILPI), isso ocorre também por falta de estimulações adequadas, integrações social e familiar. Contudo, essa doença também pode ocorrer com idosos que se encontram junto à sua família e no convívio dia a dia com outras pessoas.[16]

No início o idoso tem períodos de esquecimentos com o que dizer, troca nomes, repete a mesma frase, faz as mesmas perguntas, ocorre uma perda gradual de memória; fatos recentes não são lembrados (memória recente), enquanto o que ocorreu há anos poderá ser lembrado com facilidade (memória remota). Esta situação causa-lhe um certo constrangimento, e o idoso acaba se recolhendo, se isolando e, consequentemente, piorando o quadro de demência senil. Todo trabalho que ofereça estímulos para o idoso resgatar o convívio social permitirá desenvolver melhor suas ocupações, atividades da vida diária e trabalhos cognitivos, motores e afetivos.[2,18]

O idoso tem uma história de vida e ele será consequência dessa história; ou seja, se foi uma pessoa alegre e expansiva, consequentemente será um idoso com muito mais leveza e tranquilidade para lidar com as vicissitudes da idade, mas caso tenha sido um indivíduo temeroso, contido, será um idoso com dificuldades para enfrentar as adversidades que a vida lhe impuser. Os traços de personalidade não se modificam com o envelhecimento, a não ser que haja uma doença que modifique o quadro. As pessoas idosas deverão ser respeitadas de forma a serem compreendidas em suas facilidades e dificuldades diante dos fatos que se estabelecem em suas vidas.[1]

Os quadros de demência são subdivididos em demência leve, moderada e grave. Na demência leve, é observado diminuição de interesse, dificuldade de novos aprendizados, irritabilidade, repetitividade, impaciência, resistência a mudanças e esquecimento de algo recente. Na demência moderada, os sintomas se tornam mais intensos e as consequências dos esquecimentos são arriscadas para o doente, como: esquecer de desligar o fogo, deixar o gás aberto, aparelhos ligados na energia, descuido total ou parcial com a higiene e alimentação. No quadro demencial grave, o idoso não tem condições de ficar sozinho, necessita de cuidados intensivos e constantes, há descontrole dos esfíncteres, ausência da memória, estado de confusão grave e falta de orientação espacial e temporal. Quanto mais avançado o estado de demência, maior a falta de contato com a realidade e maior a probabilidade de comorbidades, internações e se tornar acamado.[19]

Doença de Parkinson

A doença de Parkinson é uma doença do sistema nervoso central que atinge principalmente a motricidade e ocorre com frequência em idosos. A doença atinge tanto mulheres quanto homens; ocasiona uma instabilidade postural, rigidez, tremores, dores musculares, lentidão para falar, pensar e caminhar. O Parkinson altera a coordenação motora fina, causando sofrimento por impedir a realização das atividades diárias mais corriqueiras, como segurar um garfo ou uma faca, ou qualquer atividade que necessite de precisão para executá-la. A evolução dos sintomas é lenta, variando caso a caso, contudo pode ocorrer concomitantemente toda uma sintomatologia depressiva.[20]

Doença de Alzheimer

A doença de Alzheimer atinge diretamente a parte cognitiva, afeta principalmente a memória recente e, conforme evolui, várias outras funções são acometidas como: orientação espacial, temporal, julgamento, linguagem, perda da função motora e perda do controle dos esfíncteres. É pouco comum ocorrer antes dos 50 anos de idade, mas pode afetar quase metade dos idosos na faixa dos 90 anos de idade. Muitos estudos evoluíram, mas, até o momento não há cura; contudo, existem várias formas de tratamento que ajudam a amenizar os sintomas. É importante preservar o máximo possível a autonomia do idoso com a doença de Alzheimer, com estimulação da leitura, da escrita, atividades da vida diária, ouvir músicas, participar da vida social, fazer trabalhos manuais e passeios.[21]

O envelhecimento traz diversas modificações fisiológicas. Assim, todo o metabolismo se encontra alterado devido à redução do tamanho dos órgãos, há diminuição da massa corporal e da quantidade de água no corpo; enquanto a gordura aumenta de forma significativa. Todo processo dificulta a absorção e a eliminação dos medicamentos pelo organismo e aumenta a chance do aparecimento de doenças. Além das mudanças fisiológicas, o organismo do idoso apresenta, algumas situações que contribuem diretamente para a inadequação dos cuidados da vida diária, alimentação e até adesão aos tratamentos, como diminuição da audição, que impede um bom entendimento das instruções corretas; déficit na visão, que pode implicar na impossibilidade de cozinhar, precisar gotas, ingerir o comprimido correto devido à cor, ao tamanho, ler receitas ou bulas e rótulos. Pode haver também dificuldades em seguir rigorosamente os horários para alimentação e ingestão dos medicamentos.[21]

Vínculos sociais

Tristeza, isolamento e depressão também se encontram relacionados com fatores sociais, como mudança de residência, institucionalização, morte de familiares ou amigos, filhos ou netos que viajam ou escolhem morar em outra cidade ou país, perdas financeiras, falta de perspectivas. A dificuldade em lidar com a necessidade de se retirar do mercado de trabalho, com a aposentadoria, é um fator muito impactante para o idoso, assim como a ocorrência de acidentes e quedas; muitas vezes, dentro do próprio lar. Tais acidentes e quedas podem ser, por exemplo, pelo desequilíbrio, descontrole da marcha, vertigem, tontura ou falta de força. Os acidentes e as quedas, além do custo, podem levar a um grande prejuízo físico, mental, condições de dependência e sequelas que impossibilitam a pessoa de ter autonomia funcional e de movimento. Muitas vezes, surge a necessidade de ficar acamado ou de uma internação hospitalar, o que interfere tanto no contexto sociofamiliar quanto no aspecto psicológico do idoso, que necessita, na maioria dos casos, de um acompanhamento psicoterapêutico.[1]

Finitude

A morte faz parte da nossa vida, mas deixa suas marcas de diversas formas. Nossa cultura apresenta grande dificuldade de encarar a morte como um processo natural. Contudo, a condição de poder encarar melhor a finitude deve ser um processo iniciado na infância. A forma como o indivíduo enfrenta suas perdas no decorrer da vida irá traçar a condição de enfrentamento da morte. Mesmo com tantos recursos tecnológicos ampliando a condição de vida, reformulando a imagem do corpo e restaurando esperanças de uma vida ativa, saudável e longa, é difícil aceitar a morte como condição natural do desenvolvimento humano. A morte passou a ser um desafio para os estudiosos em envelhecimento e para medicina, e quando o inevitável ocorre parece que a medicina falhou. Somos levados a controlar a saúde por medo da morte e esquecemos de ter a vida como ponto principal, pois pior do que morrer é não conseguir dar sentido à vida. Morrer com dignidade faz parte do cenário da vida, o idoso necessita falar sobre sua finitude, concluir pensamentos, ideias, resgatar sentimentos, reafirmar um lugar.[22]

É importante que a terminalidade possa ocorrer em um momento de maior calma possível, com dignidade, com o cuidado que todas as condutas foram feitas de forma humanizada, que o idoso esteja ao lado das pessoas que o ama e que a finitude aconteça de forma tranquila (Figura 4.3).[22]

Envelhecer

A autoestima permeia toda e qualquer condição de bem-estar. Seja físico ou emocional, o idoso tem um grande desafio: promover qualidade de vida e saúde nas esferas mais questionadas. As pessoas idosas estão cada vez mais engajadas em atividades que promovem um despertar para inovações de uma nova classe de trabalhadores e consumidores, dispostos a

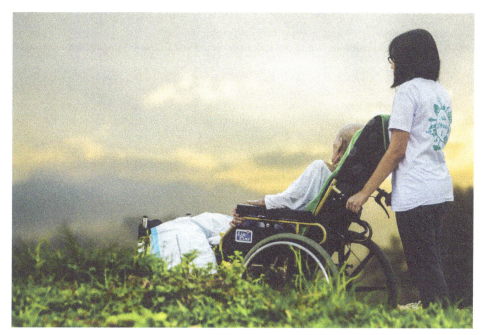

FIGURA 4.3. A finitude e o idoso. Fonte: https://www.pexels.com/photo/aged-care-disability-disabled-236429/

continuar com rotinas no trabalho e no consumo. Nos dias atuais, o culto ao corpo é intenso, existe o medo de adoecer e envelhecer a ponto de despersonalizar o indivíduo que pode chegar a escolher que rosto quer ter, com quem quer parecer. A identidade é algo volúvel, pois sou quem eu quiser no mundo virtual. O idoso está inserido nesse contexto e nele deve enfrentar as modificações que lhe marcam o corpo, e este muitas vezes não responde mais às cirurgias plásticas, às novas técnicas das academias, aos cremes miraculosos.[23]

É importante que o idoso esteja inserido nos grupos tanto social quanto culturalmente e que receba estímulos e consiga reconhecimento, compartilhando desejos, ideias, sentimentos e tudo que for possível vivenciar. Estar ativo e com autonomia cria possibilidades, contorna dificuldades e promove encontros. A sexualidade passa a ter um papel de afetividade, companheirismo, o que sugere confiança e dedicação. A estimulação mental e física é fundamental para um estado social e emocional saudáveis; pois, ser autônomo, ter amigos, ser produtivo, descobrir novos interesses, esportes, danças, jogos, colabora para o desenvolvimento da memória e possibilita um melhor convívio e com a autoestima elevada.[24]

Referências bibliográficas

1. Fowler N, Uebelhor A, Hu X, Johns S, Judge K. Existential suffering and psychological symptoms among dementia caregivers receiving collaborative care. Innov Aging. 2018 Nov 11; 2(Suppl 1):246.
2. Feinberg LF, Spillman BC. Shifts in family caregiving – and a growing care gap. Generations. 2019; 43(1):71-5.

3. Raymond É. The challenge of inclusion for older people with impairments: insights from a stigma-based analysis. J Aging Stud. 2019 Jun 1; 49:9-15.
4. Wang M. The state of work, aging and retirement: an editorial. Work Aging Retire. 2019 Jan 18; 5(1):1-2.
5. Levy M. Comment on "aging population, retirement, and risk taking". Manag Sci. 2018 Jun 20.
6. Leibing A. Geriatrics and humanism: dementia and fallacies of care. J Aging Stud. 2019 Jul 16.
7. Zimmermann IM, Leal MCC, Zimmermann RD, Marques APO, Gomes ÉCC. Factors associated with cognitive impairment in institutionalized elderly individuals: integrative review. J Nurs UFPE Line – ISSN 1981-8963. 2015 Nov 10; 9(12):1320-8.
8. Agência Senado. Plenário regulamenta a profissão de cuidador de idoso [Internet]. Senado Notícias. 2019 [citado 25 de julho de 2019]. Disponível em: https://www12.senado.leg.br/noticias/materias/2019/05/21/plenario-regulamenta-a-profissao-de-cuidador-de-idoso
9. Ministério da Saúde. Estatuto do idoso. Brasília, DF: Editora MS; 2003.
10. Gratao ACM, Vendrúscolo TRP, Talmelli LFS, Figueiredo LC, Santos JLF, Rodrigues RAP. Sobrecarga e desconforto emocional em cuidadores de idosos. Texto Contexto – Enferm. 2012; 21(2):304-12.
11. Niedermeier M, Herzog S, Kopp-Wilfling P, Burtscher M, Kopp M. Is the effect of physical activity on quality of life in older adults mediated by social support? Gerontology. 2019; 65(4):375-82.
12. Arani A, Murphy MC, Glaser KJ, Manduca A, Lake DS, Kruse SA et al. Measuring the effects of aging and sex on regional brain stiffness with MR elastography in healthy older adults. NeuroImage. 2015 May 1; 111:59-64.
13. Gubbels Bupp MR. Sex, the aging immune system, and chronic disease. Cell Immunol. 2015 Apr 1; 294(2):102-10.
14. Seaman AT, Robbins JC, Buch ED. Beyond the evaluative lens: contextual unpredictabilities of care. J Aging Stud. 2019 Jul 16;100799.
15. Nyman A, Josephsson S, Isaksson G. Being part of an enacted togetherness: narratives of elderly people with depression. J Aging Stud. 2012 Dec 1; 26(4):410-8.
16. Pickard S. Health, illness and frailty in old age: a phenomenological exploration. J Aging Stud. 2018 Dec 1; 47:24-31.
17. McElhaney JE, Andrew MK, McNeil S, Kuchel GA. Preventing infections and healthy aging. In: Coll PP. (org.) Healthy aging: a complete guide to clinical management [Internet]. Cham: Springer International Publishing; 2019 [citado 18 de julho de 2019]. p. 181-8. Disponível em: https://doi.org/10.1007/978-3-030-06200-2_16
18. Lee EE, Martin AS, Kaufmann CN, Liu J, Kangas J, Daly RE et al. Comparison of schizophrenia outpatients in residential care facilities with those living with someone: Study of mental and physical health, cognitive functioning, and biomarkers of aging. Psychiatry Res. 2019 May 1; 275:162-8.
19. Deleidi M, Jäggle M, Rubino G. Immune aging, dysmetabolism, and inflammation in neurological diseases. Front Neurosci [Internet]. 2015 [citado 21 de julho de 2019]. Disponível em: https://www.frontiersin.org/articles/10.3389/fnins.2015.00172/full
20. Prahlad V, Chikka MR. Aging and the brain. In: Rizzo M, Anderson S, Fritzsch B. (org.) The Wiley Handbook on the Aging Mind and Brain [Internet]. Chichester, UK: John Wiley & Sons, Ltd; 2018 [citado 17 de julho de 2019]. p. 37-60. Disponível em: http://doi.wiley.com/10.1002/9781118772034.ch3
21. Daley RT, O'Connor MK, Shirk SD, Beard RL. 'In this together' or 'going it alone': spousal dyad approaches to Alzheimer's. J Aging Stud. 2017 Jan 1; 40:57-63.
22. Okumura T, Sawamura A, Murohara T. Palliative and end-of-life care for heart failure patients in an aging society. Korean J Intern Med. 2018 Nov; 33(6):1039-49.
23. Lassen AJ, Moreira T. Unmaking old age: political and cognitive formats of active ageing. J Aging Stud. 2014 Aug; 30:33-46.
24. Andrews M. Imagining the "baffling geography" of age. J Aging Stud. 2018 Dec 1; 47:90-5.

Capítulo 5

Aspectos Fisiológicos e Patológicos do Envelhecimento

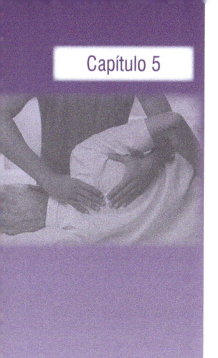

Flávia Maria Campos de Abreu

Envelhecimento das células

As células envelhecidas diminuem a sua capacidade de captação nutricional assim como no processo de reparo durante a replicação do ácido desoxirribonucleico (DNA). As principais mudanças celulares incluem aparelho de Golgi distorcido, mitocôndrias e núcleos irregulares. Mudanças ou mutações pontuais podem ser reparadas pelo sistema de reparo da mitocôndria. Mas, se a mitocôndria apresentar danos significativos, a resposta é retrógrada para o núcleo, induzindo a expressão de genes adicionais que podem recuperar as funções perdidas. Ocorre por meio da substituição da oxidase lesada por uma oxidase alternativa na cadeia respiratória ou ainda por uma mudança geral no metabolismo. Naturalmente, em alguns casos, essa substituição não acontece e a lesão induz a uma apoptose por meio da abertura do poro de permeabilidade transitória na membrana mitocondrial, permitindo a passagem do citocromo C e de outras proteínas.[1]

Com relação à membrana celular, a alteração mais significativa seria a peroxidação de lípides insaturados da membrana por radicais livres hidroxila. A diminuição do número de células do organismo seria a causa da redução do conteúdo aquoso intracelular. Com o envelhecimento, ainda há um decréscimo da capacidade celular de reter potássio em seu interior e de manter o sódio em seu exterior devido à deficiência da Na^+/K^+ ATPase da membrana (bomba sódio/potássio).[1]

Envelhecimento cerebral

O envelhecimento causa alterações no tamanho do cérebro, dos vasos e na cognição. O cérebro diminui de tamanho com o passar do tempo e há mudanças em todos os níveis, das moléculas à morfologia. A incidência de acidente vascular cerebral, lesões da substância branca e demências também aumentam com a idade; assim como o nível de comprometimento da memória, há alterações nos níveis de hormônios e neurotransmissores. Fatores protetores que reduzem o risco cardiovascular, como exercícios regulares, dietas saudáveis e baixa ingestão de álcool parecem ajudar o envelhecimento cerebral, assim como o aumento do esforço cognitivo na forma de educação ou realização ocupacional. Uma vida saudável tanto física como mentalmente pode ser a melhor defesa contra as mudanças de um cérebro envelhecido. Medidas adicionais para prevenir doenças cardiovasculares também podem ser importantes.[2-4]

No envelhecimento, adultos mais velhos apresentam menor atividade e volume do hipocampo quando comparado com adultos mais jovens. Há o declínio das funções cognitivas, incluindo o decréscimo das funções executivas e a memória de longo prazo. A idade está associada com perdas progressivas que incluem memória, cognição, sensações, controle motor e afeto. Essas mudanças ou alterações celulares afetam diretamente os mecanismos da plasticidade neural.[4,5]

Colher os benefícios do envelhecimento saudável requer saúde mental para uma vida autodirigida. Pesquisadores e sociedades em envelhecimento em todo o mundo buscam o aumento da saúde dos idosos, propiciando uma potencial "quarta fase" em suas vidas, a quarta idade, inserida entre os 70 anos (e talvez até os 100 anos ou mais, se as tendências para o aumento da expectativa de vida continuarem). Tal fase poderia permitir que os indivíduos mais velhos reorientassem e reequilibrassem seus planos de vida, trabalhos, família, redefinindo as estratégias em formas benéficas, não previstas alguns anos atrás quando as expectativas para a fase produtiva terminavam em torno de 65 anos de idade.[3,4]

A sociedade precisa de estratégias alternativas para envolver os idosos de maneira produtiva, manter o padrão e a qualidade de vida. Um benefício adicional é incentivar o idoso com engajamento social e intelectual para um envelhecimento saudável da mente e do cérebro e evitar o crescente grupo de idosos empobrecidos, enfraquecidos, isolados, doentes, entediados e desesperados.[4]

Como se sabe, estudos de organismos e dados de populações selvagens envelhecidas sugerem um quadro complexo pelo qual células e tecidos cooperam e competem para modular a expectativa de vida, saúde, disfunção e morte. Experimentos em animais sugerem que o envelhecimento dos neurônios compartilha quase todos os aspectos do envelhecimento com outros tecidos, incluindo as notáveis plasticidade e maleabilidade em relação às influências ambientais. Enquanto o sistema nervoso desempenha um papel no controle da taxa de envelhecimento de outros tecidos, por sua vez, também é influenciado de formas complexas e interessantes, oferecendo possibilidades inesperadas de manipular o envelhecimento do cérebro e das doenças neurodegenerativas.[2,4,5]

O sistema límbico, primariamente responsável por nossa vida emocional e memórias, é conhecido por sofrer degradação com o envelhecimento. Esse sistema tem conexões com o hipotálamo, de forma que a emoção é expressa pela regulação do sistema nervoso autônomo e do tônus do sistema muscular estriado.[6,7]

A atrofia do hipocampo relacionada com a idade estabelece que o envelhecimento reduz a recordação em maior grau do que a familiaridade, enquanto as variações no córtex entorrinal influenciam mais a familiaridade do que a recordação. As contribuições do hipocampo humano e do córtex entorrinal para a lembrança e a familiaridade podem ser duplamente dissociadas.[7]

Apesar da vasta e extraordinária expansão da expectativa de vida na biosfera, o tempo cronológico parece ser menos impactante para a nossa compreensão do envelhecimento em comparação com o tempo de desenvolvimento, a estratégia reprodutiva, a trajetória do organismo por meio de experiências variadas de vida, trabalho, habitação, moradia, natureza, circunstâncias que fazem maiores contribuições para a taxa de deterioração de células e tecidos. Estes últimos aspectos desempenham papéis importantes na senescência de todos os tecidos e registram no cérebro vários aspectos da memória, que parece ser particularmente vulnerável no envelhecimento do cérebro humano.[8]

Alguns pesquisadores sugerem que ocorre um declínio no volume neuronal e/ou no número de neurônios, contribuindo para as mudanças em um cérebro envelhecido. Além disso, pode haver alterações nas espinhas dendríticas nas sinapses. O brotamento dendrítico pode ocorrer mantendo assim um número similar de sinapses e compensando qualquer morte celular. Por outro lado, diminuição nas sinapses dendríticas ou perda de plasticidade sináptica também foi descrita. A mudança organizacional funcional pode ocorrer e compensar de maneira semelhante à encontrada em pacientes depois da recuperação de lesão cerebral traumática moderada.[9,10]

O papel da substância branca no cérebro envelhecido também precisa ser considerado. A substância branca também pode diminuir com a idade, a bainha de mielina após os 40 anos começa a se deteriorar, mesmo no envelhecimento normal, e tem sido sugerido que as regiões dos lobos frontais são mais afetadas por lesões da substância branca embora nem todos os estudos apoiem essa visão.[2,9]

As alterações cerebrais não ocorrem na mesma extensão em todas as regiões do cérebro, e existe diferenças entre homens e mulheres. Em vários estudos com o cérebro em envelhecimento, o volume foi analisado e descobriu-se que o córtex pré-frontal era o mais afetado, o corpo estriado está em segundo lugar. O lobo temporal, o vérmis cerebelar, os hemisférios cerebelares, o hipocampo e a substância branca também apresentam redução do volume. O córtex occipital foi o menos afetado. Essas descobertas, de que o córtex pré-frontal é o mais afetado e o occipital é o menos, se encaixam bem com as mudanças cognitivas observadas no envelhecimento, embora alguns estudos também sugiram que o envelhecimento tenha maior efeito no hipocampo. Devido às diferenças individuais observadas no desenvolvimento e no envelhecimento do cérebro, o mapeamento de todas as funções cerebrais no envelhecimento é uma tarefa complexa, estudos futuros precisam avançar e levar em conta esses fatores. Está claro que nossa compreensão do envelhecimento cerebral está aumentando cada vez mais, e o número de pessoas idosas na sociedade e seus níveis potenciais de comprometimento cognitivo também.[2,5,10]

Fisiopatologia ocular

Sob condições saudáveis, o olho é projetado como uma câmera avançada com o papel central de traduzir a luz do mundo externo em um sinal neural coerente que pode ser transmitido ao cérebro para processamento em uma imagem visual precisa. Na frente do olho, a transparência da córnea e da lente é crucial para permitir a passagem de fótons para a porção sensível à luz do olho. Da mesma forma, a estrutura altamente organizada da retina, localizada na parte posterior do olho é indispensável para permitir uma transdução de sinal eficaz e uma transmissão de sinal eficiente.[11]

O cristalino, uma lente intraocular, que é normalmente transparente na infância, sofre várias mudanças. O tempo afeta todos os tecidos do olho. Problemas comuns relacionados com a idade na superfície do olho incluem olho seco, e a principal doença relacionada com a idade no cristalino é a catarata. Existem muitos outros problemas relacionados com idade que afligem os olhos.[11-13]

Em muitos casos, o envelhecimento leva à disfunção e à doença do tecido ocular. No entanto, apesar de evidências claras de que a deficiência visual associada à idade tem consequências psicossociais significativas, os paradigmas atuais de tratamento para muitas dessas condições são inadequados. A morte celular significativa relacionada com a idade nos tecidos, como a córnea e a retina, pode levar à perda da visão, e o surgimento de doenças associadas à idade. Muitas dessas debilidades têm um componente genético, mas eles também são induzidos por fatores ambientais como o fumo. Alguns são de etiologia desconhecida. No entanto, eles são particularmente insidiosos porque geralmente são indolores em seus estágios iniciais e, portanto, tendem a permanecer despercebidos e sem tratamento até que, muitas vezes, é tarde demais para instituir uma terapia eficaz.[12,13]

Fisiopatologia da audição

O conceito de audição é extremamente complexo e vai além do simples ato de ouvir um determinado som. Ele é um processo no qual ocorrem alterações motoras, elétricas e bioquímicas ao longo do caminho auditivo dentro do corpo humano, que começa no ouvido externo (mais especificamente no pavilhão auricular) e termina no córtex, onde a informação sonora recebida é decodificada.[14,15]

Um declínio das funções linguísticas é comumente observado em idosos que apresentam perda auditiva. Devido a esse distúrbio sensorial, um idoso perde a qualidade da informação sonora ao comunicar-se com os outros, o que pode gerar, a princípio, dificuldade para compreender uma mensagem vocal e, eventualmente, leva o idoso ao isolamento social. Essa situação tem impacto na vida dos idosos e nas pessoas que cercam os idosos, seus cuidadores.[16]

Fisiopatologia cardíaca

Com o envelhecimento ocorrem alterações no sistema cardiovascular, que resultam em alterações na fisiologia cardiovascular. As alterações na fisiologia cardiovascular devem ser diferenciadas dos efeitos da patologia, como a doença arterial coronariana, que ocorrem com frequência crescente à medida que a idade aumenta. As mudanças com a idade ocorrem em todos, mas não necessariamente na mesma proporção; portanto, representando a diferença observada em algumas pessoas entre a idade cronológica e a idade fisiológica.[3,17]

Uma das principais questões a diferenciar quando se discute o sistema cardiovascular e o envelhecimento é o efeito da doença aterosclerótica, pensado pela maioria dos investigadores ser uma condição patológica em vez de um processo normal de envelhecimento. Existe um aumento da incidência e da prevalência das doenças cardiovasculares (DCV), como doença arterial coronariana, hipertensão e diabetes, levando ao desenvolvimento de cardiomiopatia isquêmica, hipertensiva ou diabética.[17]

As alterações que ocorrem nos vasos com o envelhecimento incluem hiperplasia nas camadas íntima e média da aorta e de grandes vasos, que eventualmente levam à fragmentação da lâmina elástica; diminuição da distensibilidade e aumento da rigidez da aorta, e artérias sistêmicas são sequelas. Essa redução da distensibilidade vascular contribui para uma maior pressão arterial sistólica nos idosos. Apesar da pressão média normal se sobreposta a um coração estressado poderia enfraquecer a perfusão coronária para o miocárdio e levar ao desenvolvimento miocárdico de isquemia e dano.[18,19]

Há apoptose de células marca-passo no nódulo sinoauricular com perda de 50 a 75% das células aos 50 anos de idade. O número de células nodais atrioventriculares é preservado e há fibrose e perda celular no feixe de His. Há fibrose e calcificação do esqueleto fibroso do coração, juntamente com a calcificação das bases das cúspides aórticas com diminuição da responsividade à estimulação dos receptores β-adrenérgicos e diminuição da reatividade aos barorreceptores e quimiorreceptores.[19]

Essas alterações preparam o cenário para hipertensão sistólica isolada, disfunção diastólica e insuficiência cardíaca, defeitos de condução atrioventricular e calcificação da valva aórtica, todas as doenças observadas em idosos.[19]

No idoso, a densidade dos capilares diminui, ocorre presença de gotas lipídicas no citoplasma, infiltração de gordura no nodo sinoatrial, nas valvas cúspides da mitral aparecem placas aterioscleróticas e as cordas tendíneas ficam espessas, sendo frequente a calcificação da cúspide, que se torna mais fibrosa. No idoso, a base das válvulas aórticas se espessa, fica opaca e os nódulos ficam proeminentes. Com o envelhecimento, o peso do coração aumenta, junto com a espessura da parede do ventrículo esquerdo, com o acúmulo localizado de mitocôndrias em processo de degeneração. As arritmias cardíacas são comuns em idosos de 60 a 85 anos de idade demonstrando ectopia ventricular assintomática ou supraventricular.[18,19]

Embora o envelhecimento não cause insuficiência cardíaca (IC), ele aumenta a possibilidade da manifestação da doença. Em muitos aspectos, a IC pode ser pensada como a via metabólica final do envelhecimento cardiovascular, representando a convergência de mudanças associadas à idade na estrutura e função cardiovascular, alterações do envelhecimento em outros sistemas orgânicos e aumento progressivo das doenças cardiovasculares em idosos.[17]

A incidência de IC duplica a cada década de vida e a prevalência aumenta para quase 10% nos maiores de 80 anos. A insuficiência cardíaca crônica (ICC) é uma condição altamente letal, com mortalidade, morbidade e custos associados significativos na população idosa. Mais de 90% das mortes por ICC ocorrem em adultos com mais de 65 anos.[17,19]

Com o envelhecimento, as reservas cardíacas diminuem, ocasionando uma queda no desempenho cardíaco. Ocorre uma diminuição no consumo máximo de O_2 (VO_2 máximo) – uma medida de aporte de oxigênio corporal total na expiração e um índice do condicionamento cardiovascular e pulmonar total.[17]

Fisiopatologia pulmonar

Com o envelhecimento, há mudanças estruturais causando redução na complacência da parede torácica. Ocorre um enrijecimento da caixa torácica e a cifose aumentada relacionada com a osteoporose reduz a capacidade de expansão durante a inspiração e coloca o diafragma em desvantagem mecânica para gerar uma contração efetiva.[18]

As alterações na fisiologia pulmonar no envelhecimento, comprometem a capacidade do pulmão de eliminar insultos ambientais, tais como infecções virais ou bacterianas. Além da função pulmonar, o paciente geriátrico tem atividade diminuída das células T ou linfócitos, com redução da sua imunidade e dificuldades em conter uma infecção pulmonar.[20]

O envelhecimento está associado à redução da complacência da parede torácica e ao aumento do aprisionamento aéreo. A hiperinsuflação é bem conhecida, mas não está claro se reflete a uma destruição e perda de estruturas do parênquima pulmonar.[18,20]

A capacidade vital (CV) permanece a mesma; no entanto, a capacidade residual funcional (CRF), que é o volume do pulmão na expiração final, aumenta como resultado da diminuição das forças elásticas do pulmão. Da mesma forma, o volume final aumenta com o envelhecimento, levando a uma maior complacência dos alvéolos afetados, com colapso das pequenas vias aéreas e aprisionamento aéreo. Os efeitos clínicos dessas mudanças são uma diminuição gradual da pO_2 arterial, aumento do espaço morto e diminuição do volume expiratório e taxa de fluxo. Além disso, há uma diminuição nas funções ciliar e de defesa. Essas alterações na fisiologia com o envelhecimento aumentam muito o risco de atelectasia e pneumonia nos idosos.[21]

Apesar dessas alterações, o sistema respiratório é capaz de manter oxigenação e ventilação adequadas durante toda a vida. No entanto, a reserva do sistema respiratório é limitada com a idade e a diminuição da resposta ventilatória à hipóxia e à hipercapnia torna-a mais vulnerável à insuficiência ventilatória durante estados de alta demanda como insuficiência cardíaca, pneumonia e com possíveis desfechos desfavoráveis.[21,22]

Fisiopatologia gastrintestinal

O funcionamento normal do trato gastrintestinal é fundamental para a absorção de nutrientes e fármacos, proteção contra patógenos ingeridos e, consequentemente, para a manutenção da boa saúde. O trato gastrintestinal é a principal área de contato com fatores ambientais e patógenos ingeridos. Em muitos idosos, há um declínio da função gastrintestinal, incluindo a função imune, que afeta a capacidade de tolerar nutrientes ingeridos ou a microbiota residente. Infecções bacterianas e virais do trato gastrintestinal são mais comuns em indivíduos mais velhos do que nos mais jovens. O envelhecimento está associado a defeitos estruturais e funcionais de defesa da mucosa, aumento do estresse oxidativo, capacidade diminuída de gerar imunidade protetora e aumento da incidência de inflamação e autoimunidade.[18,23]

Com a idade, o epitélio da parte distal do esôfago pode algumas vezes ser substituído por epitélio colunar. No estômago o número de células produtoras de gastrina diminui, as células das principais glândulas gástricas podem ser substituídas por outras células. A dificuldade em engolir é cada vez mais prevalente na idade avançada. Embora a função esofágica geral esteja bem preservada, os distúrbios em função do esfíncter esofágico inferior são frequentes mesmo em adultos mais velhos, saudáveis e assintomáticos, e podem contribuir para o desenvolvimento de disfagia.[23]

O esvaziamento gástrico reflete a atividade motora coordenada do estômago proximal, do estômago distal (antro e piloro) e do duodeno, que é controlado primariamente pelo *feedback* dos sinais neurais e humorais gerados pela interação de nutrientes com o intestino delgado. Essas implicações contribuem para falta de apetite ou a chamada anorexia do envelhecimento.[24]

A resposta as infecções é frequentemente exacerbada pela desnutrição. A desnutrição é uma condição comum em idosos residentes em instituição de longa permanência (85%), bem como em idosos hospitalizados (23-62%) e residentes na comunidade (15%). A crescente conscientização da prevalência de desnutrição em pessoas idosas e o reconhecimento dos efeitos adversos da perda muscular importante durante o envelhecimento levaram a um aumento no uso de suplementos orais para aumentar a ingestão de proteína e energia na população idosa e atenuar a perda de massa corporal e massa muscular.[23]

Ocorre alterações papilares para os gostos básicos como doce, amargo, azedo, salgado e umami e contribui para uma diminuição na ingestão de energia e, assim, favorecer o desenvolvimento da desnutrição em idosos.[24]

A digestão e a absorção de nutrientes dependem da motilidade e da secreção dos produtos digestivos do trato gastrintestinal e são controladas pelo sistema nervoso entérico. Compromete os neurônios intrínsecos, sobretudo os plexos mioentérico e submucoso, e os neurônios extrínsecos dos nervos simpáticos, parassimpáticos e sensoriais. O plexo modula a contratilidade dos músculos lisos que revestem o trato gastrintestinal e é fundamental para o trânsito intestinal. O envelhecimento está associado à diminuição do número total e da densidade das fibras do nervo entérico, particularmente no plexo mioentérico.[23,25]

A irrigação sanguínea da túnica muscular do colo se altera, pois os vasos tornam-se tortuosos levando a uma isquemia. O epitélio do colo se atrofia não alterando o número de células por cripta, já no intestino grosso o número de criptas diminui; a túnica muscular do colo se espessa, ficando as contrações da musculatura circular exageradas. No intestino delgado a altura das microvilosidades diminui e a área do jejuno diminui sua área de superfície.[24,25]

Órgãos reprodutores

As alterações são diferenciadas para homens e mulheres. Algumas das alterações nas mulheres são: dos 17 aos 19 anos o útero tem em média volume de 38,55 ± 3,68 cm³; dos 35 aos 40 anos aumenta para um volume de 71,76 ± 19,81 cm³, e, em seguida, diminuiu para 24,02 ± 8,11 cm³ pela oitava década da vida.[26] O volume ovariano mantém seu tamanho estável, medindo 9,46 ± 3,25 cm³ durante a segunda década de vida, 8,46 ± 3,32 cm³ em meados da quarta década de vida, 7,46 ± 3,33 cm³ aos 45 anos e no final da quinta década de vida chega a medir 4,44 ± 2,02 cm³. Os ovários geralmente não são mais identificáveis em indivíduos além da sexta década de vida.[26] Embora a expectativa de vida das mulheres tenha aumentado significativamente no século XXI, o tempo médio de menopausa não mudou de aproximadamente 50 anos de idade. Assim, as mulheres passam agora mais de um terço de sua vida no período da menopausa. A menopausa e a consequente diminuição dos níveis de estrogênio estão associadas a uma variedade de problemas, como sintomas vasomotores, sudorese, ondas de calor e palpitações; diminuição das funções físicas e mentais, incluindo, depressão, fadiga, transtorno do pânico, problemas cognitivos e diminuição da libido; doenças cardiovasculares, atrofia endometrial e osteoporose, sintomas urogenitais, como ressecamento vaginal, incontinência e cistite. O aspecto mais bem caracterizado desse eixo hormonal é a mudança drástica na função ovariana, cujo resultado é uma perda abrupta de estrogênio e alterações na secreção de progesterona com a menopausa.[27]

Muitos homens permanecem férteis além da sua quinta década vida, a proporção de homens com distúrbios da espermatogênese aumenta com o avançar da idade. O aumento da infertilidade paterna por causa da idade pode estar associado à diminuição da concentração sérica de andrógenos, testosterona, diminuição da atividade sexual, alterações da morfologia testicular e deterioração da qualidade do sêmen (volume, motilidade e morfologia). O envelhecimento masculino tem influência na integridade do DNA dos espermatozoides, e é sugerido ter efeitos epigenéticos.[27,28]

O volume total da próstata aumenta de 23,45 ± 6,20 cm³ durante a segunda década de vida para 47,5 ± 41,59 cm³ no final da oitava década. As células da parede dos túbulos seminíferos, envolvidas na nutrição e reprodução dos gametas masculinos, ficam menores e menos ativas; o número de espermatozoides reduz pela metade, mas a fertilidade geralmente permanece até o fim da vida; as vesículas seminais e a próstata podem se atrofiar; a secreção de testosterona diminui; o tamanho e o peso dos testículos necessariamente não diminuem; o corpo esponjoso do pênis não se altera, mas a túnica albugínea do corpo cavernoso diminui de espessura.[26,27]

Fisiopatologia renal

Com o envelhecimento ocorre perda gradual da massa renal e declínio da função. O peso dos rins aos 50 anos é de aproximadamente 250 a 270 g e aos 90 anos diminui em aproximadamente 30% para 180 a 185 g. Essa perda na massa renal é devida principalmente à diminuição da massa cortical com esclerose glomerular, caracterizada por uma obliteração da arquitetura capilar, com perda da capacidade de realizar ultrafiltração de plasma, com diminuição na taxa de filtração glomerular (TFG).[29]

A TFG diminuída torna o paciente mais suscetível à insuficiência renal aguda. Além da senescência glomerular, a senescência tubular também ocorre com aumento da idade. O comprimento tubular diminui, ocorre fibrose intersticial e alterações da anatomia da membrana basal tubular. Isso resulta em diminuição da função manifestada por (1) flexibilidade tubular reduzida para reabsorver ou segregar carga eletrolítica; (2) diminuição da capacidade de acidificação renal; (3) depuração de fármaco; e (4) redução das capacidades de concentração e diluição. Essas alterações são compostas por um sistema renina-angiotensina pouco responsivo.[29]

Fisiopatologia hormonal

Mudanças complexas ocorrem dentro do sistema endócrino dos indivíduos que estão envelhecendo.[31-33] A interrelação entre fatores neurológicos e hormonais tem como objetivo a manutenção da homeostase. A ruptura desses mecanismos desencadeia várias reações. As catecolaminas e os glicocorticoides são essenciais para o equilíbrio homeostático.[33]

O hormônio do crescimento, produzido pela hipófise, estimula o crescimento tecidual mediado pelas somatomedinas. Possui também ação importante na síntese proteica e na lipólise, só que no envelhecimento a somatomedina está diminuída. A secreção do hormônio antidiurético, que é importante no equilíbrio hidroeletrolítico, é aumentada, desenvolvendo hiponatremia. A concentração elevada desse hormônio no plasma, sem estímulo fisiológico, caracteriza-se como síndrome da secreção inadequada de hormônio antidiurético.[34]

O estrógeno também tem importante papel no equilíbrio homeostático; com o envelhecimento, a produção estrogênica está diminuída, levando também a alterações no metabolismo ósseo causando, por exemplo, osteopenia. Outro importante sistema é o renina-angiotensina-aldosterona, que é fundamental no controle da pressão arterial e no equilíbrio de sódio e potássio.[32,33]

Mudanças complexas são vistas em muitos sistemas endócrinos com envelhecimento que ocorrem independentemente dos fatores associados à maior prevalência de doenças relacionadas com a idade. Deficiências endócrinas em indivíduos idosos incluem uma diminuição nos níveis periféricos de estrogênio e testosterona, com aumento de hormônio luteinizante (LH), hormônio folículo estimulante (FSH) e globulina de ligação a hormônios sexuais. Além disso, há um declínio nas concentrações séricas de hormônio do crescimento (GH), fator de crescimento semelhante à insulina tipo 1 (IGF-I) e sulfato de dehidroepiandrosterona (DHEAS). As funções endócrinas que são essenciais à vida, como as funções adrenal e tireoidiana, mostram uma mudança global mínima nos níveis basais com o envelhecimento, embora existam mudanças complexas que ocorrem dentro do eixo hipotálamo-hipófise-adrenal/tireoide.[31,32]

A menopausa resulta em uma série de mudanças no metabolismo lipídico, perda óssea, sintomas vasomotores e possíveis alterações na cognição. Da mesma forma, o declínio da função gonadal nos homens está associado ao aumento da massa gorda, perda de massas muscular e óssea, fadiga, depressão, anemia, baixa libido, deficiência erétil, resistência à insulina e maior risco de doença cardiovascular. Da mesma forma, um declínio no eixo GH-IGF-I resulta em redução da síntese proteica, diminuição da massa magra e da massa óssea e deterioração da função imunológica. Alterações nos hormônios adrenais têm significado clínico variável.[31,33,34]

Homeostase do envelhecimento

A capacidade de percepção da temperatura ambiente que permite iniciar qualquer resposta fisiológica à exposição ao frio declina com a idade. A vasoconstrição e os tremores, mecanismos que permitem a produção de calor, que são os principais instrumentos de manutenção da temperatura corporal durante a exposição ao frio, são menos eficientes no idoso. A incapacidade de termorregulação por vasoconstrição pode ser devido a redução da liberação de norepinefrina, diminuição da resposta vasomotora de catecolaminas circulantes ao nível dos seus receptores e aumento da rigidez da parede arterial.[35]

O idoso geralmente sente mais frio, talvez pela diminuição da capacidade de resposta a estimulações neurais ou hormonais ao nível muscular que contribui para uma menor resposta vasoconstritora e, assim, perda de calor.[21]

A tolerância ao calor é reduzida nos idosos. A hipertermia é uma condição na qual a temperatura central interna excede a variação normal, podendo ser causada por infecções, lesões cerebrais, condições ambientais ou exercícios intensos. Os problemas de saúde nos idosos, relacionados com temperaturas elevadas, são normalmente de origem cardiovascular.[35-37]

Imunologia e envelhecimento

O envelhecimento afeta o sistema imunológico e três componentes distintos, mas inter-relacionados, podem ser descritos: células imunes; órgãos linfoides; e fatores circulantes (quimiocinas, citocinas e outras moléculas solúveis) que não apenas são produzidos, mas também envolvem e guiam as respostas das células imunológicas e dos órgãos linfoides.[38]

O sistema imunológico possui importantes mecanismos de proteção, e entre eles estão barreiras mecânicas e fisiológicas, tais como a pele e as mucosas, estruturas valvulares semelhantes às válvulas da epiglote e da uretra, líquido de limpeza (lágrimas e muco do trato respiratório) e atividades, como a tosse. O processo de envelhecimento associa-se a alterações da função imunológica, sobretudo das funções direcionadas ou realizadas pelo sistema de linfócitos. A grande incidência de processos malignos é devida, em parte, à perda da capacidade do sistema imunológico de controlar e erradicar as células anormais à medida que surgem.[32]

Ao considerar o sistema imunológico e o impacto do envelhecimento sobre sua função, é importante lembrar que ele não opera isoladamente. Agora é aceito que a imunidade é modulada por uma infinidade de hormônios, incluindo esteroides suprarrenais, hormônios sexuais e a crescente família de adipocinas. Como o envelhecimento está associado a mudanças dramáticas no ambiente hormonal, isso, por sua vez, contribuirá para a variabilidade individual no declínio imunológico.[38,39]

O envelhecimento é acompanhado por profundas alterações no eixo hipotalâmico-hipofisário-adrenal, por outro lado, os níveis de cortisol são mantidos ao longo da vida. Há, portanto, consequências potenciais para a imunidade na velhice em momentos de estresse, já que o aumento da produção do cortisol imunossupressor não será contrabalançado.[39,40]

O campo da psiconeuroimunologia fornece evidências de que, em condições médicas agudas, os idosos não são iguais em suas respostas aos agentes estressores. Fatores extrínsecos e intrínsecos podem interferir na capacidade de ter uma resposta imune efetiva, observada após trauma físico ou fraturas, como a fratura de quadril que em adultos mais velhos está associada à redução da geração de respostas imunes e ao aumento do risco de infecção.[39,41]

Referências bibliográficas

1. Barbon FJ, Wiethölter P, Flores RA. Alterações celulares no envelhecimento humano. J Oral Investig. 26 de outubro de 2016; 5(1):61-5.
2. Peters R. Ageing and the brain. Postgrad Med J. 2006 Feb; 82(964):84-8.

3. Gavrilov LA, Krut'ko VN, Gavrilova NS. The future of human longevity. Gerontology. 2017; 63(6):524-6.
4. Rizzo M, Anderson S, Fritzsch B. The aging mind and brain: overview. In: Rizzo M, Anderson S, Fritzsch B. (org.) The Wiley Handbook on the aging mind and brain [Internet]. Chichester, UK: John Wiley & Sons, Ltd; 2018 [citado 17 de julho de 2019]. p. 1-15. Disponível em: http://doi.wiley.com/10.1002/9781118772034.ch1
5. Benetti IC. "Memory, aging and the brain" – uma homenagem a Lars-Göran Nilsson. Rev Psicol IMED. 22 de setembro de 2014; 6(2):129-32.
6. Lind J, Larsson A, Persson J, Ingvar M, Nilsson L-G, Bäckman L et al. Reduced hippocampal volume in non-demented carriers of the apolipoprotein ε4: relation to chronological age and recognition memory. Neurosci Lett. 2006 Mar 20; 396(1):23-7.
7. Yonelinas AP, Widaman K, Mungas D, Reed B, Weiner MW, Chui HC. Memory in the aging brain: doubly dissociating the contribution of the hippocampus and entorhinal cortex. Hippocampus. 2007; 17(11):1134-40.
8. Prahlad V, Chikka MR. Aging and the brain. In: Rizzo M, Anderson S, Fritzsch B, organizadores. The Wiley Handbook on the aging mind and brain [Internet]. Chichester, UK: John Wiley & Sons, Ltd; 2018 [citado 17 de julho de 2019]. p. 37-60. Disponível em: http://doi.wiley.com/10.1002/9781118772034.ch3
9. Barnes CA. Long-term potentiation and the ageing brain. Philos Trans R Soc Lond B Biol Sci. 2003 Apr 29; 358(1432):765-72.
10. Scahill RI, Frost C, Jenkins R, Whitwell JL, Rossor MN, Fox NC. A longitudinal study of brain volume changes in normal aging using serial registered magnetic resonance imaging. JAMA Neurol. 2003 Jul 1; 60(7):989-94.
11. Lin JB, Tsubota K, Apte RS. A glimpse at the aging eye. Npj Aging Mech Dis. 2016 Mar 10; 2: 16003.
12. Pereira J. A influência das alterações sensoriais na qualidade de vida do idoso. 2007.
13. Chader GJ, Taylor A. Preface: the aging eye: normal changes, age-related diseases, and sight-saving approaches. Invest Ophthalmol Vis Sci. 2013 Dec 13; 54(14):ORSF1-4.
14. Gordon-Salant S, Frisina RD, Fay RR, Popper AN. (org.) O sistema auditivo do envelhecimento, Texto original [Internet]. New York: Springer-Verlag; 2010 [citado 17 de julho de 2019]. (Springer Handbook of Auditory Research). Disponível em: https://www.springer.com/gp/book/9781441909923
15. Couto CM, Brites IS. Aging auditory system and amplification. Adv Clin Audiol [Internet]. 29 de março de 2017 [citado 17 de julho de 2019]. Disponível em: https://www.intechopen.com/books/advances-in-clinical-audiology/aging-auditory-system-and-amplification
16. Crews JE, Campbell VA. Vision impairment and hearing loss among community-dwelling older americans: implications for health and functioning. Am J Public Health. 2004 May 1; 94(5): 823-9.
17. Strait JB, Lakatta EG. Aging-associated cardiovascular changes and their relationship to heart failure. Heart Fail Clin. 2012 Jan 1; 8(1):143-64.
18. Evers BM, Townsend CM, Thompson JC. Organ physiology of aging. Surg Elder Patient I. 1994 Feb 1; 74(1):23-39.
19. Cheitlin MD. Cardiovascular physiology—changes with aging. Am J Geriatr Cardiol. 2003; 12(1):9-13.
20. Sharma G, Goodwin J. Effect of aging on respiratory system physiology and immunology. Clin Interv Aging. 2006 Sep; 1(3):253-60.
21. McElhaney JE, Andrew MK, McNeil S, Kuchel GA. Preventing infections and healthy aging. In: Coll PP. (org.) Healthy aging: a complete guide to clinical management [Internet]. Cham: Springer International Publishing; 2019 [citado 18 de julho de 2019]. p. 181-8. Disponível em: https://doi.org/10.1007/978-3-030-06200-2_16

22. Ramírez-Camacho I, Flores-Herrera O, Zazueta C. The relevance of the supramolecular arrangements of the respiratory chain complexes in human diseases and aging. Mitochondrion. 2019 Jul 1; 47:266-72.
23. Dominguez LJ, Barbagallo M. The biology of the metabolic syndrome and aging. Curr Opin Clin Nutr Metab Care. 2016 Jan; 19(1):5-11.
24. Tang Y, Purkayastha S, Cai D. Hypothalamic microinflammation: a common basis of metabolic syndrome and aging. Trends Neurosci. 2015 Jan; 38(1):36-44.
25. Soenen S, Rayner CK, Jones KL, Horowitz M. The ageing gastrointestinal tract. Curr Opin Clin Nutr Metab Care. 2016 Jan; 19(1):12-8.
26. Choi S-J. Age-related functional changes and susceptibility to eccentric contraction-induced damage in skeletal muscle cell. Integr Med Res. 2016 Sep; 5(3):171-5.
27. Soules MR, Sherman S, Parrott E, Rebar R, Santoro N, Utian W et al. Executive summary: stages of reproductive aging workshop (STRAW). Climacteric [Internet]. 3 de julho de 2009 [citado 18 de julho de 2019]. Disponível em: https://www.tandfonline.com/doi/pdf/10.1080/cmt.4.4.267.272?needAccess=true
28. Wich BK, Carnes M. Menopause and the aging female reproductive system. Endocrinol Metab Clin North Am. 1995 Jun 1; 24(2):273-95.
29. Glassock R, Denic A, Rule AD, Glassock R, Denic A, Rule AD. When kidneys get old: an essay on nephro-geriatrics. Braz J Nephrol. 2017 Mar; 39(1):59-64.
30. Chahal HS, Drake WM. The endocrine system and ageing. J Pathol. 2007; 211(2):173-80.
31. Palmer J, Pandit V, Zeeshan M, Kulvatunyou N, Hamidi M, Hanna K et al. The acute inflammatory response after trauma is heightened by frailty: A prospective evaluation of inflammatory and endocrine system alterations in frailty. J Trauma Acute Care Surg. 2019 Jul; 87(1):54-60.
32. Kanakis G. Hormonal changes in men due to ageing (all hormonal axes). Maturitas. 2019 Jun 1; 124:130.
33. Bartke A. Growth hormone and aging: updated review. World J Mens Health. 2019 Jan 1; 37(1):19-30.
34. Vogelaere P, Pereira C. Termoregulação e envelhecimento [53]. Rev Port Cardiol. 2005; 24:15.
35. Lambertucci JR, Ávila RE, Voieta I. Febre de origem indeterminada em adultos. Rev Soc Bras Med Trop. 2005 Dec; 38(6):507-13.
36. Esme M, Topeli A, Yavuz BB, Akova M. Infections in the elderly critically-Ill patients. Front Med [Internet]. 6 de junho de 2019 [citado 18 de julho de 2019]. Disponível em: https://www.ncbi.nlm.nih.gov/pmc/articles/PMC6593279/
37. Nikolich-Žugich J. The twilight of immunity: emerging concepts in aging of the immune system. Nat Immunol. 2018 Jan; 19(1):10.
38. Shaw AC, Joshi S, Greenwood H, Panda A, Lord JM. Aging of the innate immune system. Curr Opin Immunol. 2010 Aug 1; 22(4):507-13.
39. Vallet H, Fali T, Sauce D. Le vieillissement du système immunitaire: du fondamental à la clinique. Rev Médecine Interne. 2019 Feb 1; 40(2):105-11.
40. Parisi MM, Grun LK, Lavandoski P, Alves LB, Bristot IJ, Mattiello R et al. Immunosenescence induced by plasma from individuals with obesity caused cell signaling dysfunction and inflammation: immunosenescence induced by obesity. Obesity. 2017 Sep; 25(9):1523-31.

Capítulo 6

Envelhecimento dos Tecidos Conjuntivo e Osteomuscular

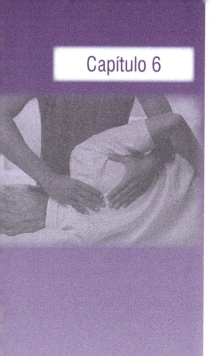

Flávia Maria Campos de Abreu

Envelhecimento do tecido conjuntivo

O tecido conectivo altera-se devido a mudanças nos fibroblastos. Uma importante alteração ocorre no sistema colágeno. Ele é a proteína mais encontrada no organismo, se dispõe em forma de fibrilas e de fibras, formando uma estrutura rígida e quase inextensível. Com o envelhecimento, a formação de colágeno aumenta, havendo maior resistência à ação da colagenase, aumentando com isso a rigidez dos tecidos, levando à deterioração da função celular. A observação de que as células humanas primárias sofrem um número limitado de divisões *in vitro* sugere imediatamente uma teoria de envelhecimento celular autônoma, em que a senescência esgota os tecidos das células competentes para replicações necessárias para a homeostase, reparo e regeneração.[1]

Responsável pela elasticidade do tecido conjuntivo, o sistema elástico encontra-se em quantidade mais elevada nos tecidos e órgãos com maior tração e extensão, por exemplo, pulmão e pele. Fibras elásticas (ou fibras amarelas) são feixes de proteínas (elastina) encontradas na matriz extracelular do tecido conjuntivo e produzidas por fibroblastos e células musculares lisas nas artérias. Essas fibras podem se estender até 1,5 vez seu comprimento e voltar ao seu comprimento original quando relaxadas. As fibras elásticas incluem elastina, elaunínica e oxitalânica.[2] O tecido elástico é classificado como "tecido conjuntivo propriamente dito". A fibra elástica é formada a partir da microfibrila elástica (consistindo em numerosas proteínas, tais como glicoproteínas associadas a microfibrilas, fibrilina, fibulina e o receptor de elastina) e elastina amorfa. Essas ligações cruzadas únicas são responsáveis pela elasticidade da elastina. E com o envelhecimento, há alteração na fragmentação, na composição de aminoácidos, ocorrendo depósito de cálcio. Com isso ocorre diminuição na elasticidade dos tecidos que possuem fibras elásticas com alterações na sua composição e na sua estrutura que progidem com mudanças irreversíveis no tecido.[2,3]

O modelo padrão de avaliação e diagnóstico de sinais e sintomas de uma doença não se encaixa bem no envelhecimento e na população geriátrica. No entanto, exame físico, investigação e busca da causa e não a consequência das doenças revelam uma condição nova, anteriormente não reconhecida, que está causando mudanças na avaliação e na reabilitação dos pacientes. É muito importante considerar – ao avaliar ou cuidar de um paciente, por exemplo com uma doença crônica – que nem todas as queixas são atribuíveis à doença.

Envelhecimento das fáscias

As fáscias e os músculos permitem que o corpo se mova e mantenha a postura; ao contrair, eles também ajudam o retorno venoso do sangue ao coração e geram calor que ajuda a manter a temperatura corporal. A função dos ossos é de apoio ao corpo, protegendo regiões vulneráveis e permitindo o movimento físico por meio de um sistema de alavancas e articulações; eles também armazenam gordura e minerais, e abrigam a medula óssea vermelha responsável pela produção das células sanguíneas. Com o envelhecimento, esses componentes do sistema musculoesquelético degeneram gradativamente, o que contribui para a fragilidade e aumenta o risco de quedas e fraturas.[4] Em geral, os idosos experimentam uma perda de força e função que pode ser diretamente atribuída a alterações anatômicas e fisiológicas nas fáscias e nos músculos esqueléticos.[5]

Envelhecimento do tecido adiposo

O decréscimo do tamanho do depósito de gordura está relacionado com a redução do tamanho e da função das células adiposas e com a alteração da diferenciação de pré-adipócitos em células adiposas. Uma redistribuição concomitante de lipídios para sítios extra adiposos ocorre pela diferenciação anormal de células precursoras mesenquimais, por exemplo, células satélites musculares, células-tronco mesenquimais derivadas da medula óssea (Figura 6.1).

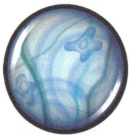
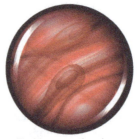
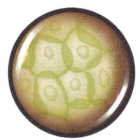

Tecido conectivo frouxo   Tecido conectivo denso   Tecido adiposo denso

FIGURA 6.1. Tipos de tecido conjuntivo. Fonte: Shutterstock.

Envelhecimento muscular

São diversas as alterações morfológicas com o envelhecimento, dando como exemplo as mais perceptíveis, o chamado tórax senil, que é devido ao aumento do diâmetro anteroposterior e redução do diâmetro transverso do tórax. Há também o aumento do nariz, pavilhões auditivos e aumento da circunferência do crânio. No músculo do idoso há degeneração tanto das fibras brancas quanto das vermelhas.[6] Dos 20 aos 30 anos de idade alcançamos a massa e a força muscular máximas e, logo após, é seguido por um declínio gradual através da idade. A partir dos 60 anos de idade, a perda de tecido muscular acelera. Na velhice tardia, os membros superiores e inferiores podem perder tanto tecido muscular que as pessoas com mobilidade reduzida parecem ser pouco mais que pele e osso. Sulcos profundos podem se desenvolver entre as costelas devido à atrofia muscular intercostal, enquanto a perda de tecido muscular facial contribui para um relaxamento generalizado das características e formato do rosto.[5]

As alterações acontecem no número e na fisiologia das fibras de contração rápida (Tipo 2), enquanto as fibras de contração lenta (Tipo 1) são relativamente pouco afetadas pela idade. Estudos atuais mostram que fibras de contração lenta mantêm e até aumentam as concentrações de algumas enzimas metabólicas, talvez para neutralizar a diminuição da atividade das fibras musculares de contração rápida.[7,8]

A perda de massa muscular leva a uma diminuição progressiva do suporte proporcionado às articulações e ossos, o que, por sua vez, contribui para as alterações posturais observadas no envelhecimento. Também aumenta o risco de patologias articulares, sobretudo osteoartrite, bem como o risco de quedas e fraturas. Músculos que estão envelhecidos são mais propensos a lesões e demoram mais para reparar e recuperar. Essa recuperação mais lenta pode ser devido a uma redução no número de células progenitoras (satélites) – células-tronco indiferenciadas que podem se desenvolver em novas células musculares ou miócitos – combinadas com a senescência celular progressiva (Figura 6.2).[7,9,10]

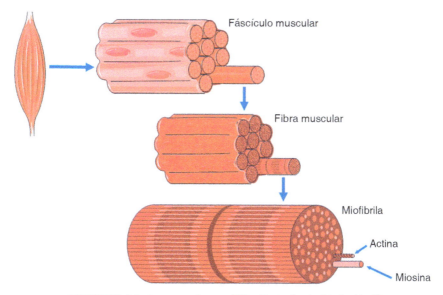

FIGURA 6.2. Estrutura musculoesquelética. Fonte: Servier Medical Art.[22]

Envelhecimento do tecido ósseo

O esqueleto humano tem funções definidas para o corpo como: suporte, locomoção, proteção dos órgãos vitais e alojamento da medula óssea. O remodelamento ósseo é o resultado das interações de múltiplos elementos como osteoblastos, osteoclastos, hormônios, citocinas e fatores de crescimento, tendo o resultado a arquitetura óssea e a manutenção da homeostase sistêmica do cálcio. No início da vida, existe um equilíbrio cuidadoso entre a formação óssea pelos osteoblastos e a reabsorção óssea pelos osteoclastos. Com o passar dos anos e o envelhecimento, o processo de formação óssea é afetado pela redução da atividade e pelo tempo de vida dos osteoblastos, mais potencializado nos anos perimenopausais com privação de hormônios e aumento da atividade dos osteoclastos. A perda óssea relacionada com a idade é, portanto, não apenas uma consequência da privação de hormônios, mas também o resultado de alterações na formação óssea e interações nas células com uma fisiopatologia única.[11-13]

Osso é composto por componente inorgânico: fosfato de cálcio (hidroxiapatita) e componente orgânico: colágeno tipo 1. Os cristais de fosfato de cálcio formam a matriz óssea e dão aos ossos sua característica de rigidez. O esqueleto atua como um reservatório de cálcio: armazena cerca de 99% de todo o cálcio no corpo.[4] Níveis insuficientes de cálcio ou vitamina D (essenciais para a absorção de cálcio) podem levar a uma redução na densidade óssea e aumentar a predisposição para osteoporose e fraturas. Em pessoas idosas, o intestino absorve menos cálcio e os níveis de vitamina D tendem a diminuir, o que reduz a quantidade de cálcio disponível para os ossos.[14] O colágeno fornece ancoragem para os cristais de fosfato de cálcio, unindo o osso para evitar fraturas. Algumas pessoas têm genes que levam à produção defeituosa de colágeno, o que resulta em doença óssea (osteogênese imperfeita), sendo cada vez mais prejudicada pelo envelhecimento.[15]

Como o músculo, o osso é um tecido dinâmico continuamente depositado e quebrado com neoformações. Esse estado de fluxo é mediado pelos dois principais tipos de células ósseas: osteoblastos, que depositam osso; osteoclastos, que digerem osso, liberando cálcio iônico no sangue. Os osteoblastos são mais ativos quando os ossos estão sob o estresse imposto pelo peso de um corpo ativo com atividades, ereto e em locomoção. Nos adultos jovens e ativos, os osteoblastos e os osteoclastos funcionam com uma taxa semelhante e a densidade óssea é mantida. Com a inatividade ou imobilismo os osteoblastos diminuem a atividade que, em última instância, resulta em redução da densidade óssea.[4,7,15] A perda da massa muscular esquelética relacionada com a idade contribui para a redução da carga (tanto do peso quanto da força contrátil) nos ossos, o que compõe a descalcificação. Portanto, é essencial que adultos e idosos mantenham-se ativos e móveis tanto quanto possível, com atividades aeróbicas, de resistência e força (Figura 6.3).[12,13]

Menopausa e envelhecimento

As mulheres, sobretudo as que estão na pré e pós-menopausa, encontram-se com risco aumentado de desmineralização óssea e osteoporose, pois perdem gradualmente os efeitos osteoprotetores do estrogênio. Em um estudo de 10 anos, a perda anual na densidade mineral óssea (DMO) foi 0,5 a 0,7% maior nas mulheres em comparação aos homens com 60 anos de idade ou mais, todavia não houve diferenças entre os gêneros na taxa de

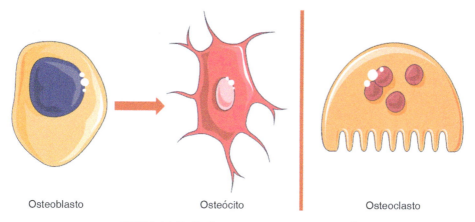

FIGURA 6.3. Tecído ósseo. Fonte: Servier Medical Art.[22]

perda de força de preensão palmar, equilíbrio e marcha. A partir dos 50 anos de idade houve um padrão constante de perda na força de preensão palmar, enquanto a maior deterioração no equilíbrio e na marcha ocorreu a partir dos 60 e 70 anos, respectivamente.[16]

A comparação das mudanças entre as diferentes medidas revelou que as mulheres perderam 1,5 a 2 vezes mais massa óssea por ano de seus antebraços do que os homens.[16] A perda óssea em ambos os sexos continua até a velhice, e os idosos de 80 anos têm aproximadamente metade da massa óssea que tinham em seu pico na idade adulta jovem. As vértebras são particularmente as mais vulneráveis à osteoporose e podem desenvolver microfraturas, resultando no colapso sob o peso do corpo, tornando-se comprimidas, deformadas com fissuras ou microfraturas. Isso contribui para o aspecto característico na postura do idoso com curvatura cifótica em flexão verificada com frequência na idade avançada e no envelhecimento.[12]

Fisiopatologia da osteoporose

A osteoporose é uma doença que leva a diminuições progressivas da densidade mineral óssea (DMO), da resistência óssea e aumento do risco de fraturas. Aproximadamente 30% das mulheres terão sofrido pelo menos uma fratura vertebral com a idade de 75 anos. Embora o processo de renovação óssea esteja sempre ocorrendo com equilíbrio, no envelhecimento observa-se mudanças involuntárias no processo de formação e reabsorção óssea.[4]

A osteoporose é descrita como Tipo I e Tipo II. A osteoporose Tipo I, comum entre as mulheres, leva a uma perda óssea acelerada devido a dependência com os níveis de estrogênio após a menopausa. Em um estado de deficiência do estrogênio, uma elevada renovação óssea é oberservada, resultado do aumento do número de osteoblastos e osteoclastos. Na osteoporose tipo I, a reabsorção excede a taxa de formação óssea, levando a um estado de perda óssea acelerada. O mecanismo celular exato pelo qual a deficiência de estrogênio exerce seus efeitos sobre a renovação óssea não é totalmente compreendido. No entanto, durante o processo de envelhecimento, o aumento da produção de citocinas (interleucina (IL)-6, fator de necrose tumoral alfa (TNF-α), IL-1, entre outras) está elevado e desempenha claramente um papel essencial na produção e na atividade de osteoclastos em um estado de deficiência de estrogênio.[1,7,16]

A osteoporose tipo II, também conhecida como osteoporose senil, afeta homens e mulheres e está associado ao envelhecimento. Ao contrário da tipo I, esta forma de osteoporose tem uma taxa reduzida de renovação óssea. A fisiopatologia é devida a uma diminuição no número de osteoblastos em atividade, levando a uma diminuição na taxa de formação óssea com subsequente diminuição da massa óssea total. Cerca de 50% dos homens são diagnosticados com osteoporose tipo I e os outros 50% com osteoporose tipo II.[11,12]

Concentrações séricas de testosterona diminuem com o avanço da idade e esse fator era proposto como efeito sobre o aumento da reabsorção óssea ou diminuição da taxa de formação óssea. No entanto, a maioria estudos transversais investigando a relação entre concentrações séricas de testosterona e densidade óssea não conseguiu encontrar uma correlação. Contudo, baixos níveis de estrogênio podem ser um importante fator para a osteoporose masculina. Em homens mais velhos, as concentrações de estrogênio estão correlacionadas com a DMO, independentemente dos níveis séricos de testosterona. Níveis baixos de estradiol também são associados a um aumento do risco de fraturas de quadril, além do mais, homens com níveis baixos de estradiol e testosterona têm o maior risco de futuras fraturas de quadril.[17,18]

A diminuição da densidade mineral óssea relacionada com a idade está associada a um risco de fratura em muitos ossos, incluindo fêmur, vértebras, costelas e ossos do braço e do antebraço. A osteoporose está ligada não apenas à perda de conteúdo mineral inorgânico, mas também à perda de colágeno e a alterações em sua estrutura. Como o colágeno ajuda a manter os ossos em conexão e aderidos, isso aumenta ainda mais o risco de fratura.[4,7,18]

Com frequência, a deficiência de vitamina D ocorre com o envelhecimento avançado, e isso pode ser outro fator contribuinte para a patogênese da osteoporose senil. A vitamina D é um fator essencial na regulação do metabolismo do cálcio. A vitamina D, também chamada de colecalciferol, é um hormônio esteroide cuja função consiste na regulação da homeostase do cálcio, formação e reabsorção óssea por meio da sua relação com as paratireoides, rins e os intestinos. A principal fonte da vitamina D é apresentada pela formação endógena nos tecidos cutâneos após a exposição à radiação ultravioleta. A dieta é uma fonte alternativa e menos eficaz de vitamina D, responsável por apenas 20% das necessidades corporais, mas que assume um papel de maior importância em idosos.[18,19]

A 1,25-di-hidroxivitamina D_3 [$1,25(OH)_2D_3$], ou vitamina D_3, aumenta a absorção intestinal de cálcio, participando da estimulação do transporte ativo desse íon nos enterócitos, na mobilização do cálcio a partir do osso, na presença do PTH e aumenta a reabsorção renal de cálcio no túbulo distal. A deficiência prolongada de vitamina D provoca raquitismo e osteomalácia e, em adultos ou idosos, quando associada à osteoporose, leva a um risco aumentado de fraturas.[18,19]

Os baixos níveis séricos de vitamina D_3 são observados em idosos com idade acima de 65 anos, e acredita-se que a incapacidade do rim para sintetizar a 1,25-di-hidroxivitamina D_3 em um nível ideal contribui para esta observação.

Envelhecimento e disfunções nos tecidos

Os principais componentes do sistema musculoesquelético são: osso; tecidos condroides (cartilagem articular, meniscos, disco intervertebral); tecidos fibrosos (ligamento, tendão, cápsula articular); gordura e músculo esquelético. Os tecidos musculoesqueléticos são distinguíveis de outros tecidos em virtude do papel funcional chave desempenhado por moléculas orgânicas agregadas específicas, produzidas por suas células constituintes (p. ex., matriz extracelular de cartilagem, osso e ligamento, ou as proteínas contráteis intracelulares do músculo esquelético) (Figura 6.4).

Além das alterações dos tecidos conjuntivos com a idade, há alterações teciduais com características patológicas que são consideradas doenças (p. ex., osteoartrites e osteoporose). Como consequência de uma capacidade reduzida de formar grandes complexos hidrofílicos e de responsividade alterada dos condrócitos às citocinas, predispondo os idosos a desenvolver osteoartrite e degeneração dos discos intervertebrais.

Os ligamentos têm uma elasticidade que lhes permite absorver a carga de choque e retornar à sua forma anatômica. Com o envelhecimento, a síntese e a estrutura do colágeno e a elastina se alteram diminuindo a elasticidade dos ligamentos. A elastina, como o colágeno, é estabilizada por ligações cruzadas intermoleculares, mas sua função é restringir o alongamento excessivo, em vez de restringir a extensão como no caso do colágeno, que tem uma função mecânica, baseada no equilíbrio entre a capacidade das suas fibras resistirem ao estiramento e serem suficientemente elásticas para absorver energia. As propriedades de força e rigidez que controlam esse equilíbrio têm muitos graus de ligações cruzadas de moléculas

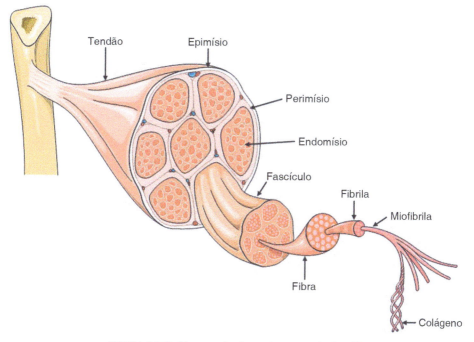

FIGURA 6.4. Tecido muscular. Fonte: Servier Medical Art.[22]

de colágeno para formar as fibras. Com o tempo, o número de ligações cruzadas aumenta, as fibras de colágeno (e o tecido) se tornam rígidas para uma função ideal. Assim, as ligações cruzadas do colágeno são um processo que muda com a idade, com o tempo, mas não com o envelhecimento, limitando-se ao crescimento e à maturação (Figura 6.5).

Muitas moléculas circulantes influenciam as células do tecido conjuntivo, mas três grupos principais, moléculas dos fatores de crescimento semelhantes à insulina, também conhecidos como somatomedinas ou (IGF), hormônio do crescimento (GH), hormônios sexuais e citocinas, destacam-se como reguladores da função celular normal. Quando desregulados, contribuem significativamente à biologia celular alterada do tecido conjuntivo relacionada com a idade.

A principal cartilagem articular é a cartilagem articular hialina. É um tecido avascular e aneural; portanto, seu potencial de cura é limitado, se não inexistente. Suas funções são:

- Absorção de impacto.
- Proteção das extremidades dos ossos que compõem as articulações sinoviais.
- Redução de atrito e lubrificação.
- Distribuição de carga.

A composição da matriz da cartilagem articular é composta de 75% de água, 15% de colágeno e 10% de proteoglicanos. De seus componentes secos, 50 a 75% é composto por colágeno e 15 a 30% de proteoglicanos. A estrutura e a orientação do colágeno são importantes para a tração, mas também para a compressão das propriedades. O tipo II é mais encontrado na cartilagem articular, mas também estão presentes o tipo V, VI, IX e XI.

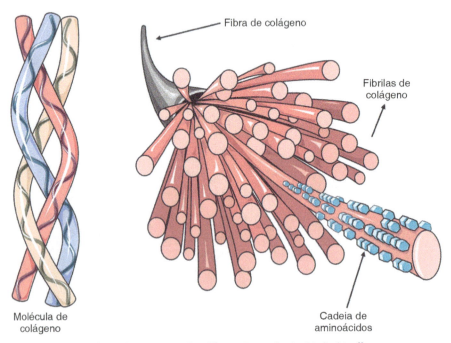

FIGURA 6.5. Estrutura do colágeno. Fonte: Servier Medical Art.[22]

Os condrócitos são as únicas células da cartilagem. Eles são responsáveis por produzir e manter a matriz extracelular. Já os proteoglicanos são produzidos a partir de condrócitos e são moléculas formadas por um eixo proteico, ao qual se ligam a cadeias laterais de glicosaminoglicanos (GAGs) em grânulos citoplasmáticos, na membrana celular ou na matriz extracelular. Devido à sua carga negativa, o agrecan pode reter a água, aumentando assim a quantidade de suportar a resistência da carga compressiva, mas também garante o fluxo de nutrientes para os condrócitos durante os ciclos de carga/descarga. Proteoglicanos são compostos de subunidades de glicosaminoglicanos (GAG): sulfato de condroitina, sulfato de queratina.

A reação da cartilagem articular a traumas ou degeneração artrósica é vista como uma tentativa de reparação ineficiente. As propriedades mecânicas e bioquímicas do novo tecido não são semelhantes à cartilagem original, resultando em uma função inadequada ou alterada. As mudanças da cartilagem na osteoartrite caracterizam-se pelo esgarçamento, fragilização da rede de colágeno, perda de fragmentos de proteoglicanos para o fluido sinovial e acúmulo de água no tecido cartilaginoso. No curso patológico, ocorre aumento no volume do tecido, uma vez que a rede frágil de colágeno não exerce a tensão necessária para conter a pressão osmótica de pró-hidratação exercida pelos proteoglicanos remanescentes.[14,20] A homeostase poderá ser interrompida quando existir:

- Trauma e forças excessivas ou inadequadas.
- Níveis extremos de estresse:
  - Obesidade, posição articular em varo ou valgo.
  - Desuso ou atividade inadequada.
- Ameaças químicas ou enzimáticas:
  - Variação de pH.
  - Metaloproteases.
- Anormalidades genéticas na estrutura e função.
- Perda de estrutura óssea.
- Lacerações.

Principais mudanças no envelhecimento e na degeneração

- Inicialmente, os condrócitos podem proliferar e formar aglomerados celulares na tentativa de reparação tecidual.
- Os condrócitos tornam-se progressivamente menos ativos metabolicamente.
- Diminuição do número de condrócitos:
  - Marcadores de senescência.
  - Mais enzimas lisossomais.
- Resposta reduzida a fatores de crescimento (TFG-β):
  - Baixa densidade da matriz.
  - Diminuição da condroitina.

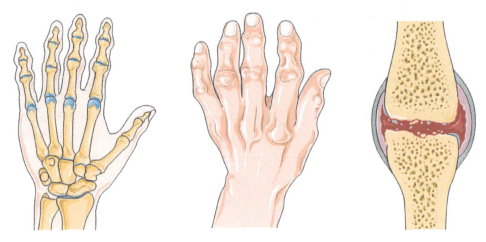

FIGURA 6.6. Osteoartrite. Fonte: Servir Medical Art.[22]

Na fase avançada e crônica da osteoartrite as enzimas degenerativas superam a capacidade sintética e a reparação tecidual falha.[21] Com a progressão da fibrilação e a fissuração na superfície, as alterações no tecido se tornam mais profundas, a cartilagem é perdida e ocorre espessamento do osso subcondral. Os osteófitos frequentemente entram em formação na região lateral da interface da cartilagem e do osso. Pode ocorrer crescimento em áreas próximas com erosão, com formação de tecido fibrocartilaginoso sobre o osteófito, refletindo uma reparação inadequada da cartilagem (Figura 6.6).[20,21]

Referências bibliográficas

1. Childs BG, Durik M, Baker DJ, van Deursen JM. Cellular senescence in aging and age-related disease: from mechanisms to therapy. Nat Med. 2015 Dec; 21(12):1424-35.
2. Liu X, Zhao Y, Gao J, Pawlyk B, Starcher B, Spencer JA et al. Elastic fiber homeostasis requires lysyl oxidase–like 1 protein. Nat Genet. 2004 Feb 1; 36(2):178-82.
3. Pasquali-Ronchetti I, Baccarani-Contri M. Elastic fiber during development and aging. Microsc Res Tech. 1997 Aug 15; 38(4):428-35.
4. Boskey AL, Coleman R. Aging and bone. J Dent Res. 2010 Dec; 89(12):1333-48.
5. Papa EV, Dong X, Hassan M. Resistance training for activity limitations in older adults with skeletal muscle function deficits: a systematic review. Clin Interv Aging. 2017 Jun 13; 12:955-61.
6. Choi S-J. Age-related functional changes and susceptibility to eccentric contraction-induced damage in skeletal muscle cell. Integr Med Res. 2016 Sep; 5(3):171-5.
7. Bougea A, Papadimas G, Papadopoulos C, Paraskevas G, Kalfakis N, Manta P et al. An age-related morphometric profile of skeletal muscle in healthy untrained women. J Clin Med. 2016 Nov 7; 5(11):97.
8. Murgia M, Toniolo L, Nagaraj N, Ciciliot S, Vindigni V, Schiaffino S et al. Single muscle fiber proteomics reveals fiber-type-specific features of human muscle aging. Cell Rep. 2017 Jun; 19(11):2396-409.
9. Barbon FJ, Wiethölter P, Flores RA. Alterações celulares no envelhecimento humano. J Oral Investig. 26 de outubro de 2016; 5(1):61-5.

10. Fragala MS, Kenny AM, Kuchel GA. Muscle quality in aging: a multi-dimensional approach to muscle functioning with applications for treatment. Sports Med. 2015 May; 45(5):641-58.
11. Chan GK, Duque G. Age-related bone loss: old bone, new facts. Gerontology. 2002; 48(2):62-71.
12. Çöbden A, Çamurcu İY, Üçpunar H, Sofu H, Duman S. Evaluation of risk factors for osteoporosis and osteopenia in male patients aged over 60 years of age. Turk J Geriatr [Internet]. 4 de julho de 2018 [citado 13 de julho de 2019]; 21(2). Disponível em: http://geriatri.dergisi.org/abstract.php?lang=en&id=1047
13. Ekin EE, Altunrende ME. The association of reduced bone density with paraspinal muscle atrophy and adipose tissue in geriatric patients: a cross-sectional CT study. Turk J Med Sci. 2019 Mar; 49(2):538-42.
14. Rochefort GY, Pallu S, Benhamou CL. Osteocyte: the unrecognized side of bone tissue. Osteoporos Int. 2010 Sep 1; 21(9):1457-69.
15. Niedermeier M, Herzog S, Kopp-Wilfling P, Burtscher M, Kopp M. Is the effect of physical activity on quality of life in older adults mediated by social support? Gerontology. 2019; 65(4):375-82.
16. Daly RM, Rosengren BE, Alwis G, Ahlborg HG, Sernbo I, Karlsson MK. Gender specific age-related changes in bone density, muscle strength and functional performance in the elderly: a-10 year prospective population-based study. BMC Geriatr. 2013 Jul 6; 13:71.
17. NIH Consensus development panel on osteoporosis prevention d. osteoporosis prevention, diagnosis, and therapy. JAMA. 2001 Feb 14; 285(6):785-95.
18. Lau AN, Adachi JD. Bone aging. In: Nakasato Y, Yung RL. (org.) Geriatric rheumatology: a comprehensive approach [Internet]. New York, NY: Springer New York; 2011 [citado 13 de julho de 2019]. p. 11-6. Disponível em: https://doi.org/10.1007/978-1-4419-5792-4_2
19. Marques CDL, Dantas AT, Fragoso TS, Duarte ALBP. A importância dos níveis de vitamina D nas doenças autoimunes. Rev Bras Reumatol. 2010; 50:67-80.
20. Velosa APP, Teodoro WR, Yoshinari NH. Colágeno na cartilagem osteoartrótica. Rev Bras Reumatol. Junho de 2003; 43(3):160-6.
21. Kelly AM, Paschos NK, Giotis D, Kelly JD. Articular cartilage physiology. In: Paschos NK, Bentley G. (org.) General orthopaedics and basic science [Internet]. Cham: Springer International Publishing; 2019 [citado 16 de julho de 2019]. p. 69-70. (Orthopaedic Study Guide Series). Disponível em: https://doi.org/10.1007/978-3-319-92193-8_9
22. SMART [Internet]. Servier Medical Art. [citado 1º de junho de 2020]. Disponível em: https://smart.servier.com/

Capítulo 7

Nutrição no Idoso

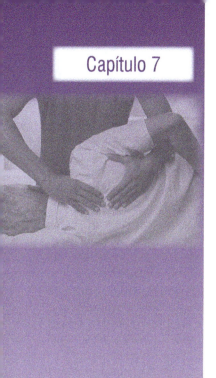

Paula Paraguassú Brandão

A Organização Mundial de Saúde elaborou a Estratégia Global em Alimentação Saudável, Atividade Física e Saúde que aborda dois fatores para diminuir os riscos de doença crônica não transmissível (DCNT), sendo a alimentação saudável e a atividade física os dois fatores. Hipertensão arterial, hipercolesterolemia, pouca ingestão de frutas e hortaliças, excesso de peso ou obesidade, assim como falta de atividade física e consumo de tabaco aumentam a morbimortalidade e a incapacidade em indivíduos.[1]

Nesse sentido, a nutrição visa a recuperação e a promoção à saúde. Logo, o planejamento das necessidades nutricionais do idoso tem sido um desafio para a arte de despertar o apetite, e deve basear-se no peso, no tipo e intensidade da atividade física e nas patologias associadas.[2-5]

Existem muitas alterações fisiológicas no idoso que implicam a perda de apetite, como a perda de parte ou de toda dentição que dificulta o consumo de alimentos mais fibrosos e calóricos. A atrofia das papilas gustativas faz o idoso apreciar sabores mais intensos (ácido e amargo), mas o sabor doce e o sabor salgado estão diminuídos. Todos esses fatores, adicionados à redução do reflexo gastrocólico e do peristaltismo aumenta o aparecimento da constipação intestinal e da flatulência no idoso.

É comum haver na terceira idade uma grande perda de peso que aumenta o risco para desnutrição no idoso.[2-6] Existem diferentes possíveis causas para a ocorrência da desnutrição, tais como o consumo inadequado de alimentos, problemas de digestão e absorção de nutrientes bem como a dificuldade para comprar alimentos e preparar suas refeições devido à redução da capacidade funcional.

Também observamos a ocorrência de depressão, demência, paranoia, alcoolismo, aumento da suscetibilidade ao aparecimento das úlceras de decúbito por imobilidade dos acamados, risco aumentado para infecção, disfunção imune (com a diminuição de células T CD4+ e CD8+, aumento do risco de quedas, diminuição da cognição, diminuição da força muscular, anemia, diminuição da capacidade respiratória máxima, diminuição do metabolismo de fármacos, diminuição da massa óssea, diminuição da taxa de filtração glomerular, hipertireoidismo, hiperparatireoidismo, além de fatores sociais, culturais e genéticos que corroboram para o aumento dos riscos de hospitalização e de óbito (Figura 7.1).[3-6]

Na avaliação nutricional e dietética é necessário identificar o responsável pela aquisição e preparação dos gêneros alimentícios; saber se o idoso mora sozinho ou acompanhado, o orçamento disponível para alimentação; conhecer a consistência e as formas de preparo, além da quantidade e variedade dos alimentos. Identificar hábitos, intolerâncias e aversões alimentares, assim como conhecer a capacidade física para se alimentar sozinho, o tempo disponível para realizar as refeições, dificuldades na mastigação ou na deglutição, na redução ou na distorção dos sentidos gustativo e olfativo auxiliam no diagnóstico do estado nutricional.[8,9]

Em hospitalizados, realiza-se como instrumento de triagem a avaliação nutricional subjetiva global (ANSG) que consta da identificação da história clínica, associando-se a redução de peso nos últimos seis meses, além de alterações no peso nas últimas 2 semanas, alterações na ingestão dietética (mudança não intencional, severidade e duração), presença de sintomas gastrintestinais, como náuseas, vômitos, diarreia e anorexia. No exame físico verifica-se alterações leve, moderada ou grave da perda de gordura subcutânea (bíceps, tríceps, região abaixo dos olhos, tórax), da perda de massa muscular (têmporas, ombros, clavícula, escápula, costelas, músculo interósseo do dorso da mão, joelho, panturrilha, quadríceps), a presença de edema e ascite associados à desnutrição.[10,11]

Outra forma de instrumento de triagem é a mini avaliação nutricional do idoso (MAN). Ela é prática, de simples mensuração e contém questões rápidas. É um questionário validado para a avaliação do risco nutricional de idosos para desnutrição, seja em assistência hospitalar

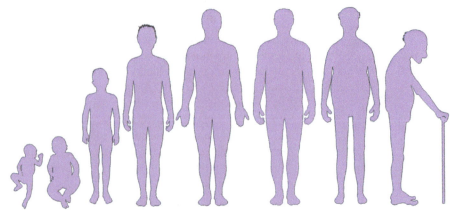

FIGURA 7.1. Envelhecimento humano. Fonte: Servier Medical Art.[7]

ou ambulatorial. A MAN inclui uma parte de triagem e outra de avaliação contendo questões relacionadas ao índice de massa corporal (IMC), problemas neuropsicológicos, de mobilidade, da perda ponderal recente, da ingestão alimentar e relativos a presença de doença aguda.[9,11]

O último instrumento de triagem para avaliação nutricional em idosos é o Nutrition Screening Initiative (NSI). Ele é um questionário autoaplicável contendo 10 perguntas. Foi estabelecido em 1990 nos EUA e, em geral, é aplicado na atenção primária à saúde com o objetivo principal de despertar a consciência sobre os problemas nutricionais. No entanto, possui a eficiência limitada, ou seja, possui baixa relação com o risco de mortalidade. Apesar de não ter sido validado para utilização no Brasil, investiga pontos de risco como a presença de doenças, hábitos alimentares precários, perda dental ou dor de dente, dificuldade econômica, contato social reduzido, uso de múltiplos medicamentos (polifarmácia), perda de peso involuntária nos últimos 6 meses, necessidade de auxílio para o cuidado próprio.[12]

Em geral, o levantamento do consumo alimentar é realizado por meio de uma entrevista, mas o idoso pode se sentir incapaz de recordar dos questionamentos acerca de sua alimentação, necessitando a presença de um cuidador ou um familiar.[13]

O consumo alimentar atual pode ser identificado por recordatório de 24 horas. Esse instrumento identifica os alimentos ingeridos em cada refeição ao longo das 24 horas anteriores. É um método de baixo custo e independe do nível escolar ou socioeconômico. É rápido para adultos, porém apresenta algumas desvantagens para o público idoso: demanda tempo e necessita que o avaliado tenha boa memória para recordar os alimentos ingeridos. Além disso, a ingestão prévia das últimas 24 horas pode ter sido atípica e caso o profissional não seja bem treinado para fazer as perguntas, ele pode induzir o idoso nas respostas, enviesando os resultados.[14,15]

De forma diferente, para avaliar o consumo alimentar habitual, deve-se perguntar quais são os alimentos normalmente ingeridos em cada refeição durante a semana e em fins de semana, para se registrar dias típicos e atípicos e conhecer o histórico alimentar do idoso. Possui diversas vantagens como ser de baixo custo; é independente do nível de escolaridade ou socioeconômico; é rápido com adultos. No entanto, necessita da memória; é difícil realizar em alimentações muito variadas (raro ser feito em idosos, mas não é descartada a viabilidade de realização); demanda tempo; pode-se induzir o idoso caso o profissional não seja treinado.[16,17]

O questionário de frequência de consumo alimentar é outro instrumento que pode identificar o consumo habitual de alimentos, registrando em um questionário previamente preparado com itens alimentícios a frequência de consumo desses itens. É muito utilizado em pesquisas, o pesquisador pode fazer o questionário com o paciente, ou o questionário poderá ser autoaplicável. A lista de alimentos deve ser adaptada ao público com que se trabalha. Este método é de baixo custo; independe do nível de escolaridade ou socioeconômico; obtém-se o consumo de alimentos específicos, mas, necessita-se da memória; tem pouca validade para avaliação da maioria dos micronutrientes; pode-se induzir o idoso a escolher apenas os itens da lista, omitindo os itens que não constam nela.[14,15]

Enquanto o registro dos alimentos pode avaliar o consumo alimentar habitual identificando-se os itens ingeridos no momento de realização de cada refeição ou belisco, o idoso ou o familiar/cuidador deve preencher um formulário no momento da realização das refeições com as seguintes informações: refeição, horário e local da refeição, alimentos ingeridos e quantidade. Essa técnica pode recolher uma informação mais precisa; depende menos da memória do idoso; não demanda tempo no momento da consulta. No entanto, dependente do nível de escolaridade, além de depender da motivação do idoso ou familiar para o ato de registrar o que for ingerido, e o indivíduo, no ato da anotação, pode modificar o que foi consumido, o que pode gerar a modificação da interpretação da dieta habitual.[17]

O diagnóstico do estado nutricional do idoso pode ser realizado por meio do IMC conforme a Tabela 7.1, contendo pontos de corte mais altos, pois os idosos necessitam de uma reserva maior a fim de prevenir a desnutrição. O IMC é calculado dividindo-se a massa do idoso (em quilogramas) pela altura ao quadrado (em metros) conforme Equação 7.1.[18]

TABELA 7.1. Pontos de corte de índice de massa corporal (IMC) de idosos

IMC (kg/m²)	Classificação
< 22	Magreza
22 a 27	Eutrofia
> 27	Excesso de peso

Fonte: Lipschitz DA.[18]

$$IMC = \frac{Massa}{Altura^2}$$

EQUAÇÃO 7.1. Índice de massa corporal.

A nutrição para ser equilibrada e saudável deve seguir as quatro Leis da Alimentação de Pedro Escudero (1934), que contemplam a qualidade, a quantidade, a harmonia ou proporção e a adequação na ingestão alimentar diária. O metabolismo no idoso de 50 a 70 anos é diminuído em cerca de 7,5% e cai 10% após 70 a 80 anos (Figura 7.2).[18]

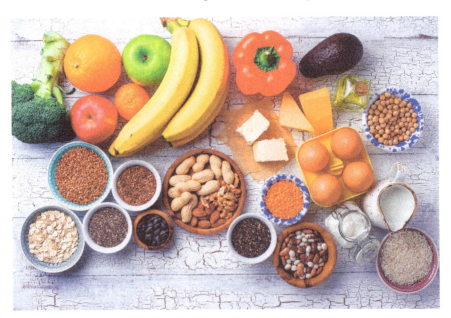

FIGURA 7.2. Nutrição equilibrada. Fonte: Canva.[23]

Nesse sentido, recomenda-se para os idosos com idade acima de 65 anos o consumo de 35 a 40 kcal/kg/dia e para as idosas, 33 a 40 kcal/kg/dia. Assim como recomenda-se a ingestão de 1 a 1,5 mL de líquidos por kcal de alimento ingerido, ou seja, 8 a 10 copos de líquidos ingeridos ao dia. Para tanto, deve-se incentivar o consumo de sucos naturais, água de coco, gelatina, chá de ervas e, o mais importante, a ingestão de água ao longo do dia, inclusive para se evitar a constipação (Figura 7.3).[19]

Com relação ao consumo de fibras, a recomendação é de 20 a 30 g/dia, sendo 25% de fibras solúveis (6 g), como: frutas, aveia, legumes e cevada, e, fibras insolúveis, como: folhas, trigo, grãos e legumes. O consumo regular de fibras e a boa hidratação são aliados importantes para se evitar a constipação em idosos.[20]

A maior parte da oferta calórica diária deve vir dos carboidratos (50 a 60%). No entanto, devemos restringir a sacarose e as farinhas altamente refinadas que estão associadas a causas de constipação intestinal, câncer de cólon e diabetes melito. Deve-se dar preferência ao consumo de carboidratos complexos, contidos em arroz, pães e massas integrais, aveia, bolachas integrais, frutas e vegetais variados.[19,21]

É comum em idosos apresentarem flatulência pelo alto consumo de vegetais como brócolis, pimentão, pepino, couve-flor. Uma dieta rica em fibras ajuda na integridade intestinal e na diminuição da flatulência. Além disso, deve-se evitar o alto consumo de açúcar refinado, melado de cana, açúcar mascavo por serem concentrados em açúcar e da farinha de trigo refinada por ser pobre em fibras. A recomendação de consumo ideal estaria em torno de 45 a 65% do valor energético total da dieta ou 130 g de carboidratos ao dia ou menos de 5% do valor calórico total da dieta em açúcar (sacarose).[19,20,22]

Normalmente, o idoso apresenta uma deficiência de vitaminas lipossolúveis (A, D, E e K) que estão relacionadas com a ingestão de alimentos ricos em gorduras. As recomendações de gorduras da dieta do idoso devem ser de 25 a 35% do valor calórico total da dieta.

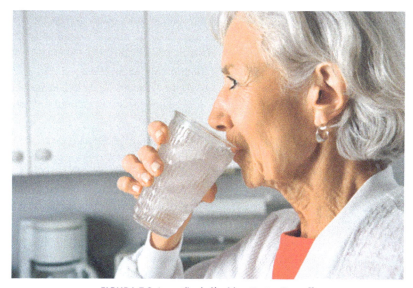

FIGURA 7.3. Ingestão de líquidos. Fonte: Canva.[23]

Em alguns casos, recomenda-se um aumento de 30 a 40% do valor calórico, o que torna a dieta mais palatável ao idoso com caquexia ou anorexia. Em geral, deve-se evitar o consumo de gorduras trans presentes em *fast-food*, bolachas recheadas, sorvetes e comida industrializada congelada e, diminuir o consumo de alimentos ricos em gorduras saturadas.[21,22]

As recomendações para a distribuição das gorduras a serem ingeridas devem ser: gorduras monoinsaturadas de 15 a 20% do valor calórico total da dieta; gorduras poli-insaturadas maior que 10% do valor calórico total da dieta; gorduras saturadas menor que 7 a 10% do valor calórico total da dieta; colesterol menor que 200 mg na dieta diária. O consumo de gorduras tipo ômega deve respeitar respectivamente 5 a 10% do valor calórico total da dieta, para ômega-3 e para ômega-6 0,6 a 1,2% do valor calórico total da dieta.[20,22]

Nos idosos a síntese de proteínas está mais lenta e observa-se menor digestão e incorporação metabólica das proteínas. Em geral, os idosos apresentam massa muscular magra diminuída e perda de vigor físico e mental. Portanto, devemos ofertar mais qualidade proteica do que quantidades. Não é aconselhável nesse ciclo da vida que o idoso faça dietas restritivas e vegetarianas extremas. Os aminoácidos essenciais têm suas necessidades aumentadas em até duas vezes, das recomendadas a um adulto, para manter o balanço nitrogenado positivo (exemplo: metionina e lisina).[21]

A preferência por peixes (salmão, sardinha, cavalinha), peito de frango, lombo de porco, carne vermelha magra (músculo, patinho, alcatra, filé mignon, coxão mole), leite e seus derivados desnatados auxilia na ingestão proteica com menor conteúdo de colesterol. Dessa maneira, evitar o consumo de carnes vermelhas gordas (cupim, costela, contrafilé), pernil de porco, vísceras escuras (de frango e de peru), embutidos (salsicha, calabresa), leite e seus derivados integrais ajuda na prevenção das DCNT.[20]

A recomendação de ingestão proteica para idosos saudáveis tem por objetivo manter ou recuperar a massa muscular, pois os idosos necessitam de mais proteínas do que adultos jovens, sendo o consumo diário entre 1,0 e 1,2 g/kg/dia; o limiar de proteína e aminoácidos por refeição é maior nos idosos, sendo de 25 a 30 g de proteínas/refeição, contendo cerca de 2,5 a 2,8 g de leucina; e, as fontes de proteínas, na hora da ingestão, e da suplementação de aminoácidos devem ser consideradas nas recomendações diárias de ingestão de proteína para idosos.[20,21,24]

Foi verificada a relação entre a ingestão de proteína na dieta e a redução do risco de mortalidade em idosos desnutridos com o uso da suplementação de 400 kcal/dia de proteínas do soro do leite de forma terapêutica. A suplementação nutricional foi associada a uma redução de complicações e readmissões hospitalares.[25]

A proteína do soro do leite (de rápidas digestão e absorção) estimulou a síntese muscular pós-prandial de forma mais eficaz do que caseína (de lentas digestão e absorção). O efeito da suplementação também foi atribuído a maior concentração de leucina na ingestão de 15 g de proteína do soro do leite por ser maior do que a ingestão de seu equivalente em aminoácidos essenciais da caseína. Nesse sentido, o uso de *whey protein* parece ter algum benefício anabólico além de seu teor de aminoácidos essenciais em idosos.[26,27]

Outros autores estudaram o consumo de caseína e da proteína do soro do leite e verificaram que são fontes primárias de proteína com concentração de aminoácidos de cadeia ramificada alta. Em especial, o *whey protein* estimula o aumento da síntese proteica, mantendo um balanço nitrogenado positivo em idosos.[27-29]

Logo, o uso de *whey protein* contém aminoácidos essenciais (como a leucina) importantes para reverter os efeitos negativos da sarcopenia em idosos. Houve aumento da massa muscular magra, diminuição da massa adiposa, melhoras da massa óssea e da expectativa de vida. Com isso, o enriquecimento da dieta com aminoácidos de cadeia ramificada (BCAA) para o suporte nutricional de pacientes gravemente doentes aumentou a síntese de proteína muscular quando ingeridos 3 g de leucina, 2 vezes/dia durante 3 meses objetivando o tratamento de sarcopenia,[28] diferentemente do uso de ineficaz de picolinato de cromo em idosos tanto para ganho de massa muscular quanto para redução da massa adiposa.[30] Outra estratégia importante além da suplementação, seria a ingestão de peixes (4 vezes/semana) ou da suplementação com ômega-3 e vitamina D para a melhora síntese proteica muscular e da independência motora e cognitiva em idosos.[31,32]

Referências bibliográficas

1. World Health Organization (WHO). Global strategy on diet, physical activity and health. WHO. 2004.
2. Silva CA, Rodrigues ALP, Almeida MJO. Avaliação do estado de saúde de idosos participantes de diferentes programas de atividade física. RBNE – Rev Bras Nutr Esportiva. 25 de janeiro de 2019; 13(77):113-22.
3. Corcoran C, Murphy C, Culligan EP, Walton J, Sleator RD. Malnutrition in the elderly. Sci Prog. 2019 Jun 1; 102(2):171-80.
4. Mastronuzzi T, Grattagliano I. Nutrition as a health determinant in elderly patients. Curr Med Chem. 2019; 26(19):3652-61.
5. Nagaratnam N, Nagaratnam K, Cheuk G. (org.) Advanced age geriatric care: a comprehensive guide [Internet]. Springer International Publishing; 2019 [citado 30 de maio de 2020]. Disponível em: https://www.springer.com/gp/book/9783319969978
6. Ellis E. The causes of geriatric malnutrition: a gerontological nursing honors project. Midwest Q. 2019 Mar 22; 60(3):351-9.
7. SMART – Servier Medical ART [Internet] [citado 30 de maio de 2020]. Disponível em: https://smart.servier.com/
8. Lo Buglio A, Bellanti F, Capurso C, Paglia A, Vendemiale G. Adherence to Mediterranean diet, malnutrition, length of stay and mortality in elderly patients hospitalized in internal medicine wards. Nutrients. 2019 Apr 5;11(4).
9. Tori F. Aging-related changes of cognitive performance and stress regulation in high functioning elderly individuals. Scand J Med Sci Sports. 2019 Apr 1; 29(Suppl 1):17-25.
10. Spatola L, Finazzi S, Santostasi S, Angelini C, Badalamenti S. Geriatric nutritional risk index is predictive of subjective global assessment and dialysis malnutrition scores in elderly patients on hemodialysis. J Ren Nutr. 2019 Sep 1; 29(5):438-43.
11. Abd Aziz NAS, Mohd Fahmi Teng NI, Kamarul Zaman M. Geriatric nutrition risk index is comparable to the mini nutritional assessment for assessing nutritional status in elderly hospitalized patients. Clin Nutr ESPEN. 2019; 29:77-85.
12. Bernstein M, Munoz N, Academy of nutrition and dietetics. Position of the Academy of Nutrition and Dietetics: food and nutrition for older adults: promoting health and wellness. J Acad Nutr Diet. 2012 Aug; 112(8):1255-77.
13. Santin F, Canella DS, Avesani CM. Food consumption in chronic kidney disease: association with sociodemographic and geographical variables and comparison with healthy individuals. J Ren Nutr Off J Counc Ren Nutr Natl Kidney Found. 2019; 29(4):333-42.

14. Chaudhary NK, Timilsena MN, Sunuwar DR, Pradhan PMS, Sangroula RK. Association of lifestyle and food consumption with bone mineral density among people aged 50 years and above attending the hospitals of Kathmandu, Nepal. J Osteoporos. 2019 Jun 1.
15. Heidari Z, Feizi A, Azadbakht L, Mohammadifard N, Maghroun M, Sarrafzadegan N. Usual energy and macronutrient intakes in a large sample of Iranian middle-aged and elderly populations. Nutr Diet. 2019; 76(2):174-83.
16. Straßburg A, Eisinger-Watzl M, Krems C, Roth A, Hoffmann I. Comparison of food consumption and nutrient intake assessed with three dietary assessment methods: results of the German National Nutrition Survey II. Eur J Nutr. f 2019 Feb; 58(1):193-210.
17. Kobayashi S, Yuan X, Sasaki S, Osawa Y, Hirata T, Abe Y et al. Relative validity of brief-type self-administered diet history questionnaire among very old Japanese aged 80 years or older. Public Health Nutr. 2019 Feb; 22(2):212-22.
18. Lipschitz DA. Screening for nutritional status in the elderly. Prim Care. 1994 Mar; 21(1):55-67.
19. Mahan LK, Raymond JL. Alimentos, nutrição e dietoterapia. 13. ed. Elsevier; 2013.
20. Institute of Medicine (U.S.) (org.) Dietary reference intakes for energy, carbohydrate, fiber, fat, fatty acids, cholesterol, protein, and amino acids. Washington, D.C: National Academies Press; 2005. 1331 p.
21. Dorner B, Friedrich EK, Posthauer ME. American Dietetic Association. Position of the American Dietetic Association: individualized nutrition approaches for older adults in health care communities. J Am Diet Assoc. 2010 Oct; 110(10):1549-53.
22. Kamp BJ, Wellman NS, Russell C. Position of the American Dietetic Association, American Society for Nutrition, and Society for Nutrition Education: food and nutrition programs for community-residing older adults. J Nutr Educ Behav. 2010 Apr; 42(2):72-82.
23. Home [Internet]. Canva. [citado 31 de maio de 2020]. Disponível em: https://www.canva.com/
24. Bauer JM, Verlaan S, Bautmans I, Brandt K, Donini LM, Maggio M et al. Effects of a vitamin D and leucine-enriched whey protein nutritional supplement on measures of sarcopenia in older adults, the PROVIDE study: a randomized, double-blind, placebo-controlled trial. J Am Med Dir Assoc. 2015 Sep 1; 16(9):740-7.
25. Bauer J, Biolo G, Cederholm T, Cesari M, Cruz-Jentoft AJ, Morley JE et al. Evidence-based recommendations for optimal dietary protein intake in older people: a position paper from the PROT-AGE Study Group. J Am Med Dir Assoc. 2013 Aug; 14(8):542-59.
26. Landi F, Marzetti E, Bernabei R. Perspective: protein: what kind, how much, when? J Am Med Dir Assoc. 2013 Jan 1; 14(1):66-7.
27. Dangin M, Boirie Y, Guillet C, Beaufrère B. Influence of the protein digestion rate on protein turnover in young and elderly subjects. J Nutr. 2002 Oct; 132(10):3228S-33S.
28. Dardevet D, Rémond D, Peyron M-A, Papet I, Savary-Auzeloux I, Mosoni L. Muscle wasting and resistance of muscle anabolism: the "anabolic threshold concept" for adapted nutritional strategies during sarcopenia. Scientific World Journal. 2012; 269531.
29. Pennings B, Boirie Y, Senden JMG, Gijsen AP, Kuipers H, van Loon LJC. Whey protein stimulates postprandial muscle protein accretion more effectively than do casein and casein hydrolysate in older men. Am J Clin Nutr. 2011 May; 93(5):997-1005.
30. Cruz-Jentoft AJ, Landi F, Schneider SM, Zúñiga C, Arai H, Boirie Y et al. Prevalence of and interventions for sarcopenia in ageing adults: a systematic review. Report of the International Sarcopenia Initiative (EWGSOP and IWGS). Age Ageing. novembro de 2014;43(6):748–59.
31. Krzymińska-Siemaszko R, Czepulis N, Lewandowicz M, Zasadzka E, Suwalska A, Witowski J et al. The effect of a 12-week omega-3 supplementation on body composition, muscle strength and physical performance in elderly individuals with decreased muscle mass. Int J Environ Res Public Health. 2015 Aug 28; 12(9):10558-74.
32. Mason C, Xiao L, Imayama I, Duggan CR, Foster-Schubert KE, Kong A et al. Influence of diet, exercise, and serum vitamin d on sarcopenia in postmenopausal women. Med Sci Sports Exerc. 2013 Apr; 45(4):607-14.

Capítulo 8

Envelhecimento e Fraturas

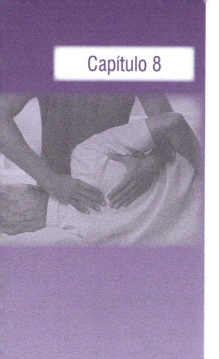

Flávia Maria Campos de Abreu
Leonardo Almeida Rodrigues Pereira

Fratura do rádio

As fraturas da extremidade distal do rádio (fratura de Colles) são definidas como aquelas que ocorrem a até 3 cm da articulação radiocárpica, onde ocorre um deslocamento do fragmento fraturado em um sentido ventral ou anterior do punho. Essa fratura é de grande importância, pois corresponde a 1/6 de todas as fraturas atendidas nas salas de emergência, sendo mais comuns nos adultos acima de 50 anos e mais frequentes no sexo feminino.

A fratura de Colles (Abraham Colles, cirurgião irlandês que descreveu essa fratura) pode ser comparada à fratura do colo do fêmur em sua incidência, devido ao fato de ambas ocorrerem em ossos que se tornaram enfraquecidos em consequência da osteoporose senil, o que nas mulheres pode também estar associado ao período de menopausa.

Percebe-se uma relação direta da incidência dessa fratura, principalmente em idosos que apresentam qualquer distúrbio neurológico ou motor que possa comprometer a sua marcha. Esses fatores desenvolvem um mecanismo típico da lesão. Em geral, o paciente sofre uma perda momentânea do equilíbrio que o leva à queda e, por um ato reflexo, tende a estender o cotovelo e pronar o antebraço, realizando uma extensão do punho, seguido de extensão dos dedos e desvio radial do carpo, de modo que, ao se chocar com o solo, toda força é transmitida em direção ao antebraço, mais especificamente à porção distal do rádio, gerando a fratura.

A fratura de Colles pode ocorrer das seguintes formas:

- **Fratura oblíqua:** geralmente leva a consequências mais graves, como lesão de tecidos internos, vasos sanguíneos e até mesmo lesões nervosas periféricas, já que os fragmentos ósseos se tornam pérfuro-cortantes (Figura 8.1).
- **Fratura transversal:** ocorre de forma perpendicular ao eixo do rádio, não trazendo maiores complicações.

Frequentemente, o aspecto clínico observado é o de "deformidade em dorso de garfo", encontrada nos casos mais graves. Além de considerável aumento no diâmetro do punho, fruto de edemas generalizados, às vezes, observa-se também um desvio posterior do fragmento radial distal. Em alguns casos, o punho apresenta uma leve supinação em relação ao antebraço, além do desvio radial e um quadro álgico intenso.

Em casos mais simples, como os de fratura sem desvio, são observados apenas a presença de edema localizado e a incapacidade de realizar movimentos de pronação, supinação, flexão e extensão do punho e até movimentos das falanges proximais e distais.

Com relação aos achados radiológicos, as principais e importantes classificações são de Frykman (1967), AO (1986) e a classificação Universal ou de Rayhack (1990).[1-3]

Cerca de 1/3 das mulheres acometidas apresentam uma condição chamada de algodistrofia depois da fratura. Ela é caracterizada por dor e alteração da sensibilidade, edema e rigidez da mão, podendo afetar também a circulação local. Esse quadro álgico e rigidez podem persistir durante anos. Em casos mais severos, essas deformidades e/ou incapacidades de realizar movimentos harmônicos deixam de apresentar um caráter apenas estético e assumem um papel danoso com relação à funcionalidade do punho, em atividades de higiene pessoal, nos atos de vestir-se, alimentar-se, no trabalho, em atividades específicas (como bordar, costurar, pintar).[4]

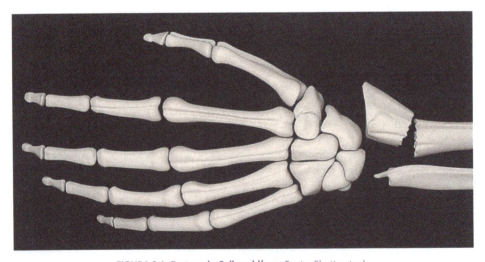

FIGURA 8.1. Fratura de Colles oblíqua. Fonte: Shutterstock.

O tratamento da fratura de Colles é realizado de forma conservadora, consistindo em uma manipulação fechada para a redução da fratura sob efeito anestésico. Em seguida, é feita a imobilização da articulação do carpo em posição neutra evitando movimentos de flexão, extensão, desvios radial e ulnar. A articulação do cotovelo também é imobilizada (formando uma única peça), uma vez que movimentos de pronação e supinação do antebraço podem movimentar o foco da fratura.

Para a fisioterapia, o tratamento se inicia no pós-operatório imediato, com atividades que devem visar os seguintes objetivos: (i) diminuição dos edemas encontrados nos dedos, utilizando posições de degravitação que facilitam os retornos venoso e linfático (líquido intersticial); (ii) manutenção da amplitude de movimento (ADM) das articulações não envolvidas (como articulações metacarpofalangianas e interfalangianas, glenoumeral, escápulotorácica), alongamentos musculares dos grupos não envolvidos; (iii) manutenção da força muscular dos grupos não envolvidos. O ganho de ADM deve iniciar-se com movimentação ativa e progredir para movimentação passiva e mobilização articular com os movimentos de prono-supinação do antebraço, de flexão/extensão e desvios ulnar/radial do punho, flexão/extensão do cotovelo, flexão/extensão de dedos e movimentos de ombro.[5]

Fratura vertebral

A maioria das fraturas vertebrais são assintomáticas. Logo, os cálculos em relação à frequência e morbidade não são tão precisos. Segundo estudos recentes, 27% das mulheres com mais de 65 anos têm alguma fratura vertebral; cerca de 33% seriam devido a quedas; entre 10 e 20% ocorreriam ao levantar um peso; por volta de 50% seriam espontâneas.[6,7] Nos pacientes com estenose do canal vertebral, déficit neurológico, instabilidade, progressão da deformidade ou dor intensa e refratária, é necessário considerar a intervenção, seja por meio de cirurgia convencional, seja por meio da vertebroplastia percutânea, dependendo do caso. Entre as fraturas vertebrais comuns nos idosos, existe uma incidência considerável nas regiões torácica (entre as seis últimas vértebras) e lombar (podendo ocorrer em todas, de forma simultânea ou não). Talvez a explicação para tal fato esteja em sua configuração anatômica, ou até mesmo em fatores associados, como a osteoporose, que acaba por promover maior perda de massa óssea trabecular em relação à massa cortical.[7]

Entre as fraturas vertebrais conhecidas, encontramos as fraturas luxações, fraturas cominutivas, fraturas bicôncavas, fraturas por compressão, fraturas por compressão-explosão e fraturas em cunha por compressão. Entre os idosos, as fraturas em cunha são as mais comuns. Essas fraturas provocam deformidades na metade anterior dos corpos vertebrais devido às compressões; porém, a porção posterior permanece sob a mesma configuração sendo raros os casos em que há comprometimento dos ligamentos longitudinais posteriores.

As vértebras podem fraturar por meio de mecanismos encontrados nas AVDs (atividades de vida diária), como levantar-se de uma cadeira, abrir uma simples janela ou até mesmo arrumar a roupa de cama (Figuras 8.2 a 8.5).

O mecanismo de lesão mais comum entre os idosos é provocado por quedas. Durante a queda, a coluna torácica sofre uma flexão além de sua amplitude, adquirindo uma postura cifótica que, ao sofrer impacto com o solo, acaba criando um mecanismo severo de compressão na região côncava da coluna (região anterior), provocando a fratura da porção anterior

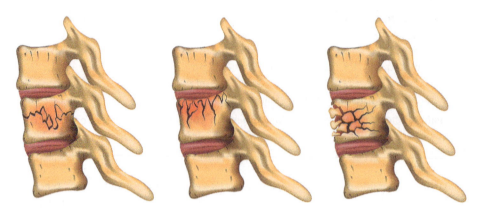

FIGURA 8.2. Fraturas do Tipo A: compressão do corpo vertebral. Fonte: Shutterstock.

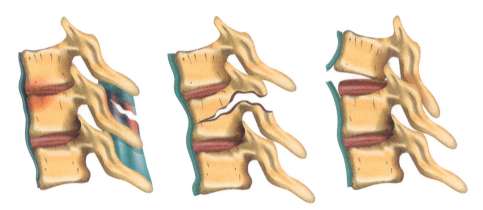

FIGURA 8.3. Fraturas do Tipo B: lesão dos elementos anteriores e posteriores por distração. Fonte: Shutterstock.

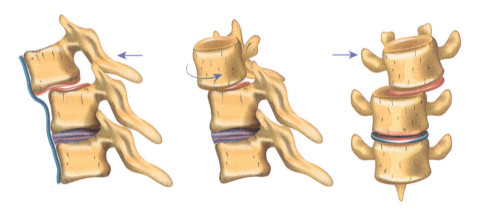

FIGURA 8.4. Fraturas do Tipo C: lesão dos elementos anteriores e posteriores com rotação. Fonte: Shutterstock.

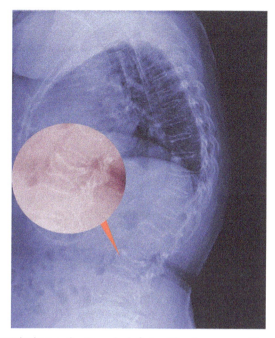

FIGURA 8.5. Fratura vertebral em cunha. Exemplo de fratura Tipo A comum em idosos. Fonte: Shutterstock.

da vértebra. Devido às diferenças anatômicas e funcionais que as vértebras apresentam ao longo de toda a coluna vertebral, as fraturas não ocorrem de modo uniforme e homogêneo ao longo da coluna vertebral, existindo diferenças relacionadas com a incidência, morfologia e características clínicas, que se refletem também no tratamento realizado.[7]

Em geral, as fraturas vertebrais ocorrem na região dorsal-torácica (T7 e T8) e região lombar alta (T12 e L1). Essas fraturas podem ocasionar sintomas locais de dor aguda, além de espasmo generalizado da musculatura paravertebral, dificultando movimentos de flexão da coluna. Em outros casos, a dor nem sempre é localizada e geralmente vem acompanhada de alterações neurológicas que se exacerbam com a movimentação da coluna e também com movimentos respiratórios. Também poderão ocorrer deformidades, como aumento da cifose e/ou escoliose, levando o idoso a uma perda da altura corporal (o que é normal nessa idade), além de desconfortos abdominal e respiratório.

É possível também que a fratura em cunha se apresente em mais de uma vértebra ao mesmo tempo, sobretudo na região torácica, fazendo com que o idoso venha a adquirir uma postura cifótica que pode ser progressiva e viciosa. Em geral, o paciente queixa-se de dor e dificuldade em deambular, ficar em posição ortostática e até mesmo durante a realização de movimentos respiratórios.

O diagnóstico das fraturas vertebrais é realizado primeiramente por meio de radiografias da coluna vertebral, sendo a incidência em perfil a mais indicada. Caso haja diminuição da altura de um corpo vertebral maior que 50%, está indicada avaliação por tomografia computadorizada. Se houver déficit neurológico, deve-se realizar ressonância magnética para avaliação dos elementos neurais.[8]

A grande maioria dos casos de fraturas vertebrais é estável, não necessitando de intervenção cirúrgica, e geralmente não apresenta lesões da medula espinal ou cauda equina; sendo assim, exige-se apenas uma conduta conservadora. O problema são os períodos prolongados no leito que trazem efeitos devastadores ao idoso.[9] O período de consolidação óssea das fraturas vertebrais geralmente é de 2 a 4 meses depois da lesão, tempo demasiadamente longo para o idoso permanecer sobre o leito e para que, então, se possa dar início ao tratamento fisioterapêutico. Dessa forma, durante o período de consolidação da fratura, o fisioterapeuta pode orientar o idoso, na fase inicial do tratamento, sobre o seu posicionamento no leito.

A postura preferencialmente adotada deve ser a de decúbito lateral, com a cabeça devidamente apoiada, quadril e joelhos flexionados, além de um travesseiro por entre as coxas evitando a sua adução e, consequentemente, diminuindo a tensão sobre a coluna e aliviando o quadro álgico. É preciso informar ao idoso que este quadro álgico na fase aguda da lesão tende a diminuir progressivamente e que, em alguns casos, um leve desconforto pode persistir. Se a postura de decúbito lateral não for tolerada pelo idoso, deve-se optar pelo decúbito dorsal, com os membros inferiores apoiados sobre travesseiros.[7]

Apesar de o quadro álgico diminuir gradativamente com o tempo, algumas condutas adotadas pelo fisioterapeuta podem ser utilizadas com o intuito de acelerar esse processo e até mesmo minimizar a dor.

Controlado ou amenizado o quadro álgico, dá-se sequência ao tratamento, visando mobilização vertebral dos seguimentos da coluna acima e abaixo da vértebra lesada; manutenção da postura (evitando a instalação ou mesmo o aumento da cifose); alongamento dos músculos da cadeia flexora do tronco e fortalecimento dos músculos extensores da coluna. Com a progressão do tratamento, deve-se realizar trabalhos em posição ortostática e exercícios de deambulação. A fisioterapia deve conduzir o idoso ao retorno de suas AVDs, como vestir-se, banhar-se, deambular, entre outras. Para isso, o fisioterapeuta tem em mãos vários recursos, como andadores, muletas, bengalas, entre outros, o que facilitará a volta do idoso aos meios social e familiar e, sobretudo, lhe devolverá a autoestima.

Fratura do colo do fêmur

As fraturas do colo do fêmur, comparadas às fraturas vertebrais, apresentam uma incidência menor; porém, com risco de mortalidade maior, sendo este um dos fatores de sua relevância. Calcula-se que 15 a 20% dos pacientes com fratura do colo do fêmur venham a falecer dentro do primeiro ano após a fratura, e 50% dos sobreviventes dependem de enfermagem a longo prazo.[10] A incidência da fratura do colo femoral também pode variar de acordo com o sexo, ocorrendo mais em mulheres (acima dos 50 anos de idade, o índice é duas vezes maior do que nos homens) pelo fato destas serem mais acometidas pela osteoporose em decorrência de fatores hormonais.[8]

Um dos agravantes nessas fraturas é a interrupção da circulação sanguínea no fragmento proximal. Mesmo que haja consolidação da fratura, a cabeça do fêmur pode continuar avascular; nesse caso, as microfraturas que normalmente ocorrem logo são reparadas, mas não se consolidam. Aos poucos, o osso fica enfraquecido, havendo um "colapso segmentar tardio", o que era chamado de "necrose asséptica", hoje é chamado de "necrose avascular da cabeça femoral". Nesses casos, é indicada cirurgia corretiva por meio da artroplastia do quadril. Esse episódio geralmente ocorre de 1 a 4 anos depois da fratura e não existe em casos de pseudoartrose, pois não há carga sobre o fragmento proximal. A redução da fratura em posição não anatômica, sujeita as trabéculas da cabeça a esforços maiores, acelerando o seu colapso. Por causa da origem predominante do sangue das artérias epifisárias, as fraturas em adução do colo femoral têm grande incidência de necrose avascular quando comparadas com as fraturas em abdução.

Na região do colo femoral podem haver fraturas em três sítios diferentes. A mais comum é a fratura subcapital, na qual o traço se inicia superiormente junto à superfície articular e se dirige caudalmente, produzindo um esporão maior ou menor nessa região. Essa fratura é intracapsular e constitui a fratura do colo do fêmur propriamente dita. Quando a fratura ocorre no meio do colo, ela é chamada mediocervical. É muito rara, só ocorrendo em osso com patologia prévia. O terceiro tipo é a fratura basocervical que ocorre na base do colo, esta é extracapsular e comporta-se como uma fratura transtrocanteriana. Outro critério de classificação é com relação à presença ou não de desvio, fratura impactada ou fratura com desvio (Figura 8.6).[8,11]

As fraturas do colo do fêmur são atribuídas principalmente à osteoporose do tipo II (que afeta as substâncias ósseas trabecular e cortical). Esse quadro é frequentemente encontrado em pacientes idosos, nos quais traumas pequenos, como a queda da própria altura, levam ao surgimento da fratura.

Porém, pacientes com o quadro de osteoporose avançada podem desenvolver outro mecanismo de lesão. Nessas pessoas, a simples força de compressão na região do colo, causada pelas reações de força ao solo durante a marcha ou, até mesmo, em uma simples posição ortostática, pode provocar a fratura e, consequentemente, levar o paciente a uma queda. Em tais casos, o próprio paciente não sabe relatar se a fratura desencadeou a queda ou se a queda é que desencadeou a fratura.[8] O comprometimento das funções de equilíbrio, como a densidade alterada dos ossos ou características de queda, é fator determinante no risco de fraturas de fêmur.[12]

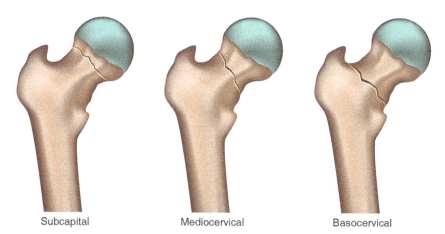

FIGURA 8.6. Tipos de fratura de colo do fêmur. Fonte: Shutterstock.

Nas fraturas do colo do fêmur praticamente não há encurtamento do membro inferior. Percebe-se um sinal bem característico que consiste em uma rotação externa que pode ser graduada de discreta a acentuada, dependendo da fratura (fratura de colo menos acentuada, fratura transtrocantérica mais acentuada), não apresentando hematoma na face lateral da região proximal da coxa. Na grande maioria dos casos, encontra-se uma impotência funcional, no entanto, em outros, depois da queda, o paciente pode referir dor na região trocantérica por alguns dias, conseguindo deambular com leve claudicação.

Durante a anamnese pode-se observar dores na realização de movimentos em rotação interna e, às vezes, à palpação. Nesse caso, impõe-se pensar em fratura impactada do colo femoral, o que deve ser confirmado por exames radiográficos com o membro em rotação interna, a fim de mostrar todo o colo femoral.[7]

Ao se deparar com quadros de fraturas de colo femoral, os ortopedistas optam por técnicas ou terapias invasivas na reparação do quadro (salvo fraturas de pequeno porte e/ou impactadas). Condutas conservadoras levam o idoso a permanecer durante longo período acamado e imobilizado, o que traz maus prognósticos ao paciente, uma vez que o organismo desse indivíduo não possui mais capacidade de se reabilitar de forma plena e suficiente, e pode gerar quadros infecciosos e agravar ainda mais o seu estado de saúde. Sendo assim, é mais habitual a realização de artroplastia total de quadril (nesta, tanto o componente femoral quanto o acetabular são substituídos por peças protéticas) em vez da artroplastia parcial de quadril, também conhecida simplesmente por artroplastia de quadril (nesta, apenas a cabeça do fêmur é ressecada e substituída por uma haste femoral). A primeira técnica apresenta melhores resultados em longo prazo, quando comparada com a segunda; pois, na artroplastia parcial, o contato da haste femoral com o acetábulo leva a um desgaste articular e ao surgimento de sintomatologias precoces.

Cimento ósseo é comumente utilizado em ambas as cirurgias. Sua função é fixar tanto a haste femoral no canal medular quanto a prótese acetabular no ilíaco. Esse e outros procedimentos devem ser analisados com critério pelo fisioterapeuta ao dar início ao tratamento, uma vez que falhas nessas condutas (como posicionamento, altura, angulação e escolha da haste femoral) podem alterar a complexa biomecânica do quadril, comprometendo a reabilitação fisioterápica plena do paciente.

Nos casos de artroplastia do quadril, o paciente deve sempre receber orientações, no pós-operatório, quanto à rotina de flexões do quadril acima de 90°, adução além da linha média do corpo, rotações externas excessivas e balanceio sem apoio do lado acometido, movimentos que devem ser evitados (Figuras 8.7 e 8.8).

O tratamento das fraturas do colo femoral está relacionado com o tratamento da necrose avascular da cabeça femoral, uma vez que este quadro prevalece na maioria das vezes devido à interrupção do suprimento vascular normal da cabeça femoral como consequência da fratura. A necrose avascular é mais comum e apresenta pior prognóstico em pacientes idosos do que em pacientes jovens, que ainda estão em fase de crescimento. Em alguns casos, a condição não é tão grave que exija a intervenção cirúrgica, e o terapeuta é solicitado a fornecer um programa domiciliar para manter a força e a mobilidade articular, bem como recomendar um dispositivo acessório para proteger a sustentação de peso (órteses).

Envelhecimento e Fraturas 87

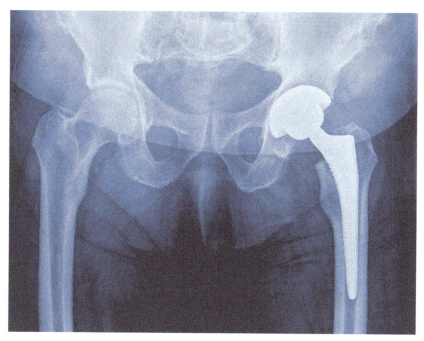

FIGURA 8.7. Prótese total de fêmur. Fonte: Shutterstock.

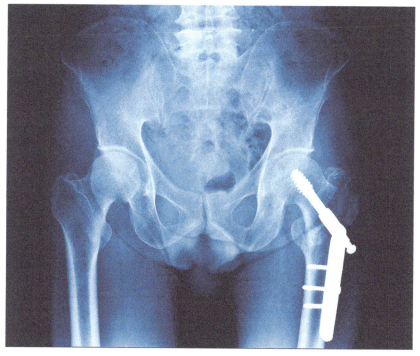

FIGURA 8.8. Prótese parcial de fêmur. Fonte: Shutterstock.

Diante da importância da prevenção no tratamento de complicações pós-operatórias, a fisioterapia pré-operatória deve ser iniciada de forma a avaliar e orientar o paciente quanto a cirurgia, sobre a função respiratória, localização da cicatriz, dor na incisão cirúrgica e a importância dos exercícios respiratórios, de força e equilíbrio na otimização do tratamento no intuito de minimizar possíveis alterações.

No pós-operatório, o objetivo é priorizar a retirada do idoso do leito ou realizar mudanças de decúbito (quando possíveis); fortalecimento isométrico dos principais grupos musculares (pós-operatório imediato) aumentando a circulação local; mobilização das articulações adjacentes (tornozelo, artelhos, joelhos); mobilização cicatricial (incisão cirúrgica), melhorando a cicatrização e evitando grandes aderências fibróticas); execução de amplitudes de movimento; eletrotermofototerapia; mudanças de decúbito de deitado para assentado, que devem ser realizadas sempre sobre o lado não acometido, evitando movimentos de abdução do quadril, em fases mais avançadas; treinos para a deambulação e hidroterapia.

Após a consolidação da fratura, pode ser realizado um programa de exercícios resistidos. Isso manterá a força de amplitude de movimento com um mínimo de sobrecarga na articulação. A responsabilidade do fisioterapeuta pela mobilização das fraturas de quadril é descrita em evidências recentes mostrando que intervenções que incluem treinamento progressivo da resistência produzem melhorias na mobilidade geral após a fratura do quadril.[5,13]

Fraturas transtrocanterianas

As fraturas transtrocanterianas, também conhecidas como intertrocanterianas ou fraturas extracapsulares, são aquelas em que o traço da fratura ocorre entre o trocânter maior e o trocânter menor. A taxa de mortalidade em idosos, devido a esse tipo de fratura, é consideravelmente alta, algo em torno de 20% ou mais, fato este que demonstra a devida atenção que deve ser dada a essa fratura.

As fraturas trocantéricas são comumente encontradas em adultos com mais de 60 anos de idade (faixa etária esta acima das encontradas nas fraturas de colo femoral), apresentando maior incidência entre as mulheres. Tais fraturas possuem as mesmas incidências etárias e sexuais quando comparadas com as fraturas do colo do fêmur e de Colles. Os motivos também são os mesmos, pois também são encontradas nessas fraturas as seguintes situações: ossos enfraquecidos pela osteoporose e período pós-menopausa no caso das mulheres (Figura 8.9).[7]

O mecanismo de lesão dessa fratura consiste em acidentes por atropelamento ou queda sobre a face lateral da coxa. Situações que provocam um impacto direto do solo com o trocânter maior do fêmur, assim como na fratura de colo do fêmur. Em consequência, o paciente mostra-se incapaz de levantar, ora pelo quadro álgico intenso, ora pela instabilidade completa encontrada no local da fratura.[11]

Ao examinar um idoso com esse tipo de fratura, observa-se um discreto encurtamento do membro afetado, provocado pela tração dos músculos envolvidos. Já a região superior do quadril encontra-se edemaciada devido às lesões que ocorrem nos tecidos adjacentes à articulação, como pequenos vasos sanguíneos, tecidos moles, entre outros. Lembre-se de que esta última característica não é presente nas fraturas de colo femoral, uma vez que os processos hemorrágicos ocorrem no interior da articulação e não na região periférica do quadril, servindo então como diagnóstico diferencial.

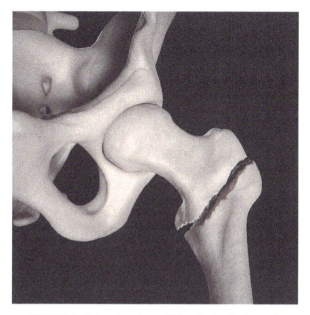

FIGURA 8.9. Fratura transtrocantérica. Fonte: Shutterstock.

Outro fato observado é a presença de uma rotação externa mais acentuada do quadril, sobretudo quando comparada com as fraturas do colo do fêmur.[14]

Nos achados radiológicos, as fraturas transtrocanterianas apresentam-se de forma cominutiva, além de gerar uma possível deformidade em varo do quadril.

Com exceção das taxas consideráveis de mortalidade provocadas por essa fratura (fato este de grande relevância), relativamente existem poucas complicações provocadas pelas fraturas extracapsulares, quando comparadas com as intracapsulares. Em alguns casos, é observada a consolidação viciosa do quadril em varismo e o encurtamento do membro afetado, o que raramente excede a 2 cm. Em casos mais raros pode ser encontrado quadro de pseudoartrose e até mesmo necrose avascular da cabeça femoral.[15]

Nessas fraturas geralmente realizam-se cirurgias corretivas de osteossíntese, permitindo a imobilização do paciente. Como método de osteossíntese para as fraturas transtrocanterianas, pode ser utilizada a fixação da fratura com placas anguladas que permitam uma boa estabilidade ou, então, a osteossíntese do tipo condilocefálica. Essas intervenções provocam pequenos traumatismos para o paciente, como sangramento mínimo, e requerem pouco tempo para sua realização; assim, são particularmente viáveis para idosos, sobretudo aqueles que não podem correr o risco de se submeter a um procedimento cirúrgico de grande porte. Com relação à intervenção fisioterapêutica, os objetivos e as condutas são semelhantes às aplicadas na reabilitação da fratura do colo do fêmur.

Depois das fraturas

Depois das fraturas, os pacientes se beneficiam de intervenções de exercícios de alta intensidade para otimizar a recuperação da função. É importante que o começo dos exercícios sejam, desde o estágio inicial, com estratégias de mobilização e que continuem a ser feitos em casa além da fisioterapia habitual, principalmente de 6 a 12 meses. Para pacientes com fratura de quadril, maiores melhorias na mobilidade geral são alcançadas se as intervenções com exercícios incluírem treinamento progressivo de resistência.

Referências bibliográficas

1. Colles A. On the fracture of the carpal extremity of the radius. http://dx.doi.org/101056/NEJM181410010030410 [Internet]. 2 de junho de 2010 [citado 11 de maio de 2020]. Disponível em: https://www.nejm.org/doi/pdf/10.1056/NEJM181410010030410
2. Frykman G. Fracture of the distal radius including sequelae-shoulder-handfinger syndrome, disturbance in the distal radio-ulnar joint and impairment of nerve function: a clinical and experimental study. Acta Orthopaedica Scandinavica. 1967 Nov 1; 38(Suppl 108):1-61.
3. Marsh JL, Slongo TF, Agel J, Broderick JS, Creevey W, DeCoster TA et al. Fracture and dislocation classification compendium - 2007: Orthopaedic Trauma Association classification, database and outcomes committee. J Orthop Trauma. 2007 Dec; 21(10 Suppl):S1-133.
4. Borkar DS, Pusalkar DM, Konde DS, Patil DR, Desai DS. To study the clinical and radiological outcome of patients with intraarticular or unstable lower end radius fractures treated with ligamentotaxis with external fixator and K wires. International Journal of Orthopaedics Sciences. 2019 Jan 1; 5(1):67-9.
5. Dyer S, Diong J, Crotty M, Sherrington C. Rehabilitation following hip fracture. In: Falaschi P, Marsh DR. (org.) Orthogeriatrics [Internet]. Cham: Springer International Publishing; 2017 [citado 11 de maio de 2020]. p. 145-63. (Practical Issues in Geriatrics). Disponível em: https://doi.org/10.1007/978-3-319-43249-6_10
6. Hutton WC, Elmer WA, Boden SD, Hyon S, Toribatake Y, Tomita K et al. The effect of hydrostatic pressure on intervertebral disc metabolism. Spine. 1999 Aug 1; 24(15):1507-15.
7. Wu J, Guan Y, Fan S. Analysis of risk factors of secondary adjacent vertebral fracture after percutaneous kyphoplasty. 2017.
8. Radwan IA, Korany NS, Ezzat BA. Bisphosphonates zoledronate and alendronate for the management of postmenopausal osteoporosis. Case Reports in Clinical Medicine. 2018 May 9; 7(5):324-42.
9. Tenório PHM, Vieira MM, Alberti A, Abreu MFM, Nakamoto JC, Cliquet A. Evaluation of intra- and interobserver reliability of the AO classification for wrist fractures. Rev Bras Ortop. 2018 Oct 12; 53(6):703-6.
10. Riggs BL, Melton LJ. Involutional osteoporosis. New England Journal of Medicine. 1986 Jun 26; 314(26):1676-86.
11. Müller ME. The comprehensive classification of fractures of long bones. Springer; 1990. 216 p.
12. Greenspan SL, Perera S, Ferchak MA, Nace DA, Resnick NM. Efficacy and safety of single-dose zoledronic acid for osteoporosis in frail elderly women: a randomized clinical trial. JAMA Intern Med. 2015 Jun; 175(6):913-21.
13. Perracini MR, Kristensen MT, Cunningham C, Sherrington C. Physiotherapy following fragility fractures. Injury. 2018 Aug 1; 49(8):1413-7.
14. Yang S, Liu Y, Yang T, Zou J, Yang H. Early clinical efficacy comparison study of gamma3 Nail, percutaneous compression plate (PCCP) and femoral head replacement (FHR) treatment on senile unstable intertrochanteric fractures. Journal of Investigative Surgery. 2018 Mar 4; 31(2):130-5.
15. Boyd HB, Griffin LL. Classification and treatment of trochanteric fractures. Arch Surg. 1949 Jun 1; 58(6):853-66.

Seção 2
Prática de Reabilitação

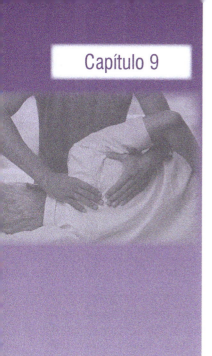

Capítulo 9

Fisioterapia Neurofuncional na Gerontologia

Hudson Azevedo Pinheiro

O prognóstico de recuperação depois de um agravo do sistema nervoso central (SNC) é influenciado por diversas condições como sexo, escolaridade, aspectos socioeconômicos, além de aspectos clínicos como gravidade da lesão, no caso do trauma ou dos eventos vasculares, além de condições clínicas que garantam uma homeostase propícia para essa recuperação. Contudo, o processo de envelhecimento deve ser explorado nesse contexto.[1,2]

O entendimento desse processo por parte do fisioterapeuta poderá garantir a elaboração de estratégias para a reabilitação ou manutenção do estado funcional do idoso com agravos no SNC. Essa temática será discutida no presente capítulo.

Antes de escolher os recursos é importante elencar metas terapêuticas para esse usuário que sejam claras, uma vez que, a partir delas, objetivos mais precisos e elaborados podem ser atribuídos e, para isso, duas propostas serão apresentadas e/ou ratificadas: o modelo biopsicossocial proposto pela Organização Mundial da Saúde (OMS), a classificação internacional de funcionalidade, incapacidade e saúde (CIF) e a estratégia SMART para a elaboração de metas terapêuticas.

Classificação internacional de funcionalidade, incapacidade e saúde

A CIF fornece base científica e operacional para descrever, analisar e compreender as condições de saúde por meio de determinantes, por meio de uma linguagem universal e levando em considerações aspectos biopsicossociais, diferentemente do modelo biomédico proposto pela classificação internacional de doenças (CID), focado em etiologias.[3]

Este modelo é antropocêntrico, ou seja, é centrado no ser humano, independentemente do grau ou *status* social que ele possua. Engloba ainda o aspecto ambiental que independe da vontade humana, com proposta de unificação dos conceitos e definições utilizadas nos serviços de saúde por parte dos profissionais.

O modelo CIF é constituído por duas partes distintas no processo de avaliação do indivíduo: a primeira contém os componentes que incluem funções e estruturas corporais e a segunda referente a atividade e participação. Funções e estruturas corporais são os aspectos fisiológicos e anatômicos do corpo e estão relacionadas diretamente com o contexto de deficiências, sendo este o principal aspecto negativo. Atividade é a execução da tarefa propriamente dita e participação é o envolvimento do sujeito em situações sociais, exercendo os seus direitos de ir e vir.[4]

Conforme a estrutura da CIF, entende-se por incapacidade a interação de fatores nas estruturas e funções do corpo que interferem na atividade na e participação, sendo influenciada diretamente por questões ambientais e pessoais conforme ilustrado na Figura 9.1. Há uma influência direta entre cada um desses fatores, onde o seu conhecimento interfere na elaboração de metas terapêuticas precisas que auxiliarão na elaboração de objetivos mais coesos para cada situação clínica e seu prognóstico, além da melhor escola de recursos terapêuticos.[5]

Elaboração de metas terapêuticas: conceito SMART

A ferramenta SMART, criada por Peter Drucker, inicialmente para a gestão de serviços, é utilizada para validar qualquer objetivo e auxiliar no planejamento de maneira eficiente; SMART é um acrônimo, palavra formada pelas iniciais, de um termo em inglês: *specific, measurable, achievable, realistic* e *time-based*. Abaixo cada uma delas e como aplicá-las.[6,7]

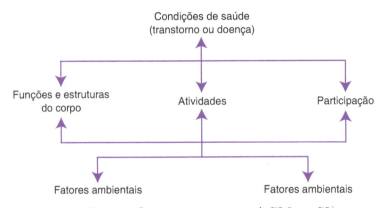

FIGURA 9.1. Interações entre os componentes da CIF. Fonte: CIF.[3]

- **Específico** (*specific*): o objetivo deve ser específico, facilmente entendido por qualquer pessoa, apresentando algum elemento de funcionalidade por meio de um verbo no infinitivo que indique uma mudança esperada ou a ser atingível, por exemplo, aumentar a amplitude de movimento em extensão do cotovelo esquerdo.
- **Mensurável** (*measurable*): que tem medida, ou seja, como você saberá avaliar se aquele objetivo foi alcançado ou não. No caso do exemplo acima, ela pode ser realizada por meio do goniômetro, para acompanhar a evolução da amplitude de movimento no cotovelo esquerdo.
- **Atingível ou alcançável** (*achievable*): o objetivo deve ser ousado; porém, dentro de uma realidade possível, do contrário, isso vai provocar desmotivação e frustração. Para que isso ocorra, faz-se necessário conhecer as condições de saúde do usuário, o curso natural da doença, além de facilitadores e barreiras que podem interferir no processo.
- **Relevante** (*relevant*): a sua meta deve ser relevante para o usuário e está diretamente interligada ao nível de atividade e participação da CIF.
- **Prazos para ser alcançável** (*time-based*): o seu objetivo precisa ter um prazo para ser alcançado. Sem uma data específica, ele pode acabar sempre preterido dentro da rotina de trabalho. Normalmente preconiza-se metas a curto, médio e longo prazos que, muitas vezes, desmotivam tanto o profissional quanto o usuário.

A elaboração das metas SMART com base na queixa principal da pessoa com alguma disfunção do sistema nervoso, proporciona um melhor direcionamento para o raciocínio clínico, para a escolha de intervenção mais adequada e, principalmente, centrada na pessoa.[8]

Com base nos argumentos estabelecidos até aqui, optou-se por elencar as intervenções fisioterapêuticas baseadas nos estágios do controle motor (problemas na mobilidade, problemas para estabilidade, mobilidade controlada e destreza).

Problemas na mobilidade

Mobilidade é a capacidade do corpo em se mover e engloba várias tarefas, desde simples e isoladas, como movimentar uma única articulação, a tarefas complexas, como o ato de caminhar, e recebe influências ao longo do curso natural da vida, quer seja na sua aquisição durante a primeira infância, quer seja no processo do envelhecimento, podendo gerar disfunções que comprometam a independência e a locomoção.[9] São exemplos de intervenções nesse componente a mobilização passiva e o alongamento.

Mobilização passiva

Mobilização passiva é uma técnica utilizada para pacientes sem restrições nas amplitudes de movimento (ADM), entretanto com ausência da ativação muscular voluntária. Pode ser empregada em doenças articulares em fase aguda ou quando o paciente não puder realizar a movimentação de forma ativa, visando manter a mobilidade articular e prevenir contraturas pelo desuso, diminuir quadro álgico e manter a percepção do movimento por parte do usuário por meio da cinestesia.[10]

Um fato interessante é que a mobilização passiva tem como finalidade principal a manutenção da amplitude de movimento e não proporciona o fortalecimento muscular. Logo, um idoso com disfunção neurológica pode se beneficiar do seu uso em uma fase aguda durante a internação hospitalar para a manutenção da ADM, evitando a instalação de contraturas, além de estimular a percepção do movimento que pode ser benéfica prevenindo a cinesiofobia (medo de mexer) gerada pelo desuso, assim como para ensinar padrões de movimento por meio da propriocepção.[11]

Em fase crônica e com indivíduos com muitas deformidades, o fisioterapeuta geralmente orienta os familiares e/ou cuidadores, por meio dessa técnica, a realizá-la no ambiente domiciliar, com o objetivo de manter a ADM funcional que possa proporcionar ao menos os cuidados de higiene.

Alongamento

O alongamento é um termo genérico utilizado para aumentar a mobilidade de partes moles e, consequentemente, otimizar ganhos nas ADMs. Pode ser entendida ainda como uma técnica utilizada para ganho de flexibilidade, que seria a movimentação suave e confortável de forma irrestrita e sem dor, tendo o comprimento muscular e a extensibilidade dos tecidos periarticulares envolvidos nesse processo.[10]

Os princípios relacionados a esta técnica são baseados nas propriedades neurofisiológicas da contração muscular, por meio dos fusos neuromusculares e suas aferências à medula espinhal. Os órgãos tendinosos de Golgi (OTG), que são receptores encontrados nos tendões e ligamentos representam um mecanismo eficaz de proteção e estabilização segmentar, já os fusos musculares respondem de formas distintas. Os fusos em aglomerado nuclear respondem a movimentos bruscos gerando a contração muscular (via 1a/alfa fásica), já os fusos em cadeia nuclear, reagem ao estiramento gerando como resposta o aumento da tensão muscular (via 2a/alfa tônica).[12]

Levando em consideração que as duas respostas estão relacionadas com estímulos musculares decorrentes da liberação de reflexos piramidais de lesões no Sistema Nervoso Central (SNC), ao realizar técnicas de alongamento pode-se desencadear o clônus muscular uma exacerbação da via 1a/fásica, principalmente no alongamento balístico e, espasticidade por exacerbação da via 2a/tônica quando realizado o alongamento mantido.[12]

Estudos têm demonstrado nenhum efeito do alongamento na recuperação motora de crianças com sequelas de paralisia cerebral, adultos com lesão medular ou com sequela de acidente vascular encefálico, demonstrando que o alongamento por abordar apenas questões relacionadas ao músculo e não à unidade motora, não tem efeito na espasticidade, funcionalidade e no quadro álgico. O alongamento pode ser empregado para manter a mobilidade em casos idosos acamados com síndrome do imobilismo, após a aplicação de toxina botulínica e associado ao manejo com órteses de posicionamento.[13-15]

Problemas na estabilidade

Para se manter ou se estabilizar em determinada posição, a força muscular deve ser estimulada. Ela é a responsável pela capacidade de gerar o movimento ativo e, para isso, diferentes recursos podem ser empregados além do conhecimento da cinesiologia e biomecânica.[16]

Apesar dos exercícios em cadeia cinética fechada serem utilizados como maior frequência nas disfunções que acometem os membros inferiores, o seu emprego para os membros superiores implica a estabilização de músculos que atuam na cintura escapular, por meio da transferência de peso, gerando *input* proprioceptivo, além de normalização do tônus muscular.[17]

Exercícios resistidos

Os exercícios ativos ou treinamento contra resistência são uma alternativa não farmacológica para a diminuição dos impactos atribuídos tanto ao processo de envelhecimento humano quanto ao desuso gerado por um agravo neurológico. Trata-se da interação das variáveis intensidade, volume e frequência de treinamento ganhar massa e força muscular; no entanto, sua magnitude depende de diversos fatores, desde características do treinamento físico executado, dieta adequada, quantidade e qualidade do descanso, sono reparador, *status* hormonal até meio ambiente.[18]

Os exercícios resistidos podem ser aplicados por meio da resistência manual, aplicados pela própria mão do fisioterapeuta. É indicado nas fases iniciais do processo de recuperação de um agravo neurológico, como também por meio de cargas externas. Pode ser empregado para o fortalecimento muscular estático ou dinâmico, estando o paciente em posições variadas, proporcionando uma interação direta entre o profissional e o usuário.[10]

Os exercícios resistidos podem ser administrados utilizando o próprio peso corporal ou por meio de carga externa. Em geral, para idosos com agravos neurológicos, estratégias utilizando situações reais e utilizando o próprio peso corporal são as mais empregadas, normalmente definidas como treinamento orientado à tarefa, que será abordado mais à frente.

Mobilidade controlada/habilidade

Apesar de serem duas fases distintas, na prática clínica são realizadas de forma simultânea e/ou complementar uma da outra. A mobilidade controlada por definição implica a capacidade de mudar a posição corporal enquanto esta é mantida, ou seja, mover e manter determinada posição corporal ao mesmo tempo, gerando o desenvolvimento contínuo do controle postural, enquanto a habilidade é a realização da tarefa propriamente dita de forma voluntária, coordenada e de forma funcional.[19]

São exemplos de recursos ou filosofias para tais componentes do controle motor: o treinamento na tarefa, realidade virtual e os conceitos de facilitação neuromuscular proprioceptiva e neuroevolutivo.

Treinamento baseado na tarefa

O programa de treinamento orientado à tarefa é uma abordagem direcionada no aprendizado motor focado em tarefas do cotidiano. Foi desenvolvido pelas fisioterapeutas australianas Janet Carr e Roberta Shepherd, levando em consideração que os movimentos são organizados em torno de um objetivo funcional, compreendidos entre a interação dos sistemas sensorial e musculoesquelético, determinado pelo meio ambiente.[20,21] São considerados fundamentos para a aplicação desse conceito:

1. **Análise da tarefa:** identificar os componentes da estrutura que estão afetados, quer seja por encurtamento adaptativo quer seja por alterações tônicas e/ou fraqueza muscular. O importante é que a tarefa a ser realizada apresente elementos necessários para a realização das atividades da vida diária (AVD), estando relacionada com os componentes de atividade e participação da CIF.
2. **Prática da tarefa:** instruir o paciente nas tarefas de maior dificuldade por meio de *feedback* verbais e/ou sensoriais, e aumentar progressivamente a carga e a velocidade de execução.
3. **Transferência de aprendizagem:** o envolvimento da família e amigos é fundamental para o processo de reaprendizagem motora; logo, questões que foram treinadas no ambiente terapêutico necessitam ser empregadas e realizadas em outros ambientes como o domicílio.

As tarefas consideradas como mais importantes a serem enfatizadas durante o processo de recuperação motora estão descritas na Tabela 9.1.

Facilitação neuromuscular proprioceptiva

O método de facilitação neuromuscular proprioceptiva (FNP) fornece subsídios necessários para auxiliar na habilidade do paciente em mover-se ou permanecer estável; guiar o movimento com a utilização de contatos manuais adequados e de resistência apropriada; obter coordenação motora e sincronismo por meio dos padrões de movimento em diagonal (geralmente útil para reduzir o tônus) e das ações combinadas dos principais grupos musculares sinergistas (útil quando o paciente se cansa facilmente), proporcionando ativação muscular com um gasto menor de energia.[22]

O conceito de PNF surgiu na década de 1950 na Califórnia (EUA) a partir da análise do movimento experimentada ao longo do desenvolvimento motor normal e observação

TABELA 9.1. Atividades orientadas a tarefas do cotidiano

Tarefas	Atividade/participação
Motricidade orofacial	Linguagem/comunicação (falar); deglutição (comer, beber)
Movimentos de pescoço	Direcionamento do olhar; coordenação visomotora; endireitamento e estímulos vestibulares para o equilíbrio
Mudança de decúbito	Dissociação de cinturas escapular e pélvica; adotar posicionamentos corporais contra a ação da gravidade; desenvolvimento de reações de equilíbrio e proteção
Alcance	Atividade seletiva dos membros superiores para a realização de AVD; manuseio de objetos; desenvolvimento de coordenação motora grosseira
Sentar e levantar	Transferências de uma superfície para a outra; fortalecimento muscular de estruturas relacionadas com a locomoção; manutenção de massa muscular
Ortostatismo	Ajuste tônico; otimização de respostas cardiorrespiratórias e gastrintestinais; preparação para habilidade de marcha
Marcha	Inicialmente deve ser realizada no plano coronal para promover transferência de peso e reações de equilíbrio; principal desejo ou meta relatada pelos idosos com disfunção neurológica ou após longa internação. Dispositivos auxiliares podem ser prescritos como complemento à fisioterapia

Fonte: Carr e Shepherd, 1994,[20] com adaptações.

de atletas durante a prática desportiva, por Herman Kabat, médico neurofisiologista, e pelas fisioterapeutas Margareth Knott e Dorothy Voss, que propuseram que cada sujeito possui um potencial inexplorado e enfoque positivo, por meio de 10 princípios básicos:[23]

1. **Contato visual:** estabelecer via de comunicação entre o usuário e o fisioterapeuta durante o atendimento, influenciando o desempenho da atividade motora.
2. **Comando verbal:** utilizar palavras curtas, diretas e objetivas, com tom de voz apropriado para orientar, corrigir e reforçar a realização de um movimento.
3. **Contato manual:** aumentar a seletividade dos músculos a serem estimulados por meio de uma preensão lumbrical.
4. **Tração e aproximação:** dois princípios cinesiológicos com objetivo de gerar mobilidade ou estabilidade respectivamente.
5. **Estímulo de estiramento:** o estiramento muscular máximo aciona os fusos neuromusculares gerando um momento de pré-excitabilidade da via neural antes da contração muscular, tornando-a mais precisa e eficiente.
6. **Resistência apropriada:** é uma estratégia de reforço da musculatura envolvida visando facilitar a contração muscular; melhorar o aprendizado motor e a força muscular envolvida, levando em consideração que o movimento voluntário sempre ocorre contra uma resistência primordial que é a força da gravidade.
7. **Irradiação:** é a propagação de um estímulo gerado pela resistência apropriada à ação motora em músculos sinérgicos.
8. **Sincronização:** apesar de o desenvolvimento neurossensoriomotor normal ser de proximal para distal ou craniocaudal, depois de aprendido, o movimento voluntário inicia-se pela extremidade.
9. **Padrões de movimento:** movimentos sinérgicos dentro de uma diagonal apresentando os três eixos de movimento simultaneamente: sagital, coronal e transversal.
10. **Alinhamento biomecânico:** guiam e controlam o movimento ou a estabilização por tornarem os movimentos mais efetivos e com menor gasto energético.

Conceito neuroevolutivo

O conceito neuroevolutivo é uma abordagem para a resolução de problemas em sujeitos com disfunção motora em decorrência de lesões no SNC. Foi desenvolvido na década de 1950, em Londres, pelo casal Karel Bobath (médico neurologista) e sua esposa Berta Bobath (fisioterapeuta) que durante os seus atendimentos verificaram a influência que a espasticidade gera no padrão de movimento interferindo na aquisição de estratégias, gerando compensações e reações associadas. Eles perceberam que o manuseio apropriado, o alinhamento biomecânico e o estímulo apropriado interferiam na aquisição motora e postularam os princípios do conceito que são abordados até os dias atuais.[24]

Um dos princípios básicos do conceito Bobath são os padrões de movimento que influenciam o tônus muscular, e estão relacionados com os conceitos de cinesiologia e anatomia, por exemplo os planos de movimento, no qual se sabe que no plano sagital os músculos flexores e extensores são responsáveis pela estabilização e manutenção do tônus muscular. Por esse motivo, pacientes hipertônicos, geralmente iniciam a terapia em posturas mais baixas, deitado em decúbito dorsal, uma vez que esta posição necessita de um menor ajuste tônico. Em contrapartida, sujeitos hipotônicos necessitam de maior ajuste tônico e se beneficiam de posturas sentadas.[25]

Outro princípio são as reações de equilíbrio e proteção, utilizadas frequentemente para promover o aprendizado motor, por meio de atividades funcionais que envolvem rolar, alcançar e transferir peso. São utilizadas estratégias no plano coronal com ações dos músculos abdutores e adutores, que são necessários para a estabilização da escápula e da pelve, e que respondem muito bem inicialmente em cadeia cinética fechada.[25]

Para favorecer o movimento funcional e inibir as reações associadas e/ou compensações geradas pelo tônus alterado, é importante o manuseio por parte do fisioterapeuta utilizando os pontos-chave de controle. Os pontos-chave de controle são articulações ou segmentos corporais utilizados como alavancas para facilitar o movimento nos casos de plegias ou para corrigir e fortalecer grupos musculares em casos de fraqueza. Os pontos-chave proximais (pescoço, articulação do ombro, escápula, esterno, pelve e articulação do quadril) são empregados em pacientes com maior dependência, necessitando de maior ajuda por parte do fisioterapeuta, em contrapartida, os pontos-chave distais (punhos, mãos, tornozelos e pés) são usados em usuários com fraqueza muscular ou incoordenação motora, para que o fisioterapeuta guie e corrija a execução do movimento. Existem ainda os pontos-chave intermediários muito bem utilizados na fase de transição e evolução do paciente como aprendizado motor na sua reabilitação.[24]

Exercícios domiciliares

Levando-se em consideração que pelo modelo biopsicossocial (CIF) – faz-se necessário a atividade e a participação para uma melhor recuperação, otimizando o ganho de força e o condicionamento físico, com consequente melhoria funcional além dos custos financeiros da reabilitação que são altos – faz-se necessário programas educacionais que ensinem os pacientes e suas famílias a continuarem com os exercícios em casa, independentemente da continuidade regular nos serviços de reabilitação, principalmente àqueles com doenças neurodegenerativas. Contudo, na prática clínica, observa-se a dificuldade que os pacientes apresentam para se lembrar e executar os exercícios orientados corretamente.[26]

No processo de envelhecimento, o exercício em domicílio é fundamental para a manutenção da massa e da força muscular. Estratégias para acompanhamento e monitoramento, com realização de um protocolo de treinamento funcional e progressivo para idosos frágeis, com realização de visitas periódicas e/ou ligações telefônicas, obtiveram respostas significativas quanto à melhoria da capacidade funcional e da qualidade de vida de idosos.[26,27]

Estratégias são propostas inclusive por parte do Ministério da Saúde visando os impactos ocasionados pelas morbidades geradas por agravos neurológicos e, para tanto, o investimento na formação de cuidadores familiares é uma alternativa. Para isso, foi elaborado um manual para essa população que dispõe de: rotinas, diretrizes e técnicas que vão desde posicionamentos e orientações sobre as mudanças de decúbito e cuidados no leito visando prevenir os seus efeitos deletérios como risco de broncoaspiração, lesões por pressão e instalação de deformidades, a exercícios para que o cuidador possa realizar visando minimizar a sua sobrecarga.[28]

O guia prático do cuidador do Ministério da Saúde está disponível para *download* na biblioteca virtual em saúde.[28] Sabe-se que a elaboração de cartilhas para orientação de um programa domiciliar nem sempre é fácil, as orientações precisam ser simples e as ilustrações, didáticas. Deve-se considerar que para uma boa compreensão é importante uma adequação do conteúdo ao grau de instrução e à capacidade cognitiva.

A plataforma *physiotherapy exercises*, disponível na internet e para aplicativos de celulares, está traduzida para o português e pode ser utilizada como uma ferramenta para exercícios domiciliares, quer seja pela qualidade das imagens, quer seja pela sua gratuidade.[29]

Conclusão

O sucesso no processo de recuperação de um idoso com agravo neurológico depende de uma avaliação adequada por parte do fisioterapeuta. A CIF pode auxiliar na identificação de disfunções em nível de atividade e participação, além de barreiras e facilitadores que, aliado ao SMART, pode elencar metas terapêuticas reais e bem definidas.

De acordo com cada problema de mobilidade ou estabilidade que surgir, compete ao fisioterapeuta a escolha do melhor recurso destinado a essa finalidade, quer seja pelo emprego da cinesioterapia, quer seja pelo uso de tecnologia complementar. O desafio de atender um idoso com agravos neurofuncionais é centrado na tarefa funcional e deve ser complementado em domicílio, visando alcançar independência para as AVDs e qualidade de vida.

Referências bibliográficas

1. Levin MF, Kleim JA, Wolf SL. What do motor "recovery" and "compensation" mean in patients following stroke? Neurorehabil neural repair. [Internet] 5 de dezembro de 2008 [citado 30 de maio de 2020]; Disponível em: https://journals.sagepub.com/doi/10.1177/1545968308328727
2. Marigold DS, Bethune AJ, Patla AE. Role of the unperturbed limb and arms in the reactive recovery response to an unexpected slip during locomotion. J Neurophysiol. 2003 Apr 1; 89(4):1727-37.
3. Farias N, Buchalla CM. A classificação internacional de funcionalidade, incapacidade e saúde da organização mundial da saúde: conceitos, usos e perspectivas. Rev Bras Epidemiol. Junho de 2005; 8(2):187-93.
4. Buchalla CM. CIF: classificação internacional de funcionalidade, incapacidade e saúde. São Paulo: Edusp; 2015.
5. Martins EF, Silva SMB, Fracon JF, Sá CSC. Experiência no uso combinado das classificações internacionais para descrever informações em saúde. Rev Atenção à Saúde [Internet]. 2010 [citado 30 de maio de 2020]. Disponível em: https://seer.uscs.edu.br/index.php/revista_ciencias_saude/article/view/1096
6. Bjerke MB, Renger R. Being smart about writing SMART objectives. Eval Program Plann. 2017 Apr 1; 61:125-7.
7. Bovend'Eerdt TJ, Botell RE, Wade DT. Writing SMART rehabilitation goals and achieving goal attainment scaling: a practical guide: Clin Rehabil [Internet]. 23 de fevereiro de 2009 [citado 30 de maio de 2020]; Disponível em: https://journals.sagepub.com/doi/10.1177/0269215508101741
8. MacLeod L. Making SMART goals smarter. Physician Exec. 2012 Apr; 38(2):68-70.
9. Woollacott MH, Shumway-Cook A. Controle motor: teoria e aplicações práticas. 3rd ed. Manole; 2010. 632 p.

10. Kisner C, Colby LA. Exercícios terapêuticos: fundamentos e técnicas. 6th ed. São Paulo: Manole; 2015. 1056 p.
11. Valente SCFV, Paula EB, Abranches M, Costa V, Borges H, Chamlian TR et al. Resultados da fisioterapia hospitalar na função do membro superior comprometido após acidente vascular encefálico. Rev Neurociências. 2006 Sep 30; 14(3):122-6.
12. Doretto D. Fisiopatologia clinica do sistema nervoso - fundamentos da semiologia. 2. ed. São Paulo: Atheneu; 2002. 496 p.
13. Ben M, Harvey L, Denis S, Glinsky J, Goehl G, Chee S et al. Does 12 weeks of regular standing prevent loss of ankle mobility and bone mineral density in people with recent spinal cord injuries? Aust J Physiother. 2005 Jan 1; 51(4):251-6.
14. Pin T, Dyke P, Chan M. The effectiveness of passive stretching in children with cerebral palsy. Dev Med Child Neurol. 2006 Oct; 48(10):855-62.
15. Wiart L, Darrah J, Kembhavi G. Stretching with children with cerebral palsy: what do we know and where are we going? Pediatr Phys Ther. 2008; 20(2):173-8.
16. Houglum PA, Bertoti DB, Nascimento FG. Cinesiologia clínica de Brunnstrom. 6. ed. São Paulo: Manole; 2014. 740 p.
17. Prentic WE, Voight ML. Técnicas em reabilitação musculoesquelética: inclui guia de exercícios. Artmed; 2009.
18. Pinheiro HA, Pereira LC, Santana FS, Alves AT, Fachin-Martins E, Karnikowski MGO et al. Treinamento de resistência para hipertrofia muscular em idosos. Fisioter Bras. 17 de março de 2018; 19(1):118-26.
19. Rodriguez MR, Clemente FAR. Avaliação das disfunções do controle motor. Univ Ciênc Saúde. 2008 Apr 1; 2(2):259-67. doi: 10.5102/ucs.v2i2.538.
20. Carr JH, Mungovan SF, Shepherd RB, Dean CM, Nordholm LA. Physiotherapy in stroke rehabilitation: bases for Australian physiotherapists' choice of treatment. Physiother Theory Pract. 1994 Jan 1; 10(4):201-9.
21. Lacerda NN, Gomes ÉB, Pinheiro HA. Efeitos da facilitação neuromuscular proprioceptiva na estabilidade postural e risco de quedas em pacientes com sequela de acidente vascular encefálico: estudo piloto. Fisioter E Pesqui. Março de 2013; 20(1):37-42.
22. Adler SS, Beckers D, Buck M. PNF: facilitação neuromuscular proprioceptiva: um guia ilustrado. 2. ed. São Paulo: Manole; 2007. 418 p.
23. Castilho-weinert LV, Forti-Bellani CD. Abordagem fisioterapêutica pelo conceito neuroevolutivo Bobath. In: Fisioterapia em neuropediatria [Internet]. Omnipax; 2011. p. 338. Disponível em: http://omnipax.com.br/livros/2011/FNP/FNP-livro.pdf
24. Enoka RM. Neuromechanics of human movement. 4th ed. Illinois: Human Kinetics; 2008. 564 p.
25. Santos AMB, Oliveira TP, Piemonte MEP. Elaboração de um manual ilustrado de exercícios domiciliares para pacientes com hemiparesia secundária ao acidente vascular encefálico (AVE). Fisioter e Pesqui. Março de 2012; 19(1):2-7.
26. Clegg A, Barber S, Young J, Forster A, Iliffe S. The home-based older people's exercise (HOPE) trial: study protocol for a randomised controlled trial. Trials. 2011 Jun 8; 12(1):143.
27. Bocchi SCM, Angelo M. Interação cuidador familiar-pessoa com AVC: autonomia compartilhada. Ciênc Amp Saúde Coletiva. 2005 Sep; 10(3):729-38.
28. Brasil, Ministério da Saúde, Secretaria de Gestão do Trabalho e da Educação na Saúde. Guia prático do cuidador [Internet]. Brasília, DF: Ministério da Saúde; 2008. 64 p. Disponível em: http://bvsms.saude.gov.br/bvs/publicacoes/guia_pratico_cuidador.pdf
29. Glinsky J, Harvey L, Sherrington C, Katalinic O. New exercises and features to help physiotherapists prescribe home exercise programs. Physiotherapy. 2015 May 1; 101:e1381. www.physiotherapyexercises.com

Capítulo 10

Principais Doenças Neurológicas no Envelhecimento

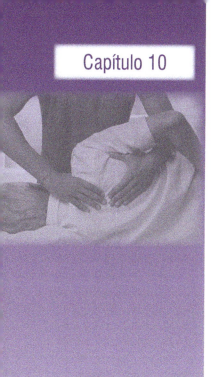

Mariana Asmar Alencar

Introdução

As condições neurológicas têm um impacto grande na vida do indivíduo e dos seus familiares. Muitas vezes são incapacitantes e podem levar à uma dependência parcial ou total. No idoso, o impacto negativo da doença neurológica pode ser agravado por uma condição de saúde prévia.[1,2]

Em acometimentos neurológicos é importante que o fisioterapeuta conheça bem a condição de saúde do indivíduo, ou seja, a doença e suas características, além de identificar os acometimentos em estrutura e função, atividade e participação.[3] A fisiopatologia da doença poderá interferir no processo de conduta fisioterapêutica, uma vez que algumas doenças podem ter características neurodegenerativas e outras não.[3,4] As metas fisioterapêuticas em doenças progressivas usualmente são distintas das outras condições.[3] O aumento da longevidade proporcionou um aumento da prevalência de acometimentos neurológicos na população idosa, principalmente acima de 70 anos. A doença neurológica no idoso está associada a um maior risco de desfechos adversos tais como mortalidade, disfunção, quedas, institucionalização e hospitalização.[1,2,4]

Uma vez que a sobrevida dos indivíduos com condições neurológicas está cada vez maior, é necessário ter em mente que qualquer indivíduo pode envelhecer com uma doença neurológica que se inicia em outras fases da vida.[5] Entretanto, abordaremos neste capítulo, de forma breve, as doenças mais importantes e comuns nos idosos. Discutiremos a demência, a doença de Parkinson e o acidente vascular encefálico.[1,6] Além disso, como é recomendado que sejam incluídos na avaliação fisioterapêutica, instrumentos de medida específicos ao diagnóstico/condição de saúde, também serão apresentados neste capítulo os principais instrumentos de medida específico à doença neurológica a ser abordada.

Doenças neurológicas no idoso

O funcionamento normal do cérebro depende da coordenação de ações entre os neurônios, células gliais, endoteliais e unidades neurovasculares.[7] As alterações que ocorrem com o processo de envelhecimento usualmente modificam essas estruturas; porém, é necessário que as alterações atinjam um certo limiar para que o comprometimento seja identificado clinicamente.[6,7] Sinais de declínios funcionais vão aparecendo de forma sutil no decorrer da vida de uma pessoa que envelhece, sem comprometer suas atividades de vida diária (AVD), e que podem ser considerados, em alguns casos, como envelhecimento natural.[6,7] Entretanto, para uma parcela da população, as alterações ocorrem em uma intensidade maior, ocasionando limitações funcionais marcantes e comprometimento no desempenho de atividades e de sua participação.

A grande dificuldade ainda é de identificar, na clínica, os indivíduos limítrofes entre o normal e o patológico, uma vez que alguns sintomas de comprometimento do sistema nervoso central (SNC) são atribuídos a alterações que ocorrem com a idade, pelo idoso, familiares e até mesmo, por alguns profissionais.[6,7] A identificação tardia de um processo patológico pode protelar o início da abordagem clínica e do tratamento fisioterapêutico.

Demência

As mudanças nas funções cognitivas ocorrem de forma distinta entre os idosos, uma vez que podem ocorrer desde alterações relacionadas com o envelhecimento natural, o comprometimento cognitivo leve até as demências.[8-10] O comprometimento cognitivo leve é caracterizado por prejuízo ou declínio nas funções cognitivas, mas que não compromete a funcionalidade normal das AVDs.[8-11] Os idosos com comprometimento cognitivo leve podem ou não evoluir para um quadro demencial e, em alguns casos, pode até ser revertido. Já nos quadros demenciais, o declínio cognitivo está sempre associado a um prejuízo na realização das AVDs básicas e/ou instrumentais.[8-11]

As demências têm sido consideradas um importante problema de saúde pública, uma vez que são muito prevalentes na população idosa e levam à incapacidade, perda de autonomia e dependência total do idoso.[10,11] As consequências da doença vão além dos danos causados ao indivíduo. Muitas vezes causam danos emocionais e financeiros devastadores à família e impactam negativamente em toda a sociedade. Além disso, as demências estão associadas a um risco elevado de hospitalização, institucionalização do idoso, queda e mortalidade.[11]

Os quadros demenciais podem ter diferentes etiologias, e os mecanismos fisiopatológicos podem ser multifatoriais.[10-12] Algumas demências podem ser consideradas potencialmente reversíveis e outras não reversíveis. Entre as reversíveis estão, por exemplo, hidrocefalia de pressão normal, tumores, hematoma subdural, doenças infecciosas, carências nutricionais, distúrbios hidreletrolíticos, transtornos endócrinos e depressão maior. No grupo das demências não reversíveis, as principais causas são doença de Alzheimer, demência vascular, demência por corpos de Lewy, demência frontotemporal e demência na doença de Parkinson.[11,12] Manifestações clínicas, sintomas, declínio funcional e curso da doença podem ser variáveis dependendo do tipo de demência do idoso (Tabela 10.1). Portanto, é importante que o fisioterapeuta conheça as características clínicas das principais demências.

A doença de Alzheimer (DA) é a mais comum e corresponde a 60 a 70% dos casos de demência. É a doença neurodegenerativa mais prevalente na população idosa e se caracteriza por ser insidiosa e progressiva.[11,12] O quadro clínico pode ser variável; porém, as manifestações clínicas predominantes são o comprometimento da memória episódica, da função executiva e da linguagem, com uma certa preservação do funcionamento motor até as fases mais avançadas. Os sintomas iniciais estão mais relacionados com distúrbios da memória para fatos recentes e discreta desorientação temporal. Com a evolução da doença é observado um declínio progressivo da memória, função executiva, linguagem (anomia) e função visuoespacial (desorientações temporal e espacial), e podem surgir distúrbios comportamentais (inversão do ciclo sono-vigília; delírios de roubo, perseguição e infidelidade).[11] À medida que ocorre a progressão da doença, as funções cognitivas e as

TABELA 10.1. Principais tipos de demência nos idosos

Tipo de demência	História	Sinais e sintomas
Doença de Alzheimer	Início insidioso, progressiva	▪ Comprometimento da memória (especialmente episódica) ▪ Alteração de linguagem (anomia) ▪ Disfunção visuoespacial ▪ Sem alterações motoras e neurológicas iniciais ▪ Distúrbios comportamentais com a evolução
Demência vascular	Início abrupto ou gradual	▪ Sinais neurológicos focais ▪ Sinais de doença vascular ▪ Comprometimento leve da memória ▪ Lentificação no processamento psicomotor
Demência por corpos de Lewy	Início insidioso, progressiva com flutuações	▪ Flutuação cognitiva ▪ Alucinações visuais recorrentes ▪ Parkinsonismo ▪ Distúrbios do sono ▪ Disfunção autonômica ▪ Quedas
Demência frontotemporal	Início insidioso e progressão rápida	▪ Alterações precoces de personalidade e de comportamento (apatia, desinibição, impulsividade, obsessões, inflexibilidade mental) ▪ Alterações de linguagem (redução da fluência verbal, estereotipias e ecolalia) ▪ Disfunção executiva
Demência da doença de Parkinson	Surge após o início dos sinais motores	▪ Alterações motoras ▪ Déficit atencional com flutuação ▪ Disfunção executiva ▪ Alucinações

Fonte: elaborada pela autora.

habilidades funcionais declinam de tal forma que, em estágios mais avançados, a pessoa pode se tornar totalmente dependente para as AVDs, perder sua capacidade de comunicar, não ser capaz reconhecer os entes mais queridos e se tornar restrito ao leito.[11,12]

A demência vascular está associada a alterações cognitivas decorrentes de doenças cerebrovasculares.[11,12] É a segunda causa mais frequente de demência e corresponde a cerca de 10% dos casos. A evolução e o tipo de alteração cognitiva podem ser bastante variáveis, dependendo das características e locais da lesão; entretanto, um declínio cognitivo em degraus é bastante característico. Alguns dos sintomas usualmente encontrados na demência vascular são: déficits na função executiva, comprometimento leve da memória, lentificação no processamento psicomotor, alteração da marcha e incontinência urinária. Nesses indivíduos, é comum a presença de disfunções neurológicas associadas ao quadro demencial.[11,12]

A demência por corpos de Lewy é caracterizada clinicamente por um declínio cognitivo progressivo, acompanhado de alucinações visuais recorrentes, flutuação cognitiva, parkinsonismo, além de distúrbios do sono, depressão, ansiedade, disfunção autonômica e quedas.[11,12] Usualmente, o parkinsonismo é mais leve e axial, com predomínio da bradicinesia, rigidez e instabilidade postural. Tem sido associado a taxas maiores de morbidade, mortalidade e sobrecarga do cuidador que a DA.

A demência frontotemporal tem início insidioso e evolui de forma progressiva.[11,12] Possui um quadro clínico característico, com alterações precoces de personalidade e de comportamento (p. ex., apatia, desinibição, impulsividade, obsessões, inflexibilidade mental), além de alterações de linguagem (redução da fluência verbal, estereotipias e ecolalia) e disfunção executiva.[11,12]

A demência na doença de Parkinson se caracteriza pelo prejuízo cognitivo progressivo, que surge após o início dos sintomas.[11,12] Após 10 anos de doença de Parkinson, cerca de 80% dos idosos apresentam demência. O comprometimento cognitivo é caracterizado por presença de déficit atencional com flutuação, disfunção executiva e alucinações.

O diagnóstico diferencial das demências realizado pelo médico, usualmente é feito a partir das informações coletadas da história, do exame clínico, das avaliações neuropsicológicas e do uso de alguns exames laboratoriais e de imagem.[11,12]

Independentemente do tipo, o cuidado fisioterapêutico de um idoso com demência envolve manter a função, proporcionar independência e garantir a qualidade de vida.[3,9,13] Como a demência pode variar em graus de acometimento distintos, desde leves até graves, e ainda tem uma natureza progressiva, o indivíduo necessita de reavaliações constantes e adequações nas metas e objetivos estabelecidos.[3,13] O Quadro 10.1 descreve os principais objetivos gerais fisioterapêuticos e as atitudes que o fisioterapeuta pode adotar que auxiliam no atendimento do idoso com demência. Entretanto, vale ressaltar que as metas fisioterapêuticas devem ser traçadas levando em consideração as disfunções identificadas na avaliação.

Outro ponto importante a ser realizado pelo fisioterapeuta é o acompanhamento da saúde do cuidador do idoso.[14] Uma vez que os idosos com demência podem apresentar comprometimentos funcional e cognitivo por um longo período antes da morte e ainda se tornam dependentes nas fases avançadas, elevando a sobrecarga imposta ao

QUADRO 10.1. Objetivo geral da fisioterapia no acompanhamento do idoso com demência e atitudes do fisioterapeuta que auxiliam o atendimento

Objetivo geral da fisioterapia
▪ Aumentar a segurança na realização das atividades funcionais ▪ Manter a funcionalidade ▪ Manter e aumentar a força e resistência ▪ Manter e aumentar a mobilidade articular ▪ Manter e aumentar o condicionamento cardiorrespiratório ▪ Reduzir o risco secundário de imobilidade ▪ Reduzir a dor ▪ Manter e aumentar a densidade mineral óssea ▪ Reduzir o risco de quedas
Atitudes do fisioterapeuta que auxiliam o atendimento
▪ Orientação inicial (tempo, lugar, pessoa) ▪ Consistência das informações ▪ Simplificação da linguagem utilizada ▪ Cuidado com o conteúdo da fala perto do idoso ▪ Repetição de conteúdos ▪ Pareamento de estímulos verbais, físicos e visuais facilita a aprendizagem de novas informações ▪ Espelhamento ▪ Uso dos recursos: poucos de cada vez (recursos para despertar interesse) ▪ Cuidado para não solicitar tarefa além da capacidade ▪ Uso de atividades de acordo com a história de vida da pessoa ▪ Domicílio × clínica – a casa está associada à autoconfiança, segurança física e psicológica ▪ Estratégias para evitar ambientes excessivamente estimulantes ou ruidosos ▪ Evitar discutir a realidade ou discordar do idoso ▪ Incremento gradativo da dificuldade ▪ Adaptação do ambiente – acessibilidade e segurança

Fonte: elaborado pela autora.

cuidador. Muitos cuidadores adoecem e ficam impossibilitados de prestar um cuidado de qualidade.[14]

A avaliação da capacidade funcional e da participação do idoso com demência é fundamental para um acompanhamento da progressão da doença e identificação das capacidades remanescentes.[3] Dentre os instrumentos de medida específicos para a avaliação de idosos com demência e de seus cuidadores estão:

1. **Índice de Pfeffer:** avalia as atividades instrumentais de vida diária.[15]
2. **Southampton Assessment of Mobility (SAM-BR):** avalia o desempenho da mobilidade orientada para AVD.[16]
3. **Escala de Cornell de depressão em demência:** realiza a triagem dos sintomas depressivos.[17]
4. **Questionário de qualidade de vida na doença de Alzheimer (QdV-DA):** composto de três partes: uma parte para o próprio idoso avaliar a sua qualidade de vida, a segunda para o cuidador avaliar a qualidade de vida do idoso e a terceira para avaliar a qualidade de vida do cuidador.[18]

Doença de Parkinson

A doença de Parkinson (DP) é a segunda causa mais frequente de doença neurodegenerativa entre os idosos.[19-21] Sua prevalência é maior no sexo masculino a partir dos 60 anos e tende a crescer com o aumento da idade.[19-21] Fisicamente, é uma das doenças mais incapacitantes do SNC, afeta a saúde e a qualidade de vida do indivíduo e, usualmente, impacta negativamente os aspectos econômico e social das famílias.[19-21]

A DP resulta da perda progressiva de células que produzem a dopamina na substância negra.[19-21] A patologia inclui o desenvolvimento de corpos de Lewy nos neurônios dopaminérgicos. A degeneração das células leva a níveis menores de dopamina em projeções da substância negra para corpo estriado, lobo frontal e circuito límbico. Quando os sintomas acontecem, cerca de 60 a 70% dos neurônios da substância negra da parte compacta já foram perdidos; logo, as mudanças patológicas precedem os sintomas por duas décadas ou mais.[19-21] A causa da morte celular ainda não é conhecida, entretanto, atualmente, acredita-se que fatores genéticos e ambientais interagem e aumentam o risco de um indivíduo desenvolver DP.[19-21]

A DP é caracterizada por sintomas motores e não motores. Os sinais e sintomas motores, considerados sinais cardinais, são bradicinesia, rigidez, tremor em repouso e instabilidade postural (Tabela 10.2).[21] Com a progressão da doença, os sinais motores podem estar associados a distúrbios cognitivos (demência), comportamentais (depressão, ansiedade), distúrbio do sono (insônia, fragmentação do sono) e disfunção autonômica (p. ex., hipotensão ortostática e hiperidrose).[21]

O sinal cardinal mais comum entre os idosos é a bradicinesia, que consiste na lentidão e redução dos movimentos.[20,22] O indivíduo apresenta uma grande dificuldade em iniciar o movimento voluntário, com tempo de reação e de movimento prolongados. Clinicamente, a bradicinesia pode ser verificada tanto na realização de movimentos funcionais quanto nos movimentos simples de uma única articulação. Devido a bradicinesia, os indivíduos com

TABELA 10.2. Principais sinais e sintomas na doença de Parkinson

Sinais e sintomas	Característica
Bradicinesia Lentidão e redução dos movimentos	- Grande dificuldade em iniciar o movimento voluntário - Tempo de reação e de movimento prolongados - Impacto sobre as atividades cotidianas - Piora em dupla tarefa ou tarefas em sequência - Alterações na marcha (*freezing*)
Rigidez Resistência à movimentação passiva de uma articulação	- Pode estar presente nos membros, pescoço e tronco - Piora com o estresse, ansiedade e movimento contralateral - Pode estar associado a um quadro de dor e a deformidades posturais
Tremor em repouso	- Tipicamente assimétrico - Movimentos rítmicos - Piora com situações de estresse - Pode desaparecer durante o sono, relaxamento completo ou atividade voluntária
Instabilidade postural	- Instabilidade postural estática e dinâmica - Associada à incapacidade de realizar ajustes posturais apropriados - Aumenta a incapacidade do indivíduo e o risco de queda

Fonte: elaborada pela autora.

DP apresentam dificuldade em desempenhar as atividades cotidianas, como passar de sentado para de pé, caminhar, virar-se na cama, pegar um objeto e em atividades de autocuidado, por exemplo. A dificuldade e a lentidão em realizar uma atividade são aumentadas quando associadas à realização simultânea de outra tarefa (atividade em dupla-tarefa) ou ao realizar tarefas em sequência.[20,22] Dependendo da região acometida do corpo, podem ser verificados outros sinais como: face em máscara (hipomimia), diminuição do piscar dos olhos, fala hipofônica, acúmulo de saliva na cavidade oral, constipação intestinal e micrografia.[20,22]

A rigidez é caracterizada por uma resistência à movimentação passiva de uma articulação.[20,21] A rigidez ocorre de forma fragmentada (roda denteada), ou seja, não acontece de forma contínua durante o arco do movimento. Pode estar presente nos membros, pescoço e tronco e, reforçada pelo estresse, ansiedade e movimento contralateral. Frequentemente, a rigidez está associada a um quadro de dor e a deformidades posturais.

O tremor em repouso é tipicamente assimétrico, com frequência média de cinco ciclos por segundo e pode acometer um ou mais membros.[20,21] O tremor tende a piorar com situações de estresse e desaparecer durante o sono, relaxamento completo ou atividade voluntária. O tipo de tremor mais característico é o de movimentos rítmicos dos dedos (semelhante a contar dinheiro).

A instabilidade postural verificada no indivíduo com DP ocorre tanto de forma estática quanto dinâmica.[21-23] As alterações das reações de equilíbrio estão frequentemente associadas à incapacidade de realizar ajustes posturais apropriados. Clinicamente, é evidente um aumento das alterações do equilíbrio com o avançar da doença; entretanto, o controle postural dinâmico ao virar, pode ser comprometido mesmo em fases iniciais da doença. A instabilidade postural contribui para o aumento da incapacidade do indivíduo e está associado a um aumento do risco de ocorrência das quedas, tão frequentes entre os indivíduos com Parkinson, sobretudo entre os idosos.[21-23]

As deformidades posturais tipicamente encontradas no indivíduo com DP são postura fletida de pescoço e tronco e cotovelos e joelhos flexionados.[21-23] Essas alterações posturais se tornam mais evidentes com a progressão da doença. Na marcha, a lentidão do movimento e a dificuldade de iniciação são frequentemente observadas e estão associadas a uma instabilidade postural.[21-23] Usualmente, os indivíduos com DP apresentam uma marcha com passos curtos, arrastados, comprimento de passos desiguais, uma postura fletida típica e, diminuição do movimento de balanço dos membros superiores, da dissociação entre as cinturas escapular e pélvica e do deslocamento angular das articulações. Outro problema frequente, é o congelamento (*freezing*)[21-23] que pode ocorrer no início ou durante a marcha, sendo mais evidente quando o indivíduo passa em lugares estreitos, realiza o movimento de virar, realiza atividades de dupla-tarefa, se aproxima de um alvo ou quando anda em completa escuridão. No congelamento, o indivíduo sente como se os pés estivessem colados no chão. Em estágios iniciais da doença, pode durar alguns segundos e, com a progressão, pode persistir por minutos. Alguns indivíduos com DP, também podem apresentar a festinação durante a marcha, caracterizada pelo aumento involuntário na velocidade, com uma diminuição no comprimento do passo e uma tendência de inclinar-se para a frente (como se o indivíduo perseguisse seu próprio centro de gravidade).

Outras funções corporais, tais como redução da função muscular, redução da flexibilidade musculotendínea e do condicionamento cardiorrespiratório são frequentemente verificadas em indivíduos com DP, principalmente com o avançar da doença.[21-23]

A DP gera uma ampla variedade de problemas que pode ser uma consequência direta da doença, decorrente da inatividade ou até de medicamentos, que associada às mudanças que ocorrem com o processo de envelhecimento, podem favorecer a um maior comprometimento na realização das atividades funcionais e da participação do indivíduo, além de uma maior necessidade de cuidados.[22,23] O diagnóstico médico da DP é baseado, principalmente, em critérios clínicos, que consiste na identificação da bradicinesia e de, pelo menos, mais um sinal cardinal (rigidez, tremor ou instabilidade postural). Exames laboratoriais e de imagem são utilizados na exclusão de outras doenças. É importante realizar o diagnóstico diferencial de outras síndromes parkinsonianas.[19-21]

O plano geral do tratamento fisioterapêutico deve ser baseado nas seguintes áreas centrais: capacidade física, postura, transferência, atividades manuais, equilíbrio e marcha (Quadro 10.2).[22,23] Entretanto, a variabilidade na progressão e nas perdas funcionais é bastante distinta entre os indivíduos com DP e o objetivo principal da fisioterapia deve ser específico às necessidades da pessoa. Portanto, avaliação fisioterapêutica e interpretação dos resultados adequados são necessários para que possa ser implementado um plano de tratamento adequado àquele indivíduo. O recomendado é que no processo de avaliação se considere os domínios de funcionalidade descritos pela CIF (estrutura e função, atividade e participação), além dos fatores contextuais pessoais e ambientais, que podem ser facilitadores ou barreiras.[22] O uso de instrumentos de medida padronizados e específicos à doença embasa a avaliação, a evolução e a comunicação transparentes, objetivas e estruturadas.

No caso da DP, os instrumentos específicos frequentemente recomendados para a prática clínica do fisioterapeuta no Brasil, são:

1. **Escala de Hoehn & Yard:** permite avaliar a gravidade da DP. Com base nos sinais e sintomas motores, classificam o indivíduo quanto ao nível de incapacidade.
2. **Unified Parkinson's Disease Rating Scale (UPDRS):** possibilita documentar algumas habilidades funcionais do indivíduo. Nas partes 1 e 3 são avaliados componentes de estrutura e função e na parte 2, atividade.[24]

QUADRO 10.2. Objetivo geral da fisioterapia no acompanhamento do idoso com doença de Parkinson e considerações ao implementar o tratamento

Objetivo geral da fisioterapia
▪ Aumentar a segurança na realização das atividades funcionais   ▪ Maximizar a qualidade do movimento   ▪ Manter a independência funcional   ▪ Manter e aumentar a capacidade física   ▪ Apoiar o autocuidado   ▪ Prevenir o medo de se mover e cair   ▪ Prevenir as quedas
Considerações ao implementar o tratamento
▪ Considerar as flutuações diárias dos sintomas   ▪ Horário da medicação (período *on/off*)   ▪ Utilizar pistas externas: visuais, auditivas e táteis   ▪ Treino funcional (dupla-tarefa e tarefa em sequência)   ▪ O objetivo deve envolver as áreas centrais: capacidade física, postura, transferência, atividades manuais, equilíbrio e marcha   ▪ Adaptação do ambiente- acessibilidade e segurança

Fonte: elaborado pela autora.

3. **New Freezing of Gait Questionnaire (NFOG-Q)/Novo Questionário de Congelamento da Marcha:** avalia, por autorrelato, as características do congelamento durante a marcha.[25]
4. **Modified Parkinson Activity Scale/Escala Modificada de Atividade em Parkinson:** avalia a transferência da cadeira, a acinesia da marcha e a mobilidade na cama.
5. **Push and Release Test/Teste Segure e Solte:** avalia a reação de equilíbrio estático do indivíduo.
6. **Parkinson Disease Questionnaire-39 (PDQ-39):** avalia, de forma específica, a qualidade de vida na DP.[26] Outros instrumentos específicos, ainda estão em processo de tradução e validação para o uso na população brasileira.

Acidente vascular encefálico

O acidente vascular encefálico (AVE) é uma condição que se torna mais frequente com o avançar da idade.[27-30] Estima-se que cerca de 10% da população entre 65 e 79 anos seja acometida e, em torno de 15% dos idosos com idade ≥ 85 anos. A mortalidade decorrente do AVE vem reduzindo ao longo dos anos, sobretudo em países desenvolvidos. Entretanto, as consequências pós-AVE representam uma importante causa de incapacidade entre os idosos e geram uma elevada sobrecarga econômica à família e à sociedade.[27-30] O pós-AVE na população idosa está associada a um risco aumentado de hospitalização recorrente, quedas e institucionalização do idoso, o que eleva a demanda de cuidados aos setores públicos e privados.[27,29]

O AVE é uma disfunção neurológica aguda de origem vascular com início rápido dos sintomas, os quais variam segundo a região afetada do encéfalo.[27,30] A síndrome neurológica pode ser decorrente de um quadro isquêmico ou hemorrágico. Os principais fatores associados à ocorrência do AVE são divididos em modificáveis ou não. Entre os não modificáveis estão a idade (risco aumenta com a idade), sexo masculino, raça negra e fatores genéticos. Os fatores de risco modificáveis amplamente reconhecidos são hipertensão, diabetes, tabagismo e dislipidemia, bem como fatores relacionados com o estilo de vida, tais como obesidade, baixa qualidade nutricional e inatividade física.[30] Um ponto importante a ser ressaltado é que uma grande parcela dos casos de AVE poderia ser prevenida com as mudanças dos fatores de risco. Portanto, o fisioterapeuta também deve se engajar em desenvolver estratégias de controle dos fatores associados à ocorrência do AVE, uma vez que o risco de recorrência está aumentado nos primeiros anos pós-AVE.[30]

A maioria dos indivíduos que sobrevive ao AVE apresenta graus variáveis de incapacidade.[27,30,31] O quadro clínico-funcional que o fisioterapeuta encontrará e o prognóstico de melhora funcional dependem do local da lesão, quantidade de fluxo sanguíneo colateral, extensão da lesão, adequação do tratamento inicial empregado e condições prévias do indivíduo.[27,30,31] Além disso, circunstâncias secundárias, associadas ao dano primário, como imobilidade, inatividade física, posicionamento inadequado, comorbidades e atrofia muscular por desuso podem contribuir para diferentes deficiências, limitações e restrições entre os indivíduos pós-AVE.[27,30,31]

As possíveis deficiências (estrutura e função) a serem encontradas no pós-AVE são: disfunção motora (paresia ou plegia); alteração do tônus muscular, da sensibilidade e da coordenação motora; disfunções cognitivas e cardiorrespiratórias; distúrbios da comunicação e deglutição; e, ainda, alterações do estado de consciência e hemodinâmicas (principalmente em fase aguda). Com relação às limitações (atividade), usualmente verificamos comprometimento no desempenho das transferências, da mobilidade, do equilíbrio e na capacidade de realização das atividades básicas e instrumentais de vida diária. No pós-AVE, os indivíduos apresentam restrições (participação) em continuar realizando seu papel na vida pessoal, familiar, profissional e social, podendo impactar negativamente na qualidade de vida (Tabela 10.3).[30,31]

Os achados clínicos podem ser distintos dependendo da fase pós-AVE que o indivíduo se encontra. Didaticamente, as fases podem ser divididas em: 1) aguda (< 2 meses); 2) subaguda (2-6 meses) e 3) crônica (> 6 meses).[32,33] Tanto o processo de avaliação quanto os objetivos e metas terapêuticas também irão variar de acordo com a fase pós-AVE. A Stroke Evidence Database to Guide Effectiveness Taskforce (StrokEDGE) da Academy of Neurologic Physical Therapy orienta que a escolha do instrumento de avaliação deve considerar a fase pós-AVE, permitindo, assim, que o fisioterapeuta desenvolva um plano de cuidado adequado ao indivíduo e que o potencial máximo de recuperação seja alcançado em cada fase.[31-33]

A fase inicial pós-AVE é caracterizada por um quadro de pouca atividade motora, hipotonia e arreflexia do(s) membro(s) afetado(s); porém, com o processo de redução do edema cerebral, absorção de tecido lesado e melhora no fluxo vascular local, o indivíduo começa a evoluir para um quadro de melhora da atividade motora e de mudanças no tônus. O retorno da função neural não danificada pelo AVE pode conferir algum grau de recuperação espontânea ao indivíduo.[27,31]

TABELA 10.3. Principais sinais e sintomas no pós-AVE

Sinais e sintomas	Característica
Fase inicial/aguda pós-AVE	• Disfunção motora (plegia/paresia)/paralisia flácida • Hipotonia • Arreflexia • Alteração sensorial • Acometimento cognitivo (em alguns casos)
Fase tardia/crônica pós-AVE	• Disfunção motora (plegia/paresia) • Redução da capacidade física • Incoordenação motora • Alteração sensorial • Instabilidade postural • Limitação da mobilidade: rolar na cama, passar de deitado para sentado, sentar e levantar, marcha, transpor obstáculo, alcance e manipulação • Limitação das AVDs básicas e instrumentais • Restrições social e familiar • Mudanças do humor e/ou labilidade emocional • Acometimento cognitivo (em alguns casos) • Complicações secundárias: espasticidade, contratura, subluxação do ombro, ombro doloroso, distrofia simpático reflexa, edemas das extremidades, descondicionamento, fadiga, úlcera por pressão, quedas

Fonte: elaborada pela autora.

Com o passar do tempo, ocorre uma progressão do quadro motor e, muitas vezes, no intuito de o indivíduo se movimentar, podem acontecer movimentos adaptativos e compensatórios.[27,31] Em geral, os padrões de movimentos surgem na tentativa de o indivíduo continuar realizando uma determinada atividade e para tal, acaba utilizando a musculatura capaz de gerar (total ou parcialmente) o movimento. Além disso, mudanças musculotendíneas, decorrentes de um posicionamento inadequado do(s) segmentos(s) corporal(is), também podem favorecer o desenvolvimento desses padrões.

A disfunção na marcha é muito prevalente entre os indivíduos pós-AVE, sobretudo entre os idosos.[27,31] As alterações da marcha são caracterizadas por uma assimetria pronunciada, redução da velocidade, diminuição do comprimento da passada, com redução do tempo de apoio e aumento do tempo de balanço do lado plégico/parético. Clinicamente, é observado um espectro variável de anormalidades da marcha depois do AVE – dependendo no nível da fraqueza muscular – da gravidade da espasticidade, dos mecanismos compensatórios e de suas interações.[34]

As dificuldades em andar limitam a realização das atividades cotidianas e a mobilidade, o que impactam negativamente na percepção da qualidade de vida, nos aspectos emocionais e em um risco elevado da ocorrência das quedas.[27,31,34,35] Os idosos pós-AVE apresentam um risco, uma ocorrência e um número de lesões graves decorrentes das quedas superiores aos verificados na população adulta pós-AVE e na população idosa geral. Um programa de prevenção de quedas é essencial; porém, vale ressaltar que, frequentemente, os programas desenvolvidos para a população geral de idosos não se mostram eficazes na prevenção das quedas no idoso pós-AVE.[31,35] O trabalho de prevenção requer considerações especiais relacionadas com as disfunções neurológicas de base do idoso.

Outras atividades funcionais como rolar na cama, passar de deitado para sentado, sentar e levantar, transpor obstáculo, alcance e manipulação também estão alteradas e merecem uma atenção especial durante o processo de avaliação e intervenção fisioterapêutico.

Algumas condições deletérias são frequentemente observadas no pós-AVE, tais como a lesão por pressão, contraturas, dor de origem central, ombro doloroso, incontinência urinária e/ou fecal e depressão, condições estas que podem dificultar e retardar o processo de reabilitação. Caso o fisioterapeuta identifique essas condições, faz-se necessário os devidos encaminhamento e tratamento.[30,31]

É importante que o fisioterapeuta, durante o processo de avaliação e planejamento do programa de reabilitação, identifique e prescreva os dispositivos de auxílio mais adequados à condição funcional do indivíduo, para que o dispositivo permita um maior grau de autonomia e independência.

Como a intervenção fisioterapêutica tem como objetivo prevenir, minimizar ou reverter deficiências, incapacidades e restrições decorrentes do AVE (Tabela 10.4),[27,31] a escolha de instrumentos de avaliação adequados é de vital importância para uma melhor evolução do quadro físico-funcional do indivíduo. A avaliação fisioterapêutica não deve ser apenas direcionada às deficiências (componentes de estrutura e função), é importante avaliar as consequências funcionais do AVE, determinando as incapacidades e as capacidades remanescentes, além de investigar o impacto da doença sobre a participação do indivíduo no seu contexto familiar e social e sobre os aspectos da qualidade de vida.

TABELA 10.4. Objetivo geral da fisioterapia de acordo com fase pós-AVE

	Objetivo geral da fisioterapia
Fase inicial/ aguda pós-AVE	▪ Prevenir complicações secundárias ao imobilismo (úlcera por pressão, rigidez articular, dor) ▪ Restabelecer a função respiratória ▪ Posicionar ▪ Manter a integridade musculoesquelética (exercitar passivamente/ativo-assistida) ▪ Orientar as mudanças de decúbito ▪ Incentivar a mobilização precoce no leito e fora do leito ▪ Orientar a família quanto aos cuidados ▪ Suporte emocional
Fase tardia/ crônica pós-AVE	▪ Recuperar as habilidades motoras (função, coordenação) ▪ Treinar equilíbrio estático e dinâmico ▪ Treinar o condicionamento cardiorrespiratório ▪ Utilizar técnicas de compensação ▪ Treinar e incentivar o uso do membro parético/plégico nas AVDs básicas e instrumentais ▪ Estimular a função sensorial ▪ Orientar quanto ao uso adequado de órteses/dispositivos auxiliares de locomoção ▪ Adaptar o ambiente ▪ Reintegrar o indivíduo na vida comunitária ▪ Prevenir complicações secundárias (espasticidade, contratura, subluxação do ombro, ombro doloroso, distrofia simpático reflexa, edemas das extremidades, fadiga, úlcera por pressão quedas)
	Considerações ao implementar o tratamento

▪ Iniciar o tratamento fisioterapêutico o mais precoce possível
▪ Atenção especial ao treino de marcha
▪ Orientar cuidadores/familiares a incentivar o idoso pós-AVE a utilizar o membro plégico/parético e a continuar a realizar suas AVDs

Fonte: elaborada pela autora.

Dentre os instrumentos de medida específicos ao AVE mais recomendados[32,33] e disponíveis para o uso na população brasileira estão:

1. **National Institutes of Health Stroke Scale (NIHSS)/Escala de AVE de NIH:** a escala avalia a gravidade e o prognóstico pós-AVE (indicado para a fase aguda).
2. **Escala de Fugl-Meyer:** é uma medida de desempenho, que avalia motricidade passiva, dor, sensibilidade, função motora dos membros superiores e inferiores, coordenação e equilíbrio.
3. **Postural Assessment Scale for Stroke Patients (PASS)/Escala de Avaliação Postural para Pacientes pós-AVE:** é uma medida de desempenho que avalia a manutenção em uma postura e a mudança de postura do indivíduo pós-AVE.
4. **Trunk Impairment Scale (TIS)/Escala de Deficiência de Tronco:** avalia o equilíbrio sentado estático, dinâmico e a coordenação.
5. **Trunk Control Test/Teste de Controle de Tronco:** avalia o rolar sobre o lado mais fraco, rolar sobre o lado mais forte, equilíbrio sentado e passar de deitado para sentado.
6. **Functional Ambulation Classification (FAC)/Escala de Categorias de Deambulação Funcional:** categoriza o indivíduo de acordo com a capacidade de deambular.
7. **Índice de Mobilidade de Rivermead:** avalia a mobilidade dos membros inferiores, superiores e tronco, e a realização de algumas atividades específicas.

8. **Escala de Qualidade de Vida Específica para AVE (EQVE-AVE):** mensura a percepção da qualidade de vida no pós-AVE (fases subagudas e crônicas).
9. **Exercise Preference Questionnaire (EPQ-Stroke):** auxilia na compreensão de quais seriam os melhores tipos de programa de exercícios no após AVE de uma determinada pessoa (fase crônica). Outros instrumentos de medida específicos da avaliação de indivíduos no pós-AVE estão passando pelo processo de validação e ficarão disponíveis para o uso na prática clínica do fisioterapeuta.[32,33]

Considerações finais

Acompanhado o envelhecimento populacional, verificamos um aumento da prevalência das doenças neurológicas entre os idosos, especialmente do AVE e das doenças neurodegenerativas como as doenças de Alzheimer e Parkinson. Estas doenças estão fortemente associadas a desfechos negativos para a vida do idoso, uma vez que estão relacionadas com múltiplas complicações de saúde, perdas de funcionalidades físicas e cognitivas e alto custo nos cuidados.

É importante que o fisioterapeuta conheça bem a condição de saúde do indivíduo e seja capaz de identificar disfunções, limitações e restrições associadas às doenças. É essencial um processo de avaliação detalhado para que o plano terapêutico seja centrado nas necessidades do indivíduo e a seleção e implementação de intervenções sejam efetivas.

Referências bibliográficas

1. Licher S, Darweesh SKL, Wolters FJ et al. Lifetime risk of common neurological diseases in the elderly population. J Neurol Neurosurg Psychiatry. 2019; 90:148-56.
2. GBD 2015 Neurological Disorders Collaborator Group. Global, regional, and national burden of neurological disorders during 1990-2015: a systematic analysis for the Global Burden of Disease Study 2015. Lancet Neurol. 2017; 16:877-97.
3. Carmeli E. Physical therapy for neurological conditions in geriatric populations. Front Public Health. 2017; 5:333.
4. Béjota CY, Yaffeb K. Ageing population: a neurological challenge. Neuroepidemiology. 2019; 52:76-7.
5. Birbeck LG, Meyer A, Ogunniyi A. Nervous system disorders across the life course in resource-limited settings. Nature. 2015 Nov 19; 527(7578):S167-71.
6. Kowalska M, Owecki M, Prendecki M et al. Aging and neurological diseases. In: Physiology or pathology. IntechOpen. 2017. http://dx.doi.org/10.5772/intechopen.69499 8.
7. Schott JM. The neurology of ageing: what is normal? Pract Neurol 2017; 17:172-82. doi:10.1136/practneurol-2016-001566.
8. Sanford AM. Mild cognitive impairment. Clin Geriatr Med. 2017; 33:325-37.
9. Hildreth KL, Church S. Evaluation and management of elderly patient presenting with cognitive complaints. Med Clin North Am. 2015; 99:311-35.
10. LoGiudice D, Watson R. Dementia in older people: an update. Intern Med J. 2014; 44:1066-73.
11. Alzheimer's Association. 2016 Alzheimer's disease facts and figures, Alzheimers Dement. 2016; 12:459-509.
12. Shaji KS, Sivakumar PT, Rao GP. Clinical practice guidelines for management of dementia. Indian J Psychiatry. 2018 Feb; 60(Suppl 3): S312-S328.
13. WHO. Guidelines on risk reduction of cognitive decline and dementia. World Health Organization. 2019. 96 p.

14. NICE. Dementia: assessment, management and support for people living with dementia and their carers NICE guideline Published: 2018 Jun 20. www.nice.org.uk/guidance/ng97.
15. Marra TA, Pereira LSM, Faria CDCM et al. Evaluation of the activities of daily living of elderly people with different levels of dementia. Revista Brasileira Fisioterapia. 2007; 11(4):267-73.
16. Pereira LSM, Marra TA, Faria CDCM et al. Adaptação transcultural e análise da confiabilidade do Southampton Assessment of Mobility para avaliar a mobilidade de idosos brasileiros com demência. Cad. Saúde Pública. 2006; 22(1):2085-95.
17. Carthery-Goulart MT, Areza-Fegyveres R, Schultz RR et al. Versão Brasileira da escala Cornell de depressão em demência (cornell depression scale in dementia). Arquivos de Neuropsiquiatria. 2007; 65(3):912-5.
18. Novelli MMPC. Adaptação transcultural da escala de avaliação de qualidade de vida na doença de Alzheimer. 2003. 130f. Dissertação (Mestrado em Ciências) – Faculdade de Medicina da Universidade de São Paulo, São Paulo, 2003.
19. Shukla LC, Schulze J, Farlow J et al. Parkinson disease overview. 2019 jul 25. In: Adam MP, Ardinger HH, Pagon RA et al. editors. GeneReviews [Internet]. Seatle (WA): University of Washington, Seatle, 1993-2019. https://www.nbci.nlm.nih.gov/books/
20. Rizek P, Kumar N, Jog MS. Na update on the diagnosis and treatment of Parkinson disease. CMAJ. 2016; 188(16):1157-65.
21. Beitz JM. Parkinson's disease: a review. Front Biosci. 2014; 6:65-74.
22. Radder DLM, Sturkenboom IH, van Nimwegen M et al. Physical therapy and occupational therapy in Parkinson's disease. Int J Neurosci. 2017; 127:930-43.
23. Abbruzzese G, Marchese R, Avanzino L et al. Rehabilitation for Parkinson's disease: current outlook and future challenges parkinsonism relat disord. 2016. Jan; 22(Suppl 1):S60-4.
24. Martignoni E, Franchignoni F, Pasetti C, Gerriero G, Picco D. Psychometric properties of the unified Parkinson's disease rating scale and of the short Parkinson's evaluation scale. Neurol Sci. 2003; 24:190-1.
25. Nieuwboer A, Rochester L, Herman T et al. Reliability of the new freezing of gait questionnaire: agreement between patients with Parkinson's disease and their carers. Gait Posture. 2009 Nov; 30(4):459-63.
26. Peto V, Jenkinson C, Fitzpatrick R. PDQ-39: a review of the development, validation and application of a parkinson's disease quality of life questionnaire and its associated measures. J Neurol. 1998; 245(Suppl 1):S10-4.
27. Lui SK, Nguyen MH. Elderly stroke rehabilitation: overcoming the complications and it associated challenges. Curr Gerontol Geriatr Res. 2018; 27: 9 pages.
28. Dutra MOM, Coura AS, França ISX et al. Sociodemographic factors and functional capacity of elderly affected by stroke. Rev Bras Epidemiol 2017; 20:124-35.
29. Smithard DG. Stroke in frail older people. Geriatrics. 2017. doi: 10.3390/geriatrics2030024.
30. Ministério da saúde. Diretrizes de atenção à reabilitação da pessoa com Acidente vascular encefálico. Brasília, DF; 2013. 74p.
31. Winstein CJ, Stein J, Arena R et al. Guidelines for adult stroke rehabilitation and recovery: a guideline for healthcare professionals from the American Heart Association/American Stroke Association. Stroke. 2016; 47:e98- e169.
32. Stroke evidence database to guide effectiveness Taskforce (StrokEDGE). Disponível em: www.neuropt.org/special-interest-groups/stroke/strokedge.
33. Sullivan JE, Crowner BE, Kluding PM et al. Outcome measures for individuals with stroke: process and recommendations from the american physical therapy association neurology section task force. Phys Ther 2013 Oct;93(10):1383-96.
34. Li S, Francisco GE, Zhou P. Post-stroke hemiplegic gait: new perspective and insights. Front Physiol. 2018.
35. Samuelsson CM, Hansson PO, Persson CU. Early prediction of falls after stroke: a 12-month follow-up of 490 patients in the fall study of Gothenburg (FallsGOT). Clin Rehabil. 2019; 33:773-83.

Capítulo 11

Reabilitação Urogenital no Idoso

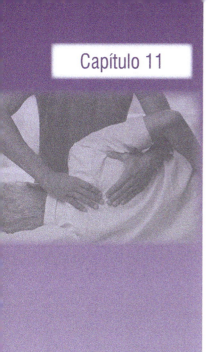

Flávia Maria Campos de Abreu

Envelhecimento é a perda progressiva da função dos tecidos e dos órgãos ao longo do tempo.[1] Nas últimas décadas, uma mudança demográfica na população humana foi identificada em todo o mundo. Considerando que as taxas de natalidade estão diminuindo drasticamente nos países industrializados, a expectativa de vida está aumentando e a taxa de mortalidade está diminuindo.[2]

Nos últimos séculos, a humanidade conseguiu diminuir significativamente a mortalidade causada por fatores como violência, fome e doenças infecciosas, de tal maneira que as principais causas de morte, pelo menos nos países desenvolvidos, são agora doenças relacionadas com a idade, como doenças cardiovasculares e câncer.[3]

Quanto tempo os humanos podem viver? Quanto tempo vamos viver no futuro? Essas são questões interessantes e importantes para gerontologistas, demógrafos e o público em geral. Existe um debate duradouro sobre um limite natural para a duração da vida humana, e tem sido argumentado que a idade máxima reportada à morte, que não aumentou por cerca de 25 anos, flutua em torno de 115 anos, mesmo que algumas pessoas vivam além dessa idade.[3] Mas outros autores contestam e citam que a idade máxima declarada à morte em 2017 ultrapassou 115 anos graças à supercentralista italiana

Emma Martina Luigia Morano (29 de novembro de 1899–15 de abril de 2017), que viveu 117 anos e 137 dias.[4] Não existem medicamentos antienvelhecimento cientificamente comprovados, mas esforços científicos legítimos e importantes estão em andamento para desenvolvê-los.[5]

O envelhecimento é um processo biológico normativo e não simplesmente físico. É progressivo, declinante, no qual se podem reconhecer marcas físicas e fisiológicas inerentes. Essas mudanças próprias do envelhecimento, com trocas anatômicas e funcionais não são produzidas por doenças e variam de indivíduo para indivíduo.[6] O processo de envelhecimento afeta todos os sistemas orgânicos, com sequelas funcionais variáveis que podem impactar negativamente na resposta do paciente idoso.[7]

Sistema urinário

Com o envelhecimento, ocorre perda gradual da massa renal e declínio da função. O peso dos rins aos 50 anos é de aproximadamente 250 a 270 g e aos 90 anos diminui em aproximadamente 30% passando para 180 a 185 g. Essa perda na massa renal é devida principalmente à diminuição da massa cortical com esclerose glomerular, caracterizada por uma obliteração da arquitetura capilar, com perda da capacidade de realizar ultrafiltração de plasma, com diminuição na taxa de filtração g lomerular (TFG).[7,8]

A TFG diminuída torna o paciente mais suscetível à insuficiência renal aguda. Além da senescência glomerular, a senescência tubular também ocorre com aumento da idade. O comprimento tubular diminui, ocorre fibrose intersticial e alterações na anatomia da membrana basal tubular. Isso resulta em uma diminuição da função manifestada por (1) flexibilidade tubular reduzida para reabsorver ou segregar carga eletrolítica, (2) diminuição da capacidade de acidificação renal, (3) depuração de fármaco, e (4) redução da capacidade de concentração e diluição. Essas alterações são compostas por um sistema renina-angiotensina pouco responsivo.[8,9] O Sistema urinário consiste em dois órgãos excretores, ou rins, que produzem urina, dois ureteres que conduzem a urina para a bexiga e um reservatório para armazenar temporariamente a urina que passa através da uretra para o exterior.

Bexiga e reflexo de micção

A bexiga é uma vesícula muscular oca e sua função é armazenar urina. Em adultos, a bexiga vazia situa-se na pelve menor, atrás e ligeiramente acima dos ossos púbicos. À medida que se enche, ascende até a pelve maior; uma bexiga muito cheia pode ascender até o nível do umbigo.[10,11] À medida que a bexiga vai se enchendo de urina, os receptores sensoriais presentes em seu interior percebem o estiramento da parede vesical e o surgem de ondas de contrações. Esses sinais sensoriais são conduzidos para os segmentos sacrais da medula espinal pelos nervos pélvicos, voltando depois, por via reflexa, para a bexiga. À medida que a bexiga continua se enchendo, os reflexos de micção tornam-se mais frequentes e intensos, causando também contrações cada vez maiores do músculo detrusor, em um ciclo repetitivo e contínuo, até que a bexiga atinja um alto grau de contração. Uma vez que o reflexo de micção se torne suficientemente intenso, outro reflexo é desencadeado, determinando o relaxamento esfincteriano. Se essa inibição for mais potente no cérebro do que nos sinais constritores voluntários para o esfíncter externo, ocorrerá a micção; caso contrário, a micção reflexa se tornará mais intensa.[12]

Fisiologia da micção

O ato miccional, apesar de aparentemente simples, envolve a interação de estruturas complexas como o sistema nervoso central, o sistema nervoso periférico e as estruturas do trato urinário. A interação entre essas estruturas estabelece um equilíbrio coordenado e harmônico, determinando a continência urinária. A função vesical acontece em duas fases, ou seja, a fase de armazenamento ou enchimento e a fase de esvaziamento. A fase de armazenamento ocorre quando a bexiga consegue acumular quantidades crescentes de urina em seu interior, sem variação significativa da pressão, enquanto os esfíncteres urinários permanecem contraídos, o que estabelece uma pressão intrauretral maior que a pressão vesical. Essa capacidade de armazenar urina sem que haja aumento significativo na pressão é chamada de complacência vesical ou acomodação vesical. Nessa fase, o músculo detrusor está em repouso, o que permite que isso aconteça. Essa fase é produzida pela estimulação simpática dos receptores beta-adrenérgicos dentro da parede vesical, causando um relaxamento do detrusor. Ao mesmo tempo, a atividade nervosa simpática inibe a atividade parassimpática, promovendo ainda mais, um estado de relaxamento. O relaxamento do detrusor durante a fase de enchimento é o componente-chave para a fase acomodação vesical. A estimulação simpática de receptores alfa-adrenérgicos presentes no colo vesical e uretra proximal causa a constrição, com consequente aumento da pressão uretral.[12]

O esfíncter externo e os músculos elevadores do ânus servem como suporte para os mecanismos de continência, embora em permanente estado de contração podem contrair-se ainda mais para impedir a perda da urina sob condição de estresse, são inervados pelos plexos sacrais e nervos pudendos. Uma vez que a bexiga atinja sua capacidade máxima (350 a 650 mL), os receptores do interior do músculo detrusor emitem sinais aos centros corticais do cérebro para se iniciar a fase de esvaziamento.[13]

Para iniciar o processo da micção é necessário que o córtex reconheça a repleção vesical (desejo miccional) e decida a melhor hora e momento para desencadear o esvaziamento da bexiga. A fase de esvaziamento acontece com a estimulação da contração do detrusor associada ao relaxamento esfincteriano e dos músculos elevadores do ânus, permitindo que a bexiga elimine seu conteúdo através de uma inervação desse gradiente de pressão, enquanto o córtex inibe o relaxamento simpático da bexiga. A uretra se encurta o que diminui a resistência do fluxo. A bexiga libera seu conteúdo sob controle voluntário, dependendo diretamente de uma atividade coordenada da uretra e do músculo detrusor. A ativação dos receptores colinérgicos parassimpáticos no músculo detrusor estimula a sua contração e a micção começa. O reflexo da micção é um reflexo completamente autonômico da medula espinal, mas pode ser inibido ou facilitado por centros do cérebro.[12,13]

Incontinência urinária

A incontinência urinária é conceituada como a perda involuntária de urina, objetivamente demonstrada, acarretando um problema social e higiênico para os pacientes, sendo angustiante e incapacitante.[14] A incontinência urinária é qualquer vazamento involuntário de urina com sofrimento social e higiênico, de acordo com a classificação da International Continence Society e da International Urogynecological Association.[15] Afeta homens e mulheres, com maior prevalência em mulheres, afetando 15 a 55%. A incontinência urinária é definida como a perda involuntária de urina e é classificada de acordo com o tipo de incontinência: a) incontinência urinária de esforço (IUE), quando ocorre o aumento da pressão abdominal (tosse, espirro, exercícios físicos, risos etc.); b) incontinência urinária de urgência (IUU), concomitante ou com urgência urinária imediatamente; c) incontinência urinária mista (IUM), pacientes com incontinência urinária de esforço e de urgência.[16]

Embora possa ocorrer em todas as faixas etárias, a ocorrência de incontinência urinária aumenta com o decorrer da idade e é um dos mais significativos problemas clínicos da população idosa. O aumento da idade coincide com a diminuição da força muscular, o que leva a índices elevados de incontinência urinária em idosos.[17]

A incontinência urinária é classificada pelos sintomas ou pelas circunstâncias que ocorrem no momento da perda de urina. A seguir é descrito as diferenças entre vários tipos de incontinência (Figura 11.1).

Incontinência urinária de esforço

A IUE representa 30% das causas de incontinência urinária em pacientes idosos do sexo feminino, decorre de uma fraqueza do esfíncter ou da musculatura do assoalho pélvico ou ambos. Ocorre na presença de um aumento da pressão intra-abdominal sem desejo prévio de micção. Depende da adequação da função do esfíncter urinário e das estruturas ligamentares e musculares que sustentam o assoalho pélvico feminino. Quando os mecanismos falham e com aumento da pressão intra-abdominal (como levantar peso, rir, tossir, espirrar), acontece a incontinência.[14,16]

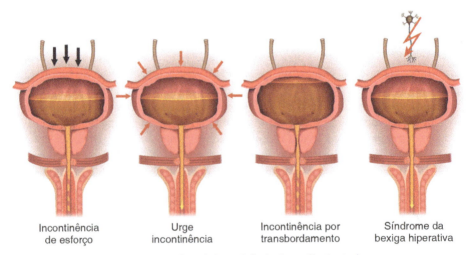

FIGURA 11.1. Tipos de incontinência. Fonte: Shutterstock.

Incontinência Urinária de Urgência (IUU)

A terminologia em torno da urgência permanece um tanto controversa. Atualmente, a palavra "urgência" é usada para descrever o fenômeno normal das sensações da bexiga, enquanto incontinência urinária de urgência ou urge incontinência é usada para se referir a patologia.[18]

Nas atualizações e novas definições da International Continence Society:[19]

- **Urgência:** é um sintoma do trato urinário inferior (armazenamento) definido como um desejo repentino ou queixa de urinar.
- **Incontinência urinária de urgência (IUU):** perda involuntária de urina associada à urgência.
- **Síndrome da bexiga hiperativa (SBH):** urgência urinária, acompanhada de frequência e noctúria, comum em idosos, com ou sem incontinência urinária de urgência, na ausência de infecção do trato urinário (ITU) ou outra patologia óbvia.

A urgência urinária é a marca registrada da síndrome da bexiga hiperativa com grande impacto na qualidade de vida aspectos físicos, sociais, psicológicos e sexuais.[11,18] É a presença de contração vesical durante a fase de enchimento desencadeada espontaneamente ou em resposta a estímulos e demonstrada de forma objetiva, quando se tenta inibir a contração.

Constitui a principal causa de incontinência urinária em pacientes idosos de ambos os sexos (cerca de 60%). Essa condição deriva de lesão parcial da medula espinal ou do tronco cerebral. Os principais sintomas são as perdas urinárias precedidas de um desejo intenso de urinar. A incontinência urinária de urgência pode ser sensitiva ou motora e a diferenciação é feita no exame urodinâmico.[14]

Incontinência urinária mista

A IUM é o vazamento involuntário associado à incontinência urinária de esforço e à urge-incontinência e pode incluir noctúria. Algumas pessoas têm uma mistura de todos esses sintomas diferentes, que podem ter várias causas diferentes.

Como a incontinência mista é tipicamente uma combinação de estresse e urgência, ela compartilha os sintomas de ambos com queixa de vazamento involuntário de urina associada a urgência e a esforço, espirros ou tosse. Estima-se que mais de 30% de todas as mulheres incontinentes sofram de IUE e UI, com o componente de urgência normalmente causando um impacto negativo significativamente maior na qualidade de vida relacionada com a saúde.[16,20]

Incontinência por fístula urinária

A fístula urinária é uma comunicação entre um órgão do trato urinário (geralmente a bexiga, podendo envolver os ureteres) e a vagina (raramente a comunicação pode ser com útero, uretra ou intestino). Essas comunicações anômalas são resultado de um procedimento cirúrgico prévio, traumatismos, processos inflamatórios ou irradiação. Em geral, a incontinência é muito severa e contínua, pois a paciente permanece com gotejamento contínuo de urina. A investigação desses casos requer exames de imagem e endoscópicos e a correção geralmente requer cirurgia.[21]

Incontinência urinária por transbordamento

Representa importante causa de incontinência urinária em idosos. O paciente perde urina por transbordamento, isto é, a bexiga está o tempo todo cheia e transborda. Clinicamente ocorre perda em gotejamento associada à bexiga cheia. Outro aspecto importante na incontinência urinária do paciente idoso é a caracterização da incontinência como transitória ou permanente.[14]

Incontinência urinária transitória

Entende-se por aquela decorrente de causas externas ao trato urinário, por exemplo, delírio, infecção, atrofia vaginal, medicações, produção excessiva de urina, restrição de mobilidade, obstipação crônica. O tratamento dependerá da abordagem dessas condições.[14,17,18]

Fatores da incontinência urinária

Deficiência estrogênica, estresse, partos vaginais, doença de Parkinson, tabagismo, demências, diabetes, acidente vascular encefálico (AVE), obesidade, síndrome do intestino irritável, síndrome metabólica, fecaloma, depressão, cirurgia pélvica, hipertensão, cirurgia de coluna.

Exame e diagnóstico

Estudo urodinâmico

Bastante utilizado para avaliação diagnóstica e prognóstica da IU; porém, alguns autores o consideram dispensável na avaliação inicial da paciente com IU, em virtude do alto custo e por ser pouco tolerável entre algumas pacientes. Outros o consideram útil para mulheres com sintomas do trato urinário inferior, além de colaborar para melhor estudo e diagnóstico mais acurado proporcionando tratamento efetivo e realmente necessário, apesar de seu alto custo financeiro.[22]

Compreende o estudo funcional da bexiga e/ou ureter. Fazem parte desse exame fluxometria, cistometria, estudo do fluxo/pressão, eletromiografia, perfil pressórico uretral e pressão de perda. Tem particular importância na determinação da causa da incontinência urinária. Durante a fase cistométrica, pode diagnosticar contrações vesicais não inibidas, o que dá o diagnóstico de hiperatividade ou de hiperreflexia detrusora.[18]

Diário urinário

Consiste na anotação pelo paciente de suas micções, sintomas e situações de perda urinária, o que pode ajudar muito na avaliação da intensidade e da frequência objetiva desses sintomas. É realizado um monitoramento dos dados miccionais por três dias durante as 24 horas, registrando horários, volume de urina, frequência das micções, frequência do uso de absorventes, episódios de incontinência (perda de urina) e ingesta de líquidos, promovendo uma reeducação de seus hábitos urinários.[17,18]

Pad-teste

O pad-teste ou teste do absorvente permite uma medida quantitativa da perda urinária. É um exame complementar de diagnóstico, não invasivo, que averigua a existência de incontinência urinária pela quantificação de perdas de urina. A informação obtida a partir desse exame pode contribuir para a seleção do melhor tratamento para cada caso individual e pode igualmente auxiliar na avaliação de melhoria depois do tratamento, quando efetuado antes e depois dele.

O exame é realizado segundo as recomendações da Internacional Continence Society e tem a duração de uma hora e quinze minutos. Consiste em apurar, por meio de pesagem, a quantidade de urina retida no absorvente íntimo depois de o paciente cumprir um conjunto de exercícios padrão ao longo de uma hora.[23]

Exame ginecológico e laboratorial

Cistocele, retocele, perda urinária e, nos exames laboratoriais, cultura. E também os exames de ultrassonografia e ressonância nuclear magnética.

Avaliação fisioterapêutica

- **Anamnese:** na anamnese deve conter alguns aspectos, incluindo o início e o tipo dos sintomas, sua duração, gravidade, condições associadas, higiene, fatores hormonais, hábito de vida e medicamentos.[16]
- **Exame físico:** o exame físico faz parte da rotina da investigação, visando reproduzir e caracterizar a incontinência urinária, excluir distúrbio neurológico, avaliar o suporte pélvico e excluir outras deformidades pélvicas. Inclui: inspeção abdominal, estado da pele, cicatriz e aderência, estrias, zonas dolorosas, hérnia. Inspeção do assoalho pélvico: mucosa hiperêmica, presença de irritação local, corrimentos, mamilo hemorroidário, escoriações, micoses, cicatrizes, varicosidade, abertura vulvar, distância anovulvar.
- **Palpação:** o tônus da musculatura perineal por meio da palpação das paredes vaginais; capacidade de realizar contração voluntária; tônus da musculatura glútea, abdominal e adutora; alterações de sensibilidade; em pacientes idosos ou debilitados solicita-se a deambulação e as próprias alterações posturais como desequilíbrios, instabilidade e incoordenação.
- **Testes especiais:** força muscular (abdominal e assoalho pélvico), teste de estresse para incontinência urinária, diástase dos retos abdominais, núcleo fibroso central do períneo, reflexos sacrais (bulbocavernoso e cutâneo anal).

Tratamento fisioterapêutico

Existem várias opções de tratamento para a IU, de intervenções cirúrgicas a modalidades conservadoras. As diretrizes atuais recomendam um tratamento conservador, definido como intervenções que não envolvem tratamento com medicamentos ou cirurgia direcionada ao tipo de incontinência. Às vezes, é necessário estabelecer uma combinação de várias técnicas para obter resultados a longo prazo mais favoráveis.[24]

Terapia comportamental

Visa ensinar a paciente um comportamento que foi perdido. Consiste na micção em tempos determinados ou treinados da bexiga. O objetivo é a percepção da necessidade de urinar.

Treinamento muscular do assoalho pélvico

Esta terapia conservadora parece não ter efeitos colaterais significativos e ajudar a melhorar os sintomas. Portanto, pode ser considerada como a primeira escolha de tratamento para IU em mulheres. Os exercícios musculares do assoalho pélvico podem melhorar a força da contração dos músculos do assoalho pélvico (MAPs) femininos, aumentar a pressão intrauretral e elevar a uretra para manter a continência.[25]

O primeiro relatório médico sobre o treinamento muscular do assoalho pélvico é de 1936, quando um artigo de Margaret Morris descreveu o tensionamento e o relaxamento dos músculos pélvicos como uma opção preventiva e de tratamento para incontinências urinária e fecal.[23] Posteriormente, foi introduzida na profissão de fisioterapia mas somente em 1948, quando Arnold Kegel, professor de obstetrícia e ginecologia nos EUA, defendeu sua prática regular e desde então permanece como uma medida conservadora de primeira linha.[23,26]

O termo exercícios de Kegel, ficou conhecido como exercícios do assoalho pélvico, com descrição sistemática de um método de avaliação e um programa de exercícios com o objetivo de reeducar o assoalho pélvico e aumentar o tônus da musculatura perineal. A contração do assoalho pélvico exige uma capacidade de ativar os músculos corretamente e os exercícios devem ser feitos com contrações fortes, longas e repetidas, uma depois da outra com uma breve pausa entre elas, cada uma mantida pelo maior tempo possível.

Existem diferentes posturas recomendadas que são adotadas durante os exercícios prescritos. Essas posturas incluem sentado, ajoelhado, em pé, deitado e em pé com as pernas flexionadas. Existem variações na prescrição e duração dos exercícios. Na prescrição fisioterapêutica, o número de contrações pode variar de 8 a 12 contrações três vezes ao dia, 20 contrações quatro vezes ao dia ou até 200 contrações por dia, com duração de 3 a 6 meses, sendo 3 meses os mais frequentemente recomendados. Para obter melhores resultados, as contrações podem ser ativadas juntamente com a musculatura abdominal. Sabe-se que a contração ativa do músculo transverso do abdome está associada à coativação dos músculos do assoalho pélvico (Figura 11.2).[25]

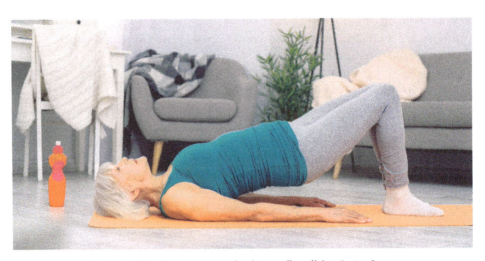

FIGURA 11.2. Treinamento muscular do assoalho pélvico. Fonte: Canva.

Biofeedback

Uma das definições recentes de *biofeedback* é dar uma indicação sobre processos corporais usando um sensor dentro de um grupo de procedimentos experimentais. O *biofeedback* se refere a essa monitoração de variáveis do próprio corpo. Com ele, é possível ter consciência de atos involuntários, pequenos movimentos e precisão na medição da contração.[24]

Embora não seja uma terapia, é possível ser aplicada no tratamento de pacientes com incontinência urinária por fornecer uma indicação da atividade dos músculos do assoalho pélvico em repouso, contração e relaxamento. Como o *biofeedback* fornece informações relacionadas com o aprendizado e o controle das funções da atividade dos músculos estriados por meio de técnicas audiovisuais variadas, também pode ser usado para orientar pacientes com incontinência urinária sobre a contração seletiva de seus músculos do assoalho pélvico.[25]

Introduzir um sensor ou eletrodo na vagina ou no reto é o método mais comum para fornecer *biofeedback*. A pressão vaginal, retal ou o sinal eletromiográfico (EMG) dos músculos são registrados e informações visuais ou acústicas sobre as pressões medidas ou os sinais EMG são enviados aos pacientes, permitindo que eles vejam a magnitude da força gerada pelos músculos do assoalho pélvico e saibam se essa força atingiu seu nível máximo (Figuras 11.3 e 11.4).

A melhora da força e o progresso motivam os pacientes a continuar se exercitando, e é possível realizar de forma benéfica uma combinação de *biofeedback* e treinamento da musculatura do assoalho pélvico, diminuindo o vazamento e a incontinência urinária. A eficácia e o conhecimento profissional de um fisioterapeuta desempenham um papel significativo nos resultados efetivos do uso de *biofeedback*.

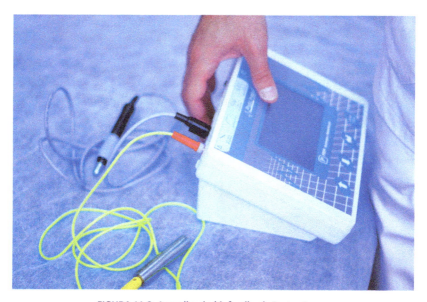

FIGURA 11.3. Aparelho de *biofeedback*. Fonte: Canva.

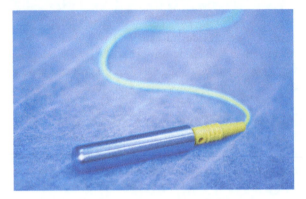

FIGURA 11.4. Sensor ou eletrodo de *biofeedback*. Fonte: Canva.

Cones vaginais

O objetivo do uso dos cones vaginais é fortalecer os MAPs. Quando um cone é colocado na vagina, os MAPs precisam ser contraídos para evitar que o cone escorregue. A sensação de manter os cones na vagina fornece um forte *feedback* sensorial e solicita uma contração dos MAPs. Um conjunto de cones vaginais do mesmo tamanho, mas com pesos diferentes, é dado à paciente e ela é solicitada a inserir um cone de peso mais leve e após alguns treinos ir progredindo para outro mais pesado. O treinamento consiste em uma série de cinco a nove cones cilíndricos pequenos, de pesos variáveis, sendo de 10 a 100 g (Figura 11.5).

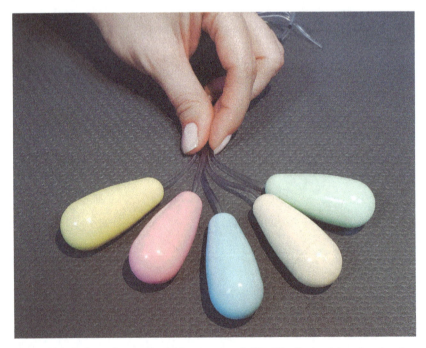

FIGURA 11.5. Conjunto de cones vaginais com pesos de 20 a 70 g. Fonte: elaborada pela autora.

Eletroestimulação

A eletroestimulação tem grande importância entre as modalidades de tratamento conservador da incontinência urinária. A eletroestimulação é a passagem de uma corrente por um músculo ou pelo seu nervo, criando-se potenciais de ação em células estimuláveis, com propriedades analgésicas, excitomotoras e tróficas. A eletroestimulação proporciona dois tipos de resposta: contração dos MAPs e inibição da hiperatividade da bexiga. A análise final nos permite afirmar que o tratamento da incontinência urinária pela estimulação elétrica do assoalho pélvico, mostrou ser terapêutica segura e eficaz, com resultados de melhora clínica por volta de 50 a 80%.[25]

Existem dois mecanismos principais pelos quais se acredita que a estimulação elétrica funcione. Na forma de neuroestimulação visa estimular as fibras eferentes motoras do nervo pudendo, o que provoca uma resposta direta do órgão efetor, por exemplo, a contração dos MAPs. E o outro na forma de neuromodulação, que remodela o reflexo de inibição do detrusor, estimulando as fibras nervosas aferentes do nervo pudendo por meio da medula espinal. Portanto, a combinação de treinamento muscular do assoalho pélvico e eletroestimulação podem facilitar o treinamento, ajudando os pacientes a identificar e fortalecer melhor seus músculos, levando a melhores resultados no tratamento fisioterapêutico.[17,25]

Cirurgia

A cirurgia é uma opção se as terapias não funcionarem. A escolha inicial é por tratamentos por meio de exercícios do assoalho pélvico, eletroestimulação, eletromodulação ou *biofeedback*. O objetivo de todos esses tratamentos é possibilitar que o paciente fique continente e melhore os sintomas urinários. Os avanços tecnológicos, novos medicamentos e a atuação das equipes interdisciplinares possibilitam melhores resultados no tratamento, tanto na mulher quanto no homem, e podem promover a cura de 90 a 95% dos pacientes com incontinência urinária.[22,27]

Referências bibliográficas

1. Flatt T. A new definition of aging? Front Genet. 2012; 3:148.
2. Niedermeier M, Herzog S, Kopp-Wilfling P, Burtscher M, Kopp M. Is the effect of physical activity on quality of life in older adults mediated by social support? Gerontology. 2019; 65(4):375-82.
3. Vijg J, Le Bourg E. Aging and the inevitable limit to human life span. Gerontology. 2017; 63(5):432-4.
4. Gavrilov LA, Krut'ko VN, Gavrilova NS. The future of human longevity. Gerontology. 2017; 63(6):524-6.
5. de Grey ADNJ, Gavrilov L, Olshansky SJ, Coles LS, Cutler RG, Fossel M et al. Antiaging technology and pseudoscience. Science. 2002 Apr 26; 296(5568):656.
6. Miquel P-A. Aging as alteration. In: Interdisciplinary topics in gerontology and geriatrics [Internet]. 2014. p. 187-97. Disponível em: https://www.karger.com/DOI/10.1159/000358906
7. Evers BM, Townsend CM, Thompson JC. Organ physiology of aging. Surg Elder Patient I. 1994 Feb 1; 74(1):23-39.
8. Glassock R, Denic A, Rule AD, Glassock R, Denic A, Rule AD. When kidneys get old: an essay on nephro-geriatrics. Braz J Nephrol. 2017 Mar; 39(1):59-64.
9. Levey AS, Inker LA, Coresh J. Chronic Kidney Disease in Older People. JAMA. 2015;314(6):557–58.

10. Moore KL, Dalley AF, Argur AMR. Anatomia orientada para a clínica. 8. ed. Rio de Janeiro: Guanabara Koogan; 2019. 1128 p.
11. Milsom I, Coyne KS, Nicholson S, Kvasz M, Chen C-I, Wein AJ. Global prevalence and economic burden of urgency urinary incontinence: a systematic review. Eur Urol. 2014 Jan 1; 65(1):79-95.
12. de Groat WC, Yoshimura N. Chapter 5 - Anatomy and physiology of the lower urinary tract. In: Vodušek DB, Boller F. (org.) Handbook of clinical neurology [Internet]. Elsevier; 2015 [citado 3 de maio de 2020]. p. 61-108. (Neurology of Sexual and Bladder Disorders; vol. 130). Disponível em: http://www.sciencedirect.com/science/article/pii/B9780444632470000055
13. Karnup SV, de Groat WC. Propriospinal neurons of L3-L4 segments involved in control of the rat external urethral sphincter. Neuroscience. 2020 Jan 15; 425:12-28.
14. Wood LN, Anger JT. Urinary incontinence in women. BMJ [Internet]. 15 de setembro de 2014 [citado 20 de março de 2020];349. Disponível em: https://www.bmj.com/content/349/bmj.g4531
15. Asoglu MR, Selcuk S, Cam C, Cogendez E, Karateke A. Effects of urinary incontinence subtypes on women's quality of life (including sexual life) and psychosocial state. Eur J Obstet Gynecol Reprod Biol. 2014 May 1; 176:187-90.
16. Mota RL, Mota RL. Female urinary incontinence and sexuality. Int Braz J Urol. 2017 Feb; 43(1):20-8.
17. Vo A, Kielb SJ. Female voiding dysfunction and urinary incontinence. Med Clin North Am. 2018 Mar 1; 102(2):313-24.
18. Potts JM, Payne CK. Urinary urgency in the elderly. Gerontology. 2018; 64(6):541-50.
19. Gajewski JB, Schurch B, Hamid R, Averbeck M, Sakakibara R, Agrò EF et al. An International Continence Society (ICS) report on the terminology for adult neurogenic lower urinary tract dysfunction (ANLUTD). Neurourol Urodyn. 2018; 37(3):1152-61.
20. Haylen BT, de Ridder D, Freeman RM, Swift SE, Berghmans B, Lee J et al. An International Urogynecological Association (IUGA)/International Continence Society (ICS) joint report on the terminology for female pelvic floor dysfunction. Int Urogynecology J. 2010 Jan; 21(1):5-26.
21. Nardos R, Phoutrides EK, Jacobson L, Knapper A, Payne CK, Wall LL et al. Characteristics of persistent urinary incontinence after successful fistula closure in Ethiopian women. Int Urogynecology J [Internet]. 16 de março de 2020 [citado 21 de março de 2020]; Disponível em: https://doi.org/10.1007/s00192-020-04265-w
22. Borges J, Guarisi T, Camargo A, Borges P. Correlação entre o estudo urodinâmico, a anamnese e os achados clínicos na abordagem de mulheres com incontinência urinária [Internet]. 2010 [citado 23 de março de 2020]. Disponível em: http://www.scielo.br/scielo.php?pid=S1679-45082010000400437&script=sci_abstract&tlng=pt
23. Price N, Dawood R, Jackson SR. Pelvic floor exercise for urinary incontinence: a systematic literature review. Maturitas. 2010 Dec 1;67(4):309-15.
24. López LR, Varverde-Martínez MA, Padilla-Góngora D, Rocamora-Pérez P. Effectiveness of physiotherapy treatment for urinary incontinence in women: a systematic review. Journal of Women's Health. 2019.
25. Özdemir ÖÇ, Surmeli M. Physiotherapy in women with urinary incontinence. Synop Manag Urin Incontinence [Internet]. 8 de fevereiro de 2017 [citado 28 de abril de 2020]; Disponível em: https://www.intechopen.com/books/synopsis-in-the-management-of-urinary-incontinence/physiotherapy-in-women-with-urinary-incontinence
26. Kegel AH. Progressive resistance exercise in the functional restoration of the perineal muscles. Am J Obstet Gynecol. 1948 Aug; 56(2):238-48.
27. Guirro ECO. Cinesioterapia no tratamento de pacientes com incontinência urinária pós-prostatectomia radical. Fisioter Bras. 2018 Jan 1; 8(5):353-8.

Capítulo 12

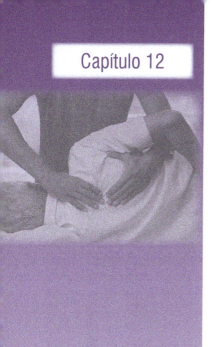

Reabilitação de Doenças Endócrinas, Nutricionais e Metabólicas

Thiago dos Santos Rosa
Hugo de Luca Corrêa
Rodrigo Vanerson Passos Neves

Ao longo da vida adulta, todas as funções fisiológicas começam a declinar gradualmente. O próprio envelhecimento, é caracterizado por mudanças em quase todos os sistemas biológicos. As principais mudanças no sistema endócrino, inflamação e aumento da ingestão de calorias, afetam o processo de envelhecimento e são frequentemente associadas às doenças crônicas.[1,2]

Esses fatores fazem com que o papel das mudanças hormonais, dietéticas e de estilo de vida seja de difícil esclarecimento na prática clínica. Na obesidade, síndrome metabólica e diabetes melito, padrões secretórios de hormônios e declínio da saúde se acentuam.[1] Neste capítulo, revisamos a resposta dos diferentes componentes do sistema endócrino humano, diabetes e síndrome metabólica à luz da obesidade como o cerne das disfunções endócrinas, nutricionais e metabólicas. Desse modo, criar as condições para uma vida saudável em nosso ambiente moderno, incluindo a prevenção da obesidade, é um dos grandes desafios da humanidade. Apenas um profissional, quando cuida de pacientes mais graves, não consegue cobrir todos os caminhos que levam à gênese do excesso de adiposidade, mas pode, com uma boa base de conhecimento, ser o interlocutor de uma tarefa multidisciplinar, conectando diferentes profissionais para o mesmo fim, ou seja, a melhora da qualidade de vida do paciente. Muito mais esforço deve ser dedicado à prevenção e ao tratamento da obesidade e comorbidades endócrinas, como parte da campanha global para conter a epidemia de doenças crônicas.

Olhando os problemas metabólicos em perspectiva

As doenças crônicas e a obesidade surgiram como as principais preocupações de saúde no último século. As doenças infecciosas, que em 1900 foram a principal causa de morte, estão em grande parte controladas e a expectativa de vida em países desenvolvidos aumentou quase três décadas desde 1900. Fatores que favorecem balanço energético positivo e ganho de peso nas últimas décadas incluem aumento da ingesta de alimentos e consumo *per capita*, sobretudo alimentos com alto teor calórico e palatáveis, que são frequentemente servidos em grandes porções; diminuição do tempo gasto em atividades físicas ocupacionais; alteração da microbiota intestinal; convívio social com pessoas que têm hábitos de vida não saudável, sono inadequado, estresse mental; e aumento de atividades sedentárias, como a televisão e o uso de dispositivos eletrônicos como *smartphones*, assim como o uso crescente de medicamentos que geram ganho de peso como um efeito colateral. Esses e muitos outros fatores, em combinação com inovações médicas que reduziram a mortalidade por doenças infecciosas e prolongaram a expectativa de vida, estabelecem as bases para a epidemia conjunta de doenças crônicas metabólicas como a obesidade.[3]

Por que a obesidade é o alvo principal em termos epidemiológicos para distúrbios metabólicos?

A obesidade e suas consequências adversas geram grandes encargos aos sistemas de saúde em todo o mundo. A prevalência de obesidade mais do que dobrou desde 1980 e se assemelha a tendências globais na prevalência de diabetes melito tipo 2 (DM2). A Organização Mundial da Saúde estima que, em 2016, mais de 1,9 bilhão de adultos estavam acima do peso, dos quais mais de 650 milhões eram obesos. Além disso, estima-se que mais de 340 milhões de crianças e adolescentes com idade entre 5 e 19 anos e 41 milhões de crianças com idade inferior a 5 anos estavam com sobrepeso ou obesos em 2016. Historicamente, a obesidade era um problema de saúde importante apenas em países de alta renda. No entanto, pelo menos um terço da população mundial está agora com sobrepeso ou obesa, e mais de 60% das pessoas com obesidade vivem em países em desenvolvimento nos quais a prevalência de hipertensão e distúrbios cardiometabólicos associados à obesidade está aumentando rapidamente.[2]

Nos dias atuais, pessoas com obesidade podem viver mais do que em décadas anteriores, em grande parte como resultado de melhores cuidados de saúde e, portanto, experimentam um número maior de anos com doenças como DM2, doença renal crônica (DRC) e hipertensão, o que confere uma pior qualidade de vida. A saúde ao longo da vida e o impacto econômico das comorbidades associadas à obesidade são ainda amplificados pelo aumento da obesidade infantil, com início precoce de doenças crônicas e mais anos gastos com transtornos cardiometabólicos. Uma das comorbidades mais comuns associadas à obesidade é a hipertensão, que é um importante fator de risco para acidente vascular encefálico, infarto do miocárdio, insuficiência cardíaca e DRC. Estudos epidemiológicos indicam que 65 a 75% da hipertensão primária (essencial) se deve ao excesso de peso ou à obesidade. Além disso, pelo menos 72% dos pacientes com doença renal em estágio terminal (DRT) têm hipertensão e/ou DM2, sendo ambos impulsionados, em grande parte, pela obesidade. Embora a obesidade também seja um fator de risco independente para DRT, as vias subjacentes não são bem compreendidas.[2]

Os mecanismos da hipertensão induzida pela obesidade ainda não foram completamente elucidados, mas um progresso considerável tem sido feito no sentido de desvendar as complexas interações entre os fatores renais, endócrinos, nutricionais e do sistema nervoso que ligam o excesso de adiposidade ao aumento da pressão sanguínea. Uma forte tendência da ciência é estudar os mecanismos que desencadeiam a hipertensão induzida pela obesidade e a sua complexa cascata de alterações hormonais, como resistência à insulina, inflamação, redução da biodisponibilidade do óxido nítrico (NO), estresse oxidativo, lipotoxicidade e disfunção mitocondrial, que pode causar lesão em órgãos-alvo, exacerbar o aumento da pressão arterial e tornar o tratamento anti-hipertensivo mais desafiador.[2]

A obesidade é mais precisamente definida como acúmulo excessivo e/ou armazenamento de gordura corporal; no entanto, a medida de obesidade mais utilizada é o índice de massa corporal (IMC; peso em kg/altura em metros quadrados). Pessoas com IMC maior que 30 kg/m^2 são considerados obesos, enquanto aqueles com IMC maior que 25 kg/m^2 são considerados com sobrepeso. O IMC se correlaciona com a adiposidade e é uma métrica conveniente para uso em grandes estudos populacionais; no entanto, o IMC apresenta importantes deficiências na avaliação do risco cardiometabólico e não diferencia o músculo do tecido adiposo ou depósitos de gordura subcutânea e visceral. Evidências substanciais indicam que o excesso de tecido adiposo visceral (TAV) transmite um risco maior de distúrbios cardiometabólicos, incluindo hipertensão e DM2, do que o excesso de tecido adiposo subcutâneo (TAS), que fornece depósitos de armazenamento de energia que protegem contra o acúmulo de gordura nos órgãos. De fato, a deficiência de TAS (p. ex., lipodistrofia) leva ao armazenamento de gordura visceral e à gordura ectópica em órgãos como o fígado, coração e rins, assim como o aumento do risco de hipertensão e distúrbios cardiometabólicos. A remoção cirúrgica do excesso de TAS (p. ex., lipoaspiração de grande volume) não reduz a pressão arterial ou melhora a resistência à insulina. No entanto, a redução do TAV depois da cirurgia bariátrica (p. ex., gastrectomia vertical ou *bypass* gástrico em Y-de-Roux) diminui rapidamente a pressão arterial. Assim, entre indivíduos obesos com IMC semelhante ou adiposidade corporal total, aqueles com maior gordura visceral e ectópica geralmente apresentam maior risco cardiometabólico do que aqueles com menor TAV.[2]

A circunferência da cintura é moderadamente superior ao IMC para predizer o risco cardiometabólico, mas pode ser enganosa, porque essa medida também inclui TAS abdominal. A tomografia computadorizada e a ressonância magnética, embora não sejam práticas para grandes estudos populacionais, fornecem estimativas mais diretas de gordura visceral e ectópica, que têm sido chamadas de "inimigo invisível" da saúde cardiometabólica. Apesar de suas limitações, o IMC elevado e a circunferência abdominal aumentam o risco de hipertensão em estudos populacionais. A análise da localização da gordura corporal pode ser usada para refinar ainda mais essa avaliação de risco.[2]

Múltiplos fatores contribuem para as variações da distribuição de gordura, incluindo genética, diferenças étnicas e hormônios sexuais. Por exemplo, níveis mais altos de testosterona nos homens do que nas mulheres podem contribuir para maior armazenamento de gordura visceral e maiores riscos de hipertensão e doença cardiovascular (DCV), enquanto em mulheres níveis reduzidos de estrogênio podem contribuir para o aumento do TAV e elevação da pressão arterial na pós-menopausa. Em comparação com indivíduos brancos, os indivíduos asiáticos podem ter maior gordura visceral e maior risco de DM2 em IMCs mais baixos. Tais observações em diferentes populações levaram a recomendações de limites específicos de etnia para circunferência da cintura e IMC como preditores de risco cardiometabólico. Evidências sugerem que a deposição adiposa excessiva ao redor dos rins (p. ex., gordura perirrenal) pode estar associada à hipertensão mesmo após ajuste para fatores de risco tradicionais, incluindo adiposidade geral e IMC. Assim, a distribuição da gordura corporal é uma consideração importante que pode explicar algumas das diferenças relacionadas com sexo, etnia e idade no risco de hipertensão que estão associadas à obesidade. Alguns estudos sugerem que algumas pessoas com sobrepeso ou obesas são "metabolicamente saudáveis" e protegidas de distúrbios cardiometabólicos. No entanto, outros estudos com seguimento a longo prazo (maior que 10-30 anos) relataram um risco aumentado de DCV em indivíduos com sobrepeso ou obesidade que foram previamente classificados como metabolicamente saudáveis. Por exemplo, o estudo de Risco de Aterosclerose em Comunidades (em inglês, Atherosclerosis Risk in Communities) mostrou que o ganho de peso em um período de 3 anos foi associado a maiores aumentos na pressão arterial em indivíduos "metabolicamente saudáveis" com obesidade no momento da inclusão do que naqueles com peso normal durante todo o estudo. Um estudo de seguimento de 30 anos com mais de 90.000 mulheres descobriu que a maioria das pessoas obesas, mas classificadas como "metabolicamente saudáveis" na inclusão, converteu-se ao longo do tempo em um fenótipo insalubre do ponto de vista metabólico, associado ao aumento do risco de doenças cardiovasculares.[4] Estas e outras observações sugerem que uma conversão progressiva de fenótipos "metabolicamente saudáveis" para insalubres ocorre ao longo de vários anos. Assim, o impacto a longo prazo da obesidade na hipertensão e nas doenças cardiometabólicas nem sempre é aparente em estudos transversais ou em estudos observacionais com períodos curtos de acompanhamento.[2]

Existe uma relação quase linear entre a pressão arterial e os índices de obesidade, incluindo o IMC, em todas as populações examinadas, incluindo populações brancas, negras, hispânicas e asiáticas. Estudos em ambientes de cuidados primários relatam que 60 a 76% dos pacientes com sobrepeso ou obesos têm hipertensão, definida como pressão arterial maior que 140/90 mm Hg. No entanto, as diretrizes do American College of Cardiology/American Heart Association (ACC/AHA) de 2017 definem a hipertensão de estágio 1 como pressão sanguínea sistólica de 130 a 139 mm Hg ou pressão arterial diastólica de 80 a 89 mm Hg.[5] Esses novos critérios aumentarão substancialmente a prevalência de hipertensão, especialmente em pessoas mais jovens com obesidade, que podem ter apenas um leve aumento na pressão arterial antes do desenvolvimento de lesão renal.

Interação nutricional e sistema endócrino

Desregulação energética e desequilíbrio entre genes e ambiente interagem em um sistema complexo que regula o equilíbrio energético e os processos fisiológicos ligados ao ganho de peso. Dois conjuntos de neurônios no núcleo arqueado hipotalâmico, que são inibidos ou excitados pelos hormônios, neuropeptídeos circulantes, controlam o balanço de energia regulando ingestão de alimentos e gasto de energia. O equilíbrio energético de curto e longo prazos é controlado por meio de uma rede coordenada de mecanismos centrais e sinais periféricos que surgem do microbioma e das células do tecido adiposo, estômago, pâncreas e outros órgãos. As regiões do cérebro fora do hipotálamo contribuem para a regulação do equilíbrio energético por meio de *input* sensorial, processos cognitivos, efeitos hedônicos do consumo alimentar, memória e atenção.[3]

Reduzir a ingestão de alimentos ou aumentar a atividade física leva a um balanço energético negativo e a uma cascata de mecanismos adaptativos compensatórios centrais e periféricos que preservam funções vitais. Visto clinicamente, esses efeitos podem estar associados a reduções relativas no balanço energético e muitos outros processos metabólicos e psicológicos que dependem da magnitude e duração da restrição calórica. Um aumento nos sinais orexígenos centrais pode ser responsável por um sutil e, muitas vezes, pouco apreciado aumento contrarregulatório no apetite e na ingestão de alimentos que limita o grau de perda de peso previsto, principalmente quando associado a intervenções como programas de exercícios. Esses efeitos metabólicos e fisiológicos bem estabelecidos que aparecem durante a perda de peso podem ser mantidos no estado de redução de peso. Embora a magnitude e os mecanismos subjacentes a esses efeitos em humanos permaneçam obscuros, a implicação é que pessoas que não são mais obesas podem não ser fisiológica e metabolicamente idênticas às suas contrapartes que nunca foram obesas. Altas taxas de recaída estão de acordo com essa visão e são consistentes com o conceito da obesidade como uma doença crônica que requer vigilância a longo prazo e controle de peso.[3]

Quando um balanço energético negativo é induzido pela redução da ingestão de alimentos, aumentando os níveis de atividade, ou ambos, modelos de predição termodinâmicos definem com precisão a trajetória de perda de peso em pacientes aderentes. A maioria dos pacientes atinge um limiar de perda de peso mais cedo do que o previsto por esses modelos e gradualmente ganham peso depois. O peso recuperado está relacionado com a diminuição da adesão às prescrições de dieta e atividade e a mecanismos compensatórios endógenos cada vez mais reconhecidos.[3]

A perda de peso moderada, definida como uma redução de 5 a 10% no peso basal, está associada a melhorias clinicamente significativas nos fatores de risco metabólicos relacionados com a obesidade e distúrbios coexistentes. Uma perda de peso de 5% melhora a função das células β pancreáticas e a sensibilidade do fígado e do músculo esquelético à insulina; uma perda de peso relativa maior leva a melhorias graduais nos principais distúrbios relacionados com o tecido adiposo. Esses efeitos salutares foram observados clinicamente em pacientes com sobrepeso e obesidade com diabetes tipo 2 que foram tratados com uma intervenção intensiva no estilo de vida no estudo Look AHEAD (ação para a saúde no diabetes).[6] Em 1 ano, os pacientes tiveram uma perda de peso média de 8,6% do peso basal, que foi acompanhada por reduções significativas na pressão arterial sistólica e diastólica (de 6,8 e 3,0 mm Hg, respectivamente) e níveis de triglicerídeos (de 30,3 mg por decilitro [0,34 mmol por litro]) e hemoglobina glicosilada (de 0,64%). Uma resposta gradual foi observada para essas medidas sensíveis ao peso, com maiores perdas de peso acompanhadas de maiores melhorias.[7]

Perda de peso moderada pode se traduzir em prevenção de doenças em pessoas de alto risco. Pacientes com sobrepeso ou obesidade e tolerância à glicose diminuída que receberam uma intervenção intensiva no estilo de vida tiveram uma perda média de peso de 5,6 kg em 2,8 anos e uma redução relativa de 58% no risco de diabetes tipo 2.[8,9] A incidência do diabetes do tipo 2 permaneceu 34% abaixo da incidência no grupo controle aos 10 anos de seguimento, embora os participantes do grupo de intervenção tivessem, em média, voltado para perto do seu peso basal.[9]

Perdas médias de 16 a 32% do peso basal produzido pela cirurgia bariátrica em pacientes com obesidade grave podem levar à remissão da doença, incluindo a remissão do diabetes tipo 2 em pacientes submetidos a cirurgia bariátrica, sobretudo o *bypass* gástrico em Y-de-Roux. Reduções significativas em mortalidade por todas as causas também foram demonstradas em estudos observacionais de pacientes tratados cirurgicamente.[3]

Embora a perda de peso seja uma medida terapêutica efetiva e abrangente, nem todos os fatores de risco e doenças crônicas respondem igualmente bem. A apneia obstrutiva do sono grave, por exemplo, melhora, mas raramente some completamente em resposta a tratamentos de perda de peso. Além disso, os efeitos clínicos benéficos da perda moderada de peso alcançada com a intervenção intensiva no estilo de vida não reduziram a morbimortalidade associada à doença cardiovascular após 9,6 anos no estudo Look AHEAD.[6]

Terapias médicas bem estabelecidas devem ser usadas com perda de peso para alcançar um bom controle das condições coexistentes relacionadas com a obesidade. Da mesma forma, os sintomas de alguns distúrbios psiquiátricos podem melhorar com a perda de peso, mas os cuidados psiquiátricos adjuvantes são críticos, sobretudo em pessoas com distúrbios moderados ou graves. Por exemplo, os cuidados adjuntos têm demonstrado ser úteis para melhorar a saúde mental e os comportamentos alimentares, como a compulsão alimentar.[3]

Contudo é importante mencionar que além de menor ingestão calórica e maior gasto energético, devemos considerar que existem muitos fatores que influenciam o comportamento obesogênico, como a microbiota intestinar, estresse, *network* social, produtos químicos como plásticos que exercem papel como disruptores endócrinos, fatores inflamatórios derivados do tecido adiposo, genética e epigenética (Figura 12.1).

Tratamento

Os tratamentos devem estar alinhados com a gravidade do excesso de peso, doenças crônicas coexistentes associadas e limitações funcionais. Diretrizes úteis estão disponíveis para avaliar os riscos à saúde de cada paciente e as opções de tratamento. As principais opções de tratamento com apoio baseado em evidências suficientes são intervenção no estilo de vida, farmacoterapia e cirurgia bariátrica. Intervenções de estilo de vida destinadas a modificar comportamentos alimentares e atividade física são a primeira opção para o controle de peso, dado seu baixo custo e risco mínimo de complicações. O objetivo dos pacientes com sobrepeso ou obesidade é melhorar a saúde e a qualidade de vida, obtendo e mantendo perda de peso moderada. Pesquisas abrangentes levaram a recomendações atuais de que os pacientes recebam aconselhamento comportamental de alta intensidade, com 14 ou mais visitas em 6 meses. Um programa abrangente, ministrado por um profissional treinado, resulta em uma perda de peso média de 5 a 8% 39, e aproximadamente 60 a 65% dos pacientes perdem 5% ou mais do peso inicial.[3]

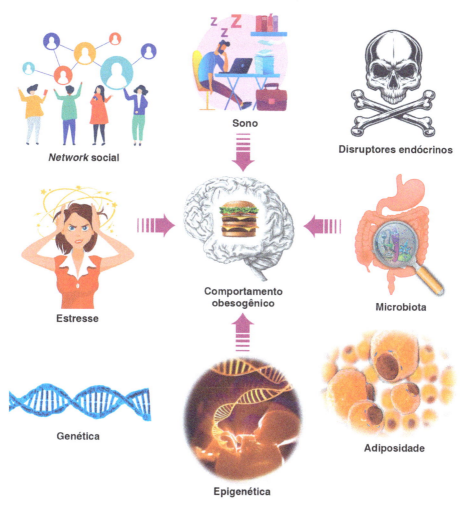

FIGURA 12.1. Fatores que exercem influência sobre o comportamento obesogênico. Fonte: adaptada pelos autores.[10]

Aconselhamento de estilo de vida menos intensivo é uma opção para evitar ganho de peso adicional em pacientes com baixo risco de doença ou que optam por não participar de um programa de alta intensidade. A terapia comportamental, o núcleo da intervenção no estilo de vida, fornece aos pacientes técnicas para a adoção de recomendações dietéticas e de atividades. A principal delas é o registro regular de ingestão de alimentos e atividade física. Essa tarefa pode ser facilitada por aplicativos de *smartphones*, contadores de atividades e escalas conectadas por celular. Os pacientes revisam seu progresso aproximadamente toda semana com um profissional treinado que fornece instruções de incentivo, metas e solução de problemas.[3]

Os profissionais da atenção primária frequentemente fornecem recomendações para modificações na dieta e na atividade, mas geralmente não oferecem aconselhamento comportamental de alta intensidade. Além disso, apesar de seu papel na linha de frente do manejo da obesidade, os médicos recebem treinamento mínimo em aconselhamento nutricional e de atividades físicas. Recomendações isoladas, incluindo encorajamento para usar uma aplicação de *smartphones*, resultam em perda de peso mínima, o que pode frustrar tanto os profissionais quanto os pacientes. Encaminhar os pacientes para intervenções multidisciplinares de alta atenção é uma opção importante. Intervenções baseadas na web, que incluem *feedback* personalizado, podem ser prescritas, mas normalmente resultam em apenas metade ou até dois terços da perda de peso obtida com o aconselhamento pessoal do profissional. No entanto, intervenções baseadas na web têm potencialmente maior alcance e conveniência e custos mais baixos do que o aconselhamento pessoal. A recuperação do peso é comum depois de o paciente completar um programa de intervenção no estilo de vida. O método comportamental mais eficaz para prevenir a recuperação de peso é o apoio contínuo semanal ou mensalmente, seja pessoalmente ou por aplicativos/web. Embora a longo prazo o aconselhamento comportamental seja eficaz, não é amplamente disponível. Além disso, quando essa abordagem não produz a perda de peso adicional que os pacientes desejam, é um desafio persuadir os pacientes a permanecerem em aconselhamento para manter a perda de peso que atingiram.[3]

Atividade física

O aumento da atividade física é um componente essencial da intervenção abrangente no estilo de vida para o manejo de doenças metabólicas como a obesidade. Em geral, as recomendações nas diretrizes dos EUA e do Reino Unido prescrevem aumentar gradualmente a atividade física aeróbica (como caminhar rápido) para atingir uma meta de mais de 150 min/semana (igual ou maior que 30 min/dia, por pelo menos 5 dias por semana). Isso traz benefícios para a saúde geral que são independentes da perda de peso. Há evidência que isso resulta em uma perda de peso adicional de 1 a 1,5 kg ao longo de 12 meses, além da intervenção dietética isolada. Estudos apontam que uma maior quantidade de atividade física (30 a 45 min/dia) é necessária para prevenir a obesidade, assim como para a manutenção do peso a longo prazo (60 a 90 min/dia). É provável que exija supervisão rigorosa como parte de um programa intensivo, que pode não ser prático ou sustentável em muitos contextos clínicos. No entanto, embora a atividade física seja eficaz a curto prazo em ambientes controlados, o tipo de atividade física (p. ex., alta intensidade *versus* baixa intensidade) não parece afetar a perda de peso total, todavia a atividade mais intensa produz perda de peso semelhante com um tempo de prática reduzido, isso pode ser preferível para algumas pessoas. Portanto, parece apropriado recomendar programas aceitáveis para os pacientes depois de uma avaliação cardiovascular minuciosa.[1]

Considerações finais

O tratamento deve ser individualizado, e os prestadores de cuidados clínicos devem ser capazes de fornecer um amplo espectro de opções de tratamento clinicamente comprovados e combinações deles. Podemos citar: modificação de estilo de vida individual ou em grupo (aconselhamento de atividade física, aconselhamento nutricional incluindo supervisão intensiva estruturada, cognitivo-comportamental e terapia medicamentosa e, em casos especiais, dietas com substitutos de alimentos, bem como suplementos) e cirurgia bariátrica.

Referências bibliográficas

1. Bray GA, Fruhbeck G, Ryan DH, Wilding JP. Management of obesity. Lancet. 2016; 387(10031): 1947-56.
2. van den Beld AW, Kaufman JM, Zillikens MC, Lamberts SWJ, Egan JM, van der Lely AJ. The physiology of endocrine systems with ageing. Lancet Diabetes Endocrinol. 2018; 6(8):647-58.
3. Heymsfield SB, Wadden TA. Mechanisms, pathophysiology, and management of obesity. N Engl J Med. 2017; 376(15):1492.
4. Rodondi N, den Elzen WP, Bauer DC, Cappola AR, Razvi S, Walsh JP et al. Subclinical hypothyroidism and the risk of coronary heart disease and mortality. JAMA. 2010; 304(12):1365-74.
5. Bano A, Chaker L, Schoufour J, Ikram MA, Kavousi M, Franco OH et al. High Circulating free thyroxine levels may increase the risk of frailty: the Rotterdam Study. J Clin Endocrinol Metab. 2018; 103(1):328-35.
6. Look ARG, Pi-Sunyer X, Blackburn G, Brancati FL, Bray GA, Bright R et al. Reduction in weight and cardiovascular disease risk factors in individuals with type 2 diabetes: one-year results of the look AHEAD trial. Diabetes Care. 2007; 30(6):1374-83.
7. Wing RR, Lang W, Wadden TA, Safford M, Knowler WC, Bertoni AG et al. Benefits of modest weight loss in improving cardiovascular risk factors in overweight and obese individuals with type 2 diabetes. Diabetes Care. 2011; 34(7):1481-6.
8. The diabetes prevention program: evaluation and management of diabetes. Response to Adler and Turner and Singer et al. The DPP Research Group. Diabetes Care. 1999; 22(10):1757-8.
9. Knowler WC, Fowler SE, Hamman RF, Christophi CA, Hoffman HJ et al. Diabetes prevention program research G, 10-year follow-up of diabetes incidence and weight loss in the diabetes prevention program outcomes study. Lancet. 2009; 374(9702):1677-86.
10. Zinn AR, Palmer BF. Unconventional wisdom about the obesity epidemic symbol. The American Journal of the Medical Sciences. 2010; 340(6),481-91.

Capítulo 13

Reabilitação Cardíaca – Sistema Circulatório – Arritmia e Insuficiência Cardíaca

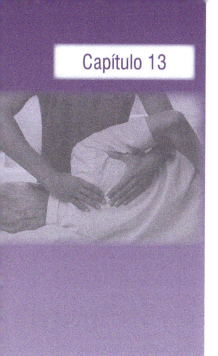

Rodrigo Vanerson Passos Neves
Hugo de Luca Corrêa
Thiago dos Santos Rosa

Basicamente, o sistema cardiovascular possui a função primordial de atender as células corporais com oxigênio e nutrientes. O sistema cardiovascular compreende uma bomba propulsora (coração) e uma rede de tubos interconectados (vasos sanguíneos), contendo um meio aquoso (sangue) pelo qual as substâncias são transportadas para atender à demanda metabólica de inúmeras células corporais. O sangue transporta oxigênio e nutrientes advindos dos pulmões e do intestino, respectivamente, e distribui para os tecidos. Além disso, remove os metabólitos produzidos pelo metabolismo, dissipa a produção de calor, bem como está envolvido na resposta imunológica por permitir a comunicação célula-célula. Portanto, o sistema cardiovascular mantém o equilíbrio dinâmico e constante dos sistemas corporais por meio dessas múltiplas funções. Por outro lado, ao longo do processo de envelhecimento, modificações centrais ocorrem no sistema cardiovascular que induzem uma série de prejuízos, como a diminuição da função miocárdica. Assim, este capítulo discutirá uma visão geral das alterações fisiopatológicas que ocorrem no sistema cardiovascular e o papel do envelhecimento nesse processo. Posteriormente, iremos expor estratégias não farmacológicas, como o efeito do exercício físico e seus diferentes modelos para a reabilitação das diferentes doenças cardíacas, entre elas, doença arterial coronariana, infarto do miocárdio, insuficiência cardíaca, arritmias e hipertrofia miocárdica patológica.

Envelhecimento e doenças cardiovasculares

O envelhecimento é um processo biológico caracterizado por inúmeras alterações estruturais e funcionais das células corporais ao longo do tempo. Modificações importantes na fisiologia celular estão envolvidas na gênese de várias afecções cardiometabólicas, especialmente as doenças cardiovasculares (DCV) que incluem doença arterial coronariana (DAC), arritmias, infarto agudo do miocárdio (IAM), hipertrofia do ventrículo esquerdo (HVE) e insuficiência cardíaca.[1]

O crescente aumento da população idosa no mundo acentua a necessidade de compreender a influência do envelhecimento no desenvolvimento das DCVs, a fim de desenvolver novas estratégias para enfrentar esse desafio.[1]

De fato, é observado uma maior prevalência de DCV no público idoso, sobretudo naqueles com mais de 80 anos de idade. Por exemplo, a doença arterial coronariana (DAC) associa-se fortemente com idade, sendo uma das principais causas de morte na Europa, nos Estados Unidos e no Brasil.[2,3]

A DAC resulta da obstrução das artérias coronárias por acúmulo anormal de substâncias lipídicas, inflamatórias e tecido fibrótico na camada íntima da parede vascular. O processo de formação, instalação e progressão da lesão arterial provocada inicialmente pela placa de gordura é definida como aterosclerose (do grego *atero*, que significa caldo ou pasta, e *esclerose*, que corresponde ao endurecimento).[4]

A gênese da aterosclerose é multifatorial e decorre de inúmeras ações celulares e moleculares com regulações extremamente específicas. Em recém-nascidos é observado estrias gordurosas em artérias coronarianas e aorta.[5] Essas evidências indicam que a capacidade de desenvolver aterosclerose é influenciada diretamente pelo estilo de vida que o indivíduo leva ao longo dos anos. Todavia, o processo de envelhecimento aliado a condições ambientes, como inatividade física; excesso de atividades diárias, que aumentam o estresse psicológico; oferta de alimentos processados com alto teor de gordura saturada; bebidas adocicadas artificialmente ricas em frutose e sacarose; mudanças no cotidiano, como o aumento do tempo dispendido em frente a pequenas telas (p. ex., *smartphones*, *tablets*); aumento no consumo de alimentos com alto índice glicêmico e genética herdada têm contribuído para esses distúrbios cardiovasculares.[6]

Todos esses fatores ambientais provocam diminuição da lipoproteína de alta densidade (HDL-c, do inglês, *high-density lipoprotein cholesterol*), aumento da lipoproteína de baixa densidade (LDL-c, do inglês, *low-density lipoprotein cholesterol*), do estresse oxidativo e da inflamação, mecanismos esses intimamente envolvidos na gênese da aterosclerose.[4]

A redução do lúmen arterial provocada pela placa de ateroma diminui o fornecimento de oxigênio para uma ou mais regiões do miocárdio. Em geral, a aterosclerose se instala em artérias do coração, cérebro e aorta. As principais complicações da aterosclerose são IAM, isquemia cerebral (p. ex., diminuição do aporte de oxigênio para o cérebro), isquemia miocárdica ao esforço, enrijecimento e/ou abaulamento aórtico.[1]

A gravidade das lesões nas regiões adjacentes irrigadas pelas artérias com aterosclerose depende do grau de obstrução da luz arterial. Contudo, a obstrução acima de 60% da luz arterial induz a diminuição significativa do fluxo sanguíneo ante ao aumento da demanda metabólica, o que pode provocar IAM e morte súbita.[7] Por outro lado, a placa aterosclerótica instável pode originar um trombo, este pode percorrer a corrente sanguínea e se hospedar em determinados espaços com um diâmetro menor ou igual ao seu, ou se instalar entre as bifurcações das artérias diminuindo o fluxo sanguíneo para as regiões imediatas. Em geral, esse evento precede o IAM.[8]

Outro ponto extremamente importante a ser abordado é a dor no peito (*angina pectoris*) decorrente da DAC. Alguns sintomas da angina incluem: sensação de aperto, pressão e peso no peito. A dor e o desconforto podem se espalhar para os braços, mandíbula, pescoço e costas.[8,9]

A gravidade da angina depende do nível de impedimento do fluxo sanguíneo no miocárdio e também da quantidade de vasos coronarianos envolvidos. A angina estável é desencadeada por estímulos que aumentam o consumo de oxigênio pelo coração, como durante a prática de atividades físicas, dessa forma, os sintomas desaparecem no repouso e com a prescrição de medicamentos. Já a angina instável ocorre de forma inesperada e a compressão-dor no peito surge sem uma causa aparente. Comumente, esse tipo de angina decorre de depósitos lipídicos e/ou de coágulos sanguíneos no interior das coronárias. Uma característica específica da angina instável é que mesmo no descanso, o paciente sente dor permanente na região anterossuperior torácica.[10]

Além dos sintomas citados acima, outros sinais estão associados a angina, como náuseas, fadiga, falta de ar, sudorese e tontura. Assim, mediante esses sintomas, o tratamento deve-se iniciar o mais rápido possível, para se evitar um possível infarto do miocárdio.[11]

Um ataque cardíaco é caracterizado por morte das células cardíacas, em detrimento persistente do aporte de oxigênio por poucos minutos. O tamanho da área infartada depende sobretudo do tempo de hipóxia gerada e da quantidade de vasos arteriais coronarianos lesionados. É uma emergência médica que pode resultar em danos permanentes no coração ou morte.[12] Se uma pessoa estiver apresentando sintomas de um ataque cardíaco, é vital ligar imediatamente para os serviços de emergência. Em geral, o primeiro sintoma é dor difusa no peito que se espalha para pescoço, mandíbula, orelhas, braços e punhos e, possivelmente, para escápulas, costas ou abdômen. Mudar de posição, descansar ou deitar não deve trazer alívio. A dor é muitas vezes constante, mas pode ir e vir. Pode durar de alguns minutos a várias horas.[13]

Fisiopatologia da insuficiência cardíaca

A insuficiência cardíaca ocorre quando o músculo cardíaco não consegue bombear sangue adequadamente para o sistema. Certas condições, como estreitamento das artérias (DAC), pressão alta (hipertensão arterial), reduzem gradualmente a contratilidade miocárdica, devido ao acúmulo de tecido fibroso ocasionado principalmente pelo aumento da atividade do sistema renina-angiotensina-aldosterona pela ação da angiotensina II no tecido cardíaco.[1]

Nem todas as condições que levam à insuficiência cardíaca podem ser revertidas, mas os tratamentos podem melhorar os sinais e os sintomas da insuficiência cardíaca.[14]

Uma maneira de prevenir a insuficiência cardíaca é diminuir os fatores de risco, como DAC, hipertensão arterial, diabetes ou obesidade.[1] Os sintomas da insuficiência cardíaca incluem: falta de ar (dispneia) ao esforço ou quando o paciente se deita, fadiga e fraqueza, inchaço (edema) nas pernas, tornozelos e pés, batimento cardíaco rápido ou irregular, capacidade reduzida de exercício, tosse persistente ou chiado com escarro branco ou rosado, maior necessidade de urinar durante a noite, inchaço abdominal (ascite), ganho de peso rápido decorrente da retenção de líquidos, falta de apetite, náusea e dificuldade em concentrar ou diminuir o estado de alerta.[15]

Arritmia cardíaca

A arritmia cardíaca, também conhecida como batimentos cardíacos irregulares ou disritmia cardíaca, é um grupo de condições em que os batimentos cardíacos são irregulares, muito lentos ou rápidos.

Qualquer interrupção nos impulsos elétricos que induzem a contração do coração pode resultar em arritmia. O funcionamento incorreto do sistema elétrico do coração pode variar de paciente para paciente. A maioria das arritmias é completamente benigna e inconsequente, enquanto outras são extremamente críticas e ameaçam a vida. E muitas delas, embora não sejam particularmente perigosas, produzem sintomas que podem ser muito perturbadores para a saúde do indivíduo.[16]

Hipertrofia do ventrículo esquerdo

A hipertrofia do ventrículo esquerdo (HVE) é o aumento e o espessamento (hipertrofia) das paredes da principal câmara de bombeamento do coração (ventrículo esquerdo [VE]). O desenvolvimento da HVE resulta de algum fator, como o aumento da pressão arterial ou doença cardíaca. A pressão arterial crônica ou intermitentemente elevada aumenta a pressão sistêmica e a sobrecarga de volume, consequentemente, promove o aumento da carga de trabalho no VE e, finalmente, HVE.

As alterações estruturais do VE podem incluir remodelamento concêntrico ou excêntrico, hipertrofia concêntrica ou excêntrica ou uma combinação de hipertrofia concêntrica ou excêntrica, com um ajuste variável de aumento da espessura da parede do VE e das dimensões sistólica e diastólica do VE.[17]

O aumento da pressão arterial é obviamente o principal estímulo para a hipertrofia cardíaca na hipertensão. No entanto, diferentes estudos sugerem que, além da carga de pressão, outros fatores poderiam desempenhar papéis participativos na determinação do grau de hipertrofia ventricular em resposta à doença hipertensiva, bem como o grau de sua reversão após o controle da pressão arterial. Esses outros mecanismos incluem fatores genéticos e processos concomitantes, como o envelhecimento e a presença de cardiomiopatia ou outras doenças.[1]

Além das alterações estruturais, também ocorrem compensações funcionais com recrutamento neuro-hormonal dos sistemas simpático e renina-angiotensina-aldosterona.[18] Inicialmente, essas adaptações são necessárias para normalizar o estresse da parede e a função mecânica do ventrículo esquerdo para preservar a função mecânica do VE e, em última instância, o débito cardíaco, com o aumento da pós-carga.[19,20] No entanto, esses mecanismos compensatórios são deletérios a longo prazo, levando à disfunção diastólica e/ou sistólica. Quando essas adaptações cardíacas não são mais suficientes para compensar o aumento do estresse da parede ventricular, a morte dos cardiomiócitos ocorrem, a espessura da parede cardíaca diminui e a cavidade do ventrículo esquerdo aumenta, resultando em HVE excêntrica. Essas alterações cardíacas levam a um declínio progressivo da contratilidade e, por fim, da insuficiência cardíaca sistólica.[21]

Por outro lado, mesmo sem uma diminuição na fração de ejeção, a HVE está associada ao aumento do risco cardiovascular e é um marcador de prognóstico robusto para eventos cardiovasculares adversos e um preditor independente de morte súbita cardíaca.[18,22] Assim, a HVE hipertensiva é um fator de risco bem reconhecido para insuficiência cardíaca, infarto do miocárdio, arritmias, morte súbita cardíaca e acidente vascular cerebral.[23]

Terapia com exercícios físicos

A participação em exercícios regulares por pacientes com doenças cardíacas conhecidas coloca uma série de questões clínicas e éticas, incluindo as atividades físicas mais adequadas e o esporte em que os pacientes podem se envolver com segurança. De fato, a identificação de uma doença cardíaca ou incidência de um evento cardíaco é geralmente associada ao aconselhamento prudente para reduzir ou deixar de praticar exercícios intensivos e esportes competitivos, justificado pela preocupação clínica com o aumento do risco cardíaco associado ao exercício e ao esporte. Portanto, os profissionais da atenção primária geralmente enfrentam o dilema de prescrever ou não o exercício para seus pacientes, sabendo que, para algumas condições médicas, o exercício não é aconselhável.

Deve ser enfatizado neste ponto que, em qualquer caso, os pacientes com doença cardíaca devem ser encaminhados a um cardiologista ou especialista similar para consulta e/ou avaliação antes do início do programa de exercícios, especialmente se houver dúvida. A prescrição de exercícios para pacientes com doença cardíaca deve ser individualizada de acordo com o risco.[24]

Riscos do exercício para pacientes com doenças cardíacas

A atividade física e o treinamento físico podem representar riscos para indivíduos com certas doenças cardíacas. Embora o risco mais comum de atividade física entre os adultos seja a lesão musculoesquelética, arritmias provocadas pelo esforço estão relacionadas com a morte súbita cardíaca (MSC), que frequentemente é o evento coronariano inicial em pacientes com DAC silenciosa ou sintomática. Outra causa de MSC em pacientes com doença cardíaca são as arritmias ventriculares induzidas pelo exercício, que são comumente detectadas durante o teste ergométrico. Em qualquer caso, todos os pacientes com doença cardíaca devem ter seu estado clínico cuidadosamente revisado por especialistas relevantes antes de seguir para um programa de exercícios. Além da anamnese e do exame físico para identificar problemas cardíacos e não cardíacos que possam limitar a participação no exercício e outros fatores que possivelmente contribuem para a intolerância ao exercício, um exame de sangue para bioquímica básica e eletrólitos pode ser indicado. Um teste de exercício físico também é necessário para identificar quaisquer anormalidades eletrocardiográficas potencialmente perigosas e para estratificar os riscos em pacientes com doença cardíaca.[14,24,25]

Avaliação prévia para a participação de um programa de exercícios

Exames clínicos prévios são extremamente importantes para a avaliação específica antes de indicar os pacientes para um programa com exercícios físicos. Qualquer recomendação para o treinamento físico deve basear-se na patologia da condição do paciente, na resposta individual ao exercício (incluindo frequência cardíaca, pressão arterial, sintomas e esforço percebido), bem como nas medidas obtidas durante o teste ergométrico.[26]

Os seguintes métodos de avaliação podem ser considerados na análise do risco de participação de pacientes cardíacos:[27]

- Eletrocardiograma de repouso das 12 derivações (ECG) para detecção de isquemia, arritmias e hipertrofia cardíaca.
- Teste de exercício físico (usando esteira ou bicicleta) para avaliação dos sintomas, alterações do segmento ST, arritmias, limiares de isquemia e anginosos, capacidade física e respostas da pressão arterial e da frequência cardíaca.
- Ecocardiograma para avaliação da função ventricular esquerda, anormalidades anatômicas ou irregularidades de movimento da parede regional.
- Teste de esforço físico ou farmacológico com tomografia computadorizada de emissão de fóton único, para detecção de defeitos regionais de perfusão miocárdica.
- Estresse físico ou farmacológico máximo com ecocardiografia ou imagem de ressonância magnética, para detecção de anormalidades de movimento de parede regional reversíveis, como sinal de isquemia reversível.
- Angiografia coronária para avaliação da estenose ou oclusão coronariana luminal em um ou mais dos principais ramos ou do tronco principal esquerdo, distúrbios do fluxo coronariano ou irregularidades na anatomia coronariana.
- Vigilância eletrocardiográfica de 24 horas ou mais (Holter) para detecção de instabilidade elétrica ou alterações do segmento ST.

Contraindicações ao teste de esforço

Em alguns pacientes cardiopatas o teste de esforço não é indicado. Contudo, deve haver um equilíbrio entre o potencial risco do teste com a informações adquiridas pelo teste de esforço. De qualquer forma, as contraindicações absolutas incluem: IAM – dentro de dois dias, angina instável, arritmia miocárdica com a hemodinâmica comprometida, endocardite ativa, estenose aórtica severa sintomática, insuficiência cardíaca descompensada, embolia pulmonar aguda, infarto pulmonar ou trombose venosa profunda, miocardite aguda ou pericardite, dissecção aguda da aorta e deficiência física que impede testes seguros e adequados. Ainda com relação a não indicação do teste de esforço, alguns outros pontos relativos devem ser considerados: estenose obstrutiva conhecida da artéria principal esquerda, estenose aórtica moderada a grave com relação incerta aos sintomas, bloqueio cardíaco completo, cardiomiopatia hipertrófica obstrutiva com gradiente de repouso grave, acidente vascular cerebral recente ou ataque isquêmico transitório, deficiência mental com capacidade limitada de realizar os procedimentos, hipertensão em repouso com pressões arteriais sistólica ou diastólica acima de 200/110 mm Hg e condições médicas não corrigidas, como anemia significativa, desequilíbrio eletrolítico importante e hipertireoidismo.[14,25]

Reabilitação cardíaca em pacientes depois de infarto agudo do miocárdio

A reabilitação cardíaca (RC) classicamente consiste em três fases. A fase I refere-se à reabilitação dos pacientes durante a internação. Devido à duração cada vez menor da permanência hospitalar, a fase I da RC tornou-se menos formalizada. A fase II refere-se ao supervisionamento médico, especificamente há o acompanhamento ambulatorial da atividade física durante os 4 meses depois da alta. Comumente os pacientes realizam até 36 sessões em um programa de exercícios progressivos. Posteriormente, os pacientes podem continuar na fase III, que consiste em um programa duradouro de exercícios não monitorados. Os programas de RC também oferecem aconselhamento nutricional, psicológico e de cessação do tabagismo, bem como gerenciamento do perfil lipídico e da pressão arterial.[14,28] Contudo, antes de iniciar o programa de RC alguns critérios devem ser considerados (Quadro 13.1).

Pacientes que falharam no teste de esforço devem receber tratamento medicamentoso adequado ou outras medidas, e passar pelo mesmo teste no dia seguinte.

Dessa forma, a orientação específica é imprescindível para se ajustar a intensidade do esforço no programa de RC para pacientes depois do IAM na fase de recuperação tardia (Quadro 13.2).

QUADRO 13.1. Critérios para avaliar os resultados de um teste de estresse do exercício antes da introdução da reabilitação da fase aguda em pacientes com infarto agudo do miocárdio

A reabilitação da fase aguda pode ser introduzida quando o paciente não apresentar nenhum dos seguintes critérios
▪ Sintomas como dor no peito, dispneia e palpitação
▪ Aumento na frequência cardíaca para ≥ 120 bpm ou ≥ 40 bpm
▪ Desenvolvimento de arritmias cardíacas potencialmente perigosas
▪ Depressão isquêmica do segmento ST ≥ 1 mm ou elevação significativa do segmento ST
▪ Uma alteração na pressão arterial sistólica em ≥ 20 mmHg durante o período que antecede a autorização para o paciente poder usar um vaso sanitário portátil ao lado da cama (Os critérios para pressão arterial não são usados para pacientes 2 semanas depois do início do infarto agudo do miocárdio.)

Pacientes que falharam no teste de esforço devem receber tratamento medicamentoso adequado ou outras medidas, e passar pelo mesmo teste no próximo dia.
Fonte: adaptado das Diretrizes para Reabilitação de Pacientes com Doenças Cardiovasculares – JCS, 2012.[14]

QUADRO 13.2. Como determinar a intensidade do exercício durante a fase de recuperação tardia (fase II tardia) da reabilitação cardíaca para pacientes com infarto agudo do miocárdio

1. 40 a 60% da FC de reserva = (FCmáx − FCR)
   Fórmula de Karvonen = (FCmáx − FCR) × K + FCR
   K = 0,6 para pacientes com baixo risco (p. ex., pacientes jovens com infarto agudo do miocárdio sem complicações), 0,4 a 0,5 para pacientes com alto risco e 0,3 a 0,4 para pacientes com insuficiência cardíaca

2. FC no nível do LA ou 40 a 60% do VO_{2pico}

3. PSE: Escala de Borg de 12 a 13 (relativamente fácil para ligeiramente cansativo)

4. Seção simples: FCR + 30 bpm (FCR + 20 bpm para pacientes que recebem β-bloqueadores)

A intensidade do exercício deve ser baixa em pacientes de alto risco, ou seja, aqueles com (i) disfunção ventricular esquerda (FEVE < 40%); (ii) oclusão prolongada da artéria descendente anterior (pacientes que falharam na terapia de reperfusão); (iii) pacientes com doença severa arterial; e (iv) pacientes idosos (≥ 70 anos). FC, frequência cardíaca; FCmáx, frequência cardíaca máxima; FCR, frequência cardíaca de repouso; LA, limiar anaeróbio; PSE, percepção subjetiva de esforço; VO_{2pico}, consumo de oxigênio pico; FEVE, fração de ejeção do ventrículo esquerdo.
Fonte: adaptado das Diretrizes para Reabilitação de Pacientes com Doenças Cardiovasculares – JCS, 2012.[14]

O teste ergométrico deve ser realizado no 1º, 3º e 6º (ou 5º) meses depois do início ou no final da reabilitação fase II para remissão da prescrição do exercício, avaliação da eficácia do treinamento físico e do prognóstico dos pacientes.

Diferentes modelos de exercícios físicos para o tratamento de doenças cardíacas

Para a promoção de saúde em idosos, o Colégio Americano de Medicina Esportiva e a Associação Americana do Coração recomendam exercícios aeróbios de baixa a moderada intensidade (caminhada rápida) de aproximadamente 30 minutos por dia, com uma frequência de no mínimo 3 dias, se não todos os dias da semana, e devem ser incentivados pelos profissionais de saúde.

O exercício aeróbio é caracterizado por envolver grandes grupamentos musculares, por exemplo, caminhadas, corridas, ciclismo, natação etc. A prescrição de sessões consecutivas do exercício aeróbio (*i.e.*, treinamento aeróbio [TA]) para pacientes com insuficiência cardíaca resulta em aprimoramento da aptidão cardiorrespiratória (VO_{2pico}).[24] Alta capacidade aeróbia tem sido associada a bom prognóstico em pacientes com DAC. Além disso, o VO_{2pico} permaneceu um forte preditor de morte por todas as causas. Aumento de 1 mL/kg/min no VO_{2pico} foi associado a redução de aproximadamente 15% no risco de morte.[29]

Além da melhora da capacidade cardiorrespiratória, o TA provoca adaptações positivas sobre os sistemas nervoso autônomo, circulatório e endócrino. Tais benefícios incluem: redução da pressão arterial, da frequência cardíaca e dos níveis de catecolaminas; melhora da função endotelial, do limiar isquêmico cardíaco e da coagulação sanguínea.[14] Um estudo controlado randomizado também demonstrou uma progressão mais lenta na evolução da aterosclerose e menos eventos isquêmicos em pacientes com DAC estável que se exercitavam regularmente.[14,24,28] Assim, o TA tem sido indicado como uma medida não farmacológica secundária para o tratamento de importantes DCVs.

Basicamente para o tratamento das DCVs, tem sido orientado a prescrição de exercícios aeróbios de 20 a 60 minutos, 3 a 5 dias por semana, com 50 a 80% da capacidade máxima de exercício, ou exercícios intervalados quando apropriado seguindo o risco individual de cada paciente. A intensidade deve ser progredida gradativamente conforme os resultados obtidos pelos testes físicos.

Embora o TA tenha sido parte integrante das recomendações internacionais para a prevenção e a reabilitação de DCV nas últimas três décadas, a comunidade médica tem hesitado em endossar treinamento de força (TF) para esses pacientes. Essa hesitação baseia-se principalmente na noção de que as elevações da pressão arterial durante o TF aumentam o risco de complicações cardiovasculares, sobretudo em pacientes idosos e com lesões prévias. Dados acumulados de numerosos estudos nos últimos 20 anos mostraram que essas preocupações não precisam contraindicar o TF em todos os casos.[14,24,28]

O treinamento complementar do TF nesse grupo de pacientes com DCV, quando adequadamente implementado e supervisionado, não apresenta um risco inerente maior do que o TA sozinho. Como um complemento ao TA, o TF pode ajudar a influenciar positivamente o bem-estar psicossocial e a qualidade de vida do paciente.[14,24,28]

O TF são atividades que utilizam grandes ou pequenos grupos musculares realizados contra uma resistência oposta à ação da contração muscular, é designado especificamente para aumentar a força, a potência e a massa muscular. Além desses benefícios, incluem outros como redução da pressão arterial, da gordura corporal, glicemia, lipemia, melhora da função cardíaca e da osteogênese. Dessa forma, o TF também pode ser utilizado como medida não farmacológica adjuvante ao tratamento secundário das DCVs, especialmente em idosos. Além disso, as melhorias na capacidade de desempenho físico e funcional são um pré-requisito importante para uma reintegração social e ocupacional rápida e mais eficiente.[14,24,28,30]

Vale ressaltar que o envelhecimento é caracterizado por perda progressiva da massa muscular. De fato, é observado uma redução de aproximadamente 30% na força e na massa muscular dos 30 para os 60 anos de idade. Por outro lado, é evidenciado que a força muscular é um forte preditor independente da taxa de mortalidade por todas as causas. Além disso, pacientes com DCV com bons níveis de força muscular apresentam uma menor sobrecarga cardiovascular ante as atividades da vida diária.[14,24,28,30]

De forma geral, para o tratamento das DCVs, tem sido orientado a prescrição do TF com 8 a 10 exercícios alterando entre membros inferior e superior, com um volume de 10 a 15 repetições à intensidade 30 a 60% da contração voluntária máxima e, uma frequência semanal de 2 a 3 vezes.[24,30]

Para minimizar o aumento da pressão arterial, o TF para pacientes com DCV deve envolver principalmente estresse dinâmico em oposição ao estresse estático (*i.e.*, isométrico) puro, que deve ser evitado. O perigo da manobra de Valsalva é especialmente alto durante o estresse isométrico. Além disso, é difícil prescrever o nível apropriado de treinamento, uma vez que, cada paciente treina mais ou menos intensamente, de acordo com sua motivação, personalidade ou outros fatores.[24,30]

Referências bibliográficas

1. Paneni F, Diaz Canestro C, Libby P, Luscher TF, Camici GG. The aging cardiovascular system: understanding it at the cellular and clinical levels. Journal of the American College of Cardiology. 2017; 69(15):1952-67.
2. Heidenreich PA, Trogdon JG, Khavjou OA, Butler J, Dracup K, Ezekowitz MD et al. Forecasting the future of cardiovascular disease in the United States: a policy statement from the American Heart Association. Circulation. 2011; 123(8):933-44.
3. Malta DC, Bernal RT, de Souza MF, Szwarcwald CL, Lima MG, Barros MB. Social inequalities in the prevalence of self-reported chronic non-communicable diseases in Brazil: national health survey 2013. International Journal for Equity in Health. 2016; 15(1):153.
4. Libby P, Theroux P. Pathophysiology of coronary artery disease. Circulation. 2005; 111(25):3481-8.
5. McGill HC Jr., McMahan CA. Determinants of atherosclerosis in the young. Pathobiological Determinants of Atherosclerosis in Youth (PDAY) Research Group. The American Journal of Cardiology. 1998; 82(10B):30T-6T.
6. Clarke EM, Thompson RC, Allam AH, Wann LS, Lombardi GP, Sutherland ML et al. Is atherosclerosis fundamental to human aging? Lessons from ancient mummies. Journal of Cardiology. 2014; 63(5):329-34.

7. Donati OF, Stolzmann P, Desbiolles L, Leschka S, Kozerke S, Plass A et al. Coronary artery disease: which degree of coronary artery stenosis is indicative of ischemia? European Journal of Radiology. 2011; 80(1):120-6.
8. van der Wal AC, Becker AE. Atherosclerotic plaque rupture-pathologic basis of plaque stability and instability. Cardiovascular Research. 1999; 41(2):334-44.
9. Scirica BM. Chronic angina: definition, prevalence, and implications for quality of life. Reviews in Cardiovascular Medicine. 2009; 10 Suppl 1:S3-10.
10. Arbustini E, De Servi S, Bramucci E, Porcu E, Costante AM, Grasso M et al. Comparison of coronary lesions obtained by directional coronary atherectomy in unstable angina, stable angina, and restenosis after either atherectomy or angioplasty. The American Journal of Cardiology. 1995; 75(10):675-82.
11. Philpott S, Boynton PM, Feder G, Hemingway H. Gender differences in descriptions of angina symptoms and health problems immediately prior to angiography: the ACRE study. Appropriateness of Coronary Revascularisation Study. Social Science & Medicine. 2001; 52(10):1565-75.
12. Richardson WJ, Clarke SA, Quinn TA, Holmes JW. Physiological Implications of Myocardial Scar Structure. Comprehensive Physiology. 2015; 5(4):1877-909.
13. Goff DC Jr., Sellers DE, McGovern PG, Meischke H, Goldberg RJ, Bittner V et al. Knowledge of heart attack symptoms in a population survey in the United States: The REACT Trial. Rapid Early Action for Coronary Treatment. Archives of Internal Medicine. 1998; 158(21):2329-38.
14. Group JJW. Guidelines for rehabilitation in patients with cardiovascular disease (JCS 2012). Circulation Journal. 2014; CJ-66-0094.
15. Chaudhry SP, Stewart GC. Advanced heart failure: prevalence, natural history, and prognosis. Heart Failure Clinics. 2016; 12(3):323-33.
16. Fu DG. Cardiac arrhythmias: diagnosis, symptoms, and treatments. Cell Biochemistry and Biophysics. 2015; 73(2):291-6.
17. Lang RM, Badano LP, Mor-Avi V, Afilalo J, Armstrong A, Ernande L et al. Recommendations for cardiac chamber quantification by echocardiography in adults: an update from the American Society of Echocardiography and the European Association of Cardiovascular Imaging. Journal of the American Society of Echocardiography: Official Publication of the American Society of Echocardiography. 2015; 28(1):1-39,e14.
18. Lovic D, Manolis AJ, Lovic B, Stojanov V, Lovic M, Pittaras A et al. The pathophysiological basis of carotid baroreceptor stimulation for the treatment of resistant hypertension. Current Vascular Pharmacology. 2014; 12(1):16-22.
19. Frohlich ED, Apstein C, Chobanian AV, Devereux RB, Dustan HP, Dzau V et al. The heart in hypertension. The New England Journal of Medicine. 1992; 327(14):998-1008.
20. Drazner MH. The progression of hypertensive heart disease. Circulation. 2011; 123(3):327-34.
21. Vasan RS, Larson MG, Benjamin EJ, Evans JC, Reiss CK, Levy D. Congestive heart failure in subjects with normal versus reduced left ventricular ejection fraction: prevalence and mortality in a population-based cohort. Journal of the American College of Cardiology. 1999; 33(7): 1948-55.
22. Garg S, de Lemos JA, Ayers C, Khouri MG, Pandey A, Berry JD et al. Association of a 4-Tiered Classification of LV Hypertrophy With Adverse CV Outcomes in the General Population. JACC Cardiovascular Imaging. 2015; 8(9):1034-41.
23. Levy D, Savage DD, Garrison RJ, Anderson KM, Kannel WB, Castelli WP. Echocardiographic criteria for left ventricular hypertrophy: the Framingham Heart Study. The American Journal of Cardiology. 1987; 59(9):956-60.
24. Balady GJ, Williams MA, Ades PA, Bittner V, Comoss P, Foody JM et al. Core components of cardiac rehabilitation/secondary prevention programs: 2007 update: a scientific statement from the american heart association exercise, cardiac rehabilitation, and prevention committee,

the council on clinical cardiology; the councils on cardiovascular nursing, epidemiology and prevention, and nutrition, physical activity, and metabolism; and the american association of cardiovascular and pulmonary rehabilitation. Circulation. 2007; 115(20):2675-82.
25. Fletcher GF, Ades PA, Kligfield P, Arena R, Balady GJ, Bittner VA et al. Exercise standards for testing and training: a scientific statement from the American Heart Association. Circulation. 2013; 128(8):873-934.
26. Cardiology ESo. Working group on cardiac rehabilitation and exercise physiology and working group on heart failure. Recommendations for exercise training in chronic heart failure patients. Eur Heart J. 2001; 22:125-35.
27. Cardiology ESCSGoS, Borjesson M, Assanelli D, Carre F, Dugmore D, Panhuyzen-Goedkoop NM et al. ESC Study Group of Sports Cardiology: recommendations for participation in leisure-time physical activity and competitive sports for patients with ischaemic heart disease. European journal of cardiovascular prevention and rehabilitation: official journal of the European Society of Cardiology, Working Groups on Epidemiology & Prevention and Cardiac Rehabilitation and Exercise Physiology. 2006; 13(2):137-49.
28. McMahon SR, Ades PA, Thompson PD. The role of cardiac rehabilitation in patients with heart disease. Trends in cardiovascular medicine. 2017; 27(6):420-5.
29. Keteyian SJ, Brawner CA, Savage PD, Ehrman JK, Schairer J, Divine G et al. Peak aerobic capacity predicts prognosis in patients with coronary heart disease. American Heart Journal. 2008; 156(2):292-300.
30. Bjarnason-Wehrens B, Mayer-Berger W, Meister E, Baum K, Hambrecht R, Gielen S. Recommendations for resistance exercise in cardiac rehabilitation. Recommendations of the German Federation for Cardiovascular Prevention and Rehabilitation. European Journal of Cardiovascular Prevention & Rehabilitation. 2004; 11(4):352-61.

Capítulo 14

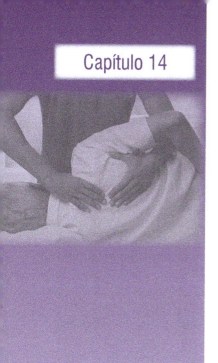

Reabilitação Pulmonar no Idoso

Silvânia Matheus de Oliveira Leal
Fernanda Oliveira de Carvalho
Tássia Virgínia de Carvalho Oliveira
Érika Ramos Silva
Patrícia Almeida Fontes

Introdução

É notório o crescimento da população geriátrica no Brasil e no mundo, isso se deve ao aumento significativo da longevidade e a diminuição da taxa de natalidade. Estima-se que em 2050 essa população atinja cerca de 2 bilhões de habitantes, ou seja, representará aproximadamente 22% da população mundial. A senescência, processo de envelhecimento fisiológico, é um processo gradual, multifatorial, irreversível, acompanhado por alterações estruturais e funcionais nos mais diversos sistemas do organismo, gerando perda da capacidade adaptativa que leva a um aumento na susceptibilidade a processos deletérios.[1]

Alterações estruturais e funcionais do sistema respiratório do idoso

Todas as funções corporais se integram direta ou indiretamente ao sistema respiratório. A maior eficácia nas tarefas diárias como a prática de exercícios físicos depende do equilíbrio e do melhor funcionamento desse sistema, o qual também contribui para regulação da temperatura corporal, estabilidade hemodinâmica e atividade imunológica.[2]

Estruturalmente, o sistema respiratório pode ser dividido em porções superior e inferior e, funcionalmente, em porção condutora e respiratória. Suas principais funções são: trocas gasosas, vocalização, auxílio na compressão abdominal e tornar possíveis os movimentos aéreos protetores e reflexos. Os componentes principais do sistema respiratório são: nariz, faringe e estruturas associadas (porção superior), traqueia, laringe, brônquios, alvéolos e pulmões (porção inferior). Cada estrutura tem uma função característica.[3]

A respiração, ou ventilação pulmonar, necessita que o tórax seja flexível e funcione como um "fole" durante a ventilação. A respiração consiste em duas fases: inspiratória (inalação) e expiratória (exalação), aumenta e diminui, respectivamente, o volume da cavidade torácica. O diafragma é o músculo que separa o tórax do abdome e, junto com os músculos intercostais, promove os movimentos respiratórios. O nervo frênico controla os movimentos do diafragma.[3]

A ventilação pulmonar pode ser estudada com o registro dos movimentos do volume de ar para dentro e para fora dos pulmões, por meio do método chamado espirometria. O sistema respiratório é, de certa forma, ineficiente, na medida em que o ar entra e sai pelos mesmos locais. Há uma troca incompleta de gases a cada ciclo respiratório, pelo fato de que na inspiração seguinte os pulmões ainda contêm cerca de cinco sextos de ar do ciclo passado.[3]

A quantidade de ar inspirada por uma pessoa em um determinado tempo e o grau de dificuldade para isso acontecer são fatores preponderantes para a análise da situação respiratória de cada pessoa. Essa quantidade é variável e influenciada por fatores, como: sexo, idade, nível de atividade física, saúde geral e diferenças individuais. No entanto, há um valor médio normal dos volumes e capacidades pulmonares para um adulto saudável.[3]

A partir dos 25 anos já se observam os primeiros sinais de piora da respiração pulmonar. O processo de envelhecimento altera a estrutura intrínseca do pulmão, bem como as estruturas extrapulmonares de suporte (isto é, parede torácica, coluna vertebral e músculos respiratórios). Os pulmões se tornam mais volumosos, os ductos e bronquíolos se alargam e os alvéolos se tornam flácidos, com perda do tecido septal. A consequência é o aumento de ar nos ductos alveolares e diminuição do ar alveolar com piora da ventilação e perfusão.[4]

O tórax se torna enrijecido devido à calcificação das cartilagens costais e os pulmões distendidos pela diminuição da capacidade de as fibras elásticas retornarem depois da distensão na inspiração. Com isso, o volume pulmonar e a capacidade ventilatória diminuem. A capacidade vital pode diminuir até 75% entre os 20 e 70 anos de idade, enquanto o volume residual aumenta em torno de 50%. A consequência é a inadequada oxigenação do sangue, enquanto a pressão parcial de gás carbônico (PCO_2) não se altera.[4]

O surfactante é um líquido secretado pelos pneumócitos tipo II, localizado na superfície interna do alvéolo, com a finalidade de manter sua tensão baixa. Sua produção está diminuída nos idosos que pode causar colabamento dos alvéolos na expiração (atelectasias) e aumento da permeabilidade alveolar que pode levar ao edema pulmonar. A função protetora do surfactante é afetada e ocorre a diminuição da capacidade dos macrófagos destruírem bactérias, que prejudica a imunidade.[3]

Com a imunidade baixa, os idosos são os mais acometidos pelas pneumopatias, que incluem um conjunto de doenças do sistema respiratório como infecções agudas (pneumonias), doenças crônicas pulmonares, pleurais, tumorais, entre outras. Em decorrência disso, aumenta-se a probabilidade de sofrer hipóxia e há a diminuição do consumo máximo de oxigênio. As alterações na estrutura e na função pulmonar em repouso impactam a fisiologia do exercício nos idosos. Além das alterações descritas, há falha no controle central (medula e ponte) e nos quimiorreceptores carotídeos e aórticos, com diminuição da sensibilidade a PCO_2, PO_2 e ao pH, o que limita a adaptação da pessoa idosa ao exercício físico.[5]

A maioria dos músculos sofre um certo grau de sarcopenia, que é a diminuição da força e da função muscular. Ela afeta também a musculatura respiratória causando diminuição da força e da resistência, tornando a tosse menos vigorosa. A função mucociliar lentifica, o que prejudica a limpeza de partículas inaladas e facilita a instalação de infecções.[6]

A sarcopenia atinge também os músculos dos membros inferiores (MMII), principal preditor da atividade aeróbica nos idosos, diminuindo a resistência e aumentando a fadiga muscular ao exercício. A função muscular dos MMII pode ser parcialmente resgatada pelo treinamento físico, daí a sua importância na reabilitação pulmonar, além de promover melhora na capacidade funcional e cognitiva. A força de preensão palmar também é afetada pela sarcopenia, sendo um forte preditor para a síndrome da fragilidade.[6]

Por sua vez, a síndrome da fragilidade acomete os sistemas imunológico, endócrino e neuromuscular. As alterações imunológicas envolvem aumento de marcadores inflamatórios; as endócrinas, a diminuição dos hormônios sexuais e o aumento do cortisol; e as neuromusculares, envolvem a sarcopenia com perda de força e função conforme mencionado acima. A fragilidade tem forte evidência de correlação positiva com o declínio funcional do sistema respiratório (Quadro 14.1).[7]

QUADRO 14.1. Resumo das alterações estruturais e funcionais do sistema respiratório com o envelhecimento

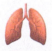
- Fadiga fácil: aumento dos espaços aerados; redução da superfície de troca gasosa.

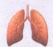
- Modificações do surfactante pulmonar: aumento do tecido fibroso; diminuição da elasticidade alveolar.

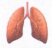
- Perda da elasticidade pulmonar: enfraquecimento da musculatura respiratória; redução da elasticidade da parede torácica.

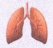
- Redução da capacidade máxima respiratória; redução progressiva da pressão parcial de O_2.

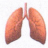
- Redução do volume pulmonar expirado; aumento da rigidez da estrutura interna pulmonar

Fonte: adaptado pelas autoras.[7]

Objetivos da reabilitação pulmonar no idoso

Conceitualmente, a reabilitação pulmonar (RP) tem como objetivo principal romper a espiral descendente de falta de ar, incapacidade e inatividade que leva ao descondicionamento causado pela doença respiratória, por meio da melhoria da aptidão física, mental e, consequentemente, do desempenho dos pacientes, proporcionando a reintegração social máxima desse paciente com a menor incapacidade possível.[8] Tudo isso baseado na formulação de um plano correspondente com base na situação real do paciente, a fim de melhorar a sua qualidade de vida, a tolerância ao exercício e ajudar os pacientes a reduzir seus sintomas de dispneia.[9] Além disso, esse plano de terapia personalizada pode diminuir as complicações, melhorar a resistência ao exercício, otimizar atividades e participação, aumentar a sobrevida do idoso, diminuir a frequência de internações e/ou reinternações hospitalares e, consequentemente, reduzir os orçamentos de assistência médica.[10]

A reabilitação pulmonar engloba um time multidisciplinar composto por médico, fisioterapeuta, enfermeiro, nutricionista, psicólogo, assistente social e terapeuta ocupacional. Esses times geralmente serão encontrados nos serviços secundários ou terciários de atenção à saúde, mas podem também ser encontrados no atendimento primário.

Tem sido observado que os pacientes com doença pulmonar admitidos para reabilitação são principalmente idosos. Dentro desse contexto, centros de fisioterapia respiratória surgem como tratamento convencional que contribui para evitar e tratar diversas condições pulmonares, tais como obstrução do fluxo aéreo, hipersecreção pulmonar, alterações na ventilação pulmonar, descondicionamento físico e dispneia.[10] Os objetivos da reabilitação pulmonar na população idosa vão depender prioritariamente da patologia de base que o indivíduo apresenta; porém, deve-se levar em consideração alguns pontos importantes. São eles:[6,8,10,11]

- Reduzir a dispneia.
- Aumentar a capacidade de realizar exercício e atividade física (funcionalidade).
- Melhorar a higiene brônquica.
- Diminuir e controlar os sintomas respiratórios.
- Ampliar os níveis de conhecimento, autocuidado e autoeficácia.
- Melhorar a qualidade de vida.
- Diminuir o número de exacerbações relacionadas com a doença.

Ao se tratar da otimização na capacidade de realização de exercício físico, um ponto importante a ser citado é a melhora da cognição, mesmo que de forma indireta, visto que, o exercício físico estimula a liberação de uma miocina (um peptídeo-hormônio) produzida principalmente em células musculares, chamada de irisina. Essa miocina tem efeitos interessantes na manutenção da cognição dos indivíduos.[12]

Em 2017, a European Respiratory Society e a American Thoracic Society propuseram que a reabilitação pulmonar deve ser adaptada para ser adequada à vasta maioria dos pacientes. Estudos têm confirmado que a reabilitação pulmonar pode aumentar significativamente a resistência ao exercício e à saúde de pacientes idosos e melhorar sua qualidade de vida. Ela é altamente eficaz para melhorar a carga de sintomas, a função física e o estado de saúde, embora a resposta do paciente seja heterogênea e as pesquisas indicam que essa heterogeneidade é diretamente ligada a adesão do paciente ao programa de RP, visto que um programa de reabilitação duradouro contribui para as mudanças nos hábitos de atividade física na vida cotidiana.[8,10,11]

Aspectos gerais sobre a reabilitação pulmonar do idoso

Com base nos objetivos da RP, os programas devem incluir ações educativas, estímulo a readequações comportamentais, tratamento respiratório, treinamento físico, suportes emocional e psicológico. Sendo cada ação desenvolvida de maneira integrada pelas categorias e especialidades competentes.[10] As avaliações médica (clínica) e funcional são determinantes para estabelecer a indicação para RP, readequação ou a sua suspensão.

O local onde as atividades serão desenvolvidas devem ser adequadamente climatizados, se possível ventiladas, com boa iluminação, permitindo distância segura entre os participantes. Deve ter espaço suficiente para realizar atividades em grupo e testes de desempenho (testes de caminhada, *time up and go*, circuitos).

São necessários recursos de monitoração não invasiva e equipamentos para suporte básico de vida, ventilação e de oxigenação, como:

- Fonte portátil de oxigênio.
- Oxímetro de pulso e monitores cardíacos para uso exclusivo em testes máximos e submáximos, cronômetros.
- Jogos de halteres, caneleiras de pesos variados.
- Esteiras e/ou bicicletas ou cicloergômetros para músculos dos membros superiores e inferiores.
- Macas, tatames, espelhos, cadeiras antiderrapante com ou sem suporte de braço.
- Equipamentos de fisioterapia respiratória com fins reexpansivos, desobstrutivos, treinamento muscular respiratório e suporte ventilatório não invasivo. A desinfecção dos materiais contaminados com secreção deve ser realizada com base nas diretrizes dos órgãos reguladores.

Apesar de os princípios da RP estarem bem definidos, quando executado em pacientes idosos, algumas peculiaridades devem ser consideradas. O déficit de força muscular, equilíbrio e cognição, perda da elasticidade torácica, presença de comorbidades, nível de fragilidade podem impactar diretamente na resposta funcional. Além disso, os exercícios devem ser executados de maneira segura, a linguagem e os estímulos devem ser adequados às restrições cognitivas e sensoriais dos gerontes. Nos Quadros 14.2 ao 14.5 estarão descritas algumas características técnicas e de condutas de alguns programas de reabilitação pulmonar (PRP).

QUADRO 14.2. Descrição das ações educativas desenvolvidas no Programa de Reabilitação Pulmonar (PRP)

Quem vai fazer?	Profissionais convidados ou do time de assistência no PRP, sendo respeitada a competência de cada profissional/categoria
Por que fazer?	A educação sobre os principais aspectos relacionados direta e indiretamente com a doença, reduz eventos adversos e contribuem para uma ação mais ativa do paciente, ao conscientizá-lo sobre como agir a favor de seu bem-estar e saúde
Quando fazer?	Durante todo o processo de reabilitação pulmonar
Como fazer?	Os encontros podem ser mensais, quinzenais, semanais ou diários a depender do tempo de duração das aulas e da necessidade de cada PRP Exemplos de temas que podem ser abordados nas aulas: • Conhecendo melhor a doença • Condição física e funcional determinadas pela doença • Técnicas de controle da respiração e estratégias respiratórias para respirar melhor • Oxigenoterapia: forma correta de usar suas medicações tópicas • Técnicas de conservação de energia e adaptação das atividades de vida diária (terapeuta ocupacional) • Aspectos nutricionais essenciais para a melhor evolução e bem-estar (nutricionistas) • Como medir corretamente a frequência cardíaca, pressão arterial e glicemia • Orientações sobre cuidados ao usar as medicações (médicos/farmacêuticos) • Como controlar minhas emoções e lidar com a ansiedade e a depressão? (psicólogo)

Os temas abordados poderão ser readequados considerando a realidade de cada PRP. É importante que as aulas sejam ministradas pelos profissionais cuja formação lhe compete.

Fonte: adaptado pelas autoras.[18]

QUADRO 14.3. Descrição do tratamento respiratório (fisioterapia respiratória) e ações educativas desenvolvidas no PRP

Quem vai fazer?	Fisioterapeuta
Por que fazer?	A fisioterapia dispõe de procedimentos que favorecem: • O descolamento e o deslocamento de secreções e pontos de igual pressão (terapia desobstrutiva) • Aumento ou redistribuição de volumes e capacidades pulmonares (terapia com pressão transpulmonar) • Potencialização da biomecânica muscular/pulmonar ou da força muscular periférica e respiratória, melhorar o condicionamento cardiovascular/respiratório e geral (treinamento muscular respiratório e geral)
Quando fazer?	Durante todo o processo de reabilitação pulmonar

Como fazer?	**Terapia desobstrutiva, exemplos:**
	   Osciladores orais em alta frequência (OOAF)
	   Estímulo da tosse
	   Drenagem autógena
	Terapia com pressão transpulmonar, exemplos:
	   Pressões positivas nas vias respiratórias (Bipap, Cpap, Epap, PEP)
	   Espirometria de incentivo
	   Exercícios respiratórios
	Treinamento muscular respiratório, exemplos:
	   Treinamento muscular respiratório com carga linear (pressórica)
	   Treinamento muscular respiratório com carga alinear

O acompanhamento e o tratamento médico deverão acontecer durante todo o processo de reabilitação.

Fonte: adaptado pelas autoras.[18]

QUADRO 14.4. Descrição do treinamento físico desenvolvido no PRP

Quem vai fazer?	Fisioterapeuta
Por que fazer?	A prática do treinamento físico melhora a função cognitiva cardiovascular respiratória e motora
Quando fazer?	Durante todo o processo de reabilitação pulmonar

Como fazer?	• Frequência: 2 a 3 vezes/semana
	• Duração: 30 a 45 minutos por sessão
	• Intensidade gradativamente de 60 a 80% de uma repetição máxima (RM)
	• Cada sessão de treinamento deverá contemplar:
	  a) Treinamento aeróbico: realizado de forma contínua ou intervalada
	  b) Treinamento de força: para ganho ou manutenção da força muscular. Inclui exercícios de pernas, braços e tronco
	  c) Alongamento: para manter a flexibilidade

O início do treinamento com baixas intensidades é uma estratégia segura para que populações sedentárias tenham uma melhor adaptação, adesão e técnica durante a intervenção, reduzindo o risco de lesões.[13] O treinamento físico multicomponente foi usado como estratégia para ganhos físicos em idosos frágeis e inclui exercícios de resistência, equilíbrio, marcha e força.[7]

Fonte: adaptado pelas autoras.[18,21-24]

QUADRO 14.5. Descrição das ações de estímulo a readequações comportamentais, suportes emocional e psicológico, desenvolvidas no PRP

Quem vai fazer?	Psicólogo + educador físico + terapeuta ocupacional + assistente social
Por que fazer?	Melhorar a integração social. A sensação de bem-estar e a percepção de maior funcionalidade e independência
Quando fazer?	Durante todo o processo de reabilitação pulmonar
Como fazer?	• Rodas de conversa para acompanhamento das questões emocionais e psicológicas. Terapia individual ou em grupo (Psicólogo). **Periodicidade:** quinzenal ou mensal • Atividades recreativas. Lúdicas. Atividades em ambiente externo com caminhadas/dança ou grupos de corrida, desde que liberados clínica e funcionalmente para tal (educador físico). **Periodicidade:** mensal • Readequação das atividades de vida diária, uso de órteses e próteses que facilitem a independência funcional (terapia ocupacional). **Periodicidade:** diária • Auxílio nas ações sociais que proporcionarão acesso ao PRP, outros tratamentos, benefícios e outras ações (assistente social). **Periodicidade:** diária

As ações sugeridas e as programações poderão ser readequadas considerando a realidade de cada PRP. É importante que as atividades sejam realizadas pelos profissionais cuja formação lhe compete.

Fonte: adaptado pelas autoras.[18]

Evidências científicas sobre as técnicas e PRPs

O programa de reabilitação pulmonar integral (PRPI) pode ser realizado na área hospitalar, ambulatorial ou domiciliar e baseia-se em: a) treinamento físico (exercícios de fortalecimento neuromuscular global, exercícios aeróbicos e treinamento dos músculos respiratórios); b) educação dos pacientes e familiares; c) terapia ocupacional; d) intervenções psicossociais; e e) suporte nutricional.[14] O PRPI realizado de forma supervisionada e prescrita, deverá ser seguido durante um determinado tempo. Um dos objetivos do PRPI a longo prazo é que o indivíduo consiga realizá-lo de forma não supervisionada, denotando a mudança de comportamento e melhora da qualidade de vida.

A maioria das evidências científicas concentra-se em estudos realizados em pacientes com doenças pulmonares obstrutivas crônicas (DPOC), como o de Jamami et al.[15] Contudo, alguns avanços científicos na análise, adaptação, aplicação e investigação dos princípios que norteiam a RP têm sido descritos nos estudos com outras doenças pulmonares crônicas, entre elas asma, câncer de pulmão, transplantes pulmonares, bronquiectasia, fibrose cística e outras doenças pulmonares intersticiais.[2,14,16,17]

Na revisão sistemática realizada no período de 2005 a 2009, foram analisados 40 artigos indexados nas bases de dados nacionais e internacionais, nos idiomas inglês, espanhol e português, a qual abordava a eficácia do programa de RP nos pacientes com DPOC tendo como nível de evidência científica a classificação da Global Initiative for Chronic Ostructive Lung Disease (grau de recomendação A, B e C). Dos 40 estudos encontrados 4 receberam a classificação A, 18 estudos B e outros 18 foram classificados como C. Esses artigos originaram 181 análises oriundas dos seguintes desfechos: sintomas (23), exacerbações (23), função pulmonar (20), exercício físico (50), qualidade de vida (61) e mortalidade (4). Os programas de reabilitação obtiveram efeitos positivos em todos os desfechos estudados, não sendo observado diferença significativa ao comparar os efeitos sobre os desfechos estudados nas diferentes metodologias dos programas de reabilitação.[18]

O uso do pedômetro com metas diárias de passos não aumentou os efeitos de RP em níveis de atividade física de curto ou médio prazo, capacidade de realizar exercícios ou a qualidade de vida dos pacientes.[19] A RP também não teve efeitos significativos na reabilitação após exacerbação de broquiectasias quando comparada com fisioterapia respiratória convencional.[16]

O estudo de Perez-Bogud et al.[20] avaliou os efeitos da RP na capacidade de exercício (teste de caminhada de 6 minutos); qualidade de vida (Questionário do Hospital Saint George na Doença Respiratória – SGRQ), força do quadríceps (QF) e atividade física em dois grupos controle e intervenção. Os dados foram mensurados durante 6 meses e depois de 1 ano de intervenção com 60 pacientes idosos de ambos os sexos e idade média de 64 anos. Os autores obtiveram resultados significativos na capacidade de exercícios, qualidade de vida e força muscular, tais incrementos foram observados durante o ano, no entanto eles relataram não haver mudança no nível de atividade física.

O estudo de Santos[21] teve como objetivo comparar os efeitos de duas intensidades de treinamento aeróbico na qualidade de vida relacionada com a saúde (QVRS) de 34 indivíduos com DPOC leve e muito grave que participaram do PRP. A intervenção do PRP foi ambulatorial, realizada três vezes por semana, durante oito semanas. Os resultados foram avaliados de acordo com o SGRQ (desfecho primário), índice de dispneia de Mahler, escala London Activity Daily Life, escala do teste de caminhada de 6 minutos e carga constante e testes de exercícios incrementais. A intensidade do treinamento aeróbico com 60% da carga máxima teve impacto positivo nos resultados centrados no paciente com DPOC na QVRS, controle de sintomas e tolerância ao exercício.

No estudo de Fonseca et al.[22] realizado com 40 idosos institucionalizados aparentemente saudáveis e divididos em 3 grupos: grupo Threshold (GT), grupo Voldyne (GV) e grupo Controle (GC) com o objetivo de comparar o efeito do uso de incentivadores inspiratórios de carga pressórica linear (Threshold®) e de carga pressórica alinear (Voldyne®), na força dos músculos respiratórios e na autonomia funcional. As principais medidas realizadas foram: músculos respiratórios ($PI_{máx}$ e $PE_{máx}$), avaliados por manovacuômetro e autonomia funcional, avaliada pelo protocolo do Grupo de Desenvolvimento Latino-Americano para a Maturidade (GDLAM). Os grupos GT e GV foram tratados com exercícios respiratórios e treinamento muscular com Threshold® e Voldyne®, respectivamente. O GC realizou apenas exercícios respiratórios. No estudo em questão observou-se que na variável $PI_{máx}$, quanto à comparação intragrupos houve aumento significativo ($p < 0,05$) no GT e no GV. Na avaliação intergrupos, houve melhora significativa ($p < 0,05$) da $PI_{máx}$ nos GT ($p = 0,0001$) e GV ($p = 0,037$) quando comparados ao GC. Na $PE_{máx}$, comparando intergrupos (pós × pós), houve melhora significativa no GT em relação aos demais grupos. O treinamento da musculatura respiratória, tanto no GT quanto no GV, obteve melhoras significativas; no entanto, na avaliação da autonomia funcional observa-se escores para o IG acima de 27,42; considerado fraco tanto no pré- quanto no pós-treinamento em todos os grupos.

No estudo de Marrara[23] – realizado em indivíduos com doença de Parkinson (DP), com o objetivo de avaliar o treinamento muscular inspiratório (TMI) adicionado à fisioterapia convencional visando a melhora da força muscular respiratória, função pulmonar e capacidade funcional, nos estágios I a III pela escala de Hoehn e Yahr modificada – utilizou-se a manovacuometria para avaliar a força muscular respiratória; a espirometria para a função pulmonar e o teste de seis minutos para a capacidade funcional. Os participantes foram divididos aleatoriamente em dois grupos: o grupo IMT (IMTG), que realizou o Powerbreathe® por 36 sessões, oito séries de dois minutos cada, com um minuto de descanso entre eles, totalizando 23 minutos, a 60% da pressão inspiratória máxima ($PI_{máx}$); e o grupo Sham (SG), que realizou o mesmo protocolo, mas com 9 cm H_2O. Todos os participantes receberam o mesmo protocolo de tratamento da fisioterapia convencional. Os dados indicam que os grupos IMTG e SG apresentaram melhora significativa na PImáx (cm H_2O) e PImáx (% pred). Com relação às variáveis pressão expiratória máxima ($PE_{máx}$), espirometria e distância percorrida no TC6, não houve diferença significativa depois do treinamento. O estudo conclui que a força muscular inspiratória foi melhorada independentemente do protocolo de treinamento utilizado, o que significa que a carga mínima adicionada à fisioterapia convencional foi capaz de afetar a força muscular inspiratória na DP leve a moderada.

O estudo de Santos et al.,[24] com 40 idosos hipertensos, ativos e não ativos de ambos os sexos, teve como objetivo verificar a influência do nível de atividade física na força muscular respiratória em idosos hipertensos ativos e não ativos, frequentadores de uma instituição social de Barreiras-BA. Utilizou-se o questionário IPAQ, para verificar o nível de atividade física dos idosos e manovacuômetro, para mensurar as pressões respiratórias máximas. A pesquisa evidenciou que o nível de atividade física teve influência sobre a força muscular respiratória nos idosos hipertensos em estudo.

Conclusão

O envelhecimento populacional é uma realidade brasileira. Ele está atrelado ao aumento exponencial das doenças crônico degenerativas, como é o caso das pneumopatias, que possuem uma alta taxa de morbimortalidade e necessitam de um maior engajamento das políticas públicas de saúde, bem como de uma excelente capacitação de seus profissionais, para que estes possam estar preparados para atuar tanto na promoção e prevenção, como na reabilitação de indivíduos portadores de DPOC e demais patologias respiratórias inerentes ao envelhecimento fisiológico e senil.

A fisioterapia previne e trata as complicações respiratórias, combate a sarcopenia e suas repercussões sistêmicas, oferecendo aos idosos tratamentos cada vez mais seguros e eficazes, por serem baseados em evidências. Nesse contexto, uma vez que a multi e interdisciplinaridade estão presentes, a RP é uma ferramenta essencial para promover ao geronte, um estilo de vida mais ativo, com menos desfechos negativos, maior mobilidade e melhor qualidade de vida.

Referências bibliográficas

1. Skloot GS. The effects of aging on lung structure and function. Clin Geriatr Med. 2017 Nov; 33(4):447-57.
2. Aldabayan Y et al. Pulmonary rehabilitation, physical activity and aortic stiffness in COPD. Respiratory Research. 2019 Jul;20(1):166.
3. Guyton AC, Hall JE. Tratado de fisiologia médica. 10. ed. Rio de Janeiro: Guanabara Koogan; 2011.
4. Freitas EV et al. Tratado de geriatria e gerontologia. 4. ed. Rio de Janeiro: GEN; 2011.
5. Luan X, Tian X, Zhang H et al. Exercise as a prescription for patients with various diseases. J Sport Heal Sci. 2019;8(5):422-41. doi:10.1016/j.jshs.2019.04.002.
6. Lima T, Almeida V, Ferreira A, Guimarães F, Lopes, A. Handgrip strength and pulmonary disease in the elderly: what is the link? Aging and Disease. 2019 Oct;10(5):1109-29.
7. Pillatt AP, Nielsson J, Schneider RH. Efeitos do exercício físico em idosos fragilizados: uma revisão sistemática. Fisioter. Pesquisa. São Paulo, 2019 Jun: 26(2):210-7.
8. Kawagoshi A, Kiyokawa N, Sugawara K, Sakata S, Satake M, Shioya T. Effects of low-intensity exercise and home-based pulmonary rehabilitation with pedometer feedback on physical activity in elderly patients with chronic obstructive pulmonary disease. Respiratory Medicine. 2015;190(3):364-71.
9. Maddocks M et al. Physical frailty and pulmonary rehabilitation in COPD: a prospective cohort study. Thorax. 2016 Nov;71(11):988-95.
10. Melo-Neto J, Stroppa-Marques A, Gomes F. Perfil de idosos pneumopatas admitidos em centro de reabilitação pulmonar. Revista Brasileira de Geriatria e Gerontologia. 2016;19(5):759-67.
11. McCarron E, Bailey M, Leonard B, McManus T. Improving the uptake: barriers and facilitators to pulmonary rehabilitation. The Clinical Respiratory Journal. 2019 Oct;13(10):624-9.
12. Kim M, Leem Y. The Effects of peripherally-subacute treatment with irisin on hippocampal dendritogenesis and astrocyte-secreted factors. J Exerc Nutrition Biochem. 2019 Dec 31;23(4):32-5.
13. Izquierdo M, Cadore E. Muscle power training in the institutionalized frail: a new approach to counteracting functional declines and very late-life disability. Curr Med Res Opin. 2014; 30(7):1385-90.
14. Criner GJ, Delage A, Voelker K et al. Improving lung function in severe heterogenous emphysema with the spiration valve system (EMPROVE) a multicenter, open-label randomized controlled clinical trial. Am J Respir Crit Care Med. 2019;200(11):1354-62. doi:10.1164/rccm.201902-0383OC.
15. Jamami M, Pires V, Oirshi J. Efeitos da intervenção fisioterápica na reabilitação pulmonar de pacientes com doença pulmonar obstrutiva crônica (DPOC). https://www.revistas.usp.br/fpusp/article/view/79624. Acesso em: junho 2020.

16. Chalmers JD, Crichton ML, Brady G, Finch S, Lonergan M, Fardon TC. Pulmonary rehabilitation after exacerbation of bronchiectasis: a pilot randomized controlled trial. BMC Pulm Med. 2019;19(1). doi:10.1186/s12890-019-0856-0
17. Sebio GR, Yáñez-Brage MI, Giménez ME, Salorio RM, Lista PA, Borro MJM. Preoperative exercise training prevents functional decline after lung resection surgery: A randomized, single-blind controlled trial. Clin Rehabil. 2017;31(8):1057-67. doi:10.1177/0269215516684179
18. Wehrmeister FC, Knorst M, Jardim R et al. Programas de reabilitação pulmonar em pacientes com DPOC pulmonary rehabilitation programs for patients with COPD. 2011;Vol 37. www.jornaldepneumologia.com.br/portugues/. Acesso em: junho 2020.
19. Nolan CM, Maddocks M, Canavan JL et al. Pedometer step count targets during pulmonary rehabilitation in chronic obstructive pulmonary disease: a randomized controlled trial. Am J Respir Crit Care Med. 2017;195(10):1344-52. doi:10.1164/rccm.201607-1372OC.
20. Perez-Bogerd S, Wuyts W, Barbier V et al. Short and long-term effects of pulmonary rehabilitation in interstitial lung diseases: a randomised controlled trial. Respir Res. 2018;19(1):182. doi:10.1186/s12931-018-0884-y.
21. Santos C, Rodrigues F, Santos J, Pulmonary rehabilitation in COPD: effect of 2 aerobic exercise intensities on subject-centered outcomes a randomized controlled trial. Respir Care. 2015;60(11):1603-9. doi:10.4187/respcare.03663.
22. Fonseca MA, Cader SA, Leal SMO, Dantas EHM. Efeitos de programas de treinamento muscular respiratório na força muscular respiratória e na autonomia funcional de idosos. Memorialidades. 2016 jan; n. 25:89-118.
23. Marrara AMF. Efeitos da adição de treinamento muscular inspiratório à fisioterapia convencional sobre força respiratória muscular, função pulmonar e capacidade funcional na doença de Parkinson. 2020. https://repositorio.ufscar.br/handle/ufscar/12458. Acesso em: junho 2020.
24. Santos et al. Influência do nível de atividade física na força muscular respiratória em idosos frequentadores de uma instituição social de Barreiras-Ba. Revista das Ciências da Saúde e Ciências Aplicadas do Oeste Baiano-Higia. 2020;5(1):48-63.

Capítulo 15

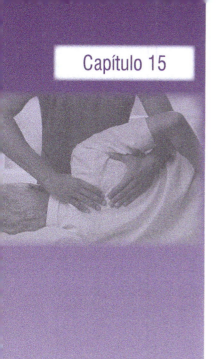

Reabilitação do Tecido Osteomuscular e do Tecido Conjuntivo

Renato Ramos Coelho

Introdução

Existem diferenças individuais no processo do envelhecimento que restringem sua associação apenas à idade cronológica; entretanto, várias dificuldades progressivas na realização de atividades funcionais básicas aumentam com a idade e, frequentemente, podem estar relacionadas com as mais diversas patologias do sistema musculoesquelético. Tendo em vista o grande número de pacientes idosos e a necessidade de uma intervenção multidisciplinar no campo da Geriatria, a Fisioterapia vem ocupando um papel importante nos vários níveis de atenção à saúde do idoso. O Conselho Federal de Fisioterapia e Terapia Ocupacional (COFFITO) em sua resolução nº 80 de 1987 considera que a fisioterapia é uma ciência aplicada em que um dos objetivos é manter, desenvolver ou restaurar a integridade da função.[1]

Em termos de função, o idoso se encontra debilitado quando não consegue se adaptar a nenhum esforço físico. Isso pode resultar tanto de alterações do sistema cardiovascular e do sistema nervoso central (SNC) e periférico, quanto de alterações do aparelho locomotor.[2] Dessa forma, doenças reumáticas, que possuem um foco preferencial sobre os tecidos moles e elementos articulares do aparelho locomotor, são de grande relevância no cuidado ao idoso, uma vez que são de grande incidência nessa população.[3]

As síndromes dolorosas nos idosos envolvem osteoporose e fraturas, osteoartrose (OA), polimialgia reumática, fibromialgia, gota e neuropatias.[4] Neste capítulo, em função de sua relação com os tecidos moles e estruturas articulares do sistema locomotor, serão abordas essas patologias, com exceção das neuropatias, e serão incluídas a artrite reumatoide (AR) e a contratura de Dupuytren.[5]

- Osteoporose é a doença óssea mais comum em idosos e decorre da diminuição da matriz óssea.[6]
- Artrite reumatoide (AR) é a doença inflamatória crônica de maior prevalência, sendo dividida em artrite reumatoide do jovem (*young-onset rheumatoid arthritis* – YORA) e artrite reumatoide do idoso (*ederly-onset rheumatoid arthritis* – EORA). Esta última tem uma prevalência de 4,5% na faixa etária até os 75 anos.[4]
- Gota é a artrite com cristalização inflamatória mais comum em homens com mais de 40 anos de idade, sendo provocada pela cristalização de ácido úrico na forma de uratos nas articulações.
- Osteoartrose (OA) é uma condição crônica responsável por 65% da incapacidade presente na população idosa brasileira.[7]
- Polimialgia reumática caracterizada por dor bilateral com rigidez em cintura escapular e pélvica em pessoas com mais de 50 anos de idade.
- Fibromialgia é um distúrbio neurossensorial que altera o processamento da dor pelo SNC.[4]
- Dupuytren doença que afeta principalmente homens, usualmente entre 50 e 70 anos de idade.[5]

Tais patologias apresentam grande morbidade e, na maioria das vezes, o objetivo do tratamento é impedir a sua progressão, diminuir suas sequelas e estabilizá-la. Além disso, é importante prover o paciente de condições físicas que o permitam executar suas atividades da vida diária independentemente da patologia.

Assim, o entendimento de todos os quadros clínicos associados ao tecido osteomuscular, que podem levar às síndromes dolorosas, passa pela compreensão dos mecanismos associados à dor e à inflamação, bem como uma análise do tecido conjuntivo, que é o elemento preponderante e comum a todos os componentes do sistema locomotor.[8]

Tecido conjuntivo

O sistema locomotor é composto pelo esqueleto, junturas que unem os ossos e os músculos que são responsáveis pelo seu movimento. O elemento comum a todos esses componentes é o tecido conjuntivo.[9] Ossos e cartilagens são formados por tecido conjuntivo especializado, a estrutura de suporte aos músculos também é formada por esse tecido.[8]

Morfologicamente o tecido conjuntivo caracteriza-se por apresentar diversos tipos de células especializadas imersas em grande quantidade de material extracelular. No sistema locomotor, esse material extracelular é composto por substância fundamental amorfa (glicosaminoglicanas, proteoglicanas, água e solutos) e proteínas fibrosas (colágeno e elastina) produzidas por células que fazem parte de sua composição, em especial, fibroblastos. Além dos fibroblastos, o tecido conjuntivo também possui células relacionadas com o processo de defesa e remoção de restos celulares, tais como macrófagos, mastócitos, plasmócitos e leucócitos e por células de armazenamento, como os adipócitos.

Sua função no sistema locomotor envolve preenchimento de espaços, sustentação, defesa e nutrição.[4] Para cumprir algumas dessas funções, esse tecido conjuntivo possui características biomecânicas que permitem que ele possa manter compressão intermitente ou rítmica, com organização macroscópica e microscópica própria, o que o caracteriza como um tecido intersticial ímpar. Tal tecido possui um fluxo de líquido intersticial que drena para linfonodos, microscopicamente, tais linfonodos são sustentados por uma rede de fibras colágenas espessas revestidas por células semelhantes à fibroblastos.[10]

O tecido conjuntivo pode ser classificado em relação às suas células ou em relação à sua matriz extracelular, sendo os mais relevantes no sistema locomotor os tipos frouxo, denso, adiposo, sinovial, cartilaginoso e ósseo.[9]

O tecido conjuntivo frouxo se diferencia do denso pela proporção de colágeno em relação à elastina. O colágeno confere maior resistência mecânica, enquanto a elastina aumenta a elasticidade do tecido conjuntivo.[8] Dessa forma, o frouxo está relacionado com os invólucros conjuntivos musculares, ou seja, endomísio, perimísio e epimísio que, em seu conjunto, formam as fáscias musculares, com uma característica biomecânica microscópica preponderantemente plástica.[11] O denso, por sua vez, está presente em ligamentos e cápsulas articulares em sua forma irregular e em tendões em sua forma regular.[8] O adiposo é especializado em acúmulo de gordura, estando relacionado tanto com a proteção de proeminências anatômicas quanto com o fenômeno da obesidade. O sinovial encontra-se recobrindo a cartilagem articular e no interior das cápsulas articulares. O cartilaginoso e o ósseo são tecidos conjuntivos extremamente especializados.[9]

Ossos

Os ossos são formados por um tecido conjuntivo especializado para a sustentação, sendo responsáveis por conferir rigidez ao esqueleto, possibilitando suas funções de proteção, prover ligações cinemáticas rígidas e propiciar movimento pela ação muscular.[12] Trata-se também de um órgão fisiológico, responsável pela produção de tecido hematopoiético (eritrócitos, granulócitos e plaquetas) e pela reserva de sais minerais e íons Ca^{++}, P^+, Mg^{++}, Na^+.[13]

Para realizar essas funções, os ossos possuem três tipos de célula: osteoblastos, osteócitos e osteoclastos. Os osteoblastos conduzem o metabolismo ósseo a partir de uma série de estímulos, sendo responsáveis pela deposição da matriz óssea. Os osteócitos são os osteoclastos que ficam aprisionados dentro da matriz óssea. Os osteoclastos são células multinucleadas responsáveis pela reabsorção da matriz óssea. Independentemente do nível de atividade física ou do *status* fisiológico de um indivíduo, há sempre uma atividade osteoclástica no corpo humano, responsável por uma taxa constante de remodelação óssea em cerca de 4% de toda a superfície óssea de um adulto.[6]

Tal remodelação óssea ocorre, no adulto, sobretudo em sua largura, por meio da ossificação intramembranosa com atividade do periósteo. Essa remodelação é dependente de fatores nutricionais (balanço ósseo e metabolismo de cálcio, fósforo e vitamina D), hormonais (GH e tiroxina a estimulam, cortisol a inibe) e do estresse físico.

Da massa total de um osso, 45% são substâncias inorgânicas, assim, 99% do Ca e 90% do P estão nos ossos. Logo, o metabolismo de Ca e P é mediado pela vitamina D, que participa de sua absorção e mobilização. O PTH (hormônio regulador da paratireoide) atua sobre a hipocalcemia sanguínea, promovendo a saída de cálcio dos ossos, reabsorção de cálcio nos rins e absorção desse íon no intestino. A resposta ao estresse físico obedece a lei de Wolff, em que a compressão gera carga negativa, atraindo cálcio e a tensão gera carga positiva, repelindo cálcio. O restante da massa óssea é constituído por 35% de substâncias orgânicas, em especial o colágeno, e 20% água.[12]

Osteoporose

A osteoporose é a doença osteometabólica mais comum em adultos, sobretudo em idosos.[6] Como o osso é um tecido dinâmico, que se encontra em constante remodelação, a biodisponibilidade de cálcio é fundamental. Adultos precisam de cerca de 1.000 mg/dia de cálcio.[14] A ingestão insuficiente, bem como a hipomobilidade, fazem com que aumente o cálcio sérico e a sua eliminação renal, com consequente diminuição de sua presença em ossos e músculos,[15] o que caracteriza o aumento da reabsorção óssea em detrimento de sua formação. Havendo prolongação desse desequilíbrio instala-se a osteopenia, em um primeiro momento, e a osteoporose, quando há diminuição crítica de sua massa mineral, diminuição da resistência óssea e porosidade, podendo ocorrer fraturas patológicas. Os sítios mais comuns dessas fraturas patológicas envolvem colo do fêmur, coluna vertebral e rádio distalmente.[16]

A patologia acomete principalmente mulheres pós-menopausa. Isso ocorre porque a mulher perde de 3 a 6 % da massa óssea nos anos seguintes à menopausa; posteriormente, essa taxa se estabiliza em cerca de 1% ao ano. Outras causas comuns de osteoporose são: ausência de estresse físico sobre os ossos devido à inatividade física, carência dietética de cálcio e proteínas e idade avançada, levando a diminuição da liberação de hormônio do crescimento.[14]

As principais formas de prevenção modificáveis envolvem eliminar sedentarismo, sarcopenia e o hábito de fumar, aumentar ingestão de cálcio, vitamina D, exposição ao sol (em função da importância da radiação solar na produção endógena de vitamina D) e manter o índice de massa corporal (IMC) acima de 19 kg/m^2. Os não modificáveis, além do sexo feminino e idade avançada, envolvem etnia caucasiana ou oriental, histórico familiar, hipogonadismo, intolerância à lactose, desordens metabólicas e malignidade.[16]

Normalmente, a osteoporose acomete o colo e a cabeça do fêmur, a coluna e o punho, podendo levar a deformidades e causar fraturas patológicas. A hipercifose torácica do idoso, por exemplo, pode ser resultado do achatamento anterior dos corpos vertebrais, eventualmente relacionados com fraturas osteoporóticas.[5]

Cartilagem

A cartilagem é um dos tipos de tecido conjuntivo que se especializou para a conformação corporal e a sustentação axial de cargas, estando presente em junturas e articulações. Essa é a conexão existente entre quaisquer partes rígidas do esqueleto (ossos e/ou cartilagens) e se divide em três grandes grupos de acordo com o elemento que se interpõe entre os ossos: 1. fibrosa; 2. cartilaginosa; 3. sinovial. As junturas fibrosas se concentram no crânio e apresentam pouca mobilidade entre os ossos que a compõem. As junturas cartilaginosas apresentam cartilagem hialina interposta entre os ossos. Em termos de mobilidade, as junturas cartilaginosas do tipo sínfise (sínfise púbica e discos intervertebrais) são as que apresentam maiores possibilidades motoras, embora a amplitude de movimento (ADM) dos

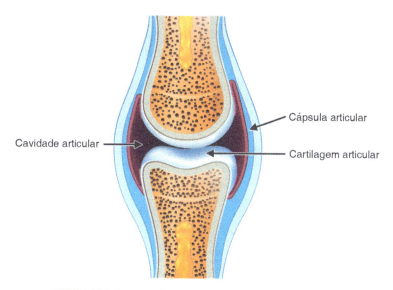

FIGURA 15.1. Esquema da estrutura de uma articulação sinovial.

segmentos ósseos que elas conectam sejam restritas.[17] As junturas sinoviais são as que apresentam maior ADM, nelas, as superfícies articulares ósseas são revestidas por cartilagem articular e o elemento que se interpõe entre elas é a sinóvia, secretada pelo tecido sinovial, que também é uma variação do tecido conjuntivo.[9] A sinóvia possui uma consistência líquida, e fica contida na cavidade articular envolvida pela cápsula articular.[8] A estrutura básica da articulação sinovial pode ser observada no desenho esquemático da Figura 15.1.

Cápsula e cartilagem articular, sinóvia e membrana sinovial, ligamentos, vasos e nervos são estruturas comuns a todas as articulações sinoviais. Discos intra-articulares, ligamentos, lábios, coxins adiposos, bursas e pregas sinoviais são estruturas que podem ou não estar presentes em articulações desse tipo.[17]

Além desse tecido conjuntivo muito especializado, o sistema locomotor também conta com uma extensa rede neural aferente e eferente. As vias aferentes são responsáveis por levarem as informações sensitivas da periferia para o SNC, enquanto as vias eferentes são responsáveis por levar a resposta modulada pelo SNC em direção às estruturas efetuadoras.[6]

Dor

A dor é tida como uma "sensação penosa, desagradável, produzida pela excitação de terminações nervosas sensíveis a esses estímulos, e classificada de acordo com o seu lugar, tipo, intensidade, periodicidade, difusão e caráter", também pode ser entendida como "mágoa originada por desgostos do espírito ou do coração; sentimento causado por decepção, desgraça, sofrimento".[18] Apesar de estas duas definições do Dicionário Houaiss da Língua Portuguesa[18] parecerem não referir a um mesmo tipo de dor, as pesquisas mais recentes têm indicado que a sensação gerada dentro do SNC pode ser similar.[19] Inclusive, essas mesmas pesquisas têm mudado o que se entende por dor e sobre como manejá-la.

Fisiologicamente, por sua vez, a dor é uma sensação somestésica que visa avisar sobre estímulos potencialmente lesivos ou indicar a ocorrência de lesão tecidual.[20] Historicamente, no início do século XX essa sensação era vinculada à duas teorias opostas. A primeira considerava a dor como um tipo de sensibilidade específico, com todo um aparato periférico e central associado. A outra, que a dor se originava em receptores inespecíficos e era conduzida por neurônios generalistas, só sendo interpretada ao chegar ao SNC.[21] Posteriormente, estudos indicaram a existência de receptores somestésicos de diferentes amplitudes e que respondem a diferentes estímulos, localizados tanto na pele (superficiais) como internamente (proprioceptores). Com isso, surgiu a noção de unidade sensorial (US), nome dado ao conjunto formado por um único neurônio aferente e todos os receptores associados a ele, e de campo receptivo, que é a área em que estão todos os receptores de uma mesma (US)[20] (Figura 15.2).

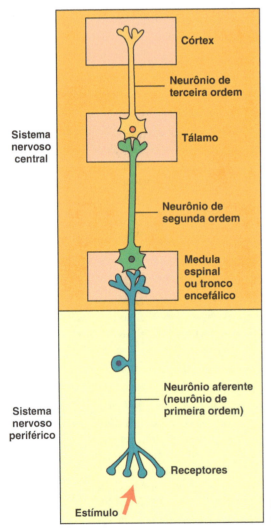

FIGURA 15.2. Via genérica do sistema sensorial. Fonte: adaptada pelo autor.[20]

Coube a Melzack e Wall (1965) a proposição da teoria da comporta espinal (Figura 15.3) que declara que os sinais somáticos de fontes não dolorosas podem inibir sinais de dor no nível espinal. Isso se dá pela atuação de interneurônios localizados na substância gelatinosa (SG) no corno posterior da medula, que modulam o sinal doloroso proveniente de nociceptores (somestésicos e proprioceptivos), conduzidos por fibras amielínicas do tipo C ou fracamente mielinizadas do tipo Aδ (S). Tais interneurônios recebem informações somestésicas de tato e pressão de fibras mielínicas calibrosas do tipo Aβ (L) e de temperatura de fibras S que competem com o estímulo doloroso para ascenderem para o tálamo (T) e, posteriormente, no córtex somatossensorial no giro pré-central do cérebro.[21]

Por sua vez, os nociceptores são sensores somatossensoriais de lenta adaptação que se despolarizam na presença de danos teciduais físicos (mecânico ou térmico) e químicos de origem externa (exteroceptores) ou interna (proprioceptores e receptores viscerais) ao corpo. Como eles pouco se adaptam a estímulos, pode ocorrer o aumento desproporcional da intensidade da dor, caracterizando a hiperalgesia.[6]

A dor rápida ou aguda é percebida prontamente como uma sensação de pontada, de fácil localização, uma vez que é conduzida por fibras Aδ. A dor lenta, por sua vez é percebida como uma sensação difusa, em parte devido à sua transmissão por fibras do tipo C. Ao chegar na SG a fibra aferente primária (Aδ ou C) estabelece sinapse com neurônios de segunda ordem, valendo-se dos neurotransmissores peptídicos (substância P e peptídeo relacionado com o gene da calcitonina – CGRP) e do glutamato. Por sua vez, os neurônios de segunda ordem ascendem ao tálamo via trato espinotalâmico, que é a via envolvida na percepção e discriminação da dor. Todas as aferências somestésicas decussam, de forma que sensações oriundas de um hemicorpo são percebidas pelo hemiencéfalo contralateral. Os aferentes nociceptivos também ativam outras vias ascendentes que se relacionam com os componentes afetivos da dor enviando sinais para o tronco encefálico, o hipotálamo e o sistema límbico.[20]

Na SG que Melzack e Wall (1965) descreveram em sua teoria, que ocorre a influência dos receptores somestésicos associados ao tato e sensações térmicas na modulação da dor. O tato se origina de mecanorreceptores sensíveis a pressão e vibração[20] de diferentes tipos, sendo os principais: 1. terminações nervosas livres (TNL); 2. corpúsculo de Meissner; 3. discos

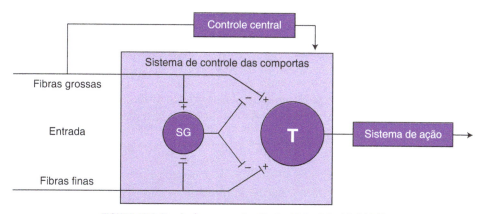

FIGURA 15.3. Teoria das comportas. Fonte: Melzack R e Wall PD.[21]

de Merkel e abóbada de Iggo; 4. órgão terminal piloso (OTP); 5. órgão terminal de Ruffini; 6. corpúsculo de Pacini. Os receptores relacionados com o tato descritivo, de maior acuidade, e que respondem rapidamente a alterações mecânicas mesmo de baixa magnitude (corpúsculo de Meissner e de Pacini; receptores de Iggo e pilosos e terminações de Ruffini) transmitem sinais por fibras mielínicas calibrosas Aβ de alta velocidade de condução. As terminações nervosas livres relacionadas com o tato inespecífico e pressão bruta transmitem sinais por fibras mielínicas menos calibrosas Aδ, e as relacionadas com sensações inespecíficas, como cócegas, transmitem por fibras amielínicas do tipo C.[6]

Os termorreceptores, por sua vez, são sensíveis ao calor (fibras do tipo C) e ao frio (fibras tipo Aδ). A Tabela 15.1 apresenta um resumo dos receptores somestésicos. Observe que as sensações transmitidas por vias aferentes de maior velocidade de condução, como o tato e as sensações térmicas ascendem por vias localizadas na coluna dorsal e lemnisco medial medula espinal, mas que estabelecem sinapse na SG com interneurônios que se conectam a fibras do trato espinotalâmico que conduzem a dor.[20] Essas conexões que permitem a modulação da dor tal qual descrita por Melzack e Wall.[21] Da mesma forma, situações de dor extremamente intensas podem fazer com que o sistema de modulação da dor falhe, levando a pessoa acometida a compreender qualquer sensação somestésica como algo potencialmente lesivo, num fenômeno chamado alodínia.[6]

TABELA 15.1. Receptores sensoriais da pele

Classe de receptor	Tipo	Fibra aferente	Localização	Campo receptivo	Adaptação	Modalidade
Mecanorreceptores	TNL	Aδ ou C	Superficial	Pequeno	Lenta	Toque leve
	Merkel					Pressão
	Pacini	Aβ	Superficial e cápsula articular	Grande	Rápida	Vibração 300 Hz Rotação
	Meissner		Pele glabra	Pequeno		Vibração 50 Hz
	OTP		Superficial			Movimento de pelos
	Ruffini		Profundo e fáscias	Grande	Lenta	Pressão
Termorreceptores	Calor (TNL)	C	Superficial	Pequeno	Rápida	Calor superficial
	Frio	Aδ				Frio ou temperatura superficial maior que 45°C (dor)
Nociceptor (TNL)	Mecânico	Aδ	Superficial	Grande	Lenta	Dor mecânica
	Térmico			Pequeno	Rápida	Dor por calor ou frio intenso
	Polimodal	C		Grande	Lenta	Dor mecânica, térmica ou química (histamina, bradicinina e prostaglandinas)

Fonte: adaptada pelo autor.[20]

A análise das relações entre diferentes sensações somestésicas e a dor, explica o efeito de alguns recursos terapêuticos capazes de diminuir a sensação de dor como a *transcutaneous electrical neurostimulation* (TENS), crioterapia, diatermia (Stanfield, 2013), massagens, mobilizações e manipulações.[22] O estímulo tátil rítmico de articulações e pele durante exercícios é tido como um dos mecanismos associados a analgesia mediada pela atividade física; no entanto, a melhor modalidade e intensidade para que se obtenha tal analgesia ainda não é um consenso na literatura.[23]

A ativação de nociceptores leva a dor e, também, a respostas autônomicas simpáticas; a reações emocionais, em especial medo e ansiedade; e ao reflexo de retirada do estímulo.[20] Associando este achado ao fato de a dor ser uma sensação subjetiva – que varia entre os sujeitos em função de sua experiência prévia, circunstâncias, crenças, patologias e comorbidades associadas, hábitos de vida, condicionantes socioculturais entre outros vários fatores – percebe-se que o manejo da dor vai muito além do simples controle do estímulo causador.[19]

Os fatores atuantes na percepção subjetiva da dor, além dos mecanismos de modulação já citados, envolvem também a noção de dor referida e dor irradiada e sistemas endógenos de analgesia. A dor não se limita a superfície do corpo; logo, as vísceras também possuem nociceptores que respondem tais quais os nociceptores superficiais e articulares. No entanto, a percepção dessa dor dá-se na superfície do corpo, num fenômeno chamado de dor referida, que, teoriza-se que seja decorrente de experiências dolorosas passadas.[20] A dor irradiada, por sua vez, é aquela que se origina de uma raiz nervosa que está sendo comprimida em sua origem na medula espinal.[24] Magee (2010) descreve os seguintes diferenciais entre a dor referida e a irradiada: 1. A dor irradiada tem maior intensidade distal e a referida, proximal; 2. A dor irradiada segue um dermátomo específico e bem definido; 3. A dor referida pode ser descrita como lancinante enquanto a irradiada é em queimação.[5]

Os sistemas endógenos de analgesia envolvem a capacidade do encéfalo de bloquear a dor e estão relacionados à capacidade do ser humano de sobreviver a condições adversas mesmo sendo vítima de um ferimento. A via desse sistema mais bem descrita (Figura 15.4) envolve a substância cinzenta periaquedutal (mesencéfalo) que se comunica com a medula oblonga, o núcleo magno da rafe e a formação reticular lateral. Neurônios descentes dessas áreas bloqueiam a conexão entre vias nociceptivas primárias e vias de segunda ordem por meio do estímulo de interneurônios que secretam o opiáceo endógeno encefalina. Esta, ao se ligar aos receptores opioide nos dendritos do neurônio aferente nociceptivo, inibe a liberação da substância P, num fenômeno chamado de inibição pré-sináptica.[20]

Falhas nesse sistema endógeno de analgesia também podem levar à dor crônica, hiperalgesia e alodínia, uma vez que sua modulação também pode causar uma facilitação no processo de condução da dor. Além disso, citocinas associadas a infecções e a condições inflamatórias crônicas decorrentes, por exemplo, de obesidade ou fadiga crônica também atuam sobre áreas do encéfalo, ampliando a sensação de dor ou gerando sintomas dolorosos sem a presença de nenhum tipo de lesão tecidual associada.[19]

Além desse intricado mecanismo responsável pela geração, condução e modulação do estímulo doloroso, ainda há os mecanismos relacionados com a interpretação desse sinal no tálamo e demais estruturas cerebrais. Inclusive, a dificuldade inerente à compreensão desses mecanismos é considerada como um viés metodológico em estudos populacionais sobre a dor, em especial a lombalgia. Isso ocorre porque a quantificação e a qualificação da sensação,

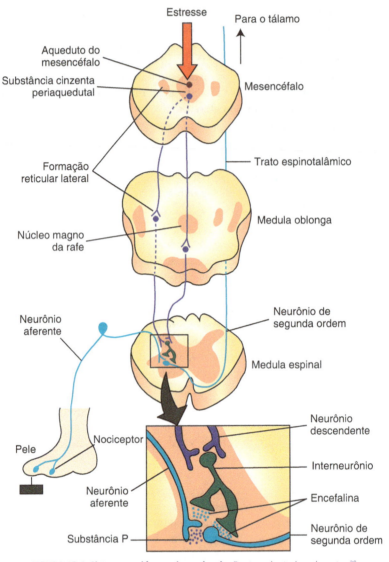

FIGURA 15.4. Sistema endógeno de analgesia. Fonte: adaptada pelo autor.[20]

bem como o estabelecimento de condições de causa e efeito são subjetivos em demasia, complicando a comparação entre intersujeitos.[25]

Inflamação

As lesões do sistema musculoesquelético dividem-se em três grandes grupos: traumatologia, ortopedia e reumatologia. Essa diferenciação se dá por sua etiologia, assim, lesões em que há o envolvimento de grande energia (cinética em especial), em que a força imprimida à estrutura anatômica é maior que a sua capacidade de absorção, gerando uma deformação plástica (Figura 15.5), há um trauma ou lesão traumato-ortopédica. Lesões ortopédicas são decorrentes de sobrecargas crônicas sobre uma mesma estrutura anatômica, com um componente de repetitividade e de cargas submáximas.[24] As lesões reumáticas são aquelas que possuem um componente metabólico de natureza autoimune, podendo ser inflamatória ou não inflamatória.[2]

O sangue é formado por plasma, eritrócitos (glóbulos vermelhos) e leucócitos (glóbulos brancos), todos derivados da célula-tronco hematopoiética (Figura 15.6). Estes últimos são as unidades móveis do sistema imunitário dos mamíferos. Eles se dividem em grupos com diferentes funções imunitárias, incluindo: 1. células polimorfonucleares, ou granulócitos, que podem ser do tipo neutrófilos, eosinófilos e basófilos; 2. monócitos, que, ao saírem do sangue e migrarem para os tecidos, originam os macrófagos, que também têm função fagocitária; 3. linfócitos, que se dividem em células B (secreta anticorpos), células T (secreta citocinas e fatores anti-infecciosos e antitumorais) e *natural killers* – (NK);[20] e 4. megacariócito, que origina as plaquetas relacionadas com o mecanismo de coagulação do sangue.[6]

A ocorrência de uma lesão tecidual, independente do mecanismo ou agente causador, leva a uma resposta inflamatória. Espera-se que essa resposta termine assim que o agente causador esteja controlado; no entanto, em condições clínicas específicas, como diabetes, obesidade e algumas patologias reumáticas como a gota, o processo inflamatório se mantém, de forma que hoje se estuda quais são as condições teciduais relacionadas com a cronificação de um processo inflamatório.[13]

A resposta inflamatória imediata envolve uma ação conjunta do sangue (plasma e leucócitos) que se inicia pela ação de macrófagos locais e plaquetas. Macrófagos, além de fagocitose, atuam conjuntamente com mastócitos locais, liberando mediadores que quimiotaxiam neutrófilos e monócitos-macrófagos, ambos com função fagocitária. As plaquetas encapsulam a lesão, via formação de coágulos de fibrinogênio, bloqueando espaços teciduais e vasos linfáticos (Guyton; Hall, 2017).[6] Esse encapsulamento visa evitar a disseminação da inflamação e permite o extravasamento endotelial de neutrófilos, ao mesmo tempo que impede a saída de leucócitos do local. No caso de inflamações decorrentes da presença de microrganismos, há maior atividade de neutrófilos.[20]

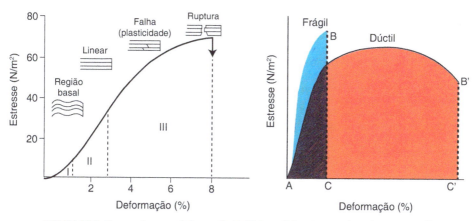

FIGURA 15.5. Curva estresse × deformação biológica e física. Fonte: adaptada pelo autor.[20]

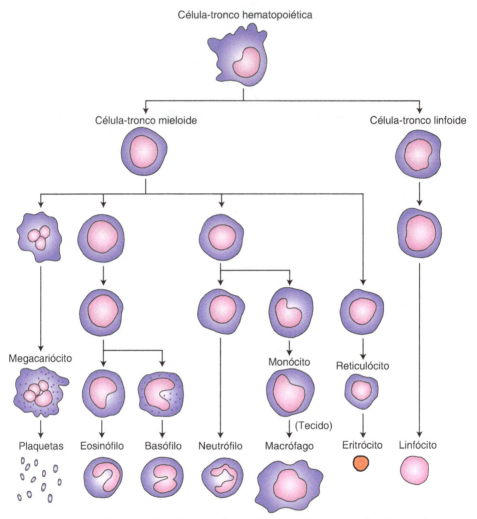

FIGURA 15.6. **Produção de células sanguíneas e plaquetas.** Fonte: adaptada pelo autor.[20]

Os eosinófilos, por sua vez, atuam primariamente em infecções parasitárias, fixando-se ao parasita e liberando substâncias tóxicas a ele. Também estão relacionados com reações alérgicas, atuando na desintoxicação de algumas substâncias indutoras de inflamação.

Os basófilos circulantes se assemelham aos mastócitos que se localizam nos tecidos pericapilares. Ambas as células são responsáveis pela produção de heparina (anticoagulante), histamina, bradicinina e serotonina (que podem originar reações alérgicas), além de interagirem com anticorpos também relacionados com processos alérgicos.[6]

Um processo inflamatório bem-sucedido implica a eliminação do agente causador e a reparação do tecido acometido. Para essa resolução é importante que a atividade fagocitária de macrófagos residentes e recrutados via quimiotaxia seja capaz de solucionar a lesão,[13] sem a necessidade das demais linhas de defesa imunitária, a saber: 1. segunda linha: atuação de neutrófilos, com consequente neutrofilia, 2. terceira linha: conversão de monócitos em macrófagos; 3. quarta linha: produção adicional de granulócitos e monócitos pela medula óssea.[6] A medida em que há envolvimento dessas linhas adicionais, aumenta a possibilidade de cronificação do processo inflamatório, com diminuição das consequências fisiológicas e aumento de probabilidade de ocorrência das consequências patológicas, tal qual apresentado na Figura 15.7.[13]

O principal fator causador da cronificação de um processo inflamatório é a permanência do fator causador ou do agente etiológico. Essa permanência pode ocorrer devido à virulência do agente, no caso de patologias decorrentes de infecção por microrganismos, pela permanência de um agente agressor químico (comum em condições autoimunes, como as doenças reumáticas dos tecidos osteomuscular e conjuntivo) ou físico (comum em condições ortopédicas). Nessas circunstâncias, citocinas determinantes para o início do processo de reparação tecidual não encontram o ambiente ideal para esse processo e acabam por manter a resposta inflamatória.[26]

A resposta inflamatória crônica adquire novas características, incluindo a substituição do infiltrado de neutrófilos por macrófagos e, no caso de infecções, linfócitos T. Caso ela prossiga, pode haver formação de granulomas de tecido linfocitário terciário. Na inflamação decorrente de lesões teciduais, de respostas autoimunes ou de corpos estranhos a formação dos granulomas visa manter o foco inflamatório encapsulado e exposto a um *front* de macrófagos. O mecanismo associado ao alastramento dessa condição inflamatória, de forma a desenvolver um estado inflamatório crônico sistêmico, como ocorre em diabéticos e obesos mórbidos, não é bem compreendido, mas vai além da transição da inflamação aguda para a crônica, podendo estar relacionado com ajustes de mecanismos de homeostase.[13]

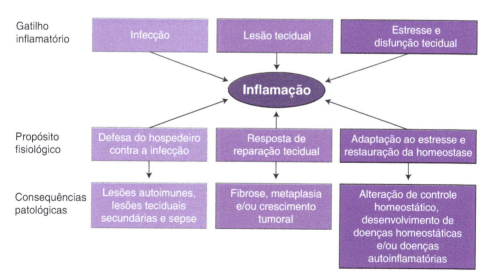

FIGURA 15.7. Causas e consequências fisiológicas e patológicas da inflamação. Fonte: adaptada pelo autor.[13]

Artrite reumatoide do idoso

A AR é um distúrbio inflamatório crônico caracterizada pela erosão articular e pelo acometimento sistêmico, sendo considerada a doença inflamatória mais comum em idosos.[27] A EORA tem uma prevalência de 4,5% na faixa etária até os 75 anos,[4] acometendo igualmente homens e mulheres e apresentando mais episódios de agudização, em especial em grandes articulações, e menor presença de fator reumatoide (FR) do que a YORA. A apresentação da EORA envolve três possibilidades, a mais comum (70%) é similar a AR clássica e apresenta FR positivo, erosão articular e prognóstico pior que a YORA. A segunda forma (25% dos casos) envolve mais acometimento de articulações proximais, FR negativo, acometimento articular não erosivo e grande incidência de bursite subacromial bilateral. Na terceira ocorre a tenossinovite de punho, edema com cacifo positivo em complexo articular punho-mão (CAPM), o que pode levá-la a ser confundida com artrites com cristalização (como é o caso da gota) e remissão dos sintomas entre 3 e 18 meses. O acometimento de metacarpofalangianas (MCF) e interfalangiana proximal (IFP) associado a articulações proximais é mais comum na YORA.[27]

As articulações mais comumente atingidas pela AR são as do cotovelo, CAPM (radiocárpica – RC, MTF, IFP e interfalangianas distais – IFD), do joelho, do tornozelo e do pé.[5] A EORA atinge grandes articulações proximais, incluindo ombro, coluna e, em menor proporção, o quadril.[27]

O início dos sintomas da EORA pode ser insidioso; contudo, é mais comumente abrupto, com rigidez matinal, em especial nas articulações de membros superiores (MMSS). Pode envolver sinais sistêmicos como febre e mal-estar[4] e o curso clínico, inicialmente é imprevisível, embora a terceira e a segunda formas tenham melhor prognóstico.[27]

A AR em casos mais graves é responsável pelo surgimento de diversas deformidades, sobretudo nas mãos, como:

- **Deformidade de *boutonnière*:** extensão da MTF e da IFD e flexão da IFP. Ocorre como resultado da ruptura da tira tendinosa central do capuz extensor (Figura 15.8).
- **Deformidade de pescoço de cisne:** flexão da MTF e da IFD e hiperextensão da IFP. Resulta da contratura dos músculos intrínsecos da mão (Figura 15.9).
- **Desvio ulnar:** desvio ulnar dos dedos e fraqueza das estruturas capsulares e ligamentares das MTF. Resulta da ação de arco do músculo extensor comum dos dedos (Figura 15.10).
- **Deformidade em Z do polegar:** flexão da MCF e hiperextensão da IF do polegar (Figura 15.11). Essa deformidade tanto pode estar relacionada com AR como pode ter caráter hereditário.[5]

Gota

A gota é uma síndrome provocada pela cristalização de ácido úrico na forma de uratos nas articulações e tecidos periarticulares. A hiperuricemia (excesso de ácido úrico no sangue) é um fator determinante em sua etiologia, no entanto apenas parte dos hiperuricêmicos apresentará sintomas, havendo relato de presença desses cristais na

Reabilitação do Tecido Osteomuscular e do Tecido Conjuntivo | 177

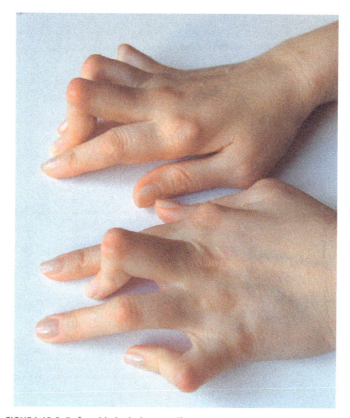

FIGURA 15.8. Deformidade de *boutonnière*. Fonte: Shutterstock_1316295170.[2]

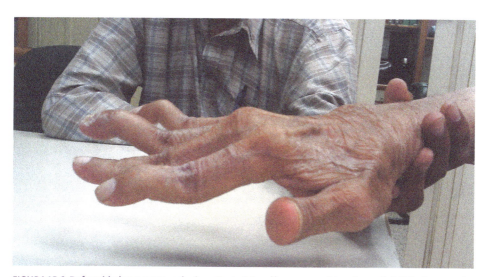

FIGURA 15.9. Deformidade em pescoço de cisne. Fonte: https://commons.wikimedia.org/wiki/File:Swan_neck_deformity_in_a_65_year_old_Rheumatoid_Arthritis_patient-_2014-05-27_01-49.jpg.[2]

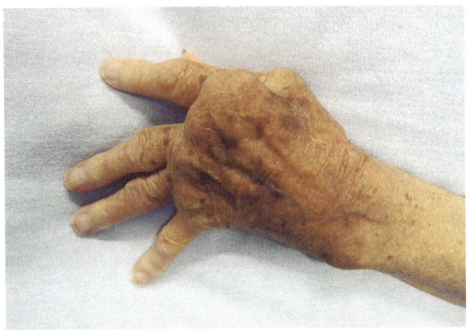

FIGURA 15.10. Desvio ulnar. Fonte: https://commons.wikimedia.org/wiki/File:Rheumatoid_Arthritis.JPG.[2]

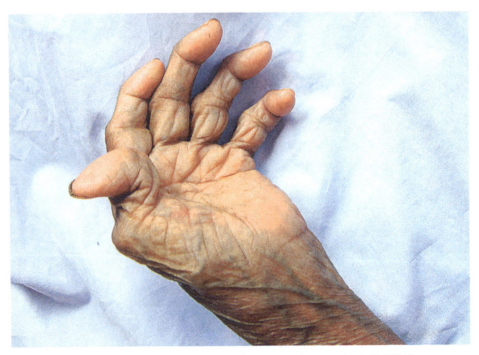

FIGURA 15.11. Deformidade em Z do polegar. Fonte: Shutterstock_1218347824.[2]

articulação de sujeitos assintomáticos.[28] Tais sintomas envolvem dor muito forte atingindo articulações do pé (principalmente hálux), joelho e cotovelo com edema e aspecto articular seco e rígido.[5]

Ela pode ser primária ou secundária e, na forma primária, o defeito metabólico é desconhecido e representa a grande maioria dos casos. A gota secundária é devida a alguma doença conhecida, genética ou não, que resulta em hiperuricemia.[28] Assim, além do caráter genético, obesidade, uso de diuréticos, abuso em álcool, purinas e refrigerantes adoçados com frutose podem estar associados a hiperuricemia, sendo maior a incidência em homens hipertensos, independentemente da faixa etária.[29]

Osteoartrose

A resposta do corpo à inflamação crônica é diversa, especialmente em situações decorrentes de traumas crônicos sobre as estruturas do sistema musculoesquelético. Nas articulações, independentemente da condição clínica causadora, ocorrerá um resultado biológico, clínico e morfológico comum, em função de uma ação inflamatória sobre o tecido sinovial intra-articular, que caracteriza a OA.[30] Quando a condição clínica causadora é conhecida (osteoartrite, trauma intra-articular), tem-se a OA secundária, caso ela não seja conhecida, tem-se a primária. De modo geral, não é possível estabelecer diferenças morfológicas entre os tipos e acredita-se que a primária possa estar relacionada com alterações cinesiológicas. Os focos mais comuns de OA envolvem a articulação temporomandibular, coluna vertebral, quadril, joelho e mãos.[5]

A espondiloartrose é o tipo de OA mais comum na coluna vertebral, sendo tida como uma das possíveis causas clínicas para a lombalgia. O pico de incidência ocorre entre os 20 e os 40 anos de idade, podendo apresentar ou não alterações radiográficas. Os sintomas envolvem rigidez matinal que melhora com o movimento e não evolui com o descanso. O encaminhamento ao reumatologista pode ser uma necessidade em casos mais incapacitantes.[19]

O processo de desenvolvimento de uma espondiloartrose envolve:[24] 1. degeneração inicial do núcleo pulposo; 2. instabilidade segmentar; 3. estreitamento segmentar; 4. doença degenerativa articular nas articulações facetárias posteriores; 5. espondilose (degeneração do disco ou da coluna vertebral); 6. espondilólise (fratura do pedículo vertebral); 7. espondilolistese (fratura do pedículo vertebral com deslocamento). Em todo esse processo, a lesão pode ser radiologicamente visível apenas a partir da espondilose, o que torna relevante a avaliação da clínica do acometido.[5]

A OA do quadril é uma condição clínica crônico degenerativa que pode envolver tanto o fêmur quanto o acetábulo. Sua origem envolve trauma; mau alinhamento em anteversão/retroversão de fêmur ou em coxa vara/valga, aumento do IMC ou idiopática (quando primária). Os sintomas são decorrentes da perda de cartilagem articular, o que exige aumento da tensão muscular necessária para a manutenção da congruência articular, aumento de rigidez articular, o que implica diminuição da velocidade da marcha (diminui descarga de peso e aumenta rotação de joelho) e prejudica atividades funcionais (Tabela 15.2).[2]

TABELA 15.2. Graduação da funcionalidade do quadril[5]

Grau	Dor	Mobilidade	Habilidade para andar
0	Intensa e permanente	Anquilose e mau posicionamento	Não anda
1	Severa, inclusive à noite	Sem movimento, deformidade leve	Necessita de muletas
2	Severa durante a marcha	Flexão < 40°	Necessita de bengala
3	Tolerável e atividade limitada	Flexão entre 40 e 60°	Necessita de bengala
4	Leve, que melhora com repouso	Flexão entre 60 e 80°	Claudicação
5	Leve e inconstante	Flexão > 80° e abdução de 15°	Claudicação leve
6	Sem dor	Flexão > 90° e abdução > 30°	Normal

O exame radiológico do quadril acometido por OA, apresenta na radiografia em incidência AP sinais de desgaste (diminuição do espaço articular, deformidades da cabeça do fêmur e/ou do acetábulo) e presença de osteófitos.[24]

A OA do joelho pode envolver tanto a patelofemoral como a tibiofemoral, sendo esta última mais susceptível. Na primeira, a mudança da cartilagem na faceta medial da patela é o fator causador de OA mais comum. Nesses casos, a dor pode ser originária do osso subcondral que fica exposto e, frequentemente, apresenta melhora espontânea, não havendo necessidade de progredir com programa de tratamento. Como o complexo do joelho está sujeito a muita carga (Tabela 15.3) e a sua estrutura é mais complexa que a de outras articulações, como o quadril e o tornozelo, ele é mais susceptível a traumas e a patologias crônicas, em especial na articulação tibiofemoral.[17]

Em graus avançados, a OA da tibiofemoral pode inclusive levar a instabilidade decorrente da ausência de meniscos e ligamentos cruzados. Em casos não cirúrgicos o tratamento é a busca da estabilização articular e a melhora dos sintomas.[2]

As características da OA do CAPM são idade superior a 35 anos, limitação de flexão e extensão de punho em movimentos ativos e passivos (de acordo com o padrão capsular da articulação), sensação de final de movimento inicialmente macia e depois dura, sem alteração de reflexos, possível fraqueza nos movimentos de punho, dor no deslizamento anteroposterior da radiocárpica (RC) e da mediocárpica (MC) e dor afetando os ossos do carpo.

Nos dedos a OA pode ser identificada pela presença dos nódulos de Bouchard na IFP e de Heberden na IFP (Figura 15.12). Habitualmente esses nódulos são múltiplos e aparecem gradualmente com pouca ou nenhuma dor, embora, às vezes, possam apresentar sinais inflamatórios importantes, sobretudo em mulheres pós-menopausa. Outra articulação frequentemente acometida é a carpometacárpica (CMC) e a MCF, normalmente, não é afetada.[5]

TABELA 15.3. Carga sobre a patela e atividade[5]

Atividade	Carga
Andar	0,3 vez o peso do corpo
Subir escadas	2,5 vezes o peso do corpo
Descendo escadas	3,5 vezes o peso do corpo
Agachar	7 vezes o peso do corpo

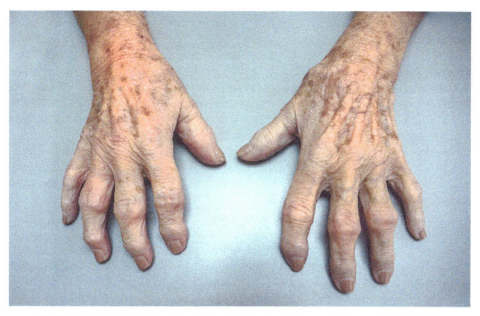

FIGURA 15.12. Nódulos de Bouchard (A) e de Heberden (B). Fonte: Shutterstock_1504168973.

Polimialgia reumática

Polimialgia reumática se caracteriza por dor bilateral com rigidez matinal nas cinturas escapular e pélvica, com duração de até 30 minutos, em pessoas com mais de 50 anos.[31] Trata-se de uma das diversas síndromes dolorosas associadas ao envelhecimento, grupo do qual a fibromialgia também faz parte, e que podem atingir entre 25 e 50% da população com mais de 60 anos. O manejo de tais síndromes é limitado tanto por barreiras associadas aos profissionais de saúde, como desconhecimento; falta de habilidade (em especial com idosos com perda cognitiva); a crença de que a dor faz parte do processo de envelhecimento e por barreiras associadas ao próprio paciente ou seus familiares, em especial o medo com efeitos colaterais de medicamentos. Por fim, o próprio sistema de saúde, em função dos custos e do tempo necessário para o manejo da dor em idosos, muitas vezes também não investe nesse paciente.[4]

A polimialgia reumática é diagnosticada clinicamente, tem etiologia desconhecida, embora apresente um forte componente ambiental e genético, com maior incidência nos USA e países escandinavos e variações sazonais de exacerbação dos sintomas. Acomete mais mulheres, pode estar associada à arterite de células gigantes e gerar acometimentos distais, como síndrome do túnel do carpo e artrite periférica assimétrica. Até 40% dos pacientes podem apresentar sintomas sistêmicos, incluindo febre, fadiga, depressão e perda de peso.[31]

Outros eventos que mimetizam a polimialgia reumática incluem a neuropatia periférica, em especial a diabética, OA acometendo diversas articulações simultaneamente, fraturas osteoporóticas, gota e fibromialgia. Em conjunto, essas condições podem caracterizar a síndrome de amplificação dolorosa, na qual a fibromialgia é o principal acometimento.[4]

Fibromialgia

A fibromialgia é definida como uma síndrome dolorosa crônica, não inflamatória, caracterizada pela presença de dor difusa no sistema musculoesquelético com a presença de pontos dolorosos à palpação (*tender points*) e sintomas sistêmicos, incluindo desordem de humor, fadiga, disfunção cognitiva e insônia sem uma doença orgânica bem definida.[32] Cazzola et al. (2008) a descrevem como uma síndrome de sensibilização central caracterizada pela disfunção de neurocircuitos envolvidos na percepção, transmissão e processamento de estímulos nociceptivos aferentes, com uma prevalência de manifestações dolorosas no sistema musculoesquelético.[33] Tal definição reforça o conceito da fibromialgia como uma síndrome de amplificação dolorosa.[4] Eventualmente, a fibromialgia também pode estar associada a patologias reumáticas, desordens neurológicas ou psiquiátricas, infecções e diabetes.[32]

Os critérios para o diagnóstico dessa patologia são diversos e controversos, uma vez que ela também decorre de alterações do sistema psiconeuroendócrino e do sistema de reação ao estresse. Além da dor difusa, que envolve dor bilateral acima da linha da cintura, com dor concomitante em esqueleto axial por pelo menos três meses, ainda há necessidade de dor à palpação em pelo menos 11 dos 18 *tender points* (Tabela 15.4). Esses critérios de diagnóstico independem da presença de outros distúrbios.[33] Observa-se que a similaridade sintomática da fibromialgia com a polimialgia reumática, que também envolve dor em cintura escapular e esqueleto axial, reforça a necessidade do diagnóstico acurado.[4]

Dupuytren

A contratura de Dupuytren é uma patologia que afeta, principalmente, homens entre 50 e 70 anos de idade. Trata-se de uma contratura da fáscia palmar que causa a fixação dos dedos em flexão na MCF e na IFP. Pode ocorrer da contratura também ficar aderida a pele da palma da mão. Normalmente o primeiro sinal da doença é a presença de um nódulo na palma da mão, próximo ao IV e V dedos, geralmente indolor. Com a evolução da doença, outros nódulos podem aparecer,[5] conforme observa-se na Figura 15.13.

TABELA 15.4. Localização anatômica *tender points*

Suboccipital	Inserção da musculatura suboccipital
Cervical baixa	Nível de C5-C6: terço inferior do esternocleidomastóideo (ECM)
Trapézio	Ponto médio do trapézio superior
Supraespinhoso	Inserção do músculo, na borda medial da escápula
Segunda costela	Segunda junção costocondral
Epicôndilo lateral	Lateral e inferior ao epicôndilo lateral
Glúteo médio	Parte superior e lateral do músculo
Trocânter maior	Posterior a eminência trocantérica
Joelho	Coxim gorduroso acima da linha articular do joelho

Fonte: *adaptada pelo autor.*[32]

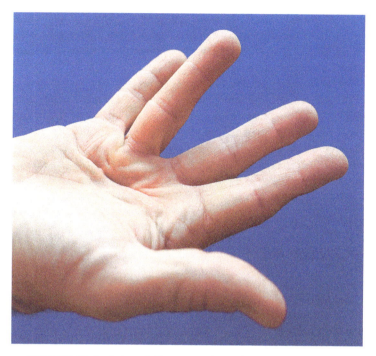

FIGURA 15.13. Contratura de Dupuytren. Fonte: Shutterstock_378347293.

Tratamento fisioterapêutico

O tratamento fisioterapêutico das doenças degenerativas e reumáticas dos tecidos osteomuscular e conjuntivo do sistema locomotor depende basicamente de dois fatores: da patologia e da fase que ela se encontra. Durante a fase de exacerbação recomenda-se a utilização de medidas paliativas, para o alívio da dor. Dentre tais medidas, o uso do frio[34] ou calor superficial, de diatermia,[35] de órteses[36] e da TENS[20] são as mais observadas na prática clínica.

Atualmente, crioterapia é tida como capaz de atuar como anti-inflamatório de uma forma incompreendida em modelos humanos. Esta atuação previne lesões secundárias em tecidos proximais ao foco da lesão e retarda a progressão da lesão primária em eventos agudos,[34] não apresentando efeito significativo sobre a recuperação de vasos ou de tecidos moles, em especial os músculos (Singh *et al*., 2017). No entanto, seu efeito sobre condições crônicas, como o que acontece nas doenças degenerativas é tido como inócuo,[34] embora possa elicitar os receptores de frio, o que pode gerar um efeito analgésico por meio do mecanismo das comportas espinais.[20] No caso da fibromialgia, ela responde negativamente à diminuição da temperatura, mesmo em decorrência de alterações climáticas,[37] o que limita o uso do frio em seu manejo. No entanto, protocolos que envolvem o resfriamento de corpo inteiro em cabines de crioterapia com temperaturas extremamente baixas por curtos períodos (variando de −60ºC a −140ºC em intervalos entre 30 segundos e 3 minutos num tratamento de até 4 semanas) apresentaram resultado positivo na metanálise conduzida por Rivera et al (2018).[38]

Zati *et al.* (2018) em seu estudo com portadores de lombalgia crônica de múltiplas patogêneses, verificou que tanto calor superficial como diatermia por meio de ondas curtas de média frequência apresentavam resultados positivos sobre os sintomas.[35] Os resultados desse estudo podem ser transpostos para diversas condições crônico-degenerativas, uma vez que parte do mecanismo fisiológico de diminuição da dor observada por Zati *et al.* (2018) também envolve o mecanismo das comportas espinais.[20,35] Bellato *et al.* (2013) descrevem como positivo o uso de banhos de imersão em águas termais para a fibromialgia, também relacionando os efeitos positivos sobre a dor crônica com os efeitos da pressão hidrostática e da temperatura sobre o mecanismo das comportas espinais.[32] No entanto, se for considerada a natureza inflamatória crônica da OA, AR e gota,[13] o uso de diatermia não é recomendado.

Durante a sequência do tratamento, os recursos terapêuticos devem ser utilizados de acordo com o objetivo a ser atingido e a patologia a ser tratada. Um importante objetivo durante o tratamento da polimialgia reumática, da fibromialgia, da AR, da OA e da contratura de Dupuytren é o ganho de flexibilidade. Como a flexibilidade possui mais de um componente, é importante que se limite onde está sua restrição. Na inexistência de patologias da pele ou de grandes cicatrizes, a maleabilidade não é um fator limitante, ficando a restrição ligada a mobilidade e a elasticidade muscular. A mobilização é o exercício de escolha para mobilidade articular e o alongamento e o flexionamento para o ganho de elasticidade muscular.[39]

A mobilização, em pequenos graus, é indicada para o ganho de ADM e alívio da dor em casos de OA; porém, é contraindicada em casos de AR. Isso ocorre porque condições inflamatórias como a AR afetam ligamentos articulares e, ocasionalmente, causam subluxação dos ossos da articulação. A espondilolistese contraindica a manipulação da coluna vertebral ao nível da lesão, podendo ser realizada em níveis superiores ou inferiores.[22]

Para a elasticidade, Myers (2017) advoga a favor da manipulação, ou liberação miofascial, feita de forma ativa ou passiva com ou sem uso de instrumentos auxiliares.[11] Dantas (2017), por outro lado, relata dois tipos de trabalho voltados para o ganho da flexibilidade no tecido muscular: 1. alongamento, tido como um trabalho submáximo em que o objetivo é a manutenção dos níveis de flexibilidade, que atua sobre os componentes plásticos do sistema locomotor; 2. flexionamento, que busca o aumento da ADM disponível, sendo uma forma de trabalho máxima que provoca adaptações duradouras nos componentes plásticos e elásticos do sistema locomotor, em especial a hipertrofia sarcomérica em série. Tanto o alongamento quanto o flexionamento são passíveis de serem realizados de forma ativa ou passiva.[39]

Dantas *et al.* (2017) observaram que um dos componentes do sistema locomotor que mais sofre influência em relação ao tipo de treinamento de flexibilidade ao qual é submetido é a titina. O flexionamento passivo aumenta a concentração percentual de todas as suas isoformas enquanto o flexionamento ativo aumenta a sua mobilidade. Assim, tendo em vista a maior intensidade do exercício de flexionamento, sua prescrição para o idoso é limitada, ainda mais em casos de doenças degenerativas do sistema locomotor. Portanto, os exercícios de flexibilidade muscular, na maioria dos casos, se restringem aos alongamentos.[40]

A TENS vêm sendo utilizada para diferentes condições clínicas como OA, AR e lombalgias. Modulada em alta frequência, em especial quando associada ao calor superficial e sobre o dermátomo alvo, é eficaz para a diminuição da dor e melhora da função em inflamações crônicas no joelho decorrente da AR.[41] Outro recurso alternativo que tem sido utilizado no manejo de dor crônica do sistema locomotor, em especial da fibromialgia, é a câmara com oxigênio hiperbárico. Os resultados iniciais indicam melhora dos sintomas dolorosos e da ansiedade, que é um importante componente do aspecto psiconeuroendócrino e de reação ao estresse da fibromialgia.[42]

A drenagem linfática manual é indicada nos casos de edema persistente, como o que acontece na EORA. No entanto, em casos de AR, pode ser necessária a drenagem dos vasos e linfonodos por meio de punção.[43] No caso da drenagem manual, agentes físicos externos que provoquem a compressão dos vasos linfáticos de forma leve e suave auxiliam no processo de remoção e absorção do líquido intersticial excedente.[44]

Após a diminuição da dor, do edema e do processo inflamatório pode se dar início a um programa de exercícios físicos. Essa parte do tratamento deve ser individualizada, com base na severidade dos sintomas, no grau de incapacidade, no nível de atividade do paciente e em suas expectativas. Em casos de osteoporose, no qual o maior objetivo é o ganho de massa óssea, o estresse muscular capaz de gerar compressão sobre os ossos é uma prioridade que não pode ser negligenciada.

Não existe um consenso sobre qual o exercício, a carga ou o número de repetições que deve ser utilizado em casos de degeneração articular, em especial em decorrência de OA. De modo geral, os melhores resultados envolvem exercícios na água, fortalecimento e alongamento muscular, caminhada e uma atenção especial deve ser dada à educação do paciente, que deve ter pleno conhecimento sobre a sua condição e eventual prognóstico.

Um programa de exercícios com cargas baixas e altas repetições promove o mesmo ganho de massa muscular em idosos, que um programa com cargas altas e baixas repetições. No entanto, exercícios com cargas elevadas, em muitos casos, são contraindicados para o idoso.[45]

Há evidências de que a propriocepção e o desempenho funcional tendem a diminuir com a idade e uma intervenção precoce da fisioterapia pode contribuir para prevenir a progressão desses déficits proprioceptivos que, consequentemente, têm impactos negativos sobre a função. Outro fator que contribui de maneira negativa para a propriocepção é o uso crônico de órteses e outros protetores articulares. O trabalho para ganho proprioceptivo deve ser individualizado e a sua evolução depende de uma avaliação contínua do paciente em questão.

As alterações cardiovasculares causadas pelo processo de envelhecimento implicam declínio funcional, diminuição da potência muscular máxima, aumento dos valores de pressão arterial e de condições patológicas associadas a essas alterações. O exercício aeróbico é determinante para que se amenizem todas essas implicações.[14] Assim, um programa de recondicionamento físico deve fazer parte do tratamento fisioterapêutico, independentemente da patologia a ser tratada.

O exercício aeróbico, além de promover a melhora de todos esses parâmetros de saúde, também causa uma diminuição de quadros de dor (hipoalgesia). Isso ocorre devido à alteração da percepção da dor que ocorre durante e após a sua execução. Atualmente, há um indicativo de que a tolerância à dor aumenta com a prática de exercícios aeróbicos, de força e de flexibilidade.[32]

Tais exercícios diminuem a perda da massa muscular provocada pelo envelhecimento, aumentando a produção de força muscular e alterando, de maneira benéfica, a morfologia do músculo, em especial quando associado a melhora na alimentação.[45]

Em casos de fibromialgia o treinamento cardiovascular, em especial se associado a exercícios de alongamento e de ganho de força muscular, causa melhora do fluxo sanguíneo muscular e estimula liberação de endorfinas. O início não pode ser de forma brusca devido à possibilidade de poder acentuar dor e fadiga. Os exercícios mais recomendados são os de baixo impacto (caminhada, hidroginástica, natação) com intensidade individualizada.[32]

Quando se considera tanto o treinamento aeróbico quanto o treinamento de força muscular, é importante ressaltar a importância dos princípios de treinamento. Dantas (2014) sugere seis princípios que podem ser aplicados tanto no treinamento esportivo quanto no tratamento fisioterápico: individualidade biológica, adaptação, sobrecarga, interdependência volume intensidade, continuidade e especificidade.[46] A Tabela 15.5 indica como esses princípios podem ser aplicados para o ganho de massas óssea e muscular.

A hidroginástica e a hidroterapia são indicadas em casos de fibromialgia sempre que há erosão das articulações de membros inferiores com dor associada, sobretudo quando o paciente apresenta dificuldade para se manter em pé, seja devido à dor ou deformidades.[4] A literatura apresenta indicativos de que a acupuntura é eficaz no tratamento da

TABELA 15.5. Aplicação dos princípios de treinamento para o ganho de massas óssea e muscular

Princípio	Ganho de massa óssea	Ganho de massa muscular
Individualidade biológica	Indivíduos com menor massa óssea comportam o maior potencial de aprimoramento. Ao se aproximar do teto biológico para a densidade óssea, é necessário um maior esforço para conseguir qualquer ganho adicional	Indivíduos com menor massa muscular comportam o maior potencial de aprimoramento. Ao se aproximar do teto biológico para a força muscular, é necessário um maior esforço para conseguir qualquer ganho adicional.
Adaptação	O estresse provocado pelo exercício sobre o esqueleto provocará um estímulo osteogênico adaptativo	O estresse provocado pelo exercício sobre os músculos provocará um estímulo para a hipertrofia.
Sobrecarga	Deve haver um aumento progressivo da intensidade do exercício para que ocorra uma melhora contínua.	
Interdependência, volume e intensidade	Inicialmente, o trabalho deve priorizar o volume (quantidade de treinamento). A progressão do treinamento ocorre pelo aumento da intensidade (qualidade do treinamento) com a concomitante diminuição do volume.	
Continuidade	Os efeitos benéficos do exercício sobre os ossos são perdidos com a interrupção do programa.	Os efeitos benéficos do exercício sobre os músculos são perdidos com a interrupção do programa.
Especificidade	O efeito osteogênico só ocorre nos ossos que estão sofrendo o estresse físico.	A hipertrofia só ocorre nos músculos sujeitos ao estresse físico.

Fonte: adaptada pelo autor.[46]

fibromialgia. Esse efeito positivo tem sido creditado a alterações nas dosagens séricas de serotonina e substância P.[32]

O Tai Chi, também conhecido como Tai Chi Chuan, é uma antiga forma de arte marcial chinesa que apresenta resultados positivos em casos de dor crônica, em especial a fibromialgia, em função dos exercícios envolverem alongamentos e trabalho que prioriza o aumento da capacidade de produção de tensão muscular.[32] Sobre a AR e a OA secundária a ela, o tai chi apresenta resultados positivos para a melhora da ADM e no engajamento, embora não apresente resultado melhor que outras modalidades de atividade física regular sobre os sintomas.[47] Em casos de osteoporose o efeito positivo do tai chi ainda é controverso, em especial para o tratamento da osteopenia, e advém de estudos cuja metodologia é passível de discussão, no entanto, ele apresenta benefícios no ganho de densidade mineral óssea, proteínas ósseas e na diminuição da dor osteoporótica.[48]

Embora as publicações referentes à prática da yoga no tratamento de doenças reumáticas ocorram em menor número do que os que avaliaram o efeito do tai chi, verifica-se uma similaridade nos efeitos benéficos, o que também valida essa prática.[49]

Normalmente, o tratamento das patologias reumáticas ou degenerativas do sistema locomotor tem início dentro do consultório médico. O médico é responsável pelo diagnóstico da patologia bem como pela elaboração da propedêutica medicamentosa pertinente ao quadro do paciente. Assim, é importante que o fisioterapeuta mantenha um contato constante com o médico de referência do paciente e que saiba, também, o efeito desses medicamentos, o que pode exigir a consulta a um farmacêutico. Tais medicamentos podem variar desde anti-inflamatórios não esteroides (AINES) até corticosteroides, para inibirem as inflamações de origem endógena, e opiáceos, quando a dor é extremamente limitante.[4,29,32] Os distúrbios do sono, muito associados às síndromes de amplificação dolorosa, como miopatia reumática, fibromialgia e mesmo AR e OA descompensadas, também podem precisar de tratamento medicamentoso, além de psicoterapia e terapia cognitivo-comportamental.[4]

O tratamento psicológico e/ou a terapia cognitivo-comportamental são de grande valia no tratamento da fibromialgia[32] e de outras síndromes de amplificação dolorosa,[4] uma vez que a dor tem um importante efeito negativo sobre a capacidade de resiliência individual.[33] Da mesma forma, pacientes portadores de AR podem apresentar uma personalidade artrítica, demonstrando várias alterações comportamentais e que podem atuar como mecanismo de gatilho para o desenvolvimento da doença. Daí a importância do amparo psicológico também nesses casos.[4]

Para o tratamento da gota é fundamental o acompanhamento de um nutricionista, uma vez que o surgimento de crises pode estar relacionado com alimentação inadequada.[29] Esse profissional é de grande valia também no manejo da fibromialgia, que necessita de uma dieta rica em proteínas e carboidratos complexos,[4] e da osteoporose, em função da necessidade de se ampliar a ingestão de cálcio e vitamina D, de forma a favorecer a fixação do cálcio nos ossos.[16] Como a melhora da sarcopenia em função da atividade física é potencializada pela melhora na alimentação,[45] o nutricionista também é fundamental para o idoso ativo, independentemente de suas condições.

Independente da doença degenerativa e reumática dos tecidos osteomuscular e conjuntivo do sistema locomotor, o tratamento deve envolver estímulo a cessação do tabagismo, do consumo excessivo de álcool e de açúcares simples. Todos eles atuam de forma a perpetuar um processo inflamatório crônico, que já se encontra induzido em doenças de origem reumática, piorando ainda mais o prognóstico.[26]

Mesmo durante o tratamento de todas as patologias discutidas, é interessante que se encaminhe o paciente para um profissional de educação física. O objetivo desse encaminhamento é a manutenção dos ganhos obtidos no tratamento, melhora do condicionamento físico global e, em especial, a execução de exercícios fora das amplitudes dolorosas, o que pode ser essencial para o retorno do paciente às suas atividades da vida diária.[50]

É importante salientar que a atuação integrada dos diversos profissionais de saúde, visando um trabalho multidisciplinar, é de suma importância para o sucesso no tratamento, independentemente da patologia a ser tratada.

Referências bibliográficas

1. Brasil. Resolução nº 80, de 9 de maio de 1987 [Internet]. Conselho Federal de Fisioterapia e Terapia Ocupacional. 1987 [citado 16 de junho de 2020]. Disponível em: https://www.coffito.gov.br/nsite/?p=2838
2. Coelho R, Metzker CA, Arcoverde L. Doenças degenerativas e reumáticas do sistema locomotor em idosos. In: Fisioterapia geriátrica. 2007. p. 387-402.
3. Ximenes G. Inovação e gestão em serviços de saúde mental: incorporação de tecnologias e reinvenção no cotidiano dos Centros de Atenção Psicossocial [Tese de Doutorado]. [Fortaleza]: Universidade Estadual do Ceará; 2012.
4. Goldenberg J. Reumatologia geriátrica. Rio de Janeiro: Atheneu; 2013.
5. Magee DJ. Avaliação musculoesquelética. Aval Musculoesquelética. 2010; 1236.
6. Guyton AC, Hall JE. Tratado de fisiologia médica. 13. ed. Rio de Janeiro: Guanabara Koogan; 2017.
7. Camarano AA. Cuidados de longa duração para a população idosa: um novo risco social a ser assumido? 2010.
8. Neumann DA. Cinesiologia do aparelho musculoesquelético. 3. ed. Rio de Janeiro: Guanabara Koogan; 2018.
9. Junqueira LCU, Carneiro J. Histologia básica - texto & atlas. 13. ed. Abrahamsohn P. (org.). Rio de janeiro: Guanabara Koogan; 2017. 1972 p.
10. Benias PC, Wells RG, Sackey-Aboagye B, Klavan H, Reidy J, Buonocore D et al. Structure and distribution of an unrecognized interstitium in human tissues. Sci Rep. 2018; 8(1):4947.
11. Myers TW. Trilhos anatômicos: meridianos miofasciais para terapeutas manuais e do movimento. 3. ed. Manole; 2016.
12. Bittencourt CM, Miranda E, Voigt L. Fatores intervenientes. In: Alongamento e flexionamento. 6. ed. Barueri; 2018. p. 1-39.
13. Medzhitov R. Origin and physiological roles of inflammation. Nature. 2008 Jul 24; 454(7203): 428-35.
14. McArdle WD, Katch FI, Katch VL. Fisiologia do exercício. Nutrição, energia e desempenho humano. 7. ed. Rio de Janeiro: Guanabara Koogan; 2011.
15. Yazbek MA, Marques Neto JF. Osteoporose e outras doenças osteometabólicas no idoso. Einstein São Paulo. 2008; 6(Suppl.1):S74-8.
16. Yazbek MA, Marques Neto JF. Osteoporose. In: Reumatologia geriátrica. Atheneu; 2013.
17. Norkin CC, White J. Measurement of joint motion: a guide to goniometry. 5. ed. F. A. Davis Company; 2016. 480 p.
18. Houaiss A. Grande dicionário Houaiss. Objetiva; 2009.

19. Hartvigsen J, Hancock MJ, Kongsted A, Louw Q, Ferreira ML, Genevay S et al. What low back pain is and why we need to pay attention. Lancet Lond Engl. 2018; 391(10137):2356-67.
20. Stanfield CL. Fisiologia humana. 5. ed. Pearson; 2015.
21. Melzack R, Wall PD. Pain mechanisms: a new theory. Science. 1965 Nov 19; 150(3699):971-9.
22. Maitland G, Hengeveld E, Banks K. Manipulação vertebral de Maitland. 6. ed. 2007.
23. Naugle KM, Fillingim RB, Riley JL. A meta-analytic review of the hypoalgesic effects of exercise. J Pain Off J Am Pain Soc. 2012 Dec; 13(12):1139-50.
24. Salter RB. Distúrbios e lesões do sistema músculo esquelético. 2001.
25. Nascimento PRC, Costa LOP. Prevalência da dor lombar no Brasil: uma revisão sistemática. Cad Saúde Pública. Junho de 2015;31(6):1141-56.
26. Mountziaris PM, Mikos AG. Modulation of the inflammatory response for enhanced bone tissue regeneration. Tissue Eng Part B Rev. 2008 Jun;14(2):179-86.
27. Kobak S, Bes C. An autumn tale: geriatric rheumatoid arthritis. Ther Adv Musculoskelet Dis. 2018 Jan; 10(1):3-11.
28. Bardin T, Richette P. Definition of hyperuricemia and gouty conditions. Curr Opin Rheumatol. 2014 Mar; 26(2):186-91.
29. Azevedo VF, Lopes MP, Catholino NM, Paiva ES, Araújo VA, Pinheiro GRC. Revisão crítica do tratamento medicamentoso da gota no Brasil. Rev Bras Reumatol. Julho de 2017; 57(4): 346-55.
30. Bajaj P, Bajaj P, Graven-Nielsen T, Arendt-Nielsen L. Osteoarthritis and its association with muscle hyperalgesia: an experimental controlled study. Pain. 2001 Aug; 93(2):107-14.
31. Neves CM, Teixeira H, Granja M. Polimialgia reumática: as dores que se multiplicam. Rev Port Med Geral E Fam. 2012 May; 28(3):196-200.
32. Bellato E, Marini E, Castoldi F, Barbasetti N, Mattei L, Bonasia DE et al. Fibromyalgia syndrome: etiology, pathogenesis, diagnosis, and treatment. Pain Res Treat [Internet]. 2012 [citado 16 de junho de 2020]; 2012. Disponível em: https://www.ncbi.nlm.nih.gov/pmc/articles/PMC3503476/
33. Cazzola M, Sarzi Puttini P, Stisi S, Di Franco M, Bazzichi L, Carignola R et al. Fibromyalgia syndrome: definition and diagnostic aspects. Reumatismo. 2008 Sep; 60(Suppl 1):3-14.
34. Bleakley CM, Davison GW. Cryotherapy and inflammation: evidence beyond the cardinal signs. Phys Ther Rev. 2010 Dec; 15(6):430-5.
35. Zati A, Cavazzuti L, Colori BCM, Benedetti MG. Deep heating therapy via MF radiowaves versus superficial heating therapy in the treatment of nonspecific chronic low back pain: a double blind randomized trial. J Back Musculoskelet Rehabil. 2018; 31(5):963-71.
36. Chuter VH, Janse de Jonge XAK. Proximal and distal contributions to lower extremity injury: a review of the literature. Gait Posture. 2012 May; 36(1):7-15.
37. Clarke-Jenssen A-C, Mengshoel AM, Strumse YS, Forseth KO. Effect of a fibromyalgia rehabilitation programme in warm versus cold climate: a randomized controlled study. J Rehabil Med. 2014 Jul; 46(7):676-83.
38. Rivera J, Tercero MJ, Salas JS, Gimeno JH, Alejo JS. The effect of cryotherapy on fibromyalgia: a randomised clinical trial carried out in a cryosauna cabin. Rheumatol Int. 2018 Dec 1; 38(12):2243-50.
39. Dantas EHM. Alongamento e flexionamento. 6. ed. Rio de Janeiro: Manole; 2017.
40. Martin-Dantas EH et al. Concentraciones y movilidad relativa de isoformas de titina después de tres distintos entrenamientos de flexibilidad. Ciência e Tecnologia Chihuahua. 2019; 1(13):15-23.
41. Maeda T, Yoshida H, Sasaki T, Oda A. Does transcutaneous electrical nerve stimulation (TENS) simultaneously combined with local heat and cold applications enhance pain relief compared with TENS alone in patients with knee osteoarthritis? J Phys Ther Sci. 2017 Oct; 29(10):1860-4.

42. Atzeni F, Casale R, Alciati A, Masala IF, Batticciotto A, Talotta R et al. Hyperbaric oxygen treatment of fibromyalgia: a prospective observational clinical study. Clin Exp Rheumatol. 2019 Feb; 37(Suppl 116):63-9.
43. Bouta EM, Bell RD, Rahimi H, Xing L, Wood RW, Bingham CO et al. Targeting lymphatic function as a novel therapeutic intervention for rheumatoid arthritis. Nat Rev Rheumatol. 2018; 14(2):94-106.
44. Ribeiro DR. Drenagem linfática manual da face. São Paulo: Senac; 2002.
45. Denison HJ, Cooper C, Sayer AA, Robinson SM. Prevention and optimal management of sarcopenia: a review of combined exercise and nutrition interventions to improve muscle outcomes in older people. Clin Interv Aging. 2015; 10:859-69.
46. Dantas EHM. A prática da preparação física. 6. ed. Roca; 2014.
47. Han A, Robinson V, Judd M, Taixiang W, Wells G, Tugwell P. Tai chi for treating rheumatoid arthritis. Cochrane Database Syst Rev. 2004; (3):CD004849.
48. Zhang Y, Chai Y, Pan X, Shen H, Wei X, Xie Y. Tai chi for treating osteopenia and primary osteoporosis: a meta-analysis and trial sequential analysis. Clin Interv Aging. 2019; 14:91-104.
49. Haaz S, Bartlett SJ. Yoga for arthritis: a scoping review. Rheum Dis Clin North Am. 2011 Feb; 37(1):33-46.
50. McGill PhD S. El papel de los entrenadores con el cliente con dolor de espalda - Instituto Internacional de Ciencias del Ejercicio Físico y Salud [Internet]. International Journal of Physical Exercise and Health Science for Trainers. 2017 [citado 14 de junho de 2020]. Disponível em: https://g-se.com/el-papel-de-los-entrenadores-con-el-cliente-con-dolor-de-espalda-2262-sa-A58fe3f29b4bc7

Capítulo 16

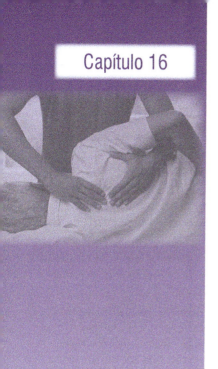

Medidas e Avaliação no Idoso

Renato Ramos Coelho
Lucas Baptista Fontanesi

Introdução

O envelhecimento pode ser entendido sob diversos aspectos, desde o final do desenvolvimento da vida até um sinal de sucesso na história da humanidade.[1,2] No entanto, o aumento significativo da expectativa de vida nas últimas décadas, levou as pessoas a viverem cerca de 10 anos com algumas limitações funcionais.[3] Se esta limitação ainda for associada ao fato de que o século XXI trouxe consigo, em amplo espectro, pessoas portadoras de doenças crônico-degenerativas, que se mantém em crescimento contínuo, têm-se a necessidade de adaptações dos modelos assistenciais da área de saúde.[4,5]

No entanto, esse processo de avaliação deve ser maior que a procura de sintomas e a busca por relações de causa e efeito, uma vez que há também um contingente de idosos fisicamente ativos e que buscam por maior qualidade de vida e desempenho em suas atividades laborais, de lazer e esporte.[6]

Avaliação musculoesquelética

O processo de avaliação musculoesquelética é formado por princípios básicos que buscam determinar o tipo de lesão que acomete o paciente. De modo geral, as lesões musculoesqueléticas se classificam pelo evento causador em agudas, crônicas e crônico-degenerativas e pela natureza da dor em mecânicas e químicas. Lesões agudas, em que há um trauma associado, acabam por necessitar de avaliação médica, o mesmo ocorre com as lesões que não apresentam comportamento mecânico, ou seja, associadas à dor química. A dor mecânica originária de condições não agudas necessita de conhecimento de biologia e cinesiologia (incluindo anatomia, fisiologia e biomecânica) para sua solução.[7]

Assim, se a dor atraumática ocorrer durante atividades laborais, esportivas ou recreativas, adaptações gestuais podem minimizar os sintomas.[8] No entanto, se a intensidade da dor for alta, impedindo a realização de alguma atividade, deve-se avaliar se a dor é mecânica ou não, indicando a melhor possibilidade de tratamento.[7]

Assim, é fundamental que o examinador revise os seus estudos de anatomia e fisiologia óssea, articular e muscular, de forma a montar o escopo de conhecimento necessário para a realização de uma avaliação musculoesquelética assertiva.

Em geral, a avaliação é comparativa entre o lado supostamente normal e o acometido. Para isso, o examinador deve compreender e conhecer a ampla variabilidade do que é considerado normal. Assim, deve-se atentar para as possibilidades de variações anatômicas e dismorfias, uma vez que elas podem indicar uma maior probabilidade de ocorrência de problemas ortopédicos específicos, em especial no idoso, que convive com tais alterações ao longo de toda uma vida.[9]

Os tópicos da avaliação musculoesquelética incluem: 1. histórico; 2. observação; 3. exame do movimento; 4. testes especiais; 5. reflexos e distribuição cutânea; 6. jogo articular; 7. palpação; 8. exames complementares.[9] Dentre estes tópicos, qualquer profissional da área de saúde deve ser apto a colher o histórico, fazer as observações pertinentes do paciente estático e exames de movimento, saber distinguir os diferentes tipos de dor e relacioná-los com a distribuição cutânea e ter alguma habilidade palpatória.

Histórico

O histórico envolve ouvir o paciente, dando ênfase a aspectos de maior relevância clínica, evitando com que ele fale coisas desnecessárias para a identificação de seu problema. A história pregressa é fundamental para que se localize a possibilidade de doenças com componente crônico, e o histórico familiar ajuda a localizar problemas com componente genético. O processo de escuta também é importante para ajudar a localizar que tipo de pessoa é o paciente, uma vez que ele pode ser poliqueixoso ou pode ser do tipo que negligencia os seus próprios sintomas. Por fim, é fundamental se atentar às possibilidades de *bandeiras vermelhas* (Tabela 16.1), indicativas de situações mais graves e que necessitam de avaliação médica imediata, ou de *bandeiras amarelas*, que são indicativas de que o avaliado tem um benefício secundário no estar doente.

Por sua vez, a bandeira amarela, é identificada de maneira mais subjetiva. Normalmente envolve o paciente que obtém alguma vantagem de sua situação atual, seja o apoio ou a atenção dos familiares ou do profissional que o assiste. Assim, uma característica básica é a não melhora ou a não evolução, mesmo comparecendo rotineiramente ao tratamento.[9] A permanência do idoso em serviços de saúde, de institucionalização ou não, muitas vezes se dá em função do convívio e laços afetivos desenvolvidos com os profissionais, o que não deixa de ser um benefício secundário que pode levar ao prolongamento

TABELA 16.1. Bandeiras vermelhas

Câncer	Dor noturna persistente e/ou em qualquer lugar do corpo; perda inexplicável de peso e/ou de apetite; nódulos e fadiga injustificada
Cardiovasculares	Dispneia; tontura; dor ou peso no tórax; dor pulsátil no corpo; dor constante na panturrilha ou braço; alteração de cor nas extremidades; edema
Gastrintestinais e genitourinários	Dor abdominal, azia ou indigestão, alterações vesicais e/ou no ciclo menstrual
Diversos	Febre e sudorese noturna; perturbações emocionais; sinais flogísticos sem trauma; gravidez
Neurológicos	Alterações de audição, equilíbrio e visão; cefaleia; dificuldade de deglutição; desmaios; fraqueza

Fonte: adaptada pelos autores.[9]

desnecessário do tratamento.[6] Além disso, há indicativo de que uma forma mais positiva de encarar a vida, com extroversão, otimismo e lócus de controle interno aumentam a expectativa de vida.[10] Assim, ao se localizar uma potencial bandeira amarela, pode ser necessário que se recorra a um psicólogo, de forma a quebrar esse vínculo com o benefício secundário, que pode ser bastante prejudicial na sobrevida do idoso.

Algumas perguntas ajudam a identificar as possibilidades de causas para eventuais dores. Tais perguntas envolvem:[5]

- **Idade:** atual do avaliado e a idade que ele tinha à época do primeiro episódio, caso este não seja o primeiro;
- **Ocupação:** para buscar uma relação de causa/efeito é importante saber a postura no trabalho, se há repetitividade ou estresse excessivo;
- **Queixa principal:** muito importante, inclusive para valorizar o seu serviço, uma vez que o acometido só verá efetividade na intervenção caso sua queixa seja sanada.
  - Início e evolução dos sintomas: esse foi o primeiro episódio? O início foi insidioso ou súbito? O mecanismo de lesão envolve trauma? A quanto tempo os sintomas estão evoluindo? Pioraram?
  - Localização dos sintomas: qual a localização inicial dos sintomas? Essa localização se alterou?
  - Movimentos e atividades que causam ou aliviam a dor: essa análise é muito importante quando se faz a abordagem de coluna vertebral.[7]
  - Qualidade e intensidade da dor: a descrição da dor é um guia relevante. Dor lancinante pode estar associada a traumas teciduais, dor em queimação a radiculopatias e dor persistente que piora com o movimento a tendinopatias. O local da dor também é relevante, dor distal muito localizada pode envolver radiculopatias, dor difusa tende a ser referida.
  - Horário do dia em que os sintomas pioram e melhoram: lesões crônicas inflamatórias tendem a ser pior pela manhã, melhorando ao longo do dia.
  - Presença de bloqueio ou instabilidade articular: o bloqueio pode estar associado à degeneração de estruturas intra-articulares ou à presença de corpos estranhos quando não há trauma associado. A instabilidade normalmente não é foco de dor, mas acelera processos degenerativos articulares.

- Sintomas bilaterais: caracterizam bandeira vermelha.
- Alterações de cor do membro.
- Histórico familiar, principalmente de doença crônica ou crônico-degenerativa de qualquer natureza.
- Presença de exame complementar? Faz ou fez algum tratamento, incluindo medicamentos, cirurgias ou fisioterapia?

A partir das respostas, o bom profissional já deve ter um diagnóstico preliminar, que deve ser confirmado ou refutado de acordo com as demais partes da avaliação.[5]

> **Observação:** ao observar o seu paciente, a primeira coisa é procurar por defeitos visíveis, lembrando que deve se relacionar esses defeitos à queixa ou ao objetivo principal a ser atingido com a prática da atividade física ou tratamento. Também deve excluir a possibilidade de variações anatômicas congênitas e, o principal, propor algo que será mais valorado pelo paciente, por atender à suas expectativas.[11,12]

Um olhar mais apurado poderá ajudar na localização de déficits funcionais, desalinhamentos em membros e coluna vertebral, cicatrizes e sinais flogísticos, que envolvem dor, calor, rubor e edema locais. A expressão do paciente pode ajudar a quantificar a dor, em especial em idosos com perda cognitiva importante. A avaliação estática com a análise postural de vista anterior, laterais e posterior é importante, embora nem sempre possível devido à grande possibilidade de desalinhamentos e posições antálgicas que podem estar relacionados com desequilíbrios musculares pré-existentes. Tais desequilíbrios podem vir a repercutir problemas ou ser a origem do problema apresentado durante a avaliação.[9]

Ressalta-se que a inserção dos meios digitais criou a figura do atendimento remoto, em que não há contato físico entre as partes envolvidas na avaliação. Nesse caso, é necessário o envio de fotos de todas as vistas, bem como de nuances que permitam a observação de detalhes não visíveis em fotos mais panorâmicas. Tais fotos podem ser tratadas e avaliadas por recursos de biofotogrametria computadorizada por diferentes *softwares*, como o *software* para avaliação postural (SAPO) e variações do *computer aided design* (CAD).[13]

Exame do movimento

O exame do movimento visa confirmar ou refutar as suspeitas diagnósticas, assim, independentemente de a queixa envolver esqueleto axial ou membros inferiores (MMII) este exame inicia-se com a avaliação da marcha. Durante a marcha, o profissional deve atentar para a ocorrência de crepitações, estalos ou ruídos anormais ao movimento. A velocidade da marcha também é um parâmetro importante a ser avaliado no idoso, uma vez que tem uma correlação positiva com independência e sobrevida.[14] As Tabelas 16.2 e 16.3 apresentam um resumo das fases de apoio e de oscilação da marcha com as respectivas amplitudes de movimento (ADM) por articulação e ações musculares.[9]

TABELA 16.2. Fases de apoio da marcha

		Choque de calcanhar	Reação ao peso	Apoio médio	Elevação do calcanhar	Impulsão
Quadril	Posição	30° de flexão	25° de flexão	Neutro	20° de extensão	Neutro
	Ação muscular	GM e ITB	GM e ITB trazem o quadril para extensão	Iliopsoas resiste à extensão. GMed estabiliza a pelve	Iliopsoas	Iliopsoas
Joelho	Posição	Extensão total	15° de flexão	5° de flexão	Extensão total	40° de flexão
	Ação muscular	Quadríceps	Quadríceps traz fêmur sobre tíbia, sóleo controla tíbia	Gastrocnêmio evita *recurvatum*	Gastrocnêmio flexiona o joelho	Quadríceps
Tor	Posição	Neutro	15° de flexão plantar	10° de dorsiflexão	Neutro	20° de flexão plantar
	Ação muscular	Dorsiflexores	Dorsiflexores	Flexores plantares	Flexores plantares	Flexores plantares
Pé	Posição	Supinação	Pronação	Neutro	Supinação	Supinação
	Ação muscular	Inversores	Inversores excentricamente e eversores	Inversores e eversores	Inversores	Inversores
MTF	Posição	0°	0°	0°	30° de extensão	60° de extensão

GM: glúteo máximo; ITB: isquiotibiais; GMed: glúteo médio; Tor: tornozelo; MTF: metatarsofalangeanas.
Fonte: adaptada pelos autores.[9]

TABELA 16.3. Fases de oscilação da marcha

		Aceleração	Oscilação média	Desaceleração
Quadril	Posição	20° de flexão	30° de flexão	30° de flexão
	Ação muscular	Flexores de quadril, GMed estabiliza pelve contralateral	GM controla flexão de quadril	GM e ITBs controlam flexão de quadril
Joelho	Posição	60° de flexão	30° de flexão	Extensão total
	Ação muscular	ITB	Quadríceps (concêntrico) e ITB (excêntrico)	Quadríceps
Tornozelo	Posição	20° de flexão plantar	Neutro	Neutro
	Ação muscular	Dorsiflexores	Dorsiflexores	Dorsiflexores
Pé	Posição	Discreta pronação	Discreta supinação	Retropé → pronado Antepé → supinado
	Ação muscular	Fibulares	Inversores	Inversores

Fonte: adaptada pelos autores.[9]

Alteração em qualquer uma dessas fases pode causar problemas em qualquer uma das articulações de MMII, ou até mesmo na coluna. Adutores e abdutores, embora não estejam relacionados diretamente com a marcha, podem causar componentes rotacionais e assimetrias no ciclo da marcha, daí a importância de também serem avaliados.[15] Além disso, a estratégia usada para a manutenção da postura ortostática sob perturbações, em um padrão similar ao causado pela marcha, também pode atuar nos mecanismos associados à lombalgia. Portadores de lombalgia crônica tendem a adotar compensações em MMII, enquanto pessoas sem esse problema adotam estratégias compensatórias no tronco.[16]

Feita a avaliação da marcha, parte-se para a avaliação da articulação foco do sintoma. Essa avaliação é muito importante, uma vez que as articulações próximas ao foco da lesão podem se encontrar com sua mobilidade diminuída (hipomóveis) ou aumentada (hipermóveis). Frisa-se que próximo a uma articulação hipomóvel, sempre haverá uma hipermóvel compensatória.[9]

Tal avaliação envolve movimentos ativos da articulação alvo, em que deve se observar quando e onde ocorrem os sintomas, se é ela quem causa a dor, se ela se encontra hipomóvel seja por restrição ou limitação de sua ADM e quais são seus padrões e qualidade de movimento.[17] Assim, devem ser seguidos os princípios:[9]

- Movimentos bilaterais, dolorosos por último, de forma a verificar se há alteração de ADM ou da qualidade do movimento.
- Movimentos ativos primeiramente, seguido de movimentação passiva daquelas articulações que não perfizeram sua ADM esperada.

No âmbito da avaliação ortopédica a movimentação passiva também dá informação referente à sensação de final de movimento. Essa avaliação deve ser criteriosa, visto que à movimentação passiva forçada sobre os limites da ADM é potencialmente lesiva. A Tabela 16.4 apresenta um resumo das sensações de final de movimento fisiológicas e patológicas.

Os movimentos isométricos resistidos podem ser executados em articulações que não apresentam a ADM ativa completa, desde que seja avaliada dentro da ADM disponível no momento da avaliação. Para investigação de miótomos, que é o conjunto de músculos inervados por uma mesma raiz nervosa, essa contração isométrica deve ser mantida por pelo menos 5 segundos.[9]

A exploração ou triagem para a confirmação de lesões ortopédicas de início insidioso é composta por:[5]

- Ausência de histórico de trauma.
- Sinais radiculares, ou seja, que envolvem raízes nervosas.

TABELA 16.4. Sensações de final de movimento

Fisiológica		Patológica	
Sensação	Exemplo	Sensação	Exemplo
Aproximação de tecidos	Flexão de cotovelo	Vazia	Dor incapacitante
Alongamento de tecidos	Extensão de joelho	Capsular	Encurtamento muscular
Osso com osso	Extensão de cotovelo	Parada brusca	Bloqueio articular

Fonte: adaptada pelos autores.[9]

- Alterações de sensibilidade e motoras.
- Dor psicogênica.
- Em caso de sintomas em membros superiores (MMSS), avaliar a coluna cervical.
- Em caso de sintomas em MMII, avaliar a coluna lombar.
- Utilização de movimentos que sabidamente exacerbam os sintomas.
- Análise de dermátomos e miótomos pode indicar se a dor é referida ou radicular.

A dor referida caracteriza-se por dor em local diferente daquele lesionado, tendo maior intensidade proximal do que distal e sem seguir um dermátomo específico. Entende-se dermátomo como a distribuição sensitiva de cada raiz nervosa.[11] Por sua vez, a dor radicular tem origem em uma raiz nervosa, tendo maior intensidade distal, sendo qualificada como queimação e seguindo um dermátomo bem definido.

Situações em que há acometimento de raízes nervosas tem a dor radicular como sintoma, mas podem estar associadas a lesões de nervos periféricos, com perda sensitiva combinada com perda motora. Tais lesões podem comprometer apenas um nervo (mononeuropatias) ou vários (polineuropatias) e possuem etiologia diversa que envolve traumas mecânicos, diabetes, uso abusivo de fumo ou álcool.[9]

A lesão nervosa mais comum é a neuropraxia, caracterizada como um bloqueio fisiológico transitório do nervo sem degeneração walleriana, causando dor, fraqueza muscular, entorpecimento, déficit proprioceptivo. Um exemplo de neuropraxia é o choque causado por um trauma mecânico sobre o canal do nervo ulnar no cotovelo.

Pessoas com histórico de lombalgia ou cervicalgia severa e com síndromes compressivas de raízes nervosas, como a síndrome do túnel do carpo, podem estar em recuperação de axonotmese, caracterizada como lesão neuronal em que sua arquitetura se encontra preservada, com axônios danificados e degeneração walleriana. Os sintomas envolvem dor, atrofia muscular, perda de função motora, sensitiva e simpática. De acordo com a magnitude da lesão, a recuperação pode durar vários meses.

A neurotmese implica a destruição da estrutura do nervo, com anestesia, ausência de função motora, sensitiva e simpática. Neste caso, a recuperação é feita pela reconstrução cirúrgica do nervo.[11]

O exame dos movimentos se completa com a avaliação funcional. Nela se identificam restrições instaladas ou possibilidade de o paciente vir a desenvolver um problema que o impeça de realizar suas atividades diárias.[9]

No caso de um paciente sem histórico prévio de lesões, a avaliação funcional deve envolver os membros e a coluna vertebral. A avaliação funcional de MMII inicia-se pela marcha (Tabelas 16.3 e 16.4), mas também pode exigir a avaliação de articulações isoladas.[18]

Na pelve é importante observar o apoio unipodal, uma vez que a queda maior para o lado apoiado (sinal de Trendelenburg) é indicativo de fraqueza de glúteo médio, podendo estar relacionado com acometimentos crônicos de quadril, púbis e sacroilíaca, ou mesmo a insuficiência vascular do membro.[9] Testes funcionais para quadril, joelho e tornozelo-pé envolvem o sentar e levantar por cinco vezes e teste de figura oito, que avalia o deslocamento com mudança de direção e frenagem.[14] Um teste de grande aplicabilidade em idosos que envolve todos esses componentes é o *Time Up and Go* (TUG) que consiste em levantar-se de uma cadeira com apoio de braço, andar até uma parede localizada a 3 metros, fazer meia volta sem encostar na parede, retornar à cadeira e assentar-se. Esse teste, além de dar uma boa ideia da mobilidade e da função de MMII, ainda tem boa validade para a avaliação do equilíbrio.[19]

Como a função primordial dos MMSS é posicionar a mão no espaço, a avaliação funcional desse membro envolve a análise do ritmo escapuloumeral (Tabela 16.5).[20] Além dessa avaliação, o teste de pegar um objeto de até 5 kg do chão, que, além de avaliar flexibilidade e força de preensão e de estabilização de MMSS, também avalia a capacidade de agachar.[14]

A identificação de alterações nesse ritmo deve levar a exploração dos músculos envolvidos na fase em que houve a alteração. Assim, recomenda-se a execução de contrações musculares isométricas de cada um dos músculos possivelmente envolvidos por um tempo mínimo de 5 segundos, sempre comparando com o MS contralateral.[9]

No complexo articular punho-mão (CAPM) a avaliação funcional envolve preensão de força, que requer maior envolvimento de músculos extrínsecos: 1. gancho (flexores e extensores de punho e dedos); 2. cilindro; 3. esfera que requer maior oposição do I e V dedos. A avaliação da preensão de precisão envolve: 1. preensão digital, com maior capacidade de produção de força; 2. preensão lateral, que não requer oposição; 3. preensão ponta-ponta com menor capacidade de produção de tensão, mas que exige maior ADM.[21]

A avaliação funcional da coluna vertebral envolve testes de movimentos provocativos. De modo geral, considera-se que sintomas acima do ângulo inferior da escápula envolvem a cervical e, os abaixo, a lombar. Dificilmente a torácica é foco de dor devido à sua grande estabilidade e pouca mobilidade.[7] No entanto, ela pode ser o foco em indivíduos com escoliose ou hipercifose torácica, havendo necessidade de sua avaliação caso tais alterações tenham sido identificadas durante a observação.[9]

Para a coluna cervical, executa-se, na ordem: movimentos rotacionais, flexão, extensão, retração, retração repetida e, caso necessário, protrusão e protrusão repetida. A posição preferencial para a execução desses movimentos é assentada em cadeira com encosto. Caso a dor seja muito incapacitante, a avaliação inicia-se com o avaliado em decúbito ventral, com a cervical mantida passivamente em extensão.[22]

O teste de força isométrico dos músculos flexores profundos da coluna cervical também poderá ser executado para a avaliação da estabilidade dessa região.[9]

TABELA 16.5. Ritmo escapuloumeral

	Úmero	Escápula	Clavícula	Ação muscular
Fase I	30° abdução	Movimento mínimo	0° a 15° elevação	Deltoide médio e supraespinhoso Adutores de escápula
Fase II	40° abdução	20° rotação	30° a 36° elevação	Deltoide médio, adutores e elevador de escápula, trapézio superior
Fase III	60° abdução 90° rotação externa	30° rotação	30° a 50° rotação posterior 30° elevação	Deltoide médio, adutores e elevador de escápula, trapézio superior e rotadores externos de ombro

Fonte: adaptado pelos autores.[17]

Para a coluna lombar, executa-se na ordem: flexão, extensão, extensão repetida. Havendo necessidade de exploração de componente lateral, faz-se o deslocamento lateral do quadril. Havendo necessidade de exploração de componente anterior, faz-se a flexão repetida. A posição inicial desejável é em pé. Caso o avaliado apresente muita dor, faz-se a avaliação da flexão com ele em decúbito dorsal e, da extensão, em decúbito ventral. De acordo com a intensidade da dor, a pessoa acometida pode fazer esses movimentos deitada ou com apoio de travesseiros.[7]

Independentemente do acometimento de coluna vertebral o protocolo de emergência em caso de dor súbita de muita intensidade é deitar-se em decúbito ventral, manter a inspiração profunda e expirar forçada e rapidamente por ao menos cinco minutos.[7,22]

O teste de força para a coluna lombar inclui os músculos abdominais e a avaliação isométrica dos músculos multífidos, caso o idoso seja capaz de realizá-los.[9]

Considerações finais

Tendo em vista o desafio de se avaliar o idoso tanto em situações de fragilidade quanto na busca por uma qualidade de vida melhor, este capítulo discutiu tanto a estruturação da avaliação musculoesquelética quanto diversos testes e medidas que podem ser utilizados na avaliação funcional do idoso, da capacidade aeróbica, da função neuromuscular e da flexibilidade. Um dos primeiros momentos em que há o contato assistencial do profissional de saúde com o idoso é na avaliação. Nesse momento, é fundamental compreender que o diagnóstico correto é apenas uma questão de aplicação dos conhecimentos de anatomia funcional, baseando-se na escuta do histórico do paciente, observação de eventuais alterações morfológicas e exames detalhados.

Referências bibliográficas

1. Zary JCF. Testes medidas e avaliação no idoso. In: Abreu FMC. Fisioterapia geriátrica. Rio de Janeiro: Shape, 2007. p. 269-284.
2. WHO | Active ageing: a policy framework [Internet]. WHO. World Health Organization; 2002 [citado 14 de junho de 2020]. Disponível em: http://www.who.int/ageing/publications/active_ageing/en/
3. Lauzé M, Martel DD, Aubertin-Leheudre M. Feasibility and Effects of a physical activity program using gerontechnology in assisted living communities for older adults. J Am Med Dir Assoc. 2017 Dec 1;18(12):1069-75.
4. Burlá C, Py L, Scharfstein A. Como estão sendo cuidado os idosos no final da vida? In: Cuidados de longa duração para a população idosa: um novo risco social a ser assumido? 2010.
5. Cyriax JH, Cyriax PJ. Cyriax's illustrated manual of orthopaedic medicine. 2nd edition. Oxford: Butterworth-Heinemann. 1996;280 p.
6. Camarano AA. Cuidados de longa duração para a população idosa: um novo risco social a ser assumido? 2010.
7. McKenzie R. The lumbar spine: mechanical diagnosis and therapy. Spinal Publications; 1997.
8. McGill S. El papel de los entrenadores con el cliente con dolor de espalda – Instituto Internacional de Ciencias del Ejercicio Físico y Salud [Internet]. International Journal of Physical Exercise and Health Science for Trainers. 2017 [citado 14 de junho de 2020]. Disponível em: https://g-se.com/el-papel-de-los-entrenadores-con-el-cliente-con-dolor-de-espalda-2262-sa-A58fe3f29b4bc7

9. Magee DJ. Avaliação musculoesquelética. Aval musculoesquelética. 2010;1236.
10. Rizzuto D, Mossello E, Fratiglioni L, Santoni G, Wang H-X. Personality and survival in older age: the role of lifestyle behaviors and health status. Am J Geriatr Psychiatry Off J Am Assoc Geriatr Psychiatry. 2017 Dec;25(12):1363-72.
11. Salter RB. Distúrbios e lesões do sistema músculo esquelético. 2001.
12. Macario HB, Beltrao F. Produção em ciência da motricidade humana. Rio de Janeiro: Shape; 2002.
13. Coelho RB, Cunha L, Dantas G. Validez del uso de la fotografía computarizada en la evaluación de la amplitud del movimiento de la rodilla utilizando lagoniometría de la imagen radiológica como padrón oro. 2012;13:45-50.
14. Soubra R, Chkeir A, Novella J-L. A systematic review of thirty-one assessment tests to evaluate mobility in older adults. BioMed Res Int [Internet]. 20 de junho de 2019 [citado 6 de agosto de 2018];2019. Disponível em: https://www.ncbi.nlm.nih.gov/pmc/articles/PMC6610744/
15. Chuter VH, Janse de Jonge XAK. Proximal and distal contributions to lower extremity injury: a review of the literature. Gait Posture. 2012 May;36(1):7-15.
16. Sperry MM, Phillips ATM, McGregor AH. Lower back pain and healthy subjects exhibit distinct lower limb perturbation response strategies: a preliminary study. J Back Musculoskelet Rehabil. 2019;32(1):27-35.
17. Neumann DA. Cinesiologia do aparelho musculoesquelético. 3. ed. Rio de Janeiro: Guanabara Koogan; 2018.
18. Oatis CA. The mechanics and pathomechanics of human movement. 3. ed. 2016.
19. Oliveira GG. Desempenho de longevos caidores e não caidores na avaliação do timed up and go (TUG) utilizando um aplicativo de smartphone. 2018 [citado 14 de junho de 2020]. Disponível em: http://repositorio.pucrs.br:80/dspace/handle/10923/12788
20. Fattini CA, Dângelo JG. Anatomia humana sistêmica e segmentar. 3. ed. São Paulo: Atheneu; 2011.
21. Barbosa PSH, Teixeira-Salmela LF, Cruz RB. Reabilitação das fraturas do rádio distal. Acta Ortopédica Bras. 2009;17(3):182-6.
22. McKenzie R. Cervical & thoracic spine: mechanical diagnosis and therapy. Vol. 2. Waikanae: Spinal Publications; 2006.

Capítulo 17

Testes Especiais na Avaliação do Idoso

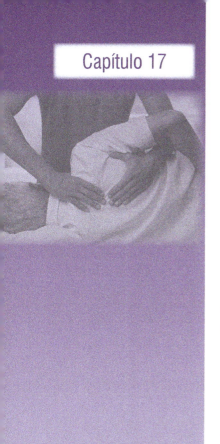

Renato Ramos Coelho
Lucas Baptista Fontanesi

Os testes especiais têm a função de confirmar o diagnóstico, fazer diagnóstico diferencial e, eventualmente, esclarecer eventos associados ao problema.[1]

Esses testes podem ser clínicos acessórios (em que se busca determinar a função prejudicada), provocativos (em que o positivo é dor ou apreensão), de movimento (em que se avalia a amplitude de movimento [ADM]), palpação e estruturais (em que se busca determinar a estrutura lesionada). Por tudo isso, recomenda-se sua execução por ortopedistas e fisioterapeutas treinados.[2]

Reflexos e distribuição cutânea

A avaliação dos reflexos e distribuição cutânea busca verificar a integridade de nervos e raízes nervosas; portanto, ela é aplicável quando se verifica a presença de alterações que se originam de raízes nervosas. Tais alterações envolvem dor radicular e perda de sensibilidade e de força muscular em dermátomos (Quadro 17.1) e miótomos (Quadro 17.2) bem delimitados.

Assim, a avaliação de dor que tenha essas características pode prescindir de ortopedista e, também, de neurologista. A necessidade deste último decorre da possibilidade de neuropatias periféricas, que podem ter início insidioso mimetizando uma radiculopatia. As características associadas à neuropatia periférica envolvem alterações somáticas e viscerais nos trechos inervados por um nervo específico (mononeuropatia) ou por vários nervos (polineuropatia).[3]

QUADRO 17.1. Dermátomos por raiz nervosa

C1	Abóbada craniana
C2	Abóbada craniana e face
C3	Lateral de pescoço
C4	Lateral dos ombros
C5	Lateral de ombro, braço e antebraço até eminência tenar
C6	Lateral de ombro, braço, antebraço e, na mão, envolve os dois primeiros dedos
C7	Posterior de ombro, braço, antebraço e dos três primeiros dedos
C8	Anteromedial de mão e dois últimos dedos
T1	Medial de antebraço
T2 a L2	Alternam dermátomos no tronco e abdome, as raízes pares à esquerda, as ímpares à direita
L3	Anterolateral de coxa até o joelho
L4	Posteromedial de coxa, perna e pé, até o I dedo
L5	Anterolateral de perna e 4 últimos dedos
S1	Lateral de perna e pé e sola do pé
S2	Sola do calcanhar

Fonte: adaptado pelos autores.[2]

QUADRO 17.2. Miótomos por raiz nervosa

C1-C2	Flexão de pescoço
C3	Flexão lateral de pescoço
C4	Elevação de ombros
C5	Abdução de ombros
C6	Flexão de cotovelo e extensão de punho
C7	Extensão de cotovelo e flexão de punho
C8	Extensão do polegar e desvio ulnar
T1	Abdução de dedos
T2 a T12	Músculos torácicos e abdominais, exceto o diafragma
L1-L2	Flexão de quadril
L3	Extensão de joelho
L4	Dorsiflexão
L5	Extensão do polegar
S1	Flexão plantar
S2-S3	Flexão de joelho

Fonte: adaptado pelos autores.[2]

Jogo articular

A avaliação do jogo articular envolve os movimentos acessórios das articulações. Essa avaliação visa estabelecer se a perda da ADM de uma articulação deve-se à perda de flexibilidade muscular ou de mobilidade articular.[2]

O conceito básico dessa avaliação envolve técnicas de mobilização articular, em que os movimentos artrocinemáticos são executados de forma passiva em articulações que se encontram hipomóveis.[4] Tal conceito é definido pela regra côncavo-convexo, derivada da

Testes Especiais na Avaliação do Idoso 203

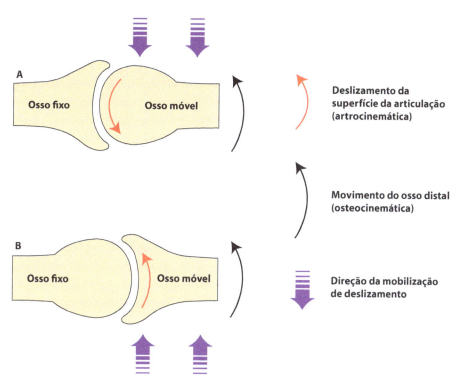

FIGURA 17.1. Movimentos artrocinemático e osteocinemático quando (A) osso móvel é convexo e (B) osso móvel é côncavo. Fonte: adaptada pelos autores.[5]

mecânica das alavancas. Quando uma superfície convexa se move sobre uma superfície côncava ocorre uma translação contrária ao do movimento osteocinemático (Figura 17.1A). Por outro lado, quando a superfície côncava se move sobre a superfície convexa ocorre uma translação no mesmo sentido que o movimento osteocinemático (Figura 17.1B). A implicação clínica desse fato é que as articulações não possuem um eixo articular fixo.[5]

Palpação

A palpação da região dolorosa, assim como os testes especiais, visa a confirmação diagnóstica. Nela devem ser procurados a presença de nódulos, contraturas, sinais flogísticos (dor, calor, rubor e edema), diferenças de textura e tensão e alterações de sensibilidade. O fato de a palpação ser executada apenas ao final do processo de avaliação visa evitar que ela direcione a suspeita diagnóstica.[2]

Para a execução dessa técnica de avaliação é fundamental que o examinador tenha conhecimento de anatomia de superfície, de forma que possa diferenciar pelo tato o anatômico do anormal.[6] O Quadro 17.3 apresenta as relações anatômicas existentes para a palpação de diferentes níveis da coluna vertebral.[7] No entanto, tais relações podem se encontrar alteradas no idoso em função das alterações estruturais decorrentes do envelhecimento.

QUADRO 17.3. Relações anatômicas de diferentes níveis da coluna vertebral

Processo transverso de C1	1 cm a frente e abaixo do processo mastoide do osso temporal
Processo espinhoso e transverso de C2	Ângulo superior da mandíbula
C3	Osso hioide
T1	Ângulo superior da escápula
T2	Incisura jugular
T3	Espinha da escápula
T4	Ângulo do esterno
T7	Ângulo inferior da escápula
T12	Ângulo costovertebral
L4-L5	Crista ilíaca
S1-S2	Espinha ilíaca posterossuperior

Fonte: adaptado pelos autores.[7]

Exames complementares

Os exames complementares são aqueles necessários para a avaliação do *status* fisiológico, incluindo, mas não se limitando, exames de sangue, urina, fezes e liquor. Estes exames são solicitados de acordo com a percepção do profissional em relação ao que pode ter originado, fisiologicamente, os sintomas do avaliado.

Além destes, recursos imagenológicos, necessários para que se confirme o diagnóstico do avaliado, também são exames complementares. Tais exames incluem: radiografia convencional ou associada a técnicas especiais de preparação, contraste, ampliação ou intensificação de imagem; tomografia computadorizada (TC); ressonância magnética (RM); ultrassom; cintilografia; densitometria óssea. Em casos extremos, endoscopias, artroscopias e outros exames com base em vídeos também podem ser requisitados.[2]

Avaliação antropométrica e de composição corporal

A antropometria é a ciência que estuda e avalia as medidas de tamanho, peso e proporções corporais do corpo humano. O objetivo é medir o homem e todas as suas perspectivas relativas ao desempenho motor e, para que isso aconteça, baseia-se em testes que precisam ser precisos e adequados à realidade de cada grupo.[8]

O envelhecimento caracteriza-se por alterações antropométricas como diminuição do peso e altura e alterações da composição corporal, com diminuição de massas óssea e muscular, *status* de hidratação e aumento de gordura corporal.[9] Logo, a avaliação, em que é atribuído e analisado um valor ou padrão a cada um desses parâmetros, deve levar em consideração a escolha do melhor teste, entendido como o meio utilizado para a obtenção de uma informação, de forma que a medida, responsável por atribuir um valor numérico ao resultado, seja a mais fidedigna o possível.[10]

O peso é o índice mais utilizado para acompanhamento individual nas mudanças corporais, devido à facilidade de sua mensuração. A perda de peso decorrente da senescência é um fenômeno multifatorial que envolve mudanças de neurotransmissores, fatores hormonais que controlam fome e saciedade, nível de independência funcional, aspectos nutricionais, medicamentosos e de saúde geral, dentição, tabagismo e outros vícios.[9]

A estatura deve ser avaliada, sempre que possível, no primeiro contato com o paciente, uma vez que o seu autorrelato não é confiável.[8] O idoso que é acompanhado por longos períodos deve ter sua estatura avaliada com maior frequência, uma vez que alterações na coluna vertebral decorrentes de compressão vertebral e acentuação das curvaturas são comuns.[2] A razão entre a massa de uma pessoa em quilogramas (kg) e o quadrado da sua altura em metros (m²) (Equação 17.1) define o índice de massa corporal (IMC). Tal medida, embora possa ser questionada em função de desconsiderar a composição corporal, é importante para a identificação de baixo peso e diferentes níveis de obesidade, podendo também estar relacionada com importantes alterações do perfil lipídico e maior risco cardiovascular.[11]

Cálculo do IMC $$IMC = \frac{Massa}{Altura^2}$$ (Eq. 17.1)

Para adultos acima de 20 anos de idade, o IMC < 18,5 kg/m² indica que está abaixo do peso; 18,5 < IMC < 24,9 kg/m², peso normal; 25 < IMC < 29,9 kg/m², sobrepeso; 30 < IMC < 34,9, obesidade grau I; 35 < IMC < 39,9, obesidade grau II; IMC > 40,0 obesidade grau III com um risco de adoecimento muitíssimo elevado.

A avaliação do diâmetro ósseo com um paquímetro pode ajudar no acompanhamento de eventual diminuição da massa óssea.[8] Tal perda de massa óssea é particularmente importante em mulheres magras de etnia branca no pós-menopausa. Tal avaliação deve ser feita em:

- Cotovelo (biepicondiliano), com o cotovelo flexionado e o paquímetro com cada haste fixada sobre cada epicôndilo.
- Punho (biestiloide), com cada haste do paquímetro fixada sobre os processos estiloides de rádio e ulna.
- Joelho (bicondiliano), com o avaliado assentado com 90° de flexão de joelho e pés apoiados, com as hastes do paquímetro sobre os côndilos medial e lateral do fêmur.[8]

A perimetria, avaliada com fita métrica, é útil para verificar assimetrias musculares e modificações no volume muscular decorrente de programas de treino e outros fatores. No idoso, Zary (2007) sugere que as medições sejam feitas preferencialmente em ortostatismo em:

- Cintura, com o abdome relaxado e no ponto de menor circunferência abaixo da última costela, com a fita em um plano horizontal.
- Abdome, com a fita em um plano horizontal passando sobre o umbigo.
- Quadril, braços levemente afastados, pés juntos e glúteos contraídos, com a fita em um plano horizontal no ponto de maior perimetria do quadril.
- Coxa proximal, com a fita posicionada horizontalmente logo abaixo da prega glútea.
- Braço contraído, com ombro flexionado a 90° e cotovelo flexionado a 90° contra uma resistência manual, a fita é posicionada transversalmente ao ponto da maior massa muscular.[8]

A relação estabelecida entre a perimetria da cintura e do quadril (Equação 17.2), ou relação cintura quadril (RCQ) é utilizada para a avaliação da gordura central, representada pela gordura interna visceral, cuja presença aumenta o risco para desvios no perfil lipídico e para doenças cardiovasculares. Quanto mais próximo ou maior que 1,0, maiores são estes riscos.[11]

Cálculo da RCQ $\quad\quad RCQ = \dfrac{Cintura}{Quadril}$ (Eq. 17.2)

A avaliação da composição corporal tem como padrão-ouro a pesagem hidrostática, que verifica a densidade corporal (DC) a partir da relação entre o volume de água deslocado e o peso do corpo do avaliado. No entanto, este procedimento é de difícil aplicabilidade, o que levou ao surgimento de métodos alternativos, baseado em dobras cutâneas, perimetria e bioimpedância.[8] O método de absortometria radiológica de dupla energia (DEXA), embora seja padrão-ouro para a avaliação da densidade óssea, também pode ser utilizado para a avaliação dos demais componentes da composição corporal.[12]

Para a avaliação por dobras cutâneas, usa-se o plicômetro ou adipômetro, sempre do lado direito do avaliado. Recomenda-se que sejam feitas três medições em cada dobra, sempre com o plicômetro perpendicular a dobra, mantendo-o fixado por dois segundos antes de se fazer a leitura. O valor mais frequente (moda) ou a média entre os valores obtidos nas três medições de cada dobra é o que deve ser considerado. Em caso de discrepância superior a 5% recomenda-se que se repita todo o procedimento para aquela dobra.[8]

As dobras corporais a serem medidas dependem do protocolo utilizado. Recomenda-se o proposto por Petroski (1995), que foi desenvolvido e validado para o cálculo da DC para a população brasileira de 18 a 66 anos (mulheres: Equação 17.3; homens: Equação 17.4).[13] O protocolo de Durnin Womersley, de 1974, também é muito utilizado, mas tende a subestimar os valores de percentual de gordura obtidos para homens e a superestimar o valor em mulheres.[14] As dobras cutâneas necessárias para o cálculo da DC são:

- Subescapular (SE), que se localiza oblíqua ao eixo longitudinal, seguindo a orientação do arco costal, 2 cm abaixo do ângulo inferior da escápula.
- Tricipital (TR), que é paralela ao eixo longitudinal da face posterior do braço, na distância média entre acrômio e olecrano.
- Suprailíaca (SI), oblíqua 2 cm acima da crista ilíaca anterossuperior na altura da linha axilar anterior.
- Panturrilha (PT), com o avaliado sentado, joelho flexionado sem apoiar o pé, paralelo ao eixo longitudinal do corpo, destacar a dobra cutânea no ponto de maior circunferência da perna.[13,15] A equação de Siri (Equação 17.5) é utilizada para converter a DC em percentual de gordura – %G.[14]

Cálculo da DC para mulheres
$$DC = 1{,}02902361 - 0{,}00067159 \times (SE + TR + SI + PT) + 0{,}00000242 \times (SE + TR + SI + PT)^2 - 0{,}0002073 \times (idade) - 0{,}00056009 \times (P) + 0{,}00054649 \times (h)$$
(Eq. 17.3)

Cálculo da DC
para homens

$$DC = 1{,}0726863 - 0{,}00081201 \times (SE + TR + SI + PT) + 0{,}00000212 \times (SE + TR + SI + PT)^2 - 0{,}00041761 \times (idade)$$

(Eq. 17.4)

Siri

$$\%G = \left(\frac{4{,}95}{DC} - 4{,}5\right) \times 100$$

(Eq. 17.5)

Para obesos, em função da dificuldade da medição das dobras cutâneas, pode-se utilizar o protocolo de Weltman *et al.* (1988) que, tanto em mulheres (Equação 17.6) quanto em homens (Equação 17.7) vale-se da circunferência de abdome para o cálculo do %G.

Cálculo do %G
pela perimetria
para mulheres

$$\%G = (0{,}11077 \times abdome) - (0{,}17666 \times h) + (0{,}14354 \times P) + 51{,}03301$$

(Eq. 17.6)

Cálculo do %G
pela perimetria
para homens

$$\%G = (0{,}31457 \times abdome) - (0{,}10969 \times P) + 10{,}8336$$

(Eq. 17.7)

A partir do %G é possível estimar o peso ideal (Equação 17.8) por meio do %G desejável. Para idosas, esse ideal se limita a 32% e, para idosos, 25%.[8]

Cálculo do
peso ideal

$$Peso\ ideal = \frac{Peso\ magro}{(1 - \%G\ desejável)}$$

(Eq. 17.8)

A bioimpedância é válida para a avaliação da composição corporal de idosos. Essa técnica, baseada na variação da resistência elétrica em função da maior ou menor presença de gordura corporal, devido à sua simplicidade, baixo custo e fácil manejo, é uma alternativa ao uso de dobras cutâneas e perimetria para a estimativa do %G na prática clínica.[8] No entanto, ela depende de protocolos bem estabelecidos de nutrição, hidratação, atividade física e horário para sua aplicação, o que nem sempre é facilmente conseguido junto a população idosa.[15]

Avaliação da capacidade aeróbica

Em que se pese a existência de diversos protocolos para testes máximos e submáximos para a avaliação da capacidade aeróbica e cardiovascular de adultos e idosos, nem todos possuem aplicabilidade na prática clínica. Isso decorre da necessidade de acompanhamento cardiológico exigida pela quase totalidade de protocolos, em função do esforço que é imposto ao avaliado.[8]

Por outro lado, o teste de caminhada de 6 min (TC6) é um teste de fácil aplicabilidade que, por ser submáximo, representa um risco muito reduzido de complicações cardiovasculares durante sua aplicação. Ele consiste em caminhar por 6 minutos no maior ritmo possível, sem correr, e a distância percorrida permite inferir a capacidade aeróbica do avaliado.[16] Existem várias equações de predição da distância ideal a ser percorrida em função da idade, gênero, condições socioculturais, etnia, peso, estatura, escolaridade, nível de aptidão física. No entanto, as particularidades da população brasileira (multiétnica, com grandes variações de estatura, peso e escolaridade) fazem com que as equações de origem estrangeira não representem uma boa predição de aptidão aeróbica.[17]

Como a idade e gênero são variáveis determinantes no desempenho, foi elaborada a Equação 17.9.

| Predição da distância no TC6 (DTC6) | $DTC6 = 622{,}461 - (1{,}856 \times idade) + (61{,}503 \times gênero)$
Gênero: Homem = 1; Mulher = 0 | (Eq. 17.9) |

Avaliação da função muscular e flexibilidade

Esses dois componentes da aptidão física possuem uma relação íntima, uma vez que a flexibilidade só é funcional se houver controle muscular durante toda a ADM disponível.[18] Assim, tanto estruturas hipomóveis quanto hipermóveis, independentemente do motivo causador da alteração, necessitam da devida tratativa.[2]

Beaudart et al. (2019), em sua metanálise sobre função muscular e desempenho para atividades da vida diária em idosos, propuseram o uso de testes de força de preensão para esta avaliação em MMSS e de velocidade da marcha em 4 metros para a avaliação de MMII. A escolha desses testes baseou-se no propósito da avaliação, características do avaliado, validade e reprodutibilidade dos testes, aplicabilidade clínica e prognóstico da reabilitação.[19]

Testes adicionais, como sentar e levantar cinco vezes, deslocamento em figura oito e pegar um objeto de até 5 kg do chão podem ajudar a fechar a análise da função muscular e da flexibilidade do avaliado.[16] Para a avaliação de flexibilidade, podem ser usados os testes angulares, com o uso de goniômetros ou flexômetros, ou lineares, em que se usa uma escala métrica. Entre estes últimos, o *back-saver sit and reach* (BSSRT) é o mais indicado para idosos (Figura 17.2), sendo mais fidedigno para a avaliação da flexibilidade posterior da coxa do que para a da coluna vertebral.[10]

Recursos digitais podem ser utilizados em todos estes testes por meio da captura do movimento por câmeras e da sua análise por sistemas computacionais, desde que sejam respeitadas as limitações oriundas da análise feitas com esses recursos. Tais limitações implicam calibragem do sistema e das câmeras, posicionamento padrão de avaliado e dos componentes do sistema, uso de *softwares* validados e, eventualmente, uso de equações que minimizem os erros randômicos e sistêmicos do sistema.[20]

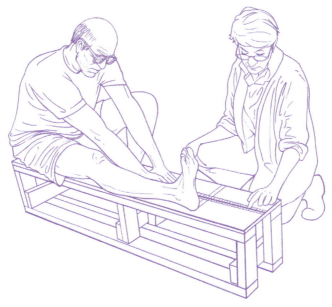

FIGURA 17.2. *Back-saver sit and reach test.* Fonte: elaborada pelos autores.

Avaliação funcional por recursos computadorizados e digitais

Avaliar o idoso é um processo de grande complexidade e que requer uma análise especial de alguns fatores, tanto em função do gênero como para risco de queda, habilidade para se alimentar, mobilidade fora de casa, sensação de insegurança e nível de aptidão física.[21] Dessa forma, alguns meios digitais para se obter dados que reflitam os fatores relacionados com a sobrevida do idoso foram desenvolvidos.

Mais de um terço dos indivíduos da comunidade com 65 anos ou mais cai ao menos uma vez por ano. Aproximadamente 5 a 20% das quedas têm sérias consequências, incluindo grandes traumatismos cranianos, grandes lacerações ou fraturas, podendo levar à imobilidade ou à morte.[22] Assim, ocorrem consequências físicas devastadoras de morbidade, mortalidade, perda de independência e a síndrome pós-queda em que o medo de cair pode levar o idoso ao isolamento social e depressão.

Todas essas possibilidades repercutem em carga financeira considerável para o sistema de saúde. Estima-se que os custos anuais de quedas em idosos e suas consequências variem de 0,85 a 1,5% do total das despesas com saúde.

À medida que as capacidades funcionais diminuem, os idosos necessitam de assistência para realizar suas atividades diárias (AVD), levando-os a se mudarem para novos ambientes de vida, como residências e lares para idosos, asilos ou centros de saúde. Mesmo que esse tipo de moradia ofereça instalações para exercícios e atividades recreativas, os residentes tendem a se manter fisicamente inativos. Esse sedentarismo, que chega ao extremo de manter-se apenas nas posições sentado e deitado, atinge entre 84 e 94% em asilados nos Estados Unidos. Na França, apenas 9% dos residentes realizavam pelo menos duas sessões semanais de exercícios de 30 minutos.[23]

Tal hipomobilidade e sedentarismo geram um ciclo em que a escassez de movimento gera *inputs* sensoriais anormais, que alteram a resposta motora do sistema nervoso central (SNC), prejudicando a função e a estrutura muscular, o que aumenta a hipoatividade.[24] Assim, tem-se a importância da atividade física para a manutenção de capacidades funcionais e redução do risco de grandes deficiências de mobilidade em idosos frágeis e não frágeis. No entanto, os idosos mencionam muitas barreiras que os impedem de se envolver em uma vida fisicamente ativa, incluindo problemas de saúde, medo de lesões e falta de motivação.[23]

Com isso, tem-se que programas convencionais de exercícios que treinam equilíbrio postural e força muscular, que podem ajudar a prevenir quedas, possuem baixa adesão. Isso já é um problema, mas, ainda há possibilidades de intensidade insuficiente do exercício, ou de que o programa apenas se inicie depois do evento de queda, com o idoso sofrendo de síndrome pós-queda, o que pode comprometer seriamente a eficácia da intervenção.[22]

Portanto, para que o benefício de ser fisicamente ativo atinja aos idosos, é necessário facilitar a prática de atividade física para essa população, incluindo aqueles que vivem em comunidades de vida assistida. Abordagens inovadoras, como o uso de gerontecnologias, devem ser incentivadas para aliviar algumas barreiras.[23] Dessa forma, os exergames (exercícios por meio de videogames) mostram um bom potencial para adultos mais velhos.[25]

Gerontecnologias

Durante a última década, houve um rápido aumento de pesquisas sobre o uso da realidade virtual (RV) e da tecnologia de jogos na população idosa. O exercício por meio de videogames é usado progressivamente mais para aumentar a atividade física e melhorar a saúde e a função física em idosos, e há um interesse crescente em usar os exergames como uma ferramenta potencial de reabilitação para facilitar exercícios específicos em diferentes grupos clínicos.[25] Durante a última década, houve um rápido aumento de pesquisas sobre o uso da realidade virtual (RV) e da tecnologia de jogos na população idosa. O exergame é cada vez mais utilizado para aumentar a atividade física e melhorar a saúde e a função física em adultos mais velhos, e há um interesse crescente em usá-lo como ferramenta potencial de reabilitação para facilitar exercícios específicos em diferentes grupos clínicos.[25]

Os exergames, especialmente aqueles que utilizam tecnologia de jogos existentes e relativamente barata, estão ganhando cada vez mais interesse no campo do treinamento físico e da mobilidade.[23] Ele pode motivar as pessoas a praticar atividades físicas e, realizando duplas tarefas, os usuários podem treinar ao mesmo tempo habilidades cognitivas e motoras. Além disso, o foco da atenção não está nos movimentos em si, mas no resultado dos movimentos no jogo. Isso é importante, pois na vida cotidiana também se concentra no resultado dos movimentos, em vez de conscientemente procurar manter o equilíbrio.[22]

No entanto, nem todos os tipos de exergames ou tecnologias de apoio são adaptados às necessidades dos idosos nas comunidades de vida assistida. As diretrizes recomendadas para atender às necessidades específicas dessa população incluem exergames que são adaptáveis em termos de complexidade, amplitude de movimento e intensidade. Além disso, a tecnologia precisa fornecer lembretes e *feedbacks* automatizados para contribuir com a sensação de controle, autonomia e autoeficácia.[23]

Uma revisão de Laver (2011) avaliou os efeitos da realidade virtual e dos videogames interativos na reabilitação de acidente vascular encefálico (AVE). Os autores concluíram que exergame é uma abordagem promissora de reabilitação para recuperação de AVE. Além disso, poucos eventos adversos foram relatados entre os estudos e os relatados (tontura transitória, dor de cabeça, dor), indicando que as intervenções eram relativamente seguras para essa população de pacientes. No entanto, as intervenções variaram bastante em relação à tecnologia e aos jogos utilizados, levando à incerteza sobre quais características das intervenções, como tecnologia, consoles e atividade dos jogos, podem ter sido mais importantes.[25]

Os dispositivos exergames são controlados usando uma ampla variedade de sistemas de sensores e, dependendo da fonte de entrada, diferentes algoritmos são necessários para o controle e o *feedback* do jogo. Os sensores mais utilizados em dispositivos incluem acelerômetros, giroscópios, infravermelho (IR) e sensores ópticos RGB/câmeras e sensores de pressão.[22]

Sensores inerciais, que englobam acelerômetros e giroscópios, são sensíveis ao posicionamento, acelerações e velocidade angular. Um conhecido sistema comercial de jogos de prateleira que usa sensores inerciais é o Nintendo Wii (Nintendo, Japão). Sua jogabilidade é controlada pelos movimentos dos jogadores, medidos com um controle portátil sem fio, que possui um acelerômetro de três eixos e um giroscópio de eixo único e duplo.[26]

Sensores inerciais também foram utilizados em pranchas de oscilação (*wobble boards*) para treinar o equilíbrio. Essas pranchas consistem em uma placa instável, que faz com que o usuário, enquanto estiver na prancha, oscile, controlando assim o jogo, por exemplo, uma bola em um labirinto, deslocando seu peso nas direções mediolaterais e anteroposteriores. Os movimentos são medidos usando um rastreador de orientação única, que consiste em três giroscópios.

Os sensores de pressão também são amplamente utilizados como um dispositivo de entrada no jogo. No entanto, sensores inerciais e de pressão mantêm a limitação de que o usuário precisa estar em contato direto com um controle. Como alternativa, os sistemas de câmera oferecem a possibilidade de jogar sem segurar ou usar dispositivos de entrada.[22]

O XBOX 360 Kinect (Microsoft Corporation, EUA) usa reconhecimento de gestos em vez de um controle de jogo portátil. Para isso, ele usa câmeras de vídeo e de infravermelho, que captura o movimento do corpo e a posição do jogador em relação ao sistema, replicando-os no avatar do jogo, sem a necessidade de um *joystick*.[27]

O Sony PlayStation EyeToy (Sony, Japão), assim como o XBOX 320 Kinect, usa uma câmera de vídeo colorida com um pacote de *software* que permite o reconhecimento de gestos para jogar. Os jogos são controlados pelos movimentos do próprio usuário e não por um controle que é segurado pelo usuário.

Nesses dois sistemas, o *software* é capaz de calcular a posição 3D dos pontos captados pela câmera, criando assim uma imagem 3D do ambiente. Os algoritmos analisam os dados do sensor e calculam a posição das partes do corpo do usuário, permitindo o rastreamento dos movimentos dos usuários, mesmo quando uma parte do corpo é ocluída. Por isso, eles têm sido usados predominantemente para fins de reabilitação de MMSS.[22]

Quanto as desvantagens, todos esses sistemas ainda apresentam limitações quanto à precisão da captura de movimento e a replicação do movimento do usuário do sistema pelo avatar, uma vez que ele segue padrões de movimento definidos pela sua programação, ou seja, obriga com que o usuário faça os movimentos que o sistema computacional entenda. E, também, são incapazes de precisar a medição angular de uma articulação em cada um dos planos em que o movimento ocorre.[28]

Mesmo assim, uma ampla variedade de medidas de resultados para quantificar os efeitos de intervenções no exergame são relatadas na literatura. Dois métodos diferentes para avaliar o desempenho podem ser discernidos: (i) durante o jogo e (ii) fora do ambiente do jogo, referidos como parâmetros de resultados internos e externos, respectivamente.

As medidas internas de resultado são geradas usando uma ferramenta de medição instrumentada e algoritmos que convertem os dados do sensor automaticamente na medida de resultado. A amplitude de movimento do centro de pressão (COP) pode, por exemplo, ser medida usando um tapete de pressão durante um jogo de tarefa de mudança de peso. Medidas externas de resultados são administradas depois do jogo. Os exemplos incluem a administração da escala de equilíbrio de Berg ou a variabilidade de oscilação durante o repouso, ainda após um período de intervenção.

Ao contrário das medidas externas de resultados, as medidas internas de resultados podem fornecer feedback direto ao usuário durante o jogo. Em vários estudos de exergame, o COP é usado para controlar o jogo, mas essas medidas não são consideradas medidas de resultado internas ou externas, pois não quantificam a capacidade de equilíbrio, mas são usadas apenas para jogar o jogo.

Testes clínicos de equilíbrio e mobilidade, como a Berg Balance Scale (BBS) e o Timed Up and Go (TUG), são muito usados para quantificar o efeito de uma intervenção exergame no controle postural em idosos e são consideradas medidas externas. Outros testes clínicos que são usados como medidas de resultado nos estudos revisados do exergame incluem o Brunel Balance Assessment (BBA), Anterior Reach Tests (ART), Timed Stair Test (TST), Stepping Test (ST), 1-Minute Walk Test (1MWT), 10 Meter Walk Test (10MWT), 30 Second Sit-to-Stand Test (30SST), Community Balance and Mobility Scale (CB&M), Star Excursion Balance Test (SEBT), Figure of Eight-test, The Tandem Stance and One-leg Stance. Todos esses testes são sugeridos para fornecer informações sobre o controle postural durante diferentes tarefas em pé e caminhando.[22]

Amorin *et al.* (2018) realizaram uma revisão sistemática e metanálise sobre a terapia de RV (TRV) na reabilitação do equilíbrio em idosos. Essa revisão sistemática mostra que existe uma escassez de estudos sobre essa intervenção em idosos, provavelmente relacionados com os grandes desafios de se trabalhar com ferramentas tecnológicas de caráter lúdico, a novidade desses produtos no mercado terapêutico, o baixo conhecimento dos fisioterapeutas sobre os seus benefícios, as preferências de profissionais e usuários, o desenvolvimento e a padronização de jogos para treinar tarefas funcionais como equilíbrio, marcha e alcance e o desenho de ensaios clínicos de alta qualidade metodológica.[29]

Embora os protocolos de intervenção exergame e as medidas de resultado para avaliar a eficácia da intervenção variem, as evidências acumuladas sugerem que o exergame interativo é uma intervenção eficaz e promissora para uma população mais idosa no treinamento de equilíbrio e prevenção de quedas, embora ainda seja inconclusivo se o seu efeito é superior à fisioterapia convencional ou à intervenção do exercício na prevenção de quedas em idosos.[30]

Referências bibliográficas

1. Salter RB. Distúrbios e lesões do sistema músculo esquelético. 2001.
2. Magee DJ. Avaliação musculoesquelética. Aval Musculoesquelética. 2010; 1236.
3. Guyton AC, Hall JE. Tratado de fisiologia médica. 13. ed. Rio de Janeiro: Guanabara Koogan; 2017.
4. Makofsky HW. Coluna vertebral: terapia manual. 2005.
5. Kaltenborn FM. Manual mobilization of the joints. 7th ed. Oslo: Norli; 2011. Vol. 1, 319 p.
6. Chaitow, L. Técnicas de palpação. Avaliação e diagnóstico pelo toque. Manole; 2001.
7. Tixa S. Atlas de anatomia palpatória: do pescoço, do tronco e do membro superior. 2. ed. Manole; 2009.
8. Zary JCF. Testes medidas e avaliação no idoso. In: Fisioterapia geriátrica. 2007.
9. McArdle WD, Katch FI, Katch VL. Fisiologia do exercício. Nutrição, energia e desempenho humano. 7. ed. Guanabara Koogan; 2011.
10. César EP, Coelho RR, Conceição MCSC et al. Validade e reprodutibilidade de medidas de amplitude de movimento articular. In: Manual de avaliação da flexibilidade. Barueri: Manole; 2019.
11. Oliveira MAM, Fagundes RLM, Moreira EAM, Trindade EBSM, Carvalho T. Relação de indicadores antropométricos com fatores de risco para doença cardiovascular. Arq Bras Cardiol. 2010 Apr; 94(4):478-85.
12. Yazbek MA, Marques Neto JF. Osteoporose e outras doenças osteometabólicas no idoso. Einstein São Paulo. 2008; 6(Suppl.1):S74-8.
13. Petroski, EL. Desenvolvimento e validação de equações generalizadas para a estimativa da densidade corporal em adultos. [Programa de Ciência do Movimento da UFSM, 1995.] 1995.
14. Moreira AJ, Nicastro H, Cordeiro RC, Coimbra P, Frangella VS. Composição corporal de idosos segundo a antropometria. Rev Bras Geriatr Gerontol. Agosto de 2009; 12(2):201-13.
15. Lima ALR, Rech CR, Petroski EL. Utilização da impedância bioelétrica para estimativa da massa muscular esquelética em homens idosos. Arch Latinoam Nutr. Dezembro de 2008; 58(4):386-91.
16. Soubra R, Chkeir A, Novella J-L. A Systematic review of thirty-one assessment tests to evaluate mobility in older adults. BioMed Res Int [Internet]. 20 de junho de 2019 [citado 6 de agosto de 2018]; 2019. Disponível em: https://www.ncbi.nlm.nih.gov/pmc/articles/PMC6610744/
17. Dourado VZ. Equações de referência para o teste de caminhada de seis minutos em indivíduos saudáveis. Arq Bras Cardiol. Junho de 2011; 96(6):e128-38.
18. Achour Júnior AM. Mobilização e alongamento na função musculoarticular. Manole; 2016.
19. Beaudart C, Rolland Y, Cruz-Jentoft AJ, Bauer JM, Sieber C, Cooper C et al. Assessment of muscle function and physical performance in daily clinical practice: a position paper endorsed by the European Society for Clinical and Economic Aspects of Osteoporosis, Osteoarthritis and Musculoskeletal Diseases (ESCEO). Calcif Tissue Int. 2019; 105(1):1-14.
20. Coelho RR, César EP, Conceição MCSC et al. Avaliação da flexibilidade por sistemas de captura de movimento. In: Manual da avaliação da flexibilidade. MANOLE. 2019. p. 115-30.
21. Talarska D, Kropińska S, Strugała M, Szewczyczak M, Tobis S, Wieczorowska-Tobis K. The most common factors hindering the independent functioning of the elderly at home by age and sex. Eur Rev Med Pharmacol Sci. 2017; 21(4):775-85.
22. van Diest M, Lamoth CJ, Stegenga J, Verkerke GJ, Postema K. Exergaming for balance training of elderly: state of the art and future developments. J Neuro Engineering Rehabil. 2013 Sep 25; 10(1):101.
23. Lauzé M, Martel DD, Aubertin-Leheudre M. Feasibility and effects of a physical activity program using gerontechnology in assisted living communities for older adults. J Am Med Dir Assoc. 2017 Dec 1; 18(12):1069-75.
24. Canu M-H, Fourneau J, Coq J-O, Dannhoffer L, Cieniewski-Bernard C, Stevens L et al. Interplay between hypoactivity, muscle properties and motor command: How to escape the vicious deconditioning circle? Ann Phys Rehabil Med. 2019 Mar; 62(2):122-7.

25. Skjæret N, Nawaz A, Morat T, Schoene D, Helbostad JL, Vereijken B. Exercise and rehabilitation delivered through exergames in older adults: an integrative review of technologies, safety and efficacy. Int J Med Inf. 2016 Jan; 85(1):1-16.
26. Nintendo. Wii Operations manual: system set up [Internet]. 2006. Disponível em: https://www.nintendo. com/consumer/downloads/ WiiOpMn_setup.pdf
27. Microsoft. Kinect para Xbox 360 [Internet]. 2010 [citado 11 de junho de 2020]. Disponível em: https://www.xbox.com/pt-BR/Kinect/ Entertainment
28. Li N, Chen C, Wang Q, Song M, Tao D, Li X. Avatar motion control by natural body movement via camera. Neurocomputing. 2008 Dez 1; 72:648-52.
29. Amorim JSC, Leite RC, Brizola R, Yonamine CY. Virtual reality therapy for rehabilitation of balance in the elderly: a systematic review and Meta-analysis. Adv Rheumatol. 2018 Jul 31; 58(1):18.
30. Choi SD, Guo L, Kang D, Xiong S. Exergame technology and interactive interventions for elderly fall prevention: a systematic literature review. Appl Ergon. 2017 Nov; 65:570-81.

Capítulo 18

Goniometria no Idoso

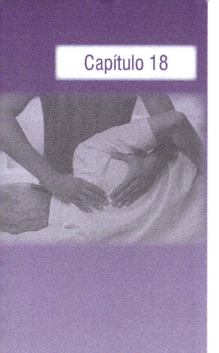

Flávia Maria Campos de Abreu

Articulação – ombro

- **Flexão:** limite e amplitude de movimento no adulto – 0° a 180°.
- **Extensão:** limite e amplitude de movimento no adulto – 0° a 45°.
- **Plano de movimento:** sagital.
- **Posição do paciente:** ortostática ou sentado.

O fulcro do goniômetro deve estar no centro da articulação próximo ao acrômio, e o braço fixo segue a direção da linha axilar média do tronco. Pede-se ao idoso que realize a flexão e a extensão (Figura 18.1).

- **Adução horizontal:** limite e amplitude de movimento no adulto – 0° a 40°.
- **Abdução:** limite e amplitude de movimento no adulto – 0° a 180°.
- **Plano de movimento:** frontal.
- **Posição do paciente:** ortostática ou sentado.

O fulcro do goniômetro deve estar anteriormente próximo ao acrômio, ou na região posterior da articulação do ombro. Pede-se ao idoso que levante o membro superior com a palma da mão direcionada ao corpo e, em seguida, retorne para a posição de origem (Figura 18.2).

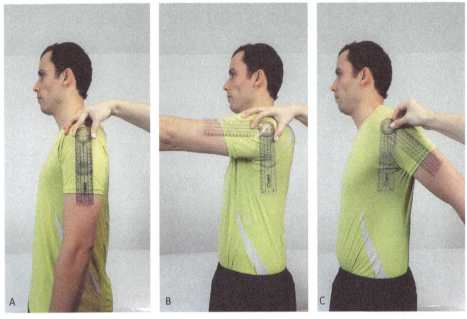

FIGURA 18.1. Goniometria do ombro em neutro (A), flexão (B) e extensão (C). Fonte: autora.

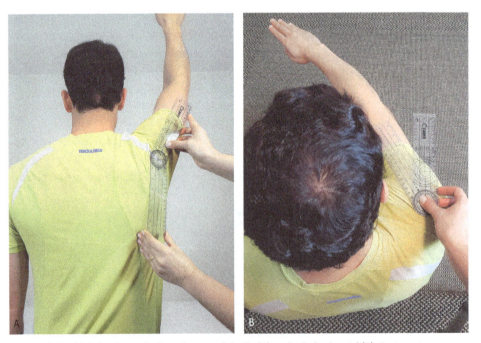

FIGURA 18.2. Goniometria do ombro em abdução (A) e adução horizontal (B). Fonte: autora.

- **Rotação medial:** limite e amplitude de movimento no adulto – 0° a 90°.
- **Rotação lateral:** limite e amplitude de movimento no adulto – 0° a 90°.
- **Plano de movimento:** sagital.
- **Posição do paciente:** preferencialmente em decúbito dorsal, estando o ombro e o cotovelo a 90° de abdução e flexão, com o antebraço em pronação.

O fulcro do goniômetro deve estar no centro da articulação do cotovelo (olecrano), e o braço fixo paralelo ao solo (Figura 18.3).[1]

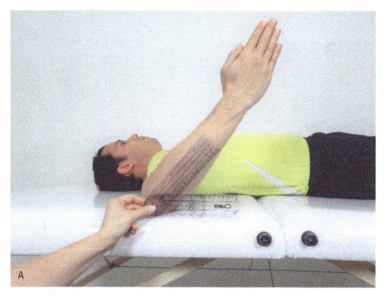

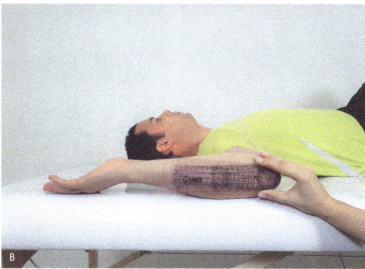

FIGURA 18.3. Goniometria do ombro em rotação medial (A) e rotação lateral (B). Fonte: autora.

Articulação – cotovelo

- **Flexão:** limite e amplitude de movimento no adulto – 0° a 145°.
- **Extensão:** limite e amplitude de movimento no adulto – 145° a 0°.
- **Plano de movimento:** sagital.
- **Posição do paciente:** ortostática ou sentado.

O fulcro do goniômetro deve estar no centro da articulação próximo ao epicôndilo lateral, e o braço fixo segue a direção do úmero. Pede-se ao idoso que realize o movimento desejado (Figura 18.4).[1]

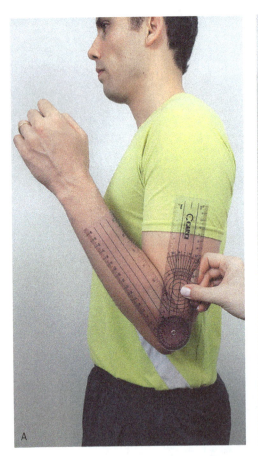
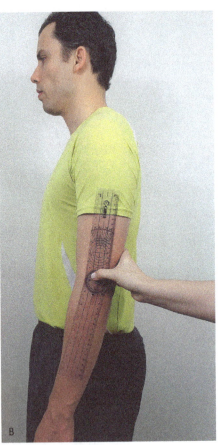

FIGURA 18.4. Goniometria do cotovelo em flexão (A) e extensão (B). Fonte: autora.

Articulação – radioulnar

- **Pronação:** limite e amplitude de movimento no adulto – 0° a 90°.
- **Supinação:** limite e amplitude de movimento no adulto – 0° a 90°.
- **Plano de movimento:** frontal.
- **Posição do paciente:** sentado ou de pé, com o úmero aduzido e o cotovelo a 90° de flexão.

O paciente deve estar com o cotovelo flexionado, pede-se para segurar uma caneta a fim de facilitar a observação do movimento. O braço fixo do goniômetro se posiciona na região dorsal; enquanto o móvel segue o alinhamento paralelo da caneta (Figura 18.5).[1]

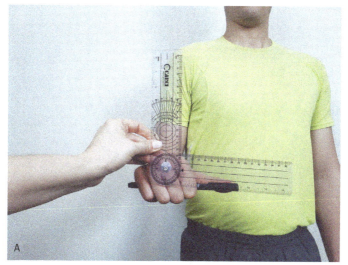

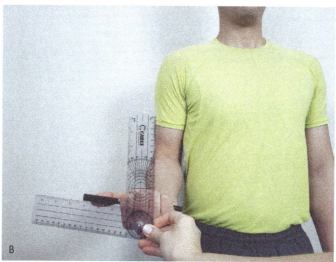

FIGURA 18.5. Goniometria do radioulnar em pronação (A) e supinação (B). Fonte: autora.

Articulação – punho

- **Flexão:** limite e amplitude de movimento no adulto – 0° a 90°.
- **Extensão:** limite e amplitude de movimento no adulto – 0° a 70°.
- **Plano de movimento:** sagital.
- **Posição do paciente:** antebraço e mão em pronação preferencialmente sentado ou de pé. O cotovelo deve estar a 90° de flexão.

O fulcro do goniômetro deve ser colocado próximo ao processo estiloide do rádio e o braço fixo deve ser colocado paralelo ao antebraço (Figura 18.6).

Pede-se ao idoso que realize a flexão e a extensão, estando o braço móvel sobre o V metacarpo.[2,3]

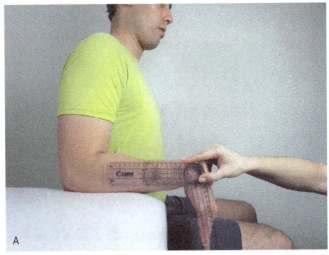

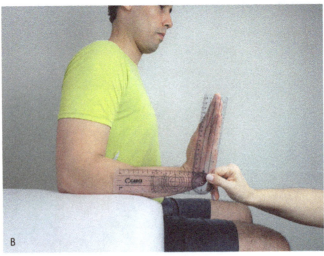

FIGURA 18.6. Goniometria do punho em flexão (A) e extensão (B). Fonte: autora.

- **Adução (desvio ulnar):** limite e amplitude de movimento no adulto – 0° a 45°.
- **Abdução (desvio radial):** limite e amplitude de movimento no adulto – 0° a 20°.
- **Plano de movimento:** observa-se a movimentação no plano frontal.
- **Posição do paciente:** ortostática ou sentado.

O fulcro do goniômetro deve ser colocado sobre a articulação radiocarpal.

O braço fixo do goniômetro deve ser colocado sobre a região posterior do antebraço, apontando para o epicôndilo lateral e o braço móvel do goniômetro deve ser colocado sobre a superfície dorsal do terceiro metacarpo (Figura 18.7).[1,4]

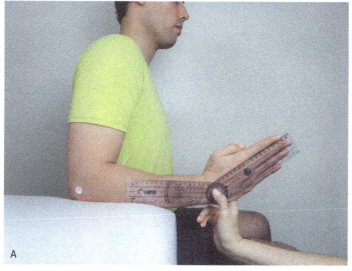

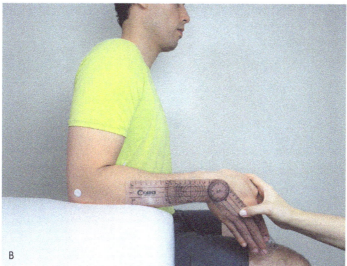

FIGURA 18.7. Goniometria do punho em abdução (desvio radial) (A) e adução (desvio ulnar) (B). Fonte: autora.

Articulação – metacarpofalangiana

- **Flexão:** limite e amplitude de movimento no adulto – 0° a 90°.
- **Extensão:** limite e amplitude de movimento no adulto – 0° a 30°.
- **Plano de movimento:** sagital.
- **Posição do paciente:** o paciente deve estar preferencialmente sentado, com o cotovelo flexionado a 90°, estando seu antebraço apoiado sobre a maca.

O fulcro do goniômetro deve ser colocado ao centro da articulação metacarpofalangiana. O braço fixo segue a superfície lateral do metacarpo e o braço móvel segue paralelo ao eixo longitudinal do dedo que está sendo avaliado (Figura 18.8).[1,5]

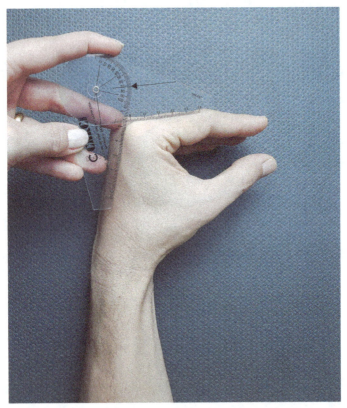

FIGURA 18.8. Goniometria da metacarpofalangiana (flexão). Fonte: autora.

Articulação – interfalangiana
- **Flexão:** limite e amplitude de movimento no adulto – 0° a 110°.
- **Extensão:** limite e amplitude de movimento no adulto – 0° a 10°.
- **Plano de movimento:** sagital.
- **Posição do paciente:** o paciente deve estar preferencialmente sentado.

O fulcro do goniômetro deve ser colocado no centro da articulação interfalangiana a ser verificada. O braço fixo segue a superfície dorsal da falange proximal e o braço móvel segue a região dorsal da falange distal (Figura 18.9).[1]

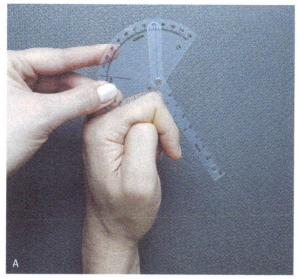

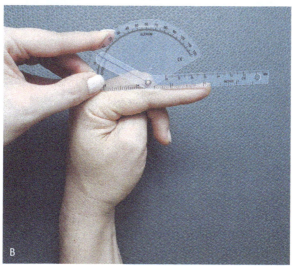

FIGURA 18.9. Goniometria da interfalangiana em flexão (A) e extensão (B). Fonte: autora.

Articulação – I metacarpofalangiana

- **Abdução:** limite e amplitude de movimento no adulto – 0° a 50°.
- **Adução:** limite e amplitude de movimento no adulto – 50° a 0°.
- **Plano de movimento:** paralelo ao plano da mão.
- **Posição do paciente:** posição confortável com os dedos em extensão.

O fulcro do goniômetro deve ser colocado ao centro da primeira articulação carpometacárpica. O braço fixo deve estar paralelo ao eixo do II metacárpico e o braço móvel paralelo ao eixo longitudinal do primeiro metacárpico (Figura 18.10).[3,6]

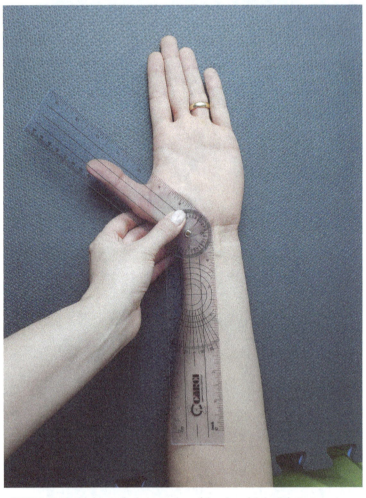

FIGURA 18.10. Goniometria da I metacarpofalangiana (abdução). Fonte: autora.

Articulação – quadril

- **Flexão:** limite e amplitude de movimento no adulto – 0° a 125°.
- **Extensão:** limite e amplitude de movimento no adulto – 0° a 10°.
- **Plano de movimento:** sagital.
- **Posição do paciente:** em decúbito dorsal ou lateral (flexão) e decúbito ventral ou lateral (extensão).

O fulcro do goniômetro deve ser colocado próximo ao trocânter maior, estando o braço fixo paralelo a linha média axilar do tronco (Figura 18.11).[3,6]

Pede-se ao idoso que realize o movimento de flexão e extensão. O braço móvel encontra-se lateralmente paralelo ao fêmur.

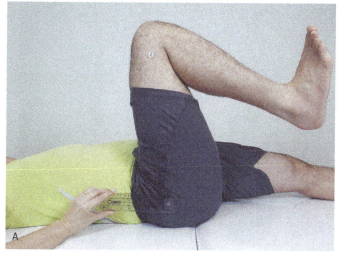

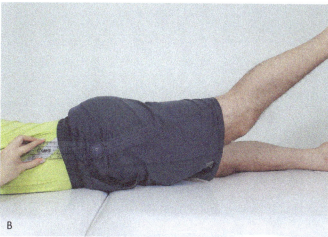

FIGURA 18.11. Goniometria do quadril em flexão (A) e extensão (B). Fonte: autora.

- **Adução:** limite e amplitude de movimento no adulto – 0º a 15º.
- **Abdução:** limite e amplitude de movimento no adulto – 0º a 45º.
- **Plano de movimento:** frontal.
- **Posição do paciente:** decúbito dorsal ou de pé.

O fulcro do goniômetro deve estar na região anterior da articulação do quadril e o braço fixo ao nível das espinhas ilíacas anterossuperiores (Figura 18.12).

Pede-se ao idoso que realize o movimento desejado com o braço móvel paralelo ao fêmur.

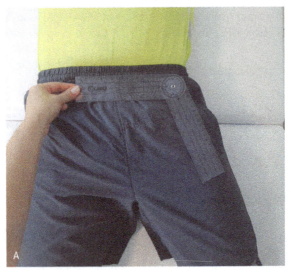

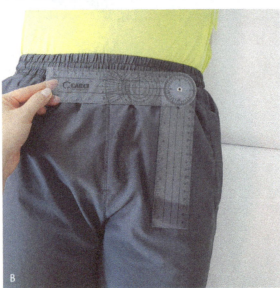

FIGURA 18.12. Goniometria do quadril em abdução (A) e adução (B). Fonte: autora.

- **Rotação medial:** limite e amplitude de movimento no adulto – 0º a 45º.
- **Rotação lateral:** limite e amplitude de movimento no adulto – 0º a 45º.
- **Plano de movimento:** frontal.
- **Posição do paciente:** sentado com joelhos fora da maca.

O fulcro do goniômetro deve estar na face anterior da patela (centro da articulação do joelho) e o braço fixo paralelo ao chão (Figura 18.13).

Pede-se ao idoso que realize o movimento desejado com o braço móvel paralelo a tíbia.[3,6]

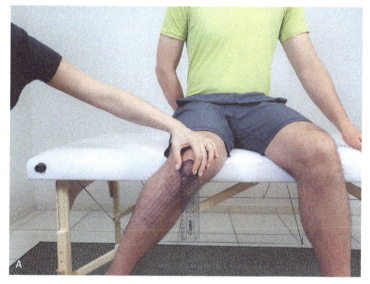

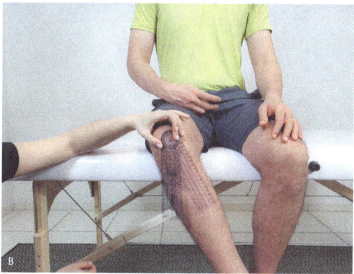

FIGURA 18.13. Goniometria do quadril em rotação medial (A) e lateral (B). Fonte: autora.

Articulação do joelho

- **Flexão:** limite e amplitude de movimento no adulto – 0° a 140°.
- **Extensão:** limite e amplitude de movimento no adulto – 140° a 0°.
- **Plano de movimento:** sagital.
- **Posição do paciente:** em decúbito dorsal ou sentado.

O fulcro do goniômetro encontra-se lateralmente sobre a articulação do joelho e o braço fixo, paralelo ao fêmur (Figura 18.14).

Pede-se ao idoso que realize o movimento, estando o braço móvel paralelo a face lateral da patela.[7,8]

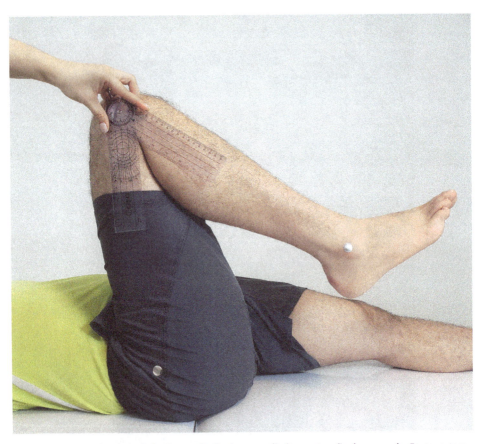

FIGURA 18.14. Goniometria do joelho em flexão de perna direita e extensão de esquerda. Fonte: autora.

Articulação do tornozelo

- **Dorsiflexão:** limite e amplitude de movimento no adulto – 0° a 20°.
- **Flexão plantar:** limite e amplitude de movimento no adulto – 0° a 45°.
- **Plano de movimento:** sagital.
- **Posição do paciente:** em decúbito dorsal ou sentado, com o joelho a 90° de flexão.

O fulcro do goniômetro deve estar junto ao maléolo lateral e seu braço fixo, paralelo a fíbula (Figura 18.15).

Pede-se ao idoso que realize o movimento desejado, estando o braço móvel paralelo ao V metatarso.

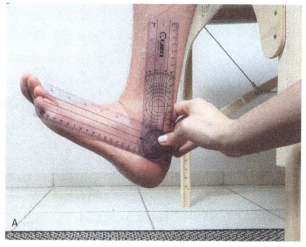
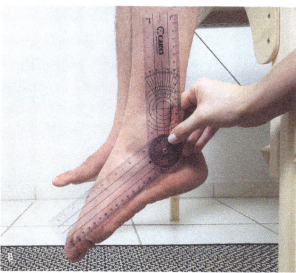

FIGURA 18.15. Goniometria do tornozelo em dorsiflexão (A) e flexão plantar (B). Fonte: autora.

- **Inversão:** limite e amplitude de movimento no adulto – 0° a 20°.
- **Eversão:** limite e amplitude de movimento no adulto – 0° a 40°.
- **Plano de movimento:** frontal.
- **Posição do paciente:** sentado (com o tornozelo perpendicular ao tronco) ou decúbito dorsal (joelho flexionado).

O fulcro do goniômetro deve estar no nível da articulação tíbio-társica e o braço fixo paralelo à tíbia anteriormente (Figura 18.16).

Pede-se ao idoso que realize os movimentos com o braço móvel paralelo ao metatarso III.[3,6]

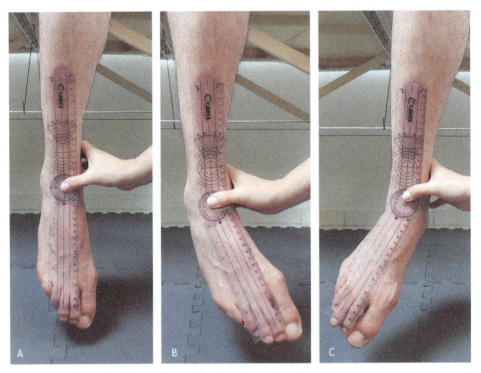

FIGURA 18.16. Goniometria do tornozelo em neutro (A), inversão (B) e eversão (C). Fonte: autora.

Articulação – coluna cervical

- **Flexão:** limite e amplitude de movimento no adulto – 0° a 40°.
- **Extensão:** limite e amplitude de movimento no adulto – 0° a 50°.
- **Plano de movimento:** sagital.
- **Posição do paciente:** ortostática ou sentado.

O fulcro do goniômetro deve estar sobre o meato auditivo externo (Figura 18.17).

Pede-se ao idoso que realize os movimentos de flexão e extensão com o braço fixo paralelo ao solo e o braço móvel alinhado com a linha paralela da borda inferior do nariz.[3,9]

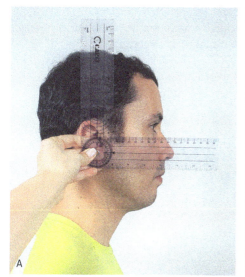

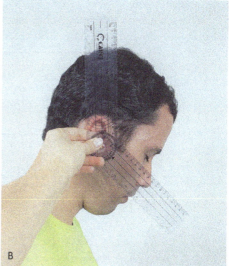

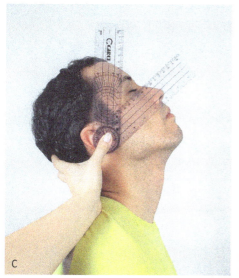

FIGURA 18.17. Goniometria da cervical em neutro (A), flexão (B) e extensão (C). Fonte: autora.

- **Inclinação lateral:** limite e amplitude de movimento no adulto – 0° a 40°.
- **Plano de movimento:** frontal.
- **Posição do paciente:** ortostática ou sentado.

O fulcro do goniômetro se encontra ao centro do processo espinhoso da sétima vértebra cervical. O braço fixo do goniômetro segue paralelo ao solo, enquanto o braço móvel se encontra alinhado à protuberância occiptal externa.[5,10]

- **Rotação lateral:** limite e amplitude de movimento no adulto – 0° a 55°.

O idoso deve estar sentado com a cabeça e o pescoço na posição anatômica, rodando os dois para o lado que vai ser avaliado.

O fulcro do goniômetro deve ser posicionado no centro da cabeça.

O braço fixo do goniômetro deve ser posicionado no centro da cabeça, na sutura sagital, e o braço móvel do goniômetro foi alinhado com o nariz (Figura 18.18).[5,11]

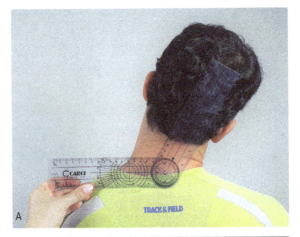

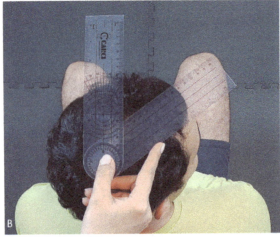

FIGURA 18.18. Goniometria da cervical em inclinação lateral (A) e rotação lateral (B). Fonte: autora.

Referências bibliográficas

1. Abreu FMC. Fisioterapia geriátrica. Vol. 1. Rio de Janeiro: Shape; 2007. 437 p.
2. Hoppenfeld S. Propedêutica ortopédica, coluna e extremidades. [Internet]. Atheneu; 2008 [citado 12 de maio de 2020]. 276 p. Disponível em: https://www.martinsfontespaulista.com.br/propedeutica-ortopedica-coluna-e-extremidades-275426.aspx/p
3. Norkin CC, White J. Measurement of joint motion: a guide to goniometry. 5th ed. F. A. Davis Company; 2016. 480 p.
4. Cipriano JJ. Manual fotográfico de testes ortopédicos neurológicos. 5. ed. São Paulo: Artmed; 566 p.
5. Marques A. Manual de goniometria. 3. ed. Manole; 2014. 136 p.
6. Guimarães RM, Cunha UGV, Thomaz DP. Sinais e sintomas em geriatria. 3. ed. Belo Horizonte: COOPMED; 2017. 288 p.
7. Guccione AA, Wong RA, Avers D. Fisioterapia geriátrica [Internet]. Guanabara Koogan. Disponível em: https://books.google.com.br/books?id=tO9NvgAACAAJ
8. Fitness & Performance Journal [Internet]. [citado 26 de julho de 2019]. Disponível em: http://fpjournal.org.br/revista.php?id=80
9. Dantas EHM, Aragão JC, Pereira SAM, Ota AH. A preponderância da diminuição da mobilidade articular ou da elasticidade muscular na perda da flexibilidade no envelhecimento. Fit Perf J. Junho de 2002; 1(3):12-20.
10. Freitas EV, Py L, Gorzoni ML, Doll J, Cançado FAX. Tratado de geriatria e gerontologia. 4. ed. Rio de Janeiro: Guanabara Koogan; 2016. 1696 p.
11. Kuhlman KA. Cervical range of motion in the elderly. Archives of Physical Medicine and Rehabilitation. 1993 Oct; 74(10):1071-9.

Capítulo 19

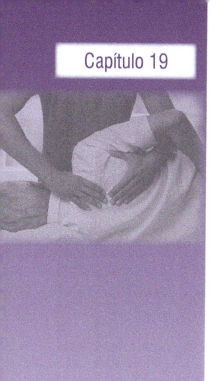

Síndrome da Fragilidade no Idoso

Maíra Graziele de Menezes Vitoriano
Diana Noronha

O Brasil acompanha o envelhecimento populacional observado mundialmente.[1] A expectativa de vida do brasileiro em 2017 era de 76 anos com tendência de aumento para os próximos anos.[2] Idosos com idade superior a 75 anos apresentaram maiores índices de crescimento populacional. Essa faixa etária possui maior predisposição a comorbidades com impactos negativos na funcionalidade.[1,3] A depreciação da funcionalidade possui uma forte correlação com o estado de fragilidade.[4]

Em dezembro de 2012, em Orlando (EUA), um grupo constituído por delegados das seis maiores sociedades internacionais elencou os pontos principais sobre fragilidade física.[5] Segundo esse consenso, indivíduos com mais de 70 anos de idade ou perda de peso significativa (≥ 5%) devido a doença crônica devem ser examinados quanto à fragilidade.

Posteriormente, uma força-tarefa composta por especialistas brasileiros em envelhecimento humano conduziu um novo consenso sobre fragilidade em idosos no Brasil.[6] Esse documento destaca que fragilidade não deve ser confundida com incapacidade, vulnerabilidade não fisiológica e multimorbidades. A despeito dessas publicações recentes, o tema da fragilidade ainda carece de discussões, visto que todo profissional da área de geriatria e gerontologia deve conhecer a síndrome da fragilidade e suas consequências. A identificação daqueles com maior risco de desfechos desfavoráveis impactará no cuidado individualizado.[6]

Definição

A síndrome da fragilidade constitui-se em uma condição clínica multidimensional associada à idade, que envolve a interação dinâmica de fatores biológicos, psicológicos e sociais (Figura 19.1). Apesar de fortemente vinculada ao envelhecimento, não é intrínseca a esse processo, tendo em vista seu caráter individual.[7] É caracterizada pela diminuição da reserva energética, força e desempenho, que resulta em um declínio cumulativo de múltiplos sistemas fisiológicos. Essas alterações levam o ser humano a um estado de maior vulnerabilidade, baixa eficiência da homeostase depois de evento estressor e está associada a desfechos negativos como incapacidade, quedas, hospitalização e morte.[6-10]

Indicadores de fragilidade e fatores associados

Diversas definições contribuíram para o diagnóstico da fragilidade. Ao longo do tempo, foram sedimentados conceitos de critérios fenotípicos e de modelos multidimensionais incluindo os domínios psicossociais.[7,11,12] Fried *et al.* (2001) identificaram os seguintes indicadores de fragilidade: perda de peso não intencional (≥ 4,5 kg ou 5% do peso corporal nos últimos 12 meses), fadiga autorreferida (indicado por duas questões da Center for Epidemiological Studies – Depression [CES-D]), diminuição de força de preensão palmar (avaliada com dinamômetro na mão dominante, considerando o sexo), baixo nível de atividade física (avaliado pelo Minnesota Leisure Time Activities Questionnaire) e diminuição

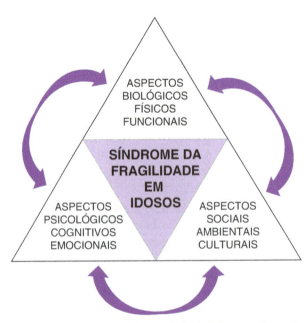

FIGURA 19.1. As interfaces que compõem a síndrome da fragilidade e suas interações dinâmicas. Fonte: elaborada pelas autoras.

da velocidade da marcha (registro dos segundos necessários para percorrer uma distância de 4,6 m, considerando o sexo e a altura). De acordo com esses autores, o idoso frágil deve apresentar três ou mais desses indicadores. Idosos com um ou dois indicadores são considerados pré-frágeis, e idosos que não apresentem nenhum indicador de fragilidade são considerados robustos.[11]

A presença de multimorbidades está relacionada com a fragilidade, mas não é um fator determinante. Outro conceito que se sobrepõe à fragilidade é o da incapacidade, que se refere à perda da habilidade de realizar atividades instrumentais e básicas da vida diária. Apesar da distinção conceitual, a incapacidade pode ser resultado adverso da fragilidade.[7,13]

Vários fatores contribuem fortemente com a patogênese da síndrome. Dentre estes, destacam-se a idade, polifarmácia, incapacidade e risco de quedas.[5] No contexto hospitalar, os principais fatores associados à fragilidade foram: maior tempo de internação, maior índice de mortalidade, reinternação, transferência para níveis mais altos de atenção, sexo feminino e viuvez, além de fatores psicossociais, físicos e/ou funcionais.[14]

O declínio cognitivo e os sintomas depressivos também podem estar entre os principais componentes da fragilidade,[7] como observado nos indicadores diagnósticos de Rockwood *et al.* (2005), que agregaram aspectos cognitivos e emocionais. Em uma revisão sistemática com metanálise foi evidenciada a relação entre fragilidade e distúrbios cognitivos, incluindo comprometimento cognitivo leve e demência. Idosos frágeis apresentavam maior risco de incidência de transtornos cognitivos que os não frágeis.[15] Esses achados justificariam a associação significativa da fragilidade em idosos longevos que vivem sem companheiro(a), por influência de determinantes sociais e emocionais.[10]

Nesse contexto, percebeu-se uma grande variedade de elementos associados à fragilidade devido a diferentes características das populações de cada país, pelos objetivos de cada pesquisa, instrumentos utilizados e diferentes amostras.[14]

Principais instrumentos de avaliação de fragilidade

A avaliação de fragilidade necessita de padronização e de métodos mais simples para uso em ambiente assistencial especializado ou na atenção primária de saúde. De acordo com a realidade a ser aplicada, esses instrumentos devem ser utilizados considerando o objetivo a ser alcançado: identificar o idoso frágil ou o idoso vulnerável.[6]

Em um estudo de revisão foram identificados 51 instrumentos para detecção de fragilidade, com predominância dos domínios físicos. Os instrumentos analisados mais frequentemente em relação às propriedades clinimétricas foram Frail Scale, Edmonton Frail Scale (EFS) e *Índice de Vulnerabilidade Clínico Funcional-20 (IVCF-20)*. Já os mais utilizados foram os Groningen Frailty Indicator (GFI) e Tilburg Frailty Indicator (TGI), que já foram traduzidos, adaptados e validados em 49 países (Tabela 19.1).[16]

Prevalência de idosos frágeis no Brasil

A fragilidade é pouco investigada em países em desenvolvimento, como o Brasil. Além das diversidades multicultural, econômica e social, chama a atenção o envelhecimento populacional acelerado. Segundo o Consenso Brasileiro de Fragilidade, a prevalência

TABELA 19.1. Instrumentos de avaliação de fragilidade amplamente utilizados, validados e adaptados transculturalmente para o Brasil

Componentes	Frail Scale	Edmonton Frail Scale (EFS)	Groningen Frailty Indicator (GFI)	Tilburg Frailty Indicator (TFI)	Índice de Vulnerabilidade Clínico Funcional-20 (IVCF-20)
Físico	X	X		X	X
Cognitivo		X	X		X
Social		X	X	X	
Desempenho funcional	X	X	X	X	X
Independência AVDs		X	X		X
Audição			X	X	
Visão			X	X	
Medicamentos		X	X		X
Internação no último ano		X			X
Exaustão/fadiga	X			X	
Autopercepção saúde		X		X	X
Nutrição	X	X	X	X	
Humor		X	X	X	X
Continência		X			X

Fonte: elaborada pelas autoras.

dessa condição variou entre 6,7 e 74,1%. Os principais fatores que contribuíram para essa variação foram o instrumento empregado para classificar os indivíduos como frágeis e o cenário de avaliação.[6]

O estudo multicêntrico e multidisciplinar da Rede de Estudos de Fragilidade em Idosos Brasileiros (Rede Fibra) utilizou o fenótipo de Fried para avaliar 7 mil idosos residentes em 17 cidades das cinco regiões brasileiras. O objetivo era determinar a prevalência de fatores biológicos, psicológicos e ambientais relacionados com a síndrome da fragilidade.[17,18]

O Nordeste brasileiro foi representado nesse projeto multicêntrico pela cidade de Santa Cruz (Rio Grande do Norte) que tem aproximadamente 34.000 habitantes. Foram selecionados aleatoriamente um total de 391 indivíduos com 65 anos ou mais. A prevalência de fragilidade foi de 17,1%.[18] Em outro estudo, realizado com 413 idosos de um centro-dia para idosos em Salvador (Bahia), houve uma prevalência de 34,9% de idosos frágeis, 54,5% de pré-frágeis e 10,6% de robustos.[19]

No estudo da Rede Fibra, dos 601 idosos avaliados em Belo Horizonte (Minas Gerais), 46,3% apresentaram uma prevalência de pré-fragilidade e 8,7% de fragilidade. Os idosos pré-frágeis e frágeis apresentaram idade avançada, maior dependência em atividades instrumentais de vida diária, utilização de dispositivos auxiliares da marcha, comorbidades, quedas, sintomas depressivos e hospitalização. Foi identificado elevado percentual de fragilidade associado a condições adversas de saúde, especialmente as relacionadas com incapacidade.[17]

Borges *et al.* (2013) verificaram que a prevalência de fragilidade em idosos de uma instituição de longa permanência para idosos (ILPI) foi de 74,1%. Esse dado pode ser justificado pelo fato de essa ILPI admitir pessoas abandonadas e vítimas de violência, sugerindo que a institucionalização provavelmente não foi causa, e sim uma consequência da fragilidade, devido a questões relacionadas com vulnerabilidade social. No entanto, é sabido que as próprias alterações do envelhecimento e as comorbidades podem ser agravadas pelas dificuldades de adaptação dos idosos à ILPI, assim como, o novo contexto ambiental pode contribuir para reversão do declínio funcional por meio de agentes motivacionais e facilitadores.[20]

Outra pesquisa de base populacional com 480 idosos que vivem no domicílio de duas cidades de diferentes regiões do Brasil teve como objetivo comparar a síndrome da fragilidade entre os idosos desses dois municípios, utilizando a EFS. Aqueles que vivem em João Pessoa (Paraíba) apresentaram menor escore de fragilidade do que os residentes em Ribeirão Preto (São Paulo). Os autores sugeriram que esse resultado pode ser em decorrência de o município nordestino estar em uma região litorânea, com vários equipamentos públicos para orientação de exercícios, nutrição saudável e caminhadas na beira da praia, diferentemente de Ribeirão Preto, que não dispõe desses equipamentos sociais abertos ao público.[21]

Sarcopenia e dinapenia

A sarcopenia é considerada um dos principais critérios para fragilidade física em associação com desregulação neuroendócrina e disfunção imunológica.[11] Por muitos anos, foi um termo utilizado para descrever a diminuição da massa muscular relacionada com o envelhecimento. Entretanto, evidências atuais demonstram que a sarcopenia pode surgir antes de o indivíduo se tornar idoso, e é formalmente reconhecida como uma doença muscular (insuficiência muscular), presente no Código Internacional de Doenças (CID 10 M62.84).

A dinapenia foi definida em 2008 como a diminuição da força muscular relacionada com a idade (que não é causada por doenças neurológicas ou musculares).[22] Apesar de geralmente associada à redução de massa muscular, a dinapenia ganhou notoriedade por ter características distintas. Além de mais prevalente, se instala de forma mais rápida em função de adaptações musculares de ordens celular, neural e metabólica, que podem reduzir a força, sem relação direta com a perda de massa muscular.[22]

A despeito do termo dinapenia ser mais específico que perda de força muscular, em 2010, o European Working Group on Sarcopenia in Older People (EWGSOP) publicou uma definição operacional de sarcopenia, estabelecendo que a baixa massa muscular era o parâmetro primário para sarcopenia; porém, deveria estar associada com a perda de força ou a baixo desempenho físico para diagnóstico. O termo dinapenia não foi utilizado para evitar maiores discussões conceituais ao substituir sarcopenia, que já era amplamente conhecido.[23]

Essa definição promoveu avanços no diagnóstico e acompanhamento longitudinal de pessoas com sarcopenia, ou em risco de desenvolvê-la. Entretanto, a associação entre alterações na massa e na força muscular precisou ser revisada por sugerir uma relação causal, com participação direta da redução da massa muscular na dinapenia.[22]

Além disso, ao valorizar a importância de avaliar a massa muscular, o profissional de saúde pode negligenciar a obesidade sarcopênica, que é uma condição de redução da massa magra no contexto de excesso de adiposidade. Ela é mais frequentemente relatada em pessoas idosas e ocorre em função das alterações da composição do tecido muscular com o processo de envelhecimento. Entre os idosos observa-se o aumento de adipócitos entre os grupos musculares e entre os fascículos musculares (tecido adiposo inter e intramuscular respectivamente).[22] A obesidade exacerba a sarcopenia, aumenta a infiltração de gordura no tecido muscular, diminui a funcionalidade e aumenta o risco de mortalidade.[24]

Em 2018, foi publicada uma nova versão do consenso realizado pelo EWGSOP2. A despeito do termo dinapenia ainda não ser utilizado, o parâmetro primário para detectar uma provável sarcopenia deixa de ser a diminuição de massa muscular e passa a ser a redução de força muscular. Assim, para diagnosticar a sarcopenia, devem estar presentes a dinapenia e a diminuição da massa muscular. A associação desses critérios ao baixo desempenho físico determinará a gravidade da sarcopenia.[24]

Na prática clínica, a suspeita diagnóstica deve começar quando um paciente relata sintomas ou sinais de sarcopenia (isto é, queda, sensação de velocidade de caminhada diminuída, dificuldade de levantar-se de uma cadeira ou perda de peso e massa muscular). O EWGSOP2 recomenda o uso do questionário SARC-F como uma triagem para o risco de sarcopenia. Trata-se de um instrumento desenvolvido por dois americanos e envolve cinco componentes, sendo eles: força; ajuda para caminhar; levantar da cadeira; subir escadas e quedas no último ano.[24]

Disfunção imunológica e desregulação neuroendócrina

Durante o envelhecimento, há um declínio da função imunológica, que é denominada imunossenescência. Ela favorece um estado pró-inflamatório crônico, sistêmico, de baixo grau. Dessa forma, o sistema imune do idoso pode não responder adequadamente a um estresse causado por uma inflamação aguda leve, persistindo por um período prolongado depois da remoção do estímulo inflamatório inicial.[25]

Essa inflamação crônica típica do envelhecimento, conhecida como *inflammaging* é caracterizada por níveis aumentados (tipicamente 2 a 4 vezes aqueles observados em indivíduos jovens saudáveis) de citocinas pró-inflamatórias tais como interleucina 1 (IL-1), interleucina 6 (IL-6) e fator de necrose tecidual alfa (TNF-α), bem como proteína C reativa (PCR), e um nível reduzido de citocinas anti-inflamatórias, incluindo interleucina 10 (IL-10).[25]

Além disso, há um declínio na produção de hormônios controlados pelo eixo hipotálamo-hipófise como o hormônio do crescimento que causa uma redução na produção do fator de crescimento semelhante à insulina-1 (IGF-1) pelo fígado e outros órgãos. Os IGFs são importantes para a promoção de plasticidade neuronal e aumento da força muscular esquelética.[26]

As citocinas inflamatórias têm efeitos catabólicos diretos no músculo esquelético,[27] visto que o fator de necrose tumoral alfa (TNF-α) suprime a síntese de proteína muscular (MPS), enquanto a interleucina-6 (IL-6) inibe os efeitos anabólicos do fator de crescimento semelhante à insulina-1 (IGF-1). Dessa forma, altas concentrações de TNF-α e IL-6 ativam a degradação muscular o que contribui para a sarcopenia.[25,26]

Redução de hormônios sexuais, produção de de-hidroepiandrosterona (DHEA/DHEAS) e níveis persistentemente altos de cortisol também têm forte associação com catabolismo muscular. Portanto, os componentes neuroendócrinos e imunológicos adversos da fragilidade têm o potencial de perturbar a homeostase e acelerar o desenvolvimento de sarcopenia, anorexia, perda de peso e redução de reserva de energia[26] com consequente declínio na funcionalidade.

Prevenção e tratamento

A prevenção e o tratamento da fragilidade associada à idade são uma das principais preocupações em geriatria devido à sua alta prevalência em idosos e por sua importância no cenário clínico. O declínio funcional contínuo pode ser evitado em idoso frágil e a reversão para o quadro de não frágil é possível, se a fragilidade for detectada e tratada no início, caso contrário pode piorar com o tempo.[9]

A intervenção precoce em pessoas frágeis evita desfechos clínicos adversos e promove a redução dos custos com saúde. Isso ocorre pelo fato de esses indivíduos utilizarem serviços hospitalares frequentemente e por tempo prolongado.[5,7]

Ações que promovam a redução do risco de quedas, estimulação cognitiva, participação dos idosos em atividades instrumentais da vida diária e outras atividades sociais, incluindo o apoio da família, podem permitir um melhor cuidado aos idosos frágeis e pré-frágeis.[29] Sugere-se também a introdução de tecnologias assistivas para pessoas com perdas físicas ou cognitivas, para melhora na qualidade de vida de cuidadores e dos idosos por eles assistidos.[7]

Algumas condições relacionadas com fragilidade são passiveis de intervenção, o que é claramente importante para a prevenção e promoção da saúde de idosos.[10] Evidências mostram quatro tipos de tratamentos que tiveram alguma eficácia no tratamento da fragilidade, são eles: exercícios (resistido e aeróbico), suporte calórico e proteico, vitamina D e redução de polifarmácia.[5]

Fisioterapia e exercícios para idosos frágeis

O treinamento físico reduz a fragilidade ao suprimir a inflamação do músculo e promover o anabolismo, o que leva a um aumento da síntese de proteína muscular. A reversão da fragilidade por meio de programas de exercícios tem sido demonstrada em idosos, envolvendo a melhora funcional, cognitiva, emocional e social.[9,28,29]

Os exercícios devem ser individualizados de acordo com as condições médicas e a incapacidade do idoso. O programa deve começar com intensidade, duração e frequência baixas a moderadas, para promover a adesão e minimizar lesões musculoesqueléticas. Intervenções com período superior a seis meses e sessão de exercício com duração de 30 a 45 minutos têm mostrado benefícios sobre as consequências adversas para a saúde das pessoas frágeis.[27,29]

Flexibilidade

Exercícios de alongamento incluem membros superiores, membros inferiores e pescoço. Em geral, realizados no início do treinamento, considerados como forma de aquecimento e com duração de até 5 minutos.[9]

Exercício aeróbico

Provavelmente um dos efeitos mais notáveis do treinamento de resistência aeróbica é o pico de volume de captação de O_2 (VO_2máx), que é um importante determinante da fragilidade em idosos. Acredita-se que a melhora no VO_2máx com exercícios de resistência reduza a fragilidade em adultos mais velhos e, assim, contrabalance o declínio do VO_2máx com o envelhecimento e a inatividade física.[27]

Para a melhora de parâmetros cardiovasculares pode-se incluir caminhadas com mudanças de ritmo e direção, andar em esteira, atividades em *step*, subida e descida de escadas e ciclismo estacionário. Os exercícios de resistência podem durar 5 a 10 minutos durante as primeiras semanas de treinamento progredindo para 15 a 30 minutos. Uma intensidade entre 12 e 14 na escala de Borg parece ser bem tolerada.[28]

Exercício resistido

O programa de exercício resistido progressivo deve envolver todos os principais grupos musculares das extremidades superior e inferior e tronco. Em resumo, os estudos em geral praticaram um conjunto de 8 a 10 exercícios diferentes, com três séries de 8 a 15 repetições, realizados duas a três vezes por semana, em dias não consecutivos.

Quanto à intensidade é sugerido iniciar de 20 a 30%,[27,28] assim como, podemos encontrar estudos realizando 40 a 60% 1 repetição máxima (1-RM),[30] nos três primeiros meses, para assegurar uma adaptação apropriada ao exercício de resistência. Posteriormente, se as cargas forem bem toleradas, poderão ser aumentadas para 65 a 80% 1-RM.[27,28,30]

Nos estudos em que o treinamento resistido sistemático foi realizado isoladamente ou combinado com outros tipos de exercícios, foram verificados resultados positivos quanto aos ganhos de força e melhora da velocidade da marcha em idosos com fragilidade física.

Treino de equilíbrio

O treino de equilíbrio é um tipo de intervenção que visa a prevenção de quedas e, usualmente, é incluído em programas de exercício multicomponente. A frequência ideal que é descrita na literatura é de duas a três vezes por semana por 10 a 15 minutos.[9,28,30]

Os exercícios devem ser dificultados gradativamente à medida que o idoso melhore seu desempenho. Um treino bastante comum e eficaz é a diminuição da base de sustentação associado ou não à utilização do apoio de braços (com dois braços, depois com um braço e finalmente nenhum apoio, se possível). Inicia-se em ortostase com os pés juntos; em seguida, um pé ligeiramente a frente do outro (posição semitandem), progredindo para um pé imediatamente a frente do outro com o calcanhar tocando a extremidade do outro pé (posição tandem).[9,30]

Além desses, pode-se incluir vários estímulos como exercícios proprioceptivos, transferências de peso (de uma perna para o outra), apoio unipodal, treino de passo, marcha calcanhar-pé, marcha sobre uma linha, marcha com pequenos obstáculos, prática de subida de degraus e exercícios de Tai Chi modificados.[28,30]

Programa de exercícios multicomponentes

Tem sido evidenciado que programa de exercícios com múltiplos componentes apresentam um maior efeito positivo sobre a funcionalidade e consequências adversas à saúde das pessoas frágeis. Esse programa envolve a combinação de exercícios de resistência, força, coordenação, equilíbrio e flexibilidade, que tem o potencial de impactar uma variedade de medidas de desempenho funcional,[9] como redução da taxa de quedas em idosos.[28]

Em estudos com idosos obesos frágeis utilizando esse treinamento, foram observadas alterações no anabolismo proteico muscular, acompanhadas por aumentos na massa magra, força e pico de volume de oxigênio ($VO_{2máx.}$), fatores determinantes da fragilidade.[27]

Resultados positivos em programa de exercícios com multicomponentes também foram encontrados em um estudo multicêntrico controlado e randomizado, realizado na Espanha, com idosos institucionalizados que eram capazes de se levantar e andar independentemente por dez metros. Os participantes do grupo de intervenção, apresentaram melhora no estado funcional, principalmente no desempenho da marcha, equilíbrio e capacidade aeróbica, depois de 6 meses de realização dos exercícios.[30]

Programas educacionais

Um programa baseado em palestras ou material educativo sobre fragilidade, fatores associados, estratégia de enfrentamento e orientações sobre nutrição e exercícios domiciliares pode ser uma opção de baixo custo. Entretanto, o acompanhamento longitudinal, de forma presencial ou por contato telefônico, parece ter mais eficácia.

Fisioterapia

O fisioterapeuta, ao deter conhecimento sobre a síndrome da fragilidade e, sobretudo, sobre marcadores de fragilidade física, torna-se um profissional essencial para atuar na equipe de saúde que assiste o idoso. Ele pode auxiliar na categorização do nível de funcionalidade, assim como nas ações preventivas e no tratamento da fragilidade.

Além de exercícios para flexibilidade, cardiorrespiratórios, fortalecimento muscular e treino de equilíbrio (já descritos), a fisioterapia poderá dar suporte ao cuidador do idoso frágil com orientações posturais e sobre manuseio durante as transferências. A prescrição de auxiliar de marcha e modificações/adaptações no ambiente domiciliar também são intervenções que se fazem necessárias, quando é identificado um desfecho impactante da fragilidade, que é o risco de cair.

Considerações finais

Deve-se ter cautela ao interpretar os resultados de estudos com idosos frágeis devido à dificuldade de estratificação do nível de fragilidade, decorrente do uso de diferentes instrumentos de avaliação.

A estratégia ideal para prevenir e tratar idosos frágeis ou em risco de fragilização não deve ser realizada por um profissional de forma isolada. O acompanhamento sob o olhar de uma equipe multidisciplinar gerontológica é imprescindível para uma prescrição terapêutica prudente e com o mínimo de efeitos deletérios.

Referências bibliográficas

1. Camarano AA. Novo regime demográfico uma nova relação entre população e desenvolvimento? Rio de Janeiro: IPEA, 2014.
2. Instituto Brasileiro de Geografia e Estatística (IBGE). Expectativa de vida do brasileiro sobe para 76 anos; mortalidade infantil cai. 2018.
3. Barnett K, Mercer SW, Norbury M, Watt G, Wyke S, Guthrie B. Epidemiology of multimorbidity and implications for health care, research, and medical education: a cross-sectional study. Lancet. 2012 Jul; 380(9836):37-43.
4. Moraes EN, do Carmo JA, de Moraes FL, Azevedo RS, Machado CJ, Montilla DER. Clinical-functional vulnerability index-20 (IVCF-20): rapid recognition of frail older adults. Rev Saúde Pública. 2016; 50.
5. Morley JE, Vellas B, Abellan van Kan G, Anker SD, Bauer JM, Bernabei R et al. Frailty consensus: a call to action. J Am Med Dir Assoc. 2013; 14(6):392-7.
6. Lourenço RA, Moreira VG, Mello RGB de, Santos I de S, Lin SM, Pinto ALF, et al. Consenso brasileiro de fragilidade em idosos: conceitos, epidemiologia e instrumentos de avaliação. Geriatr Gerontol Aging. 2018; 12(2):121-35.
7. Bergman H, Béland F, Karunananthan S, Hummel S, Hogan D, Wolfson C. Développement d'un cadre de travail pour comprendre et étudier la fragilité. Gérontologie Soc. 2004; 109:15-29.
8. Mello ADC, Engstrom EM, Alves LC. Health-related and socio-demographic factors associated with frailty in the elderly: a systematic literature review. Cad Saúde Pública. 2014; 30(6):1-25.
9. Tarazona-Santabalbina FJ, Gómez-Cabrera MC, Pérez-Ros P, Martínez-Arnau FM, Cabo H, Tsaparas K et al. A multicomponent exercise intervention that reverses frailty and improves cognition, emotion, and social networking in the community-dwelling frail elderly: a randomized clinical trial. J Am Med Dir Assoc. 2016; 17(5):426-33.
10. Carneiro JA, Cardoso RR, Durães MS, Guedes MCA, Santos FL, Costa FM da et al. Fragilidade em idosos: prevalência e fatores associados. Rev Bras Enferm. 2017; 70(4):747-52.
11. Fried LP, Seeman T, Newman AB, Walston J, Tangen CM, Tracy R et al. Frailty in older adults: evidence for a phenotype. Journals Gerontol Ser A Biol Sci Med Sci. 2001; 56(3):M146-57.
12. Rockwood K, Xiaowei S, Macknight C, Bergman H, Hogan DB, Mcdowell I et al. A global clinical measure of fitness and frailty in elderly people. CMAJ. 2005; 173(5):489-95.
13. Fried LP, Ferrucci L, Darer J, Williamson JD, Anderson G. Untangling the concepts of disability, frailty, and comorbidity: implications for improved targeting and care. J Gerontol A Biol Sci Med Sci. 2004; 59(3):255-63.
14. Freire JCG, Nóbrega IRAP, Dutra MC, Silva LM, Duarte HA. Fatores associados à fragilidade em idosos hospitalizados: uma revisão integrativa. Saúde em Debate. 2017; 41(115):1199-211.
15. Borges MK, Canevelli M, Cesari M, Aprahamian I. Frailty as a predictor of cognitive disorders: a systematic review and meta-analysis. Front Med. 2019; 6(February):1-8.
16. Faller JW, Nascimento Pereira D, Souza S, Nampo FK, Souza Orlandi F, Matumoto S. Instruments for the detection of frailty syndrome in older adults: a systematic review. PLoS One. 2019; 14(4):1-23.
17. Vieira RA, Guerra RO, Giacomin KC, Vasconcelos KSS, Andrade ACS, Pereira LSM et al. Prevalência de fragilidade e fatores associados em idosos comunitários de Belo Horizonte, Minas Gerais, Brasil: Dados do Estudo FIBRA. Cad Saúde Pública. 2013; 29(8):1631-43.
18. Albuquerque Sousa ACP, Dias RC, Maciel ACC, Guerra RO. Frailty syndrome and associated factors in community-dwelling elderly in Northeast Brazil. Arch Gerontol Geriatr. 2012; 54(2).
19. Pinheiro IM, Aguiar DS, Santos DM, Jesus MBC, Silva FM, Costa DF et al. Biopsychosocial factors associated with the frailty and pre-frailty among older adults. Geriatr Nurs (Minneap). 2019; 000:1-6.

20. Borges CL, Silva MJ, Clares JWB, Bessa MEP, Freitas MC. Avaliação da fragilidade de idosos institucionalizados. Acta Paul Enferm. 2013; 26(4):318-22.
21. Rodrigues RAP, Fhon JRS, Pontes MLF, Silva AO, Haas VJ, Santos JLF. Frailty syndrome among elderly and associated factors: comparison of two cities. Rev Lat Am Enfermagem. 2018; 26(0).
22. Clark BC, Manini TM. What is dynapenia? Nutrition. 2012; 28(5):495-503.
23. Alexandre TS, Duarte YAO, Santos JLF, Lebrão ML, Alexandre TS, Duarte YAO et al. Prevalência e fatores associados à sarcopenia, dinapenia e sarcodinapenia em idosos residentes no Município de São Paulo – Estudo SABE. Rev Bras Epidemiol. 2019 Feb 4 [cited 2019 Jul 28];21(Suppl 2).
24. Cruz-Jentoft AJ, Bahat G, Bauer J, Boirie Y, Bruyère O, Cederholm T et al. Sarcopenia: revised European consensus on definition and diagnosis. Age Ageing. 2019; 48(1):16-31.
25. Wilson D, Jackson T, Sapey E, Lord JM. Frailty and sarcopenia: the potential role of an aged immune system. Ageing Res Rev. 2017; 36:1-10.
26. Clegg A, Young J, Iliffe S, Olde Rikkert MGM, Rockwood K. Frailty in older people summary. Lancet. 2013; 381(9868):752-62.
27. Aguirre LE, Villareal DT. Physical exercise as therapy for frailty. Nestle Nutr Inst Workshop Ser. 2015; 83:83-92.
28. Cadore EL, Rodríguez-Mañas L, Sinclair A, Izquierdo M. Effects of different exercise interventions on risk of falls, gait ability, and balance in physically frail older adults: a systematic review. Rejuvenation Res. 2013 Apr; 16(2):105-14.
29. Cesari M, Vellas B, Hsu F, Newman AB, Doss H, King AC et al. A physical activity intervention to treat the frailty syndrome in older persons – results from the LIFE-P Study. J Gerontol A Biol Sci Med Sci. 2015; 70(2):216-22.
30. Rodriguez-Larrad A, Arrieta H, Rezola C, Kortajarena M, Yanguas JJ, Iturburu M et al. Effectiveness of a multicomponent exercise program in the attenuation of frailty in long-term nursing home residents: study protocol for a randomized clinical controlled trial. BMC Geriatr. 2017; 17(1):1-10.

Capítulo 20

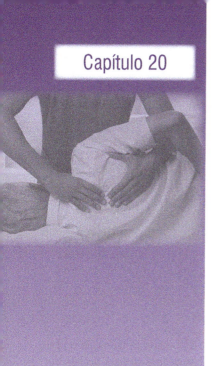

Marcha, Estabilidade Postural e Prescrição de Dispositivos Auxiliares

Paula Maria Machado Arantes
Cintia da Silva Freire Jardim

Marcha

A marcha é uma das tarefas mais comuns das atividades de vida diária. Embora pareça simples, a deambulação representa uma das tarefas mais complexas desempenhadas no cotidiano, pois envolve a movimentação do tronco e membros atuando de maneira coordenada e integrada ao funcionamento de múltiplos sistemas do corpo humano.[1] A marcha eficiente e de menor custo energético é composta de um conjunto de ações sincronizadas de movimentos no pé, tornozelo, joelho, quadril e pelve.[2] Devido à globalidade envolvida, essa tarefa torna-se frequentemente um desafio ainda maior ao longo do envelhecimento.

O processo da senescência envolve a redução do funcionamento dos sistemas fisiológicos acompanhado de perda progressiva da força e da massa muscular (sarcopenia), alterações neuroendócrinas e disfunções imunológicas. Tais alterações são correlacionadas com a quebra do equilíbrio homeostático e o aumento da vulnerabilidade do idoso ao declínio funcional, a fragilidade e a apresentação de disfunção de marcha.[3] Verlinden et al. (2013), em um estudo com 1.500 indivíduos acima de 50 anos de idade, verificaram a associação entre a idade e a marcha e concluíram que a idade mais elevada está associada com o pior desempenho da marcha.[4]

A marcha é um indicador sensível do estado geral de saúde do idoso podendo inferir prognósticos, monitorar pacientes ao longo do tempo, avaliar eficácia da intervenção clínica, sendo considerado por alguns autores o sexto sinal vital.[5] Atualmente, temos uma série de instrumentos traduzidos e validados para a população brasileira para avaliação da marcha. Entre eles estão o teste Timed Up and Go (TUG),[6] a Performance-Oriented Assessment of Mobility Problems (POMA)[7] e a Functional Gait Assessment.[8] Além dos instrumentos validados, utilizamos também a observação clínica visual, que requer pouca ou nenhuma instrumentação e não demanda custos.

Este capítulo tem como objetivo analisar os aspectos biomecânicos da marcha normal, alterações da marcha presentes no envelhecimento, discutir sobre os desafios da estabilidade postural nessa tarefa e prescrição de dispositivos auxiliares e palmilhas biomecânicas para garantia de uma marcha funcional.

Ciclo da marcha

O ciclo da marcha é definido por uma passada (100% do ciclo), determinado por dois passos. Um passo equivale ao intervalo entre o contato de um pé com o solo e o contato do pé contralateral ao solo (50% do ciclo). O comprimento do passo é a medida do intervalo entre o contato inicial de cada pé e da passada até que haja um segundo contato pelo mesmo pé. O comprimento do passo considerado normal em adultos jovens varia entre 63 e 75 cm.[9] A medida temporal comum utilizada na marcha é a cadência, definida pela quantidade de passos por minuto.[10] A velocidade da marcha é uma medida espaçotemporal da marcha e é caracterizada pela distância percorrida em uma quantidade de tempo. As unidades de medidas normalmente utilizadas são metros por segundo (m/s) ou centímetro por segundo (cm/s). Em adultos jovens, um ciclo de marcha é percorrido por aproximadamente 1,37 m/s. Em indivíduos idosos essa medida é comumente utilizada como um preditor funcional dependendo da velocidade de marcha desempenhada.[11]

Segundo Perry 2010, cada ciclo da marcha é dividido em dois momentos, apoio e balanço.[12] Na fase de apoio o membro inferior está em contato com o solo e corresponde a cerca de 60% do ciclo. O balanço corresponde ao momento em que o pé está no ar para o avanço do membro e corresponde a 40% do ciclo. Durante o ciclo da marcha, o corpo experimenta dois períodos de suporte duplo (momento em que ambos os pés estão em contato com o solo simultaneamente) e dois períodos de suporte simples (quando apenas um pé está no solo). Quanto mais instável e lenta a apresentação da marcha, maior será o tempo de duplo apoio e menor o de suporte simples.[13]

O apoio pode ser dividido em subfases que correspondem a fases da marcha cumprindo objetivos específicos. A primeira subfase do apoio é o contato inicial, seguido da aceitação do peso, apoio médio, apoio terminal e pré-balanço. Já o balanço possui três subfases: balanços inicial, médio e terminal (Figura 20.1).

Contato inicial

O contato inicial é o momento que o calcanhar toca o solo (0% do ciclo da marcha). O peso do corpo começa a ser transferido para o membro de referência. O tornozelo está

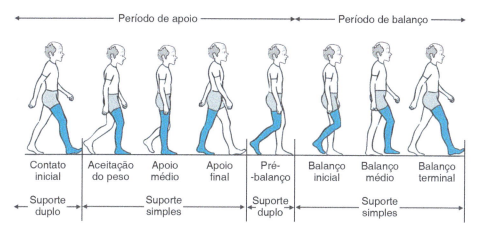

FIGURA 20.1. Fases da marcha. Fonte: elaborada pelas autoras.

posicionado em neutro (90°) por meio da contração concêntrica do tibial anterior. O quadríceps encontra-se ativado concentricamente para manter a estabilidade do joelho em extensão, a pelve está próxima da posição neutra e o quadril inicia o ciclo da marcha em aproximadamente 30 a 35° de flexão, contando com a contração excêntrica dos extensores do quadril para estabilização articular.

Resposta a carga

O principal objetivo dessa fase é receber e absorver o peso que está sendo transferido do membro contralateral (0% a 10% do ciclo da marcha). O pé inicia o movimento de flexão plantar e controle excêntrico do músculo tibial anterior para acomodação ao solo onde ocorre o primeiro mecanismo de rolamento. O joelho é levemente fletido (aproximadamente 20°), a pelve inicia uma pequena quantidade de rotação posterior e no quadril é iniciada uma extensão por meio da ação dos extensores primários (glúteo máximo) e secundários (isquiossurais). Além disso, ocorre queda da pelve contralateral de 5°, evento que desencadeia a desaceleração do tronco por meio de eretores espinhais, que resulta em uma discreta inclinação anterior ipsilateral deste.[12]

Apoio médio

Durante o período do apoio médio, o vetor de força do corpo avança anteriormente em cada articulação gerando um momento de estabilidade dinâmica para todo o corpo (10 a 30% do ciclo da marcha). É o momento onde ocorre o segundo rolamento do tornozelo por meio do rolamento da tíbia sobre o tálus chegando a 5° de dorsiflexão pela ação excêntrica do tríceps sural. A pelve começa a se inclinar anteriormente durante o período de apoio unipodal, o joelho e o quadril movimentam-se para extensão nessa fase enquanto o tronco e a pelve retornam ao neutro. Segundo Prince et al. (1997),[14] durante o suporte simples, o corpo move-se sobre um pé estacionário e, nessa fase, é quando ocorre o maior desafio à estabilidade de tronco e de membros.

Apoio terminal

No apoio terminal (30 a 50% do ciclo da marcha), conforme o avanço do corpo vai ocorrendo, há inclinação anterior da pelve e extensão do quadril de 10°. O tornozelo encontra-se em 10° de dorsiflexão, elevação do calcanhar e rolamento do antepé para progressão da marcha.[12]

Pré-balanço

O pré-balanço é marcado pelo início da flexão do joelho e da retirada dos dedos do solo (50 a 60% do ciclo da marcha). O tornozelo encontra-se em aproximadamente 20° de flexão plantar, o joelho em 40° de flexão e o quadril movimenta-se até o neutro. Essa é outra fase de instabilidade da marcha, pois o corpo é acelerado a frente por meio da contração concêntrica dos flexores plantares gastrocnêmio e sóleo e ao mesmo tempo há transferência do peso para o membro oposto.

Balanço inicial

O balanço inicial marca o próximo ciclo da marcha onde acontece o desprendimento do pé do solo (60 a 73% do ciclo da marcha). Além disso, há uma flexão do joelho de aproximadamente 60°, o tornozelo movimenta-se da flexão plantar em direção a dorsiflexão por meio da ativação dos músculos pré-tibiais. O quadril avança para 20° de flexão e a pelve inclina-se anteriormente.

Balanço médio

Essa fase é caracterizada pelo avanço do membro. Ocorre a dorsiflexão do tornozelo até a posição neutral (73 a 87% do ciclo da marcha), o quadril atinge 30° de flexão e o joelho inicia o movimento de extensão.[12]

Balanço terminal

O principal objetivo dessa fase é preparar o membro para o contato inicial (87 a 100% do ciclo da marcha). O tornozelo mantém-se em neutro ou até 5° de flexão plantar,[15] o joelho estende-se até neutro e o quadril termina a flexão do balanço por meio dos músculos isquiossurais. A pelve tem queda ipsilateral, inclinação anterior de 3° e rotação anterior de 5°.[12]

Envelhecimento e alterações da marcha

Assim como outras atividades relacionadas com a mobilidade, a marcha sofre alterações durante o envelhecimento. Enquanto aos 60 anos de idade, aproximadamente 85% das pessoas vão deambular sem alterações significativas, esse número cai para 18% aos 85 anos.[16] Na ausência de doenças, a faixa etária entre 70 e 74 anos é considerada como uma idade de transição para anormalidades na marcha.[17] No entanto, muitas vezes o envelhecimento fisiológico é acompanhado pela ocorrência de doenças que podem antecipar ou acentuar as mudanças observadas na marcha.

A maior parte dos parâmetros espaciais e temporais da marcha são afetados durante o envelhecimento.[18] O idoso tende a adotar um padrão de marcha cauteloso, ou seja, caracterizado por uma marcha lenta e com passos curtos. A redução da velocidade e do comprimento do passo estão bem descritas na literatura. A velocidade da marcha é o parâmetro mais investigado nos estudos.[18] Sozinha, a idade explica entre 23 e 37% da variação na velocidade da marcha.[19] O declínio da velocidade se inicia aos 65 anos e se torna mais pronunciado aos 71 anos.[19] Kirkwood et al. (2019)[19] avaliaram 653 mulheres saudáveis entre 18 e 89 anos e, utilizando um modelo de regressão, demonstraram que a cada ano que se passa há uma redução em 0,31cm/s na velocidade da marcha. Depois dos 65 anos, a redução é de 0,95 cm/s e esse valor passa a ser quase duas vezes maior após os 71 anos. Depois dessa idade, a velocidade da marcha diminui 1,75 cm/s ao ano.[19] Considerando a importância da marcha para a independência dos idosos e a velocidade como preditor de saúde nesta população, é fundamental que seja dada atenção especial para a avaliação da marcha, sobretudo depois dos 71 anos. Uma redução de 10 cm/s na velocidade é considerada clinicamente relevante e está associada a maior risco de quedas. Assim, idosos que apresentam baixa velocidade da marcha necessitam de um monitoramento próximo e intervenção para prevenção de declínio funcional e outros problemas de saúde.

A redução da velocidade observada durante o envelhecimento acontece principalmente pela redução do comprimento do passo.[20] Em uma revisão sistemática com metanálise envolvendo 29 estudos, o comprimento médio do passo dos idosos foi aproximadamente 10% inferior ao dos jovens.[21] Já a largura da passada é um parâmetro mais controverso. Apesar de ser descrito um aumento na base de suporte e assim na largura da passada, a variação dessa medida é muito grande e muitos estudos falham em comprovar o aumento significativo da base de suporte durante o envelhecimento.[17,18]

Enquanto ocorre uma redução nos parâmetros espaciais da marcha depois dos 60 anos de idade, há aumento dos parâmetros temporais, que se acentua depois dos 80 anos. Está descrito aumento do tempo do passo e da passada e, em especial, tempo de apoio e duplo apoio.[17-19] Idosos com 80 anos de idade ou mais chegam a apresentar um tempo de duplo apoio duas vezes maior que adultos na faixa de 30 anos.[22] A cadência é outro parâmetro que tende a reduzir com a idade.[17]

A comparação da marcha dos idosos com valores de referência para esta população é importante para a identificação, o mais precoce possível, de alterações que precisam de intervenção. A Tabela 20.1 descreve alguns desses parâmetros em mulheres idosas brasileiras de acordo com a faixa etária.

Além da quantificação dos parâmetros com informações espaciais e temporais da marcha, recentemente tem chamado atenção a importância da avaliação da regularidade desses parâmetros durante os ciclos da marcha. As medidas de variabilidade descrevem a uniformidade do padrão de marcha e é considerada por muitos autores uma medida mais sensível do controle motor.[23] Frequentemente, a variabilidade passo a passo ou passada a passada é mensurada pelo coeficiente de variação de algum parâmetro espaçotemporal da marcha. A variabilidade de medidas como comprimento e largura da passada e tempo do passo é associada a maior risco de quedas.[24] Ainda há certa controvérsia em relação ao impacto do envelhecimento na variabilidade durante a marcha.[18] No entanto, Kirkwood et al. (2016)[17] demonstraram que idosos acima de 80 anos apresentaram maior variabilidade

TABELA 20.1. Valores de referência para mulheres idosas brasileiras em relação aos parâmetros espaciais e temporais da marcha

Parâmetro da marcha	Grupo de 65 a 69 anos	Grupo de 70 a 74 anos	Grupo de 75 a 79 anos	Grupo de 80 anos ou mais
Velocidade (cm/s)	128,5 ± 18,4	121,4 ± 18,2	115,1 ± 18,5	105,4 ± 23,4
Cadência (passos/min)	119,6 ± 9,1	118,4 ± 10,0	115,5 ± 10,0	113,0 ± 11,8
Comprimento do passo (cm)	63,1 ± 6,2	61,4 ± 6,3	59,6 ± 6,7	55,5 ± 7,8
Base de suporte (cm)	7,5 ± 2,3	7,8 ± 2,4	7,6 ± 2,8	8,1 ± 2,5
Tempo do passo (s)	0,5 ± 0,04	0,51 ± 0,04	0,52 ± 0,05	0,54 ± 0,06
Tempo de balanço (s)	0,42 ± 0,04	0,41 ± 0,03	0,40 ± 0,05	0,42 ± 0,04
Tempo de apoio (s)	0,6 ± 0,05	0,61 ± 0,06	0,63 ± 0,06	0,65 ± 0,08
Tempo de duplo apoio (s)	0,2 ± 0,04	0,21 ± 0,04	0,22 ± 0,05	0,22 ± 0,05

Fonte: adaptada de Kirkwood et al. (2016).[17]

do tempo de apoio, tempo de duplo apoio, tempo do passo e velocidade da marcha quando comparados a idosos nas faixas etárias de 65 a 69 anos, 70 a 74 anos ou 75 a 79 anos. Valores muito altos de variabilidade indicam dificuldade na regularidade do padrão. Por outro lado, valores muito baixos de variabilidade podem refletir dificuldade de adaptação quando esta é requerida. Assim, ambos os extremos, de muita ou pouca variabilidade, são associados a maior risco de quedas.[23]

O envelhecimento afeta a marcha também no que se refere à movimentação das articulações e às forças produzidas. Observa-se uma marcha condizente com um padrão menos ereto, com mais flexão do tronco, quadril e do joelho na fase de apoio.[21] Adicionalmente, é descrita uma redução na amplitude de movimento do tornozelo, acompanhada de menor geração de energia pelos flexores plantares. Há consenso na literatura em relação à menor contribuição dos flexores plantares durante a impulsão. No entanto, não está estabelecida a função compensatória do quadril ou joelho. Alguns estudos demonstram maior geração de potência no quadril para compensar a menor contribuição dos flexores plantares.[25] Outros estudos, no entanto, não demonstram tal diferença.[26] A resposta para esse conflito parece estar no controle da velocidade. Ao comparar idosos e jovens deambulando em suas velocidades habituais, uma revisão sistemática não encontrou diferença significativa no pico do momento articular e na geração de potência do quadril.[21] No entanto, ao analisar os estudos que controlaram a velocidade, ou seja, que avaliaram os idosos e os jovens deambulando em velocidade similar, foi encontrada uma maior geração de potência do quadril na mesma fase do ciclo da marcha que foi encontrada redução da potência gerada pelos flexores plantares, sugerindo um mecanismo compensatório.[21] O estudo concluiu que quando os idosos são capazes ou são solicitados a deambularem em velocidade similar à de jovens, eles o fazem aumentando a contribuição do quadril.[21] Assim, os idosos parecem redistribuir os momentos e potências gerados nas articulações dos membros inferiores com o objetivo de manter um desempenho similar na marcha. Mais especificamente, idosos tendem a transferir a demanda mecânica de distal para proximal, compensando com o quadril a diminuição da geração de trabalho positivo que ocorre no tornozelo.

Com relação à articulação do joelho, observa-se uma redução da amplitude de movimento durante a marcha com o envelhecimento.[21] A literatura atual não suporta uma diferença significativa nos demais parâmetros da cinemática do joelho. Entretanto, não está claro se há mudanças relacionadas com a cinética nesse complexo.[21] Quando idosos e jovens deambulam em velocidade similar, também é observada menor extensão do joelho no contato *inicial* e menor pico de flexão na fase de *balanço*.[21] O aumento da flexão no contato inicial é condizente com um padrão de marcha menos ereto e o menor pico de flexão do joelho no balanço que pode comprometer a liberação do pé durante esta fase e assim aumentar o risco de queda.

Marcha e estabilidade postural

Não há dúvida que o padrão de marcha sofre uma série de modificações durante o envelhecimento. No entanto, os processos subjacentes a estas mudanças ainda são amplamente discutidos. Parte das alterações observadas na marcha está relacionada com um declínio no desempenho, notado na diminuição dos picos de torques articulares gerados e na redução da velocidade. Essas alterações parecem ocorrer devido à redução da força muscular, em especial dos flexores plantares.[12,20] No entanto, muitas dessas alterações, como passos mais curtos e velocidade mais lenta, maior largura da base e tempo de duplo apoio, são consideradas adaptativas e compensatórias às mudanças que ocorrem no sistema, como objetivo de tornar a marcha mais segura e estável.[20]

As quedas constituem um dos principais problemas no cuidado à saúde do idoso. Estima-se que mais de 50% das quedas ocorrem durante a marcha.[27] Há evidências de que idosos com maior risco de cair apresentam alterações nos parâmetros da marcha em relação aos idosos com menor risco.[29] Os idosos com história de quedas deambulam com maior cadência (frequência), mas com passos mais curtos, com menor flexão plantar na impulsão, maior flexão do quadril na fase de balanço e menor oscilação lateral do corpo.[28,29] Tais alterações parecem ser adaptações para reduzir as forças propulsivas, diminuindo o comprimento do passo e os deslocamentos horizontal e vertical do centro de massa corporal e assim atenuar a perturbação ao sistema de controle postural.[29] Dessa forma, a redução no momento de flexão plantar na fase de impulsão da marcha poderia estar relacionada não apenas com a fraqueza dessa musculatura, mas também a um declínio no equilíbrio. Observou-se também que a variabilidade dos parâmetros cinemáticos foi maior na marcha dos idosos com história de quedas.[29] No entanto, ainda é difícil dizer se o aumento da variabilidade por si só predispõe o idoso às quedas, se ela indica um fenômeno que coloca o idoso em maior risco ou se ela é um resultado da ocorrência da queda.

Além das alterações do equilíbrio e do risco de cair, a presença do medo de cair por si só também parece interferir na marcha do idoso. Estudos demonstraram que idosos que não necessariamente apresentam maior risco de cair, mas se sentem muito preocupados em relação às quedas, apresentam alterações no padrão de marcha, como diminuição da velocidade, redução do comprimento do passo, prolongamento do período de duplo apoio e aumento da variabilidade.[30] Quando o ambiente é manipulado de forma a oferecer uma situação de maior risco para o idoso durante a marcha, idosos que relatavam previamente muita preocupação com as quedas demonstraram mais alterações na marcha que aqueles que não se sentiam preocupados. Os autores sugerem que quando a preocupação com a queda é excessiva, as estratégias adaptativas em uma situação de risco podem inclusive aumentar o risco de cair.[31] Assim, é importante considerar o medo de cair na avaliação da marcha dos idosos.

Dispositivos auxiliares de marcha

Os distúrbios da marcha, observados em muitos idosos, podem afetar a funcionalidade, comprometendo a independência do idoso. Um dos recursos utilizados com frequência para os idosos com dificuldade na deambulação são os dispositivos auxiliares de marcha (DAMs), como bengalas, muletas e andadores (Figura 20.2). Esses dispositivos visam a melhora da independência funcional e da mobilidade e reduzem os efeitos de uma ampla gama de deficiências.[32] Muitas das alterações da marcha dos idosos não podem ser completamente revertidas e, nesses casos, os DAMs são importantes recursos terapêuticos para reduzir o impacto das alterações da marcha na realização de atividades habituais, prevenindo a restrição de participação nessas atividades.

Os DAMs frequentemente são utilizados para atingir um ou dois dos seguintes objetivos: (i) redução da descarga de peso nos membros inferiores, muito frequente em idosos com doenças articulares crônicas e reumáticas ou submetidos a cirurgias ortopédicas, como as artroplastias de joelho e quadril; (ii) melhora do equilíbrio, por exemplo, o aumento da base de suporte em idosos com marcha cautelosa e doenças neurológicas e musculoesqueléticas.[33] A avaliação do idoso por um profissional de saúde com conhecimento específico na área é fundamental para identificar o idoso que vai se beneficiar do DAM e determinar o tipo de dispositivo mais adequado. Muitos idosos que utilizam DAM não foram instruídos sobre o uso correto e muitas vezes utilizam modelos inadequados, o que pode colocar esses idosos em risco. A utilização do DAM de forma incorreta pode levar a uma piora do padrão de marcha, com aumento do gasto energético e do risco de queda.[34] Alguns dos problemas mais comuns identificados em relação ao uso de DAMs são: altura inadequada (grande parte apresenta altura maior do que a recomendada), estado ruim do dispositivo (como ponteiras danificadas e empunhadura inadequada) e utilização incorreta do dispositivo (postura ou padrão de marcha ineficaz e utilização do dispositivo do lado incorreto).[35]

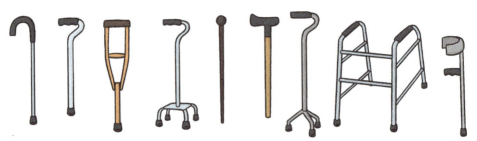

FIGURA 20.2. Dispositivos auxiliares de marcha. Fonte: https://stock.adobe.com/br/images/vector-set-of--walking-stick/105752502

Tipos de DAMs

As bengalas são os dispositivos mais utilizados pelos idosos. Elas podem auxiliar na redistribuição do peso corporal devido a fraqueza ou dor em um membro inferior e melhorar a estabilidade devido ao aumento da base de suporte.[36] Existem diversos tipos de bengala e cada uma delas tem vantagens e desvantagens.

As principais diferenças entre eles são os materiais, a regulagem e o formato da empunhadura e da ponteira. As muletas são especialmente úteis para transferir o peso do corpo para os membros superiores, podendo prover um suporte de até 80% da descarga de peso para uma muleta ou até mesmo 100% para duas muletas, dependendo da forma de utilização.[36] No entanto, exigem muita força da musculatura do tronco e membros superiores, além de aumento considerável do gasto energético, o que torna esse dispositivo pouco apropriado para idosos mais frágeis. Para estes idosos, muitas vezes é indicado o uso de andadores. Esses dispositivos podem aumentar a estabilidade durante a marcha, pois aumentam a base de suporte e auxiliam no suporte do peso corporal.[36] Assim, são úteis para pacientes com comprometimento do equilíbrio e também fraqueza muscular. As principais variações entre os modelos estão relacionadas com a presença de articulação nos braços do andador e presença de rodas ou não nas suas extremidades.

Definição do tipo de DAM e instruções quanto ao uso

Vários fatores devem ser levados em consideração na avaliação do idoso e na determinação da indicação do dispositivo, como a função cognitiva e a capacidade de julgamento, força muscular de membros inferiores e superiores, equilíbrio, visão, nível funcional e, em especial, as condições do ambiente em que o idoso vive. A avaliação desses fatores é essencial não apenas para verificar a viabilidade do uso do dispositivo, mas também a segurança do idoso quanto à sua utilização. Uma vez que tenha sido confirmada a indicação do DAM, o próximo passo é a escolha de qual dispositivo é o mais apropriado. Nesse caso, o fisioterapeuta deve avaliar se o idoso necessita do apoio dos membros superiores para aumentar a estabilidade ou reduzir a descarga de peso nos membros inferiores. Uma forma prática e simples de avaliação que pode ser feita pelo profissional é oferecer apoio com suas próprias mãos para o idoso, enquanto este deambula.[33] Caso o idoso apresente uma melhora do padrão de marcha e do equilíbrio com o apoio do terapeuta, há indicação de que ele vai se beneficiar do uso de um DAM. É importante avaliar nesse momento, se o idoso vai necessitar do apoio de uma ou duas mãos para apresentar a melhora. Isso vai ser determinante na escolha do tipo de dispositivo. Caso ele necessite apenas de uma mão, possivelmente o dispositivo mais apropriado para ele seria uma bengala. O tipo de bengala vai depender da quantidade e da frequência de alívio de descarga de peso que ele necessita. Caso ele necessite do apoio das duas mãos, provavelmente ele vai se beneficiar mais de muletas ou andador. Mais uma vez, a escolha quanto ao tipo de andador ou muleta vai depender se ele necessita ou não de alívio na descarga de peso e da frequência dessa necessidade. Van Hook *et al.* (2003)[33] propõe um algoritmo para avaliação do DAM. Esse algoritmo está descrito na Figura 20.3. Se possível, é interessante que o idoso possa experimentar diferentes dispositivos para certificar-se daquele que vai propiciar maior benefício na marcha.

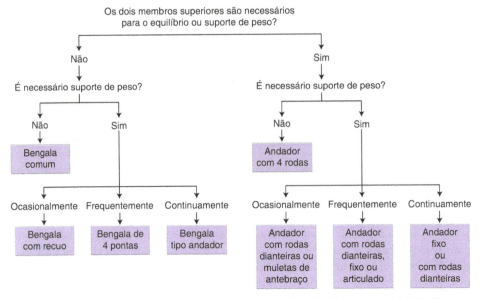

FIGURA 20.3. Algoritmo para avaliação do DAM. Fonte: adaptada de Van Hook et al. (2003).[33]

Uma vez que o dispositivo tenha sido escolhido, é importante verificar a altura mais apropriada. Esta medida deve ser realizada com o idoso em ortostatismo e com o seu calçado mais utilizado habitualmente para deambular. Para as bengalas e andadores, a altura correta do dispositivo deve coincidir com a medida entre o trocanter maior do idoso e o solo, de forma que, ao segurar o DAM em pé, o cotovelo esteja fletido entre 15° e 30°. Caso a palpação do trocanter esteja difícil, também é possível solicitar que o idoso mantenha os braços relaxados ao lado do corpo, e verificar a distância entre a crista do punho e o solo. Para a medida da bengala, a ponta do dispositivo deve estar colocada aproximadamente a 15 a 20 cm da face lateral do pé. Com relação às muletas axilares, o ponto mais alto delas deve estar situado de 2 a 3 cm abaixo da axila e o apoio das mãos posicionado de forma que o cotovelo mantenha a flexão de 15° a 30°.[32] Já para as muletas de antebraço, o cotovelo deve estar flexionado nessa mesma angulação e o apoio do antebraço deve estar posicionado a 2,5 a 4 cm abaixo do olécrano. A ponta distal da muleta deve estar situada a aproximadamente 15 cm anterior e 5 cm lateral ao pé.[36] É muito importante que seja realizado o treino da marcha com o dispositivo, buscando um padrão de marcha mais estável e confortável para o idoso.

Palmilhas biomecânicas

Uma ferramenta muito aplicada nas disfunções musculoesqueléticas e na restauração do equilíbrio em idosos são as palmilhas biomecânicas prescritas por fisioterapeutas. Palmilhas biomecânicas são órteses fabricadas com material termomoldável. Sua atuação dependerá da disfunção apresentada, podendo ser personalizada ou pré-fabricada dependendo da avaliação do fisioterapeuta. A palmilha é posicionada entre o pé e o calçado e tem como objetivos reduzir o pico de pressão plantar, aumentar a contribuição aferente dos mecanorreceptores plantares e melhorar o controle postural. A sua ação está fundamentada em corrigir deformidades, dar apoio e melhorar a função do pé. Apesar de essa indicação ter crescido muito na prática clínica direcionada ao público idoso, as evidências ainda são limitadas no que diz respeito a melhora da funcionalidade.[37,38]

Alguns aspectos devem ser considerados para prescrição de uma palmilha ortopédica para esse público. Em primeiro lugar, devemos analisar aspectos estruturais e anatômicos como formato do pé, tipo de pisada, flexibilidade, força muscular e amplitude de movimento disponível principalmente do complexo tornozelo-pé-quadril.

Em seguida, devemos avaliar as alterações biomecânicas da marcha relacionadas com a idade conforme descritas anteriormente. É importante levar em consideração como essas mudanças impactam positiva ou negativamente na funcionalidade. Compreendendo se aquela disfunção apresentada diz respeito a uma adaptação ou uma compensação para executar determinada função e se é realmente necessário intervir.[17] Por esse motivo, é de extrema importância a avaliação clínica realizada por um fisioterapeuta sobre aspectos estruturais, funcionais e contextuais para a prescrição correta da órtese.

Uma das indicações frequentes para prescrição de palmilhas biomecânicas para idosos são as palmilhas antivaro para pacientes que apresentam osteoartrose (OA) de joelhos. Toda (2001)[37] evidenciou efeitos positivos na utilização dessa órtese que associada à estabilização de tornozelo resultou na melhora da dor e da função do joelho em pacientes que apresentavam OA do compartimento medial do joelho. Enquanto Hunt et al. (2017),[38] ao investigarem a utilização do uso da cunha lateral em pacientes com OA medial do joelho e pés pronados concomitantemente, encontraram efeitos estatisticamente positivos na melhora de dor no pé e no joelho e na função do membro inferior.

Outra indicação seria para melhora da estabilidade do desempenho durante a marcha. Liu et al. (2012)[39] avaliaram se o controle postural de idosos sofre alguma influência depois do uso de palmilhas com apoio do arco plantar. Os quatro modelos de palmilhas eram confeccionados da seguinte forma: camada superior em poliéster, camada média em poliuretano e camada inferior em acetato-vinilo de etileno (EVA). A diferença entre elas era o grau de rigidez no apoio do arco longitudinal. Os idosos foram divididos em dois grupos (caidores e não caidores) e os valores de oscilação do centro de pressão (COP) nas direções médio-lateral (ML) e anteroposterior (AP) foram obtidos por meio dos testes de equilíbrio. Os resultados verificaram que a oscilação ML e a velocidade AP do COP, depois do uso dos quatro modelos de palmilha com apoio de arco, diminuíram nos idosos caidores e não caidores, proporcionando assim um aumento da estabilidade postural.

Um aspecto importante durante a avaliação para prescrição de palmilhas é sobre o tipo de calçado que o idoso utiliza. Os calçados mais indicados para associação de palmilhas são tênis ou sapatos fechados, com a presença de um contraforte, de preferência com cadarço para ajuste do cabedal com a entressola mais rígida. A rigidez do calçado é um aspecto relevante nessa prescrição, uma vez que calçados flexíveis e macios oferecem mais instabilidade ao pé e podem desfavorecer o equilíbrio em idosos e consequentes quedas, enquanto calçados mais rígidos oferecem mais suporte e controle no movimento.

Por fim, é imprescindível o acompanhamento frequente do fisioterapeuta para analisar a adaptação do indivíduo à órtese com intuito de garantir boa adesão, monitoramento e alcance do objetivo terapêutico.

Referências bibliográficas

1. McGibbon CA. Toward a better understanding of gait changes with age and disablement: neuromuscular adaptation. Exerc Sport Sci Rev. 2003; 31:102-8.
2. Rowley TW, Cho C, Swartz AM et al. Energy cost of slow and normal gait speeds in low and normally functioning adults. Am J Phys Med Rehabil. 2019 Nov; 98(11):976-81.
3. Dionyssiotis Y. Sarcopenia in the elderly. Eur Endocrinol. 2019; 15:13-4.
4. Verlinden VJ, Van Der JN, Hoogendan YY et al. Gait patterns in a community-dwelling population aged 50 years and older. Gait & Posture. 2013; 37:500-5.
5. Middleton A, Stacy L, Michelle L. Walking speed: the functional vital sign. J Aging Phys Act. 2015; 23(2):314-22.
6. Podsiadlo D, Richardson, S. The timed "Up & Go": a test of basic functional mobility for frail elderly persons. Journal of the American Geriatrics Society. 1991; 39(2):142-8.
7. Mary E, Tinetti M. Performance-oriented assessment of mobility problems. American Geriatrics Society. 1986; 34(2):119-26.
8. Wrisley DM et al. Reliability, internal consistency, and validity of data obtained with the functional gait assessment. Physical Therapy. 2004; 84(10):906-18.
9. Novaes RD, Miranda AS, Dourado VZ. Usual gait speed assessment in middle-aged and elderly Brazilian subjects. Rev Bras Fisioter. 2011; 15(2):117-22.
10. Neumann DA. Cinesiologia do aparelho músculo esquelético. 3. ed. Rio de Janeiro: Guanabara Koogan; 2006.
11. Fukuchi CA, Fukuchi RK, Duarte M. Effects of walking speed on gait biomechanics in healthy participants: a systematic review and meta-analysis. 2019; 8(1):1.
12. Perry J. Gait analysis: normal and pathological function. 2. ed. Thorofare, New Jersey: Incorporated; 2010.
13. Rowley TW, Cho C, Swartz AM et al. Energy cost of slow and normal gait speeds in low and normally functioning adults. Am J Med Rehabil. 2019 Nov; 98(11):976-81.
14. Prince F, Corriveau H, Hébert R et al. Gait in the elderly. Gait and Posture. 1997; 5:128-35.
15. Tao W, Liu T, Zheng R et al. Gait analysis using wearable sensors. Sensors (Basel). 2012; 12(2):2255-83.
16. Sudarsky L. Gait disorders: prevalence, morbidity, and etiology. Adv Neurol. 2000; 87:111-7.
17. Kirkwood RN, Gomes HA, Sampaio RF et al. Spatiotemporal and variability gait data in community-dwelling elderly women from Brazil. Braz J Phys Ther. 2016; 20(3):258-66.
18. Herssens N, Verbecque E, Hallemans A, Vereeck L, Van Rompaey V, Saeys W. Do spatiotemporal parameters and gait variability differ across the lifespan of healthy adults? A systematic review. Gait Posture. 2018; 64:181-90.
19. Kirkwood RN, Moreira BS, Mingoti SA et al. The slowing down phenomenon: What is the age of major gait velocity decline? Maturitas. 2018; 115:31-6.
20. Aboutorabi A, Arazpour M, Bahramizadeh M, Hutchins SW, Fadayevatan R. The effect of aging on gait parameters in able-bodied older subjects: a literature review. Aging Clin Exp Res. 2016; 28(3):393-405.
21. Boyer KA, Johnson RT, Banks JJ, Jewell C, Hafer JF. Systematic review and meta-analysis of gait mechanics in young and older adults. Exp Gerontol. 2017; 95:63-70.
22. Beauchet O, Allali G, Sekhon H et al. Guidelines for assessment of gait and reference values for spatiotemporal gait parameters in older adults: The Biomathics and Canadian Gait Consortiums Initiative. Frontiers in Human Neuroscience. 2017; 11:353.
23. Lindemann U. Spatiotemporal gait analysis of older persons in clinical practice and research: which parameters are relevant? Z Gerontol Geriatr. 2020; 53(2):171-8.
24. Callisaya ML, Blizzard L, Schmidt MD et al. Gait, gait variability and the risk of multiple incident falls in older people: a population-based study. Age Ageing. 2011; 40:481-7.

25. Franz JR, Kram R. Advanced age and the mechanics of uphill walking: a joint-level, inverse dynamic analysis. Gait Posture. 2014; 39:135-40.
26. Kerrigan DC, Todd MK, Della CU et al. Biomechanical gait alterations independent of speed in the healthy elderly: evidence for specific limiting impairments. Arch Phys Med Rehabil. 1998; 79:317-22.
27. Robinovitch SN, Feldman F, Yang Y et al. Video capture of the circumstances of falls in elderly people residing in long-term care: an observational study. Lancet. 2013; 381(9860):47-54.
28. Kwon MS, Kwon YR, Park YS et al. Comparison of gait patterns in elderly fallers and non-fallers. Technol Health Care. 2018; 26(S1):427-36.
29. Barak Y, Wagenaar RC, Holt KG. Gait characteristics of elderly people with a history of falls: a dynamic approach. Phys Ther. 2006; 86(11):1501-10.
30. Chamberlin ME, Fulwider BD, Sanders SL et al. Does fear of falling influence spatial and temporal gait parameters in elderly persons beyond changes associated with normal aging? J Gerontol A Biol Sci Med Sci. 2005; 60:1163-7.
31. Delbaere K, Sturnieks DL, Crombez G, Lord SR. Concern about falls elicits changes in gait parameters in conditions of postural threat in older people. J Gerontol A Biol Sci Med Sci. 2009; 64(2):237-42.
32. Glisoi SFN, Ansai JH, da Silva TO et al. Dispositivos auxiliares de marcha: orientação quanto ao uso, adequação e prevenção de quedas em idosos. Geriatrics, Gerontology and Aging. 2012; 6(3):261-72.
33. Van Hook FW, Demonbreun D, Weiss BD. Ambulatory devices for chronic gait disorders in the elderly. Am Fam Physician. 2003; 67(8):1717-24.
34. Bradley SM, Hernandez CR. Geriatric assistive devices. Am Fam Physician. 2011; 84(4):405-11.
35. Liu HH, Eaves J, Wang W, Womack J, Bullock P. Assessment of canes used by older adults in senior living communities. Arch Gerontol Geriatr. 2011; 52(3):299-303.
36. Faruqui SR, Jaeblon T. Ambulatory assistive devices in orthopaedics: uses and modifications. J Am Acad Orthop Surg. 2010; 18(1):41-50.
37. Toda Y, Segal N, Kato A et al. Effect of a novel insole on the subtalar joint of patients with medial compartment osteoarthritis of the knee. J Rheumatol. 2001; 28:2705-10.
38. Hunt MA, Takacs J, Krowchuk NM et al. Lateral wedges with and without custom arch support for people with medial knee osteoarthritis and pronated feet: an exploratory randomized crossover study. J Foot Ankle Res. 2017; 10:20.
39. Liu YT, Yang SW, Liu KT. Efficacy of different insole designs on fall prevention of the elderly. Gerontechnology. 2012; 11(2):341-4.

Capítulo 21

Reabilitação Vestibular em Gerontologia

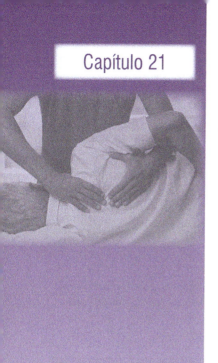

Fabiane de Castro Vaz
Fayez Bahmad Jr.

As tonturas e a vertigem, sintomas relacionados com as vestibulopatias periféricas, estão entre as queixas mais comuns nos consultórios médicos, e o conhecimento das principais doenças que afetam esse sistema é de fundamental importância para o especialista em gerontologia e otorrinolaringologia. Nos últimos anos, grandes avanços foram feitos na reabilitação, os quais, aliados ao crescente conhecimento na área de neurociências, têm modificado substancialmente a abordagem do paciente idoso com queixas de equilíbrio. Este capítulo estuda as principais doenças que afetam o sistema vestibular do idoso, analisando sua incidência, fisiopatologia, quadro clínico e tratamento com reabilitação vestibular.

Muitas são as perguntas quando se analisam os variados fatores que influenciam a mobilidade, a saúde, as capacidades e a funcionalidade entre os idosos, e as respostas transitarão por aspectos diversos das rotinas e comportamentos adotados.

Entre as inúmeras mudanças associadas ao envelhecimento, aquelas que ocorrem nos sistemas fundamentais para o controle postural são as que mais afetam a independência. Essas alterações geram instabilidade, desequilíbrio e outros prejuízos ao idoso, reduzindo sua capacidade de realizar atividades cotidianas sem auxílio.

Grande parte da população não encontra dificuldade para desempenhar funções como girar ao levantar-se da cama, abaixar-se para pegar objetos no chão, atravessar a rua enquanto olha para os lados ou mesmo ir ao banheiro no meio da noite com o quarto escuro. No entanto, quando o controle do equilíbrio está prejudicado, realizar essas singelas atividades pode trazer desconforto, causar insegurança e oferecer muitos riscos.

O controle do equilíbrio postural é fundamental para que uma pessoa consiga realizar suas atividades de modo independente e seguro. Para que ele funcione de maneira adequada, sobretudo na terceira idade, inúmeros sistemas corporais devem trabalhar em harmonia, tais quais: o visual, o somatossensorial e o vestibular. Percebe-se que alterações do equilíbrio podem advir de diferentes disfunções, com destaque para doenças labirínticas e neurológicas, problemas visuais, distúrbios da sensibilidade e receptores dos pés, efeitos colaterais de medicamentos e fraqueza muscular. Neste capítulo, estudaremos a fisiologia do equilíbrio, vital para a conquista dos objetivos principais da reabilitação vestibular na geriatria promovendo envelhecimento saudável, tratamento da tontura do idoso e sua reabilitação ideal.

Fisiologia do equilíbrio no processo de envelhecimento

Equilíbrio é uma complexa função sensório-motora, cujas alterações correspondem a 85% das causas de quedas em idosos, tendo-se a tontura como o principal sintoma relacionado com o desequilíbrio.[1]

Antes de se compreender a origem da tontura em idosos, se faz necessário entender os sistemas responsáveis pelo controle postural e do que depende o controle do equilíbrio, isto é, a capacidade que um indivíduo tem para manter o centro de massa do seu corpo dentro da sua base de suporte. Esse controle deve ocorrer em todas as atividades diárias e durante qualquer mudança de posição, mostrando-se necessária a integridade de uma complexa rede de sistemas, pois diversas informações são imprescindíveis para que o cérebro interprete a real posição do corpo em relação ao espaço. Além disso, a totalidade do sistema motor, como músculos e articulações, também é importante para que se realize os ajustes posturais.[2]

A preservação do equilíbrio corporal tem, como pressuposto, a necessidade de uma interação estável entre o indivíduo e o meio ambiente. Uma conexão multiforme ocorre pela atuação de três sistemas sensoriais: o visual, o somatossensorial e o vestibular.[3]

Sistema visual

O sistema visual traz a referência espacial ao indivíduo. A visão é elementar para que o indivíduo se oriente em relação ao espaço e consiga interagir com o ambiente. Um exemplo comum é um obstáculo na rua que pode ser percebido antes de provocar um tropeço, tornando-se possível programar e ajustar o equilíbrio para prevenir uma queda.

No entanto, algumas transformações fisiológicas e morfológicas, que ocorrem no sistema visual ao longo do envelhecimento, interferem na acuidade visual dos idosos. Comumente, esse quadro pode ser observado com a diminuição da capacidade de acomodação ou de focalização de objetos próximos. Em consequência às mudanças na estrutura do olho, ocorre redução da luz transmitida para a retina e, dessa forma, ocorrem, também, perda do campo visual e declínio da sensibilidade ao contraste, levando a disfunções de percepção do contorno e da profundidade. Sobretudo, são observadas diminuições do campo visual periférico, da discriminação das cores, da capacidade de recuperação depois da exposição à luz e da adaptação ao escuro. Tais transições no sistema visual, associadas ao envelhecimento, prejudicam uma multiplicidade de capacidades funcionais, com destaque para o controle postural.[4]

Existem diversos fatores que podem comprometer a estabilidade da posição ortostática do idoso, citando-se a combinação entre distúrbios oculares e desordem vestibular. Dessa forma, diante de tais circunstâncias, é imperioso que o idoso tenha mais cautela ao sair de uma área iluminada para um ambiente escuro, visto que tais condições podem, inclusive, sabotar a percepção do idoso diante de um obstáculo no chão. Faz-se necessária uma avaliação do ambiente domiciliar em que o idoso reside, para que se verifiquem obstáculos, estreitamentos ou baixa luminosidade no percurso onde ele deambula, sobretudo quando houver queixas vestibulares associadas à acuidade visual deficiente.[5]

Sistema somatossensorial

O sistema somatossensorial difere dos outros sistemas sensoriais porque seus receptores estão espalhados pelo corpo humano. Esses receptores respondem a diferentes tipos de estímulos como tato, propriocepção e dor.

São as informações sensoriais fornecidas pelos receptores da pele, músculos e articulações que permitem perceber a posição de cada articulação do corpo, sem que seja necessário olhar para elas. Além disso, a percepção sensorial é capaz de reconhecer as diferentes superfícies em que se pisa. Por esse motivo, o controle do equilíbrio se ajusta de maneira distinta ao se andar, por exemplo, sobre uma calçada ou em uma areia fofa.

Os proprioceptores musculares fornecem informações relativas a deslocamentos mecânicos dos músculos e articulações. Entretanto, em idosos, há um declínio na capacidade do órgão tendinoso de Golgi em detectar angulações de faixas máximas e do fuso muscular em captar angulações de faixa média em velocidade rápida. Além disso, com o envelhecimento, o sistema somatossensorial apresenta perda de fibras sensoriais e de receptores proprioceptivos, com redução do número de corpúsculos de Pacini, Merkel e Meissner. Essas perdas trazem prejuízos funcionais, tais como a diminuição da sensação vibratória, do senso de posição e da sensibilidade.[6]

Em síntese, em idosos, a incapacidade ou maior dificuldade nas posições com alteração da superfície de suporte podem ser indicativas da diminuição na informação proprioceptiva. Ainda, na terceira idade, a sensibilidade tátil diminui, enquanto o limiar de percepções sensoriais aumenta, o que leva ao aumento da dependência de outros sistemas sensoriais, como o visual e o vestibular. Essa compensação dos sistemas sensoriais para a adequação do controle postural deve ser observada por meio da avaliação das estratégias sensoriais, para que se proceda corretamente à intervenção durante a reabilitação.

Sistema vestibular

O sistema vestibular é responsável pela detecção de movimentos da cabeça, que contribui para a manutenção do equilíbrio. É composto por uma estrutura óssea que está localizada dentro de cada orelha interna, que, para garantir o equilíbrio, possui receptores responsáveis por detectar os movimentos da cabeça em relação ao corpo e da posição do corpo em relação ao espaço. Depende da integridade de ambos para funcionar como um sensor de posição e de movimento corporal.[7]

O sistema é composto por cinco receptores sensoriais e três canais semicirculares, reunidos na região central do vestíbulo, que apresenta ainda duas protuberâncias: sáculo e utrículo, também chamados de órgãos otolíticos. O vestíbulo encontra-se igualmente ligado a cóclea, que é a sede do sentido da audição. Ao conjunto vestíbulo e cóclea dá-se o nome de labirinto, devido à complexidade da sua forma tubular.[7]

Bilateralmente, o labirinto encaminha informações, via aferente, ao sistema nervoso central (SNC). Isso ocorre com a movimentação e a posição da cabeça que estimulam células em virtude da sensibilidade do labirinto às acelerações angulares, lineares e a orientação quanto à gravidade. Dessa forma, enviam impulsos nervosos a centros que controlam o movimento do sistema visual ou musculoesquelético para manter o corpo em posição de equilíbrio (Figura 21.1).[8]

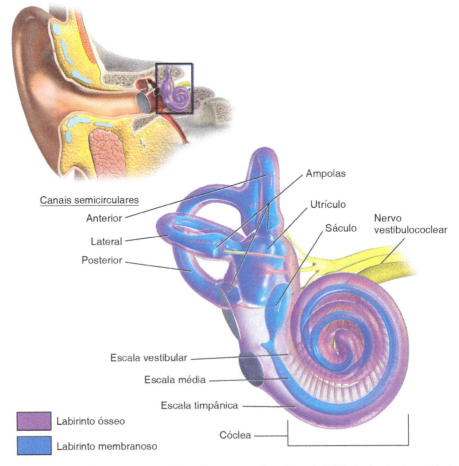

FIGURA 21.1. O ouvido interno. Fonte: https://commons.wikimedia.org/wiki/File:Anatomia_do_ouvido_interno.png

Desde o quarto decêndio de vida em diante são percebidas alterações anatômicas e fisiológicas no sistema vestibular. As alterações estruturais e eletrofisiológicas que o sistema vestibular sofre com o envelhecimento são evidenciadas com a perda funcional e quantitativa de cerca de 40% das células vestibulares ciliares e nervosas; com a perda seletiva da densidade das fibras de mielina e com a redução da velocidade de condução do estímulo elétrico no nervo vestibular. Ademais, nos neurônios vestibulares ocorre uma redução de número e tamanho de suas fibras nervosas, além de decréscimo da habilidade de adaptação e compensação do sistema vestibular, o que acarreta um processo de disfunção vestibular crônica, com possível comprometimento da condição clínica e do controle postural dos idosos.[9]

A complexidade do sistema vestibular se deve a dois fatores principais: (i) sua tripla função, que compreende a estabilização da imagem na retina, o controle postural e a orientação estática e de movimento; e (ii) em cada uma dessas funções, o sistema vestibular é auxiliado ou interage, via reflexa, com outros sistemas, ou seja, nenhuma dessas funções é exclusivamente vestibular.

Um exemplo prático da interação desses sistemas na terceira idade é que, com o envelhecimento, a presença das alterações visuais, junto com as somatossensitivas, aumenta a complexidade de deambular em um ambiente de baixa luminosidade e dificulta a recuperação de uma perda vestibular bilateral, levando a um provável aumento da necessidade e dependência do uso de dispositivos de auxílio, como andadores ou bengalas, além da imprescindibilidade de iluminação do ambiente para que os idosos caminhem com segurança postural na escuridão.[10] Quando as informações proprioceptivas e visuais estão ausentes ou prejudicadas, o sistema nervoso central tem o sistema vestibular como principal fonte de informação sensorial.[11]

Envelhecimento do sistema vestibular

Para compreensão de como o sistema vestibular atua no controle do equilíbrio, é importante entender o funcionamento de cada uma das estruturas do sistema e como podem se modificar ao longo dos anos.

Os canais semicirculares são os responsáveis por reconhecer, detectar e mensurar as acelerações angulares, estando, de modo anatômico, praticamente perpendiculares entre si, de modo a atuar em todos os ângulos e dimensões. São seis canais individuais, formando-se três pares coplanares bilateralmente, alinhados entre si, dispostos espacialmente em: canal posterior direito e anterior esquerdo, canal posterior esquerdo e anterior direito e canais laterais direito e esquerdo.

Essa disposição anatômica proporciona e viabiliza a percepção angular em todos os planos, fazendo-o, dessa maneira, o sistema responsável pela detecção de movimentos próprios da cabeça para cima, para baixo e para os lados.[12]

Para que ocorra essa percepção de movimentos cefálicos, cada canal tem uma extremidade dilatada que se denomina ampola. O neuroepitélio da ampola apresenta estrutura celular diferenciada, a crista ampular, que ocupa parte das ampolas e é formada por um pequeno conjunto de células de sustentação e células ciliadas, elementos receptores do labirinto vestibular. São altamente diferenciadas e sensíveis aos movimentos.[13]

As cristas são recobertas pela cúpula, uma estrutura gelatinosa composta por mucopolissacarídeos, fundamentais na ação gravitacional. Elas atuam como um meio elástico que se adapta e se deforma pelo movimento da endolinfa quando realizadas as acelerações angulares. Ou seja, nos movimentos cefálicos, a endolinfa se movimenta e é identificada pelas células ciliadas em todas as direções.[13]

A função do utrículo e do sáculo é detectar as acelerações lineares produzidas pela gravidade ou pelos movimentos do corpo. Suas paredes são compostas por um espessamento chamado de mácula; todavia, no utrículo, a mácula é maior e está disposta praticamente na posição horizontal; e, no sáculo, praticamente na posição vertical. Assim, são os responsáveis pela captação dos movimentos em cada uma dessas direções, respectivamente. O utrículo e o sáculo são excitados pelo deslocamento da membrana otolítica sobre a mácula, o que se realiza no momento em que a cabeça e o corpo são deslocados linearmente: para a frente ou para trás, como dentro de um carro; ou para cima e para baixo, por exemplo, em um elevador.[14]

A composição da mácula ocorre por meio de células de sustentação e de células ciliadas mergulhadas em uma membrana otolítica que contém em seu interior concentrações de carbonato de cálcio, denominadas otólitos ou otocônias.[15]

Nas máculas do sáculo e do utrículo, a existência das otocônias aumenta a sensibilidade e a percepção em relação à aceleração linear e à ação da força gravitacional. Em todas as idades, há uma degeneração e uma regeneração natural dos cristais de cálcio que são mantidos em estabilidade por uma substância aderente. Entretanto, as transformações degenerativas nas otocônias do utrículo e do sáculo, decorrentes da desmineralização e dos decréscimos no conteúdo total de cálcio corporal, aumentam com a idade; o que pode acarretar, nos idosos, a ocorrência de vertigem posicional paroxística benigna, distúrbio também conhecido como VPPB.[12,15]

De tal maneira, são os otólitos que registram as forças relacionadas com os movimentos lineares e reagem às acelerações verticais e horizontais corporais, enquanto o neuroepitélio dos canais semicirculares detecta as acelerações angulares de todos os movimentos realizados pela cabeça.

As informações do labirinto são transmitidas pelos neurônios do nervo vestibular até o complexo nuclear vestibular, localizados na porção lateral do assoalho do IV ventrículo, levando a mediar um grande número de reflexos posturais e oculares, exercendo papéis importantes na locomoção e na visão. Por sua vez, o cerebelo também participa desse processo como um processador adaptativo, com função de monitorar o desempenho vestibular e reajustar o processamento vestibular central, se necessário.[12,14]

Resposta fisiológica do sistema vestibular em idosos

As informações sensoriais resultantes dos três sistemas – visual, somatossensorial e vestibular – são incorporadas e interpretadas em diferentes regiões do nosso cérebro. As respectivas regiões serão responsáveis por decifrar informações e preparar os resultados necessários para que o equilíbrio corporal seja mantido.

A significação dessas informações tem a necessidade de experiências anteriores, isto é, situações previamente aprendidas pelo indivíduo. Ressalta-se, dessa forma, que a integridade da memória e a atenção do paciente idoso são também bastante significativas no tocante à prevenção de quedas e desequilíbrios.

A análise das informações sensoriais é o prelúdio para uma resposta motora adequada. Depois desse processo inicial, o SNC conduz impulsos para cabeça, pescoço, olhos, tronco e pernas, possibilitando, dessa maneira, que o idoso mantenha equilíbrio satisfatório e integralidade visual do ambiente durante seu deslocamento funcional.

É por meio da integração com outros sistemas que o sistema vestibular exerce seu papel no controle postural, como com: o motor (sistema descendente), por intermédio de conexões com neurônios motores localizados na medula espinal; as oculomotoras, por meio das conexões que estabelece com os núcleos do tronco encefálico, responsáveis pela motricidade ocular; e o proprioceptivo, a partir das informações captadas pelos receptores dos músculos estriados e tendões.[10]

Na hipótese de dissensão do sistema proprioceptivo com o sistema visual, o sistema vestibular assume extrema relevância no controle do equilíbrio.

O declínio na função vestibular, causado pelo envelhecimento, faz com que este sistema de referência absoluta seja menos confiável e, com isso, o sistema nervoso tem dificuldades para lidar com informações conflitantes que chegam dos sistemas visual e somatossensitivo. Esse declínio figura como um dos motivos pelos quais idosos com déficit vestibular têm problemas de tontura e instabilidade quando estão em ambientes com informações visuais e somatossensitivas que se contrastam.[8,9]

Por essa razão, uma avaliação detalhada do sistema vestibular e de suas conexões não pode ser negligenciada em atendimentos com idosos, uma vez que, quando não há uma resposta adequada desses sistemas, eventos como a tontura e o desequilíbrio possivelmente surgirão.

Reabilitação vestibular em gerontologia

As doenças que afetam o sistema vestibular são muito frequentes na população idosa, resultando frequentemente em sintomas como tontura ou vertigem, comuns em 50 a 60% dos idosos que vivem na comunidade.[16] Perante essa estatística, a tontura é considerada uma síndrome geriátrica, prevalecendo como um dos maiores motivos de queixas nos consultórios dos profissionais de saúde.[17]

Apesar de a tontura ser o termo mais familiar para o idoso relatar, a sensação de instabilidade muitas vezes se confunde com sintomas como desequilíbrio, vertigem, corpo instável, "pernas pesadas", fraqueza em membros inferiores, flutuação, entre outros. O diagnóstico diferencial da origem do desequilíbrio do idoso deve ser realizado depois de uma anamnese completa do exame clínico incluindo-se testes físico-funcionais específicos.

A tontura deve ser investigada por decorrer de diversas e diferentes condições médicas, embora se estime que até 45% dos casos sejam de origem vestibular. Ainda assim, as alterações fisiológicas que decorrem do envelhecimento não podem ser dissociadas das doenças que surgem ao longo dos anos, e essa união de fatores leva ao surgimento dos sintomas.[17]

A prevalência de VPPB é estimada em 25% em idosos acima de 70 anos de idade com queixas de tonturas, sintoma que persiste por mais de um ano.[18] A vertigem é relatada como a principal queixa de pacientes com VPPB e pode estar associada a perda auditiva, zumbido, equilíbrio precário, distúrbios da marcha e aumento do risco de quedas. Pacientes com VPPB restringem suas atividades para evitar crises, o que leva a mudanças posturais e redução da qualidade de vida. Em geral, essas restrições de movimento associadas a comorbidades e alta prevalência de VPPB em idosos resultam em perda funcional e incapacidade.[19]

A tontura pode ser o resultado de várias alterações agindo em um organismo já debilitado pelo próprio desgaste natural, causando alterações na manutenção do equilíbrio corporal. Quanto maior o número de doenças associadas, especialmente se superior a três, maior o risco de que a tontura esteja presente. Além disso, quanto maior a quantidade de medicamentos utilizados, maior a chance de se ter um efeito deletério provindo das associações. O uso concomitante de mais de quatro medicamentos já está relacionado com o surgimento de tontura e risco de quedas em idosos, tendo sido constatado que o uso de cinco ou mais medicamentos associa-se a um risco 1,31 vez maior de se ter tontura.[17]

Mesmo quando se tem resultados positivos dos testes vestibulares em idosos, tais respostas precisam ser interpretadas com cautela. Deve-se levar em consideração todas as interações funcionais que esse idoso apresenta, podendo ser, na verdade, um conjunto de fatores e sintomas que se somam e levam ao acometimento do equilíbrio e controle motor como um todo. Logo, deve ser tratado e reabilitado como um desequilíbrio com causas multimodais, em abordagem ampla, incluindo-se em seus objetivos fisioterapêuticos, inclusive, elementos e recursos além da fisioterapia vestibular, como fortalecimento de membros inferiores, ajustes antecipatórios e compensatórios, estratégias de equilíbrio, treino em diferentes superfícies e obstáculos, e movimentos corporais associados aos cefálicos.

Avaliação funcional

A avaliação do sistema vestibular em idosos exige especial atenção à anamnese, devendo-se detalhar todo o histórico clínico. É necessária uma avaliação individualizada para que os programas terapêuticos sejam específicos em diferentes condições. Quanto mais tempo dedicado a se ouvir o paciente, maior a quantidade de respostas pertinentes ao diagnóstico, e, consequentemente, ao tratamento. Diante das queixas clínicas, tornam-se imprescindíveis questionamentos relativos à história pregressa da tontura, como há quanto tempo existem os sintomas, o que os provoca, como se desencadeiam, se existe movimento específico que a provoca, se houve cirurgia recente, quais medicamentos fazem parte da rotina do idoso. Deve-se indagar, ainda, se há a presença de fatores associados como náuseas, vômitos, nistagmos ou dificuldade para fixar objetos com o olhar, dores de cabeça, migrânea, zumbido, cinetose ou algum comprometimento auditivo.

Ao avaliar as características da tontura, devem ser considerados fatores como intensidade, duração e frequência dos sintomas. Investiga-se, também, se a tontura advém de aceleração linear ou angular, se é do tipo rotatória ou flutuante, se a sensação é unicamente de instabilidade corporal, ou se possui característica hipotensiva. Nesse último quadro, é importante realizar-se o teste de hipotensão postural, com aferição da pressão arterial e mudança de decúbito.[20]

A avaliação clarifica os sintomas depois da investigação das queixas, uma vez que tontura é um termo genericamente utilizado em alusão aos sinais de desequilíbrio. Pode ser considerada uma percepção errônea, uma ilusão ou alucinação de movimento, uma sensação de desorientação espacial, desequilíbrio e distorção visual com sensação de estar se deslocando para a frente ou para trás (oscilopsia).[21,22]

A tontura pode ser ou não ocasionada por distúrbios vestibulares, e alterações nesse sistema são responsáveis por 85% dos casos e comprometem significativamente a qualidade de vida dos idosos. Quando, nos testes de equilíbrio, apenas a entrada de informações vestibulares está disponível, os pacientes com perdas geralmente oscilam mais e tendem a quedas.[20]

Definir as sensações de vertigem ou de tontura e diferenciá-las da sensação de desequilíbrio pode não ser simples, mas exerce papel fundamental na diferenciação das alterações que o idoso apresenta, e possibilita que o profissional de saúde trace uma conduta terapêutica ideal de reabilitação. Para que isso faça sentido, devido às alterações e queixas de equilíbrio que ocorrem pelo envelhecimento, testes específicos de avaliação do equilíbrio corporal ajudam o fisioterapeuta a determinar em qual movimento funcional o idoso apresenta maior dificuldade. Estes testes, como os testes de Romberg, de apoio unipodal, de alcance funcional, de estratégias sensoriais e de avaliação da marcha devem ser incluídos dentro da avaliação vestibular. Ademais, concomitantemente, realiza-se o exame vestíbulo-oculomotor para avaliação do sistema visual, uma vez que ambos os sistemas atuam em conjunto para o controle do equilíbrio postural. Somente dessa forma se conseguirá determinar qual a função sensorial que está em maior desarmonia com a estabilidade corporal do paciente idoso.[23,24]

Entre as causas de tonturas, a VPPB figura como um distúrbio vestibular bastante frequente, acometendo aproximadamente 20% dos pacientes que manifestam o sintoma. Apresenta grande incidência em idosos devido a alterações degenerativas senis,[25] sendo seu diagnóstico confirmado pelo teste de Dix-Hallpike, classifica-se como objetiva quando o nistagmo é observado, ou subjetiva quando há vertigem sem nistagmo.

Os idosos portadores dessa vestibulopatia apresentam pior desempenho nos testes funcionais em virtude de múltiplas morbidades, do medo de cair que caracteriza a população geriátrica e da senescência do sistema vestibular geralmente observada, fatores prejudiciais ao controle postural estático e dinâmico.[26,27]

Tratamento pela fisioterapia vestibular

A etapa elementar e inicial no tratamento é a instrução do paciente quanto ao mecanismo e evolução da doença vestibular, preparando-o para participar da terapia de controle dos sintomas, além de aliviar medos vencíveis. Sempre que possível, esclareça como funciona o processo vestibular, mostre vídeos ou explique didaticamente, fazendo uso de recursos visuais para a compreensão do idoso acerca da sua disfunção e tratamento.

A fisioterapia vestibular é um processo baseado na neuroplasticidade – mecanismo facilitador para o sistema nervoso central compensar lesões no aparelho vestibular – o que proporciona a recuperação da simetria funcional. A finalidade do tratamento vestibular na terceira idade é reduzir a tontura, melhorar a estabilização visual, a estabilidade postural e o equilíbrio, além de aprimorar as funções nas atividades de vida diária (AVD).[28]

O programa necessita incluir metodologias individualizadas, de acordo com os achados clínicos na avaliação do sistema vestibular. O tratamento deve, ainda, se ater às dependências sensoriais que o idoso apresenta, o que amenizará os conflitos de informações e o ajudará a reabilitá-las de maneira sinérgica quando apresentar perdas.[29]

Igualmente, estratégias específicas podem ser empregadas pelo profissional depois de vasto treinamento, como manobras especiais, com o objetivo de liberar ou reposicionar otólitos no labirinto; e exercícios de habituação, adaptação ou substituição vestibular, para casos como a hipofunção vestibular.[30]

A habituação vestibular consiste em reduzir os sintomas com base na repetição de estímulos sensoriais por meio da integração de todos os três sensores envolvidos: visual, vestibular e somatossensorial. Na adaptação vestibular, o sistema vestibular aprende a receber e processar informações, adaptando-se aos estímulos repetitivos que lhe são apresentados. Na substituição vestibular, por sua vez, ocorre a recolocação de informações relacionadas com o equilíbrio corporal em substituição a uma que esteja ausente ou conflitante.[30]

Vertigem e outros sintomas associados são desencadeados pelo deslocamento de fragmentos de estatocônios (otocônias) da mácula do utrículo. Os estatocônios flutuam livremente na endolinfa de um ou mais canais semicirculares que se tornam sensíveis às mudanças da posição da cabeça. Por essas razões, a VPPB é tratada principalmente por manobras de reposicionamento de otólitos para mover a otocônia para fora do canal e levá-la de volta ao vestíbulo. A técnica de manobras de reposição canalítica consiste na sequência de movimentos cefálicos, com base no posicionamento anatômico das estruturas do vestíbulo e da influência gravitacional, que induz o retorno dos resíduos otolíticos dos canais semicirculares de volta para o utrículo. Tudo isso visando a adaptação e a compensação do SNC para que os sintomas sejam superados.[31]

Em idosos com diagnóstico de VPPB, faz-se necessária maior atenção durante as manobras de reposição otolítica em virtude de possíveis mudanças na estrutura óssea na coluna cervical. Pode-se gerar uma redução na amplitude de movimento ou um quadro álgico, com consequente limitação da angulação durante a manobra, comprometendo-se seu resultado e eficácia.[16,33]

Em idades avançadas, sugere-se que a manobra seja adaptada e realizada por mais de um profissional, o que facilita a rotação corporal do paciente na maca durante as mudanças posicionais. É possível fazer uso de recursos como uma mesa inclinada que viabilize a extensão do ângulo cervical, ou até mesmo de um travesseiro que gere conforto para a região cervical, dado o posicionamento ideal. A manobra de Epley modificada é eficaz e segura e deve ser oferecida a pacientes com VPPB do canal posterior de todas as idades, sendo a mais utilizada em população idosa (Figura 21.2).[33]

Para melhorar ou recuperar a estabilidade postural em pessoas idosas com VPPB, alguns autores afirmam que só a manobra não é suficiente. Outras intervenções, como os exercícios de reabilitação vestibular, que incluem adaptação vestibular; habituação, exercícios de substituição e orientação são importantes nesses pacientes com distúrbios do equilíbrio.[32]

Em idosos diagnosticados com hipofunção vestibular, o estímulo do labirinto com movimentos cefálicos torna-se essencial, incluindo-se no programa um treino de equilíbrio completo, com provocações aos sensores proprioceptivos associados aos das funções visuais. Indicam-se perturbações como circuitos em diferentes superfícies, mudanças de direção, obstáculos que exijam maior tempo de apoio unipodal e oclusão parcial ou total da visão (Figuras 21.3 e 21.4).[30,34]

Reabilitação Vestibular em Gerontologia 271

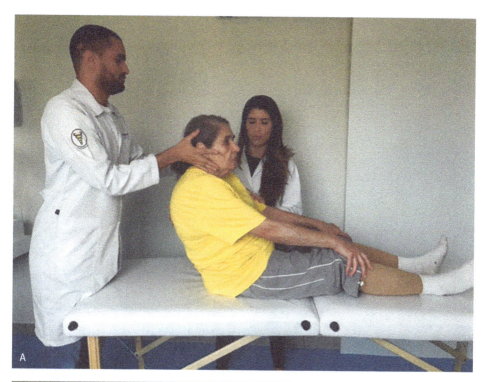

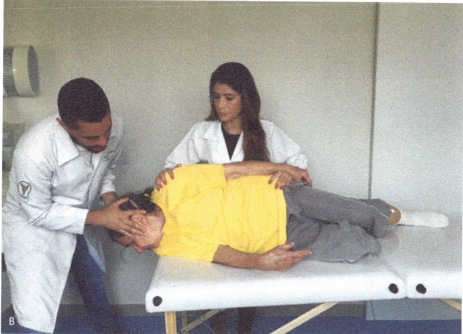

FIGURA 21.2. Manobra de reposicionamento com dois profissionais. Fonte: autores.

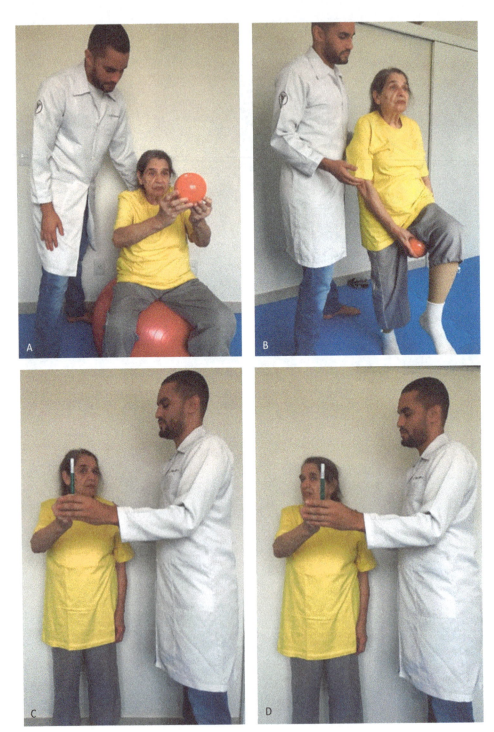

FIGURA 21.3. Exercícios de propriocepção associados a função visual. Fonte: autores.

Reabilitação Vestibular em Gerontologia

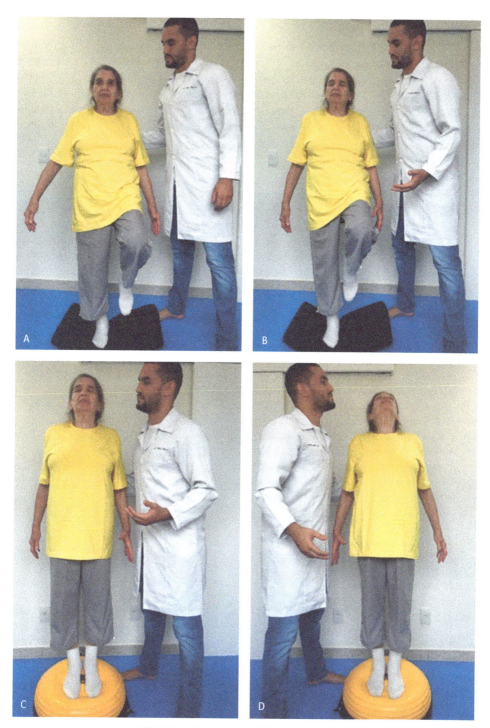

FIGURA 21.4. Treino de equilíbrio. Fonte: autores.

Conclusão

Pacientes com sintomas vestibulares, independentemente da idade, são beneficiados com a terapia vestibular. As técnicas utilizadas na reabilitação se baseiam no diagnóstico funcional preciso e individual das alterações, bem como no acompanhamento do progresso da doença, pelo que se faz fundamental a aceitação do paciente às consultas. Desse modo, o índice final de êxito na melhora dos sintomas em idosos se aproxima ao dos jovens, embora o tratamento comumente se estenda por um período maior em indivíduos na terceira idade, dada a presença de doenças associadas e de receios.

Referências bibliográficas

1. Dias B et al. Aplicação da escala de equilíbrio de Berg para verificação do equilíbrio de idosos em diferentes fases do envelhecimento. Revista Brasileira de Ciências do Envelhecimento Humano. 2010 23 out.; 6(2).
2. Sibley KM et al. Using the systems framework for postural control to analyze the components of balance evaluated in standardized balance measures: a scoping review. v. 6, n. 2, 23 out. 2010.
3. Khan SY, Chang RI. Anatomy of the vestibular system: a review. Neuro Rehabilitation. 2013; 32(3):437-43.
4. Saftari LN, Kwon OS. Ageing vision and falls: a review. Journal of Physiological Anthropology. 2018 23 abr.; 37(1):11.
5. Jeka JJ, Allison LK, Kiemel T. The dynamics of visual reweighting in healthy and fall-prone older adults. Journal of Motor Behavior. 2010 Jul; 42(4):197-208.
6. Rogers ME, Fernandez JM, Bohlken R. Training to reduce postural sway and increase functional reach in the elderly. Journal of occupational rehabilitation. 2001 Dec.; 11:291-8.
7. Hain CT, Ramaswamy TS, Hillman MA. Anatomia e fisiologia do sistema vestibular normal. In: Reabilitação vestibular. 2. ed. Manole. 2001:621.
8. Casale J, Gupta G. Physiology, vestibular system. In: StatPearls. Treasure Island (FL): StatPearls Publishing, 2018.
9. Brosel S, Strupp M. The vestibular system and ageing. In: Harris JR, Korolchuk VI. (Eds.). Biochemistry and cell biology of ageing: part II clinical science. Singapore: Springer Singapore, 2019:195-225.
10. MacKinnon CD. Chapter 1 - Sensorimotor anatomy of gait, balance, and falls. In: Day BL, Lord SR. (Eds.). Handbook of clinical neurology. [s.l.] Elsevier. 2018; 159:3-26.
11. Parreira RB, Grecco LAC, Oliveira CS. Postural control in blind individuals: a systematic review. Gait & Posture. 2017 Sep.; 57:1617.
12. Bento RF. Tratado de otologia. 2. ed. Rio de Janeiro: Atheneu. 2013.
13. Highstein SM, Holstein G R. The anatomy of the vestibular nuclei. In: Büttner-Ennever JA. (Ed.). Progress in brain research. [s.l.] Elsevier. 2006; 151:157-203.
14. Lim R, Brichta AM. Anatomical and physiological development of the human inner ear. Special Issue: Annual Reviews. 2016 Aug,; 338:9-21.
15. Lundberg YW et al. Mechanisms of otoconia and otolith development. Developmental dynamics: an official publication of the American Association of Anatomists. 2015 Mar.; 244(3): 239-53.
16. Jahn K. The aging vestibular system: dizziness and imbalance in the elderly. Vestibular Disorders. 2019;82:143-9.
17. Tinetti ME, Williams CS, Gill TM. Dizziness among older adults: a possible geriatric syndrome. Annals of Internal Medicine. 2000 Mar.; 132(5:337-44.

18. Vaz DP et al. Clinical and functional aspects of body balance in elderly subjects with benign paroxysmal positional vertigo. Brazilian Journal of Otorhinolaryngology. 2013 Apr,; 79(2):150-7.
19. Marchetti GF et al. Factors associated with balance confidence in older adults with health conditions affecting the balance vestibular system. Archives of Physical Medicine and Rehabilitation. 2011 Nov.; 92(11):1884-91.
20. Ciorba A et al. The impact of dizziness on quality-of-life in the elderly. European Archives of Oto-Rhino-Laryngology. 2017 Mar; 274(3):1245-50.
21. Jahn K. Gait disorders in the elderly: prospects for a symptomatic therapy. Fortschritte Der Neurologie-Psychiatrie. 2012 May.; 80(5):260-6.
22. Renga V. Clinical evaluation of patients with vestibular dysfunction. Neurology Research International. 2019 Feb.
23. Eibling D. Balance disorders in older adults. Clinics in Geriatric Medicine. 2018 May.; 34(2): 175-81,.
24. Soubra R, Chkeir A, Novella JL. A systematic review of thirty-one assessment tests to evaluate mobility in older adults. BioMed Research International. 2019 Jun.
25. De Moraes SA et al. Dizziness in community-dewelling older adults: a population-based study. Brazilian Journal of Otorhinolaryngology. 2011 Nov.; 77(6):691-9.
26. Batuecas-Caletrio A et al. Benign paroxysmal positional vertigo in the elderly. Gerontology. 2013; 59(5):408-12.
27. Balatsouras D et al. Benign paroxysmal positional vertigo in the elderly: current insights. Clinical Interventions in Aging. 2018 Nov.; 13:2251-66.
28. Vugt VA et al. Guided and unguided internet-based vestibular rehabilitation versus usual care for dizzy adults of 50 years and older: a protocol for a three-armed randomised trial. BMJ Open. 2017 Jan.; 7(1):e015479.
29. Martins e Silva DC et al. Effects of vestibular rehabilitation in the elderly: a systematic review. Aging Clinical and Experimental Research. 2016 Aug.; 28(4):599-606.
30. Maslovara S et al. Effect of vestibular rehabilitation on recovery rate and functioning improvement in patients with chronic unilateral vestibular hypofunction and bilateral vestibular hypofunction. Neuro Rehabilitation. 2019; 44(1):95-102.
31. Parham K, Kuchel GA. A geriatric perspective on benign paroxysmal positional vertigo. Journal of the American Geriatrics Society. 2016; 64(2):378-85.
32. Alrwaily M, Whitney SL. Vestibular rehabilitation of older adults with dizziness. Otolaryngologic Clinics of North America, Dizziness and Vertigo across the Lifespan. 2011 Apr.; 44(2):473-96.
33. Ribeiro KMOBF et al. Effects of balance vestibular rehabilitation therapy in elderly with benign paroxysmal positional vertigo: a randomized controlled trial. Disability and Rehabilitation. 2017; 39(12):1198-206.
34. Morimoto H et al. Objective measures of physical activity in patients with chronic unilateral vestibular hypofunction, and its relationship to handicap, anxiety and postural stability. Auris Nasus Larynx. 2019 Feb.; 46(1):70-7.

Capítulo 22

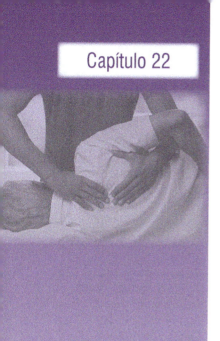

Avaliação do Índice de Condicionamento do Idoso

Estélio Henrique Martin Dantas
Fabiana Rodrigues Scartoni
Ayrton Moraes Ramos
José Marinho Marques Dias Neto

Introdução

Condicionamento físico e atividade física são constructos conceitualmente distintos. Enquanto o primeiro parâmetro diz respeito a uma ou mais qualidades físicas, funções e estruturas importantes para realização de uma tarefa motora e denota um estado; o segundo leva em consideração a quantidade e a qualidade do movimento, geralmente aferida por meio do consumo de oxigênio ou outra unidade de mensuração de trabalho.[1]

É muito comum entre nós o equívoco entre os conceitos de *condicionamento físico* e de *aptidão física*, sendo até mesmo usados como sinônimos. Porém, os filólogos nos alertam que esta acepção não está correta. Se verificarmos no dicionário, o primeiro significa: "ato ou efeito de condicionar. Conjunto das condições ou circunstâncias em que um fato se realiza". Ao passo que o segundo representa: "inclinação, disposição".[2] Essa ambiguidade provavelmente surgiu da tradução literal do termo *aptitude* da língua inglesa; pois, nesse idioma significa: capacidade, aptidão, tendência.[3]

Assim sendo, o condicionamento físico pode ser definido como a capacidade de realizar as tarefas cotidianas com efetividade, sem apresentar cansaço excessivo e com energia suficiente para usufruir o tempo de lazer e enfrentar situações imprevistas.[4] Nesse contexto, o American

College of Sports Medicine (2010) distingue como componentes do condicionamento físico relacionado com a saúde a resistência cardiorrespiratória, a força muscular, a resistência muscular localizada, a flexibilidade e a composição corporal.

Neste capítulo considerar-se-á a aptidão física como o "nível de potencialidades motoras e de desempenho físico que uma pessoa possui em função do seu genótipo"; à medida que o condicionamento físico será entendido como: estado de desenvolvimento físico apresentado por uma pessoa em função dos hábitos higiênicos que possui e do nível de treinamento realizado. Por outro lado, a atividade física é conceituada como qualquer movimento corporal produzido pelos músculos esqueléticos, que resulta em gasto energético maior que os níveis de repouso.[4]

Esses conceitos se aplicam em qualquer idade, entretanto o envelhecimento provoca especificidades que precisam ser atentamente consideradas. O envelhecimento é influenciado basicamente por dois fatores: biológico e ambiental. Os fatores biológicos decorrem fundamentalmente das características genéticas, enquanto o ambiental, do estilo de vida das pessoas. Com o crescimento significativo da população idosa observado nos últimos anos (18% no Brasil nos últimos cinco anos, segundo a PNAD de 2018), torna-se iminente ações pelo envelhecimento saudável. O Grupo de Desenvolvimento Latino-americano para a Maturidade (GDLAM) relaciona a saúde e a qualidade de vida do idoso com três tipos de autonomia: de ação, de vontade e de pensamento (Figura 22.1).

Embora a autonomia de vontade e de pensamento influenciem diretamente a autonomia de ação, o condicionamento físico se mostra um componente decisivo para essa autonomia, pois níveis satisfatórios de força muscular, resistência cardiorrespiratória, equilíbrio, flexibilidade etc. interferem diretamente na capacidade funcional do idoso.[5] Existem diversos estudos[6,7] que relacionam os componentes do condicionamento físico e a saúde, ou a ausência dela, com os idosos. Treinamento aeróbio de intensidade moderada a vigorosa com duração de 150 minutos por semana tende a prevenir o aparecimento de doenças cardiovasculares, alguns tipos de câncer e a diabetes melito do tipo II. Já o treinamento de força realizado no mínimo duas vezes por semana, de intensidade moderada e envolvendo os principais grupamentos musculares, previne a sarcopenia, possibilitando condições para a manutenção da mobilidade e estímulo a mineralização óssea, sem contar com exercícios de equilíbrio diretamente relacionados com a prevenção de quedas e os de flexibilidade para possibilitar a realização algumas atividades da vida diária.[6] Padrões mínimos para algumas dessas capacidades foram estabelecidos e podem ser observados na Tabela 22.1.

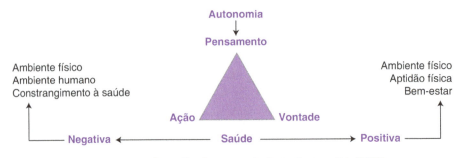

FIGURA 22.1. As dimensões da autonomia. Fonte: Dantas e Vale (2004).

TABELA 22.1. Pontos de corte relacionados com a capacidade funcional

Indicador	Medida
Caminhada	Mais de 5 s para caminhar 4 m (< 0,8 m/s)
Força muscular	Dinamômetro de mão ♂< 37 kg ♀< 21 kg
Equilíbrio	< 10 s em uma perna só

Fonte: adaptada de McPhee et al., 2016.[6]

Como já foi mencionado, a saúde e a capacidade funcional do idoso estão intimamente relacionadas com o condicionamento físico e este à atividade física,[8] porém, diversas dificuldades para adesão da terceira idade ao exercício são apontadas: ficar viúvo(a), dores, falta de estímulo familiar, sedentarismo, distúrbios comportamentais e carência de experiência anterior com atividade física. Portanto, o estilo de vida saudável e o bom condicionamento físico devem ser fomentados desde as mais tenras idades. O condicionamento físico na juventude também é influenciado desde a infância pela hereditariedade, os hábitos de vida e o nível de atividade, que diferentemente dos idosos, precisa ter intensidade no mínimo moderada – entre 3 e 6 METS (abreviação de metabolic equivalent of task, ou equivalente metabólico da tarefa) e de preferência vigorosa, superior a 6 METS (Figura 22.2).

Infelizmente, na atualidade, os hábitos de vida vêm criando uma atmosfera sedentária infanto-juvenil. A carência de espaços para atividades lúdicas, o aumento dos índices de violência urbana e o lazer pouco ativo associado aos avanços tecnológicos constituem um sério problema, limitando a possibilidade de movimento para os jovens. Um grande desafio da ciência está em estabelecer a relação do condicionamento físico/atividade física com a prevenção de doenças ao longo do desenrolar da vida humana. Diversos estudos transversais foram realizados com esse fim com resultados inconclusivos.[9-12] Um bom exemplo que associa a análise combinada da capacidade aeróbica e força muscular em adolescentes mostra que baixa capacidade aeróbica corresponde a um alto índice lipídico metabólico, exceto quando o nível de força é alto. Um baixo nível de força muscular corresponde a um

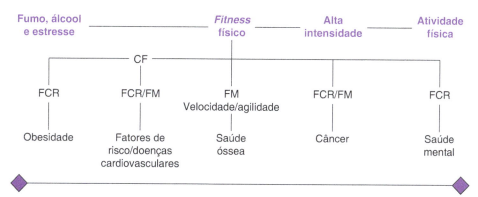

FIGURA 22.2. Relação entre condicionamento físico, atividade física e saúde na juventude. FM: força muscular, FCR: capacidade cardiorrespiratória, CF: condicionamento físico. Fonte: Ortega et al. (2008).

alto índice lipídico metabólico, exceto quando a capacidade aeróbica é alta. Alta capacidade aeróbica corresponde a um baixo risco lipídico metabólico, independente do nível de força. Ao mesmo tempo, um alto nível de força muscular corresponde a um baixo risco lipídico metabólico em qualquer nível de capacidade aeróbica. Os resultados indicam que em adolescentes a maior capacidade aeróbica em homens e maior força muscular em mulheres foram associados com menor risco metabólico e lipídico para doenças cardiovasculares (DCV)[9] (Figura 22.3).

Mas para que se possa realmente acompanhar a evolução do condicionamento físico/atividade física em paralelo com a prevenção de doenças ou da influência de uma juventude ativa sobre o nível de atividade física na idade adulta, estudos longitudinais precisaram e ainda precisam ser realizados. A seguir serão apresentadas algumas dessas pesquisas. Ao relacionar os fatores de risco para doenças cardiovasculares e a capacidade cardiorrespiratória,[13] compararam os resultados em um primeiro momento (média de 15,8 ± 2,1 anos) e depois, na idade adulta (média 26,6 ± 4,9 anos) chegando à conclusão que a capacidade cardiorrespiratória da adolescência está associada à gordura corporal, mas não apresenta correlação com os fatores de risco de doenças cardiovasculares na idade adulta. Em pesquisa com jovens entre 13 e 16 anos, reavaliando-os aos 32 anos de idade, obtiveram relações do consumo máximo de oxigênio apenas com o colesterol total, não tendo associações na idade adulta com o colesterol HDL e com a pressão arterial.[14] Em estudo com a mesma base de dados, observaram que indivíduos que mantiveram atividade física diária dos 13 aos 27 anos de idade apresentavam melhores índices de capacidade cardiorrespiratória.[15]

No intuito de determinar a influência do nível de condicionamento físico na infância e na adolescência com o nível de atividade física na idade adulta, Dennison *et al.* (1998) comparou o resultado dos testes físicos realizados na juventude com a resposta de um questionário recordatório da atividade física em sete dias de 453 adultos do sexo masculino com idades entre 23 e 25 anos. O risco de sedentarismo na idade adulta está

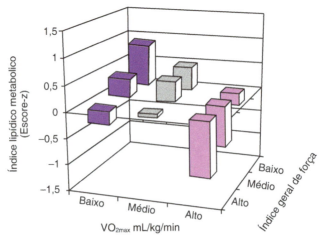

FIGURA 22.3. Associação entre capacidade aeróbica e força muscular no perfil lipídico metabólico em adolescentes. VO$_{2max}$ = Consumo máximo de oxigênio. Fonte: García-Artero *et al.* (2007).

linearmente relacionado com valores baixos obtidos nos testes de resistência cardiorrespiratória (teste das 600 jardas) e nos testes de resistência abdominal realizados na juventude. Incentivo familiar, nível de escolaridade, participação em esporte competitivo depois do ensino médio e incentivo da esposa foram considerados fatores de influência no estilo de vida ativo.[16]

Ao associar a prática de atividades físicas nas horas de lazer na idade adulta com as experiências vividas em esportes competitivos na juventude e exercícios físcos na adolescência, Mäkinen *et al.* (2010) realizaram estudo com mais de 9.000 finlandeses com idade entre 25 e 64 anos, chegando à conclusão que a participação em esportes competitivos influenciou a aderência em atividades físicas na idade adulta apenas no grupo com baixo nível educacional.[17] No grupo de alto nível educacional, a vivência esportiva esteve relacionada apenas com os exercícios físcos na adolescência. Por sua vez, Lefevre *et al.* (2002) não observaram associação entre a participação em esportes na adolescência e a existência ou não de fatores de risco cardiovasculares aos 40 anos de idade. Os mesmos autores, em um estudo realizado no ano de 2000, acompanharam os componentes do condicionamento físico de indivíduos com 18 anos e depois quando eles completaram 30 anos de idade, chegando à conclusão que a atividade física tende a influenciar mais o condicionamento físico à medida que o indivíduo atinge a idade adulta.[18]

De posse desses dados, conclui-se que as pesquisas na área da saúde da criança e do adolescente ainda procuram respostas sobre a influência de uma juventude fisicamente ativa e sobre o nível de atividade física, condicionamento físico e os fatores de risco de doenças na idade adulta. Mas um princípio merece destaque: bons níveis de atividade física durante a juventude e na idade adulta possivelmente resultarão em maior engajamento do idoso ao movimento e, consequentemente, uma maior possibilidade de manutenção de sua capacidade funcional. Estabelecida a controversa relação entre a atividade física, a autonomia, a saúde e o condicionamento físico, com o passar do tempo, torna-se fundamental avaliar o estado de condicionamento físico do idoso, para que seja possível determinar a interferência dos fatores citados na qualidade de vida durante o envelhecimento.

Com já foi dito, o American College of Sports Medicine[19] considera que o condicionamento físico é constituído pela: composição corporal, resistência aeróbica, resistência muscular localizada, força e flexibilidade. Serão, portanto, esses indicadores os utilizados para avaliar o nível de condicionamento físico dos idosos.

Os pesquisadores do GDLAM, depois de testarem e avaliarem a viabilidade de diversos testes, selecionaram os seguintes protocolos validados com idosos para integrar a Bateria Sênior de Avaliação do Estado de Condicionamento Físico do Idoso:[20]

- **Composição corporal (CC):** índice de massa corporal (IMC), com o resultado em kg/m^2 e o perímetro de panturrilha (PP), com o resultado em cm.[21]
- **Resistência aeróbica (RA):** teste dos seis minutos, com o resultado expresso, em mL·kg·min^{-1} da American Thoracic Society.[22]
- **Resistência muscular localizada (RML):** avaliada por meio do teste de máximo de repetições em 30 segundos, por dois movimentos: extensão e flexão do cotovelo (EC) e sentar e levantar da cadeira (SL), ambos com o resultado em número de repetições.[23]

- **Força muscular (FM):** por meio do teste de máximo de repetições em 30 segundos, em dois movimentos com sobrecarga (7 kg para mulheres e 11 kg para homens): extensão e flexão do cotovelo (EC) e sentar e levantar da cadeira (SL), ambos com o resultado em número de repetições, com sobrecarga.
- **Flexibilidade (FL):** avaliada de forma adimensional (Normal Flex), por meio de sete movimentos, com o resultado expresso em conceitos (notas).[24]

Partindo dessas avaliações é possível calcular um índice geral de condicionamento físico, o problema encontrado foi a necessidade de agrupar os cinco componentes distintos do condicionamento, cada qual com unidades de medidas e valores diferentes, sem que um se sobreponha ao outro. A solução matemática para esse problema foi a utilização da Média Geométrica. A partir dos resultados alcançados nos testes estabeleceu-se, portanto, um índice de condicionamento físico (ICF) do idoso, por meio de uma média geométrica que compensasse o valor bruto de cada variável:

CC = (IMC/1,86) + (PP/1,08)/2
RA = resultado do teste/1,21
RML = (EC/1,08) + (SL/0,76)/2
FM = (EC/0,76) + (SL/0,85)/2
FL = (Σ notas)/1,04
ICF = CC + RA + RML + FM + FL/5

Bateria de testes de condicionamento físico

A bateria de testes de condicionamento físico do idosos será planejada e aplicada, com base nos seguintes testes:

Composição corporal

Será aferida por meio de dois parâmetros:

a) Cálculo do Índice de Massa Corporal: IMC = massa corporal (em quilogramas) ÷ estatura^2 (em metros). Sua avaliação será feita na Tabela 22.2.

TABELA 22.2. Classificação do estado nutricional do idoso (IMC)

Pontos de corte	Estado nutricional
< 22 kg/m²	Baixo peso
≥ 22 e ≤ 27 kg/m²	Peso adequado
> 27 kg/m²	Sobrepeso

Fonte: WHO.[25]

b) Medida do perímetro da panturrilha esquerda, que é um bom parâmetro de avaliação da massa muscular no idoso. A medida deverá ser realizada na perna esquerda, com uma fita métrica inelástica, na sua parte mais protuberante. Essa medida pode ser realizada com o indivíduo sentado. Sua avaliação será feita de acordo com a Tabela 22.3.[26]

TABELA 22.3. Classificação do estado nutricional do idoso, circunferência da panturrilha

Ponto de corte	Sarcopenia
> 35 cm	Normal
31 a 34 cm	Moderada
< 31 cm	Severa

Fonte: WHO.[25]

Resistência aeróbica

Avaliação da potência aeróbica (Consumo Máximo de Oxigênio – $VO_{2máx.}$) por meio do teste de caminhada de 6 minutos, no qual o indivíduo deverá percorrer a maior distância possível em 6 minutos (Figura 22.4).

- Instruções para o avaliador

É importante que sejam observados os seguintes itens:

- Realizar alongamento geral antes do teste.
- O indivíduo deverá caminhar no seu ritmo a maior distância possível em 6 minutos bem como evitar a formação de duplas ou mais pessoas.
- O indivíduo deverá ser incentivado a fazer o maior número voltas possíveis no tempo pré-estipulado. Uma estratégia interessante é a largada em intervalos entre os participantes de 10 segundos ou mais.
- Será permitido sentar se necessário e, para isso deverão ser colocadas cadeiras ao longo percurso.
- A cada 2 minutos poderão ser feitas mudanças de direção.
- Avisos do tempo devem ser realizados a cada minuto (por exemplo: faltam dois minutos).
- Ao final dos 6 minutos de teste, o indivíduo não deverá parar repentinamente. Deverá ser incentivado a permanecer em movimentação próximo a chegada do teste.

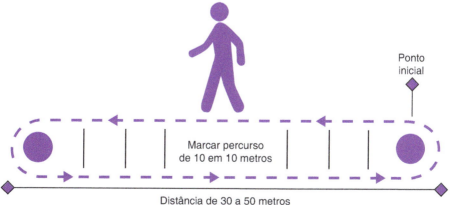

FIGURA 22.4. Teste de seis minutos de caminhada. Fonte: ATS e Rikli RE, Jones CJ.[22,23]

- Valores tabelados

O resultado será dado por meio da distância total percorrida, anotado e comparado com os valores nas Tabelas 22.4 e 22.5.

TABELA 22.4. Distância alcançada no teste de 6 minutos em (metros) para mulheres

Idade	60 a 64	65 a 69	70 a 74	75 a 79	80 a 84	85 a 89	90 a 94
Insuficiente	453	402	384	334	283	238	178
Baixo	498	457	439	393	352	311	251
Médio	553	521	503	466	421	389	320
Alto	604	581	562	535	494	466	402
Muito alto	649	636	617	599	558	544	475

Fonte: Rikli RE e Jones CJ.[23]

TABELA 22.5. Distância alcançada no teste de 6 minutos em (metros) para homens

Idade	60 a 64	65 a 69	70 a 74	75 a 79	80 a 84	85 a 89	90 a 94
Insuficiente	507	457	439	361	338	270	197
Baixo	558	512	498	430	407	347	279
Médio	617	576	558	507	480	434	370
Alto	672	640	622	585	553	521	457
Muito alto	722	700	681	654	622	604	539

Fonte: Rikli RE e Jones CJ.[23]

- Cálculo do $VO_{2máx.}$

  ◘ $VO_{2máx.}$ (em mL/kg/min^{-1}) = 0,03 × distância (em metros) + 3,98[27]

- Valores de referência

As fórmulas a seguir representam uma estimativa da distância ideal de cada paciente e o limite inferior de normalidade:

Homens

DC6m = (7,57 × altura [cm]) − (5,02 × idade [anos]) − (1,76 × peso [kg]) − 309 m

Limite inferior de normalidade = −153 m

Mulheres

DC6m = (2,11 × altura [cm]) − (2,29 × peso [kg]) − (5,78 × idade [anos]) + 667 m

Limite inferior de normalidade = −139 m

Resistência muscular localizada (RML)

A RML será avaliada por meio de dois testes da bateria de testes.[23]

- Extensão e flexão do cotovelo em 30 segundos

O participante deverá estar sentado em uma cadeira, com o tronco encostado e com os pés totalmente apoiados no solo. O teste começa com o antebraço perpendicular ao solo, segurando com a mão supinada um halter de dois quilogramas (2 kg) para mulheres e três quilogramas (3 kg) para homens na mão dominante. Ao sinal do avaliador o participante deverá executar o maior número de flexões e extensões possíveis em 30 segundos (Figura 22.5 e Tabelas 22.6 e 22.7).

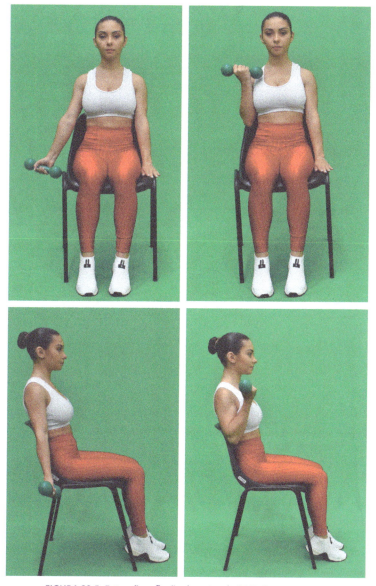

FIGURA 22.5. Extensão e flexão do cotovelo RML. Fonte: autores.

- **Instruções para o avaliador**

    É importante que o avaliador observe os seguintes itens:
- O participante deverá executar as flexões em seu máximo de amplitude.
- Deverá ser incentivado a fazer o maior número de vezes possível.
- Deverá ser dada uma ou duas tentativas para adaptação antes do início do teste.
- Somente as tentativas completas serão anotadas.

- **Critérios de classificação (Tabelas 22.6 e 22.7)**

TABELA 22.6. Referencial do teste de flexão e extensão do cotovelo em 30 segundos por faixa etária para mulheres

	Para mulheres							
Percentil	60 a 64	65 a 69	70 a 74	75 a 79	80 a 84	85 a 89	90 a 94
10	10	10	9	8	8	7	6
25	13	12	12	11	10	10	8
50	16	15	15	14	13	12	11
75	19	18	17	17	16	15	13
90	22	21	20	20	18	17	16

Fonte: Rikli RE e Jones CJ.[23]

TABELA 22.7. Referencial do teste de flexão e extensão do cotovelo em 30 segundos por faixa etária para homens

	Para homens							
Percentil	60 a 64	65 a 69	70 a 74	75 a 79	80 a 84	85 a 89	90 a 94
10	13	12	11	10	10	8	7
25	16	15	14	13	13	11	10
50	19	18	17	16	16	14	12
75	22	21	21	19	19	17	14
90	25	25	24	22	21	19	17

Fonte: Rikli RE e Jones CJ.[23]

- **Sentar e levantar da cadeira em 30 segundos**

    O indivíduo sentado em uma cadeira sem braços, com 43 cm de altura aproximadamente e braços cruzados na frente do tórax, deverá ficar em pé e retornar para a posição inicial sentada o maior número de vezes em 30 segundos. Observe a Figura 22.6 e Tabelas 22.8 e 22.9).

- **Instruções para o avaliador**

    É importante que o avaliador observe os seguintes itens:
- O indivíduo deverá sentar-se e encostar totalmente as costas no encosto da cadeira a cada vez.
- O indivíduo deverá ser incentivado a fazer o maior número de vezes possível.
- Deverá ser dada uma ou duas tentativas para adaptação antes do início do teste.
- Somente as tentativas completas serão anotadas.

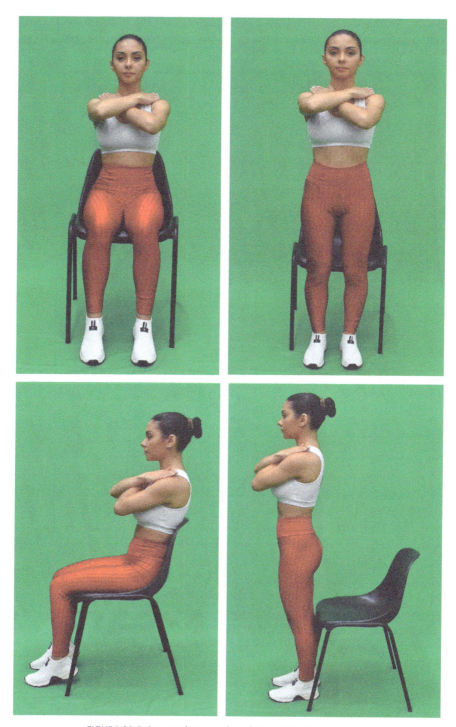

FIGURA 22.6. Sentar e levantar da cadeira – RML. Fonte: autores.

TABELA 22.8. Referencial do teste de sentar e levantar em 30 segundos por faixa etária para mulheres

Para mulheres								
Percentil	60 a 64	65 a 69	70 a 74	75 a 79	80 a 84	85 a 89	90 a 94	
10	9	9	8	7	6	5	2	
25	12	11	10	10	9	8	4	
50	15	14	13	12	11	10	8	
75	17	16	15	15	14	13	11	
90	20	18	18	17	16	15	14	

Fonte: Rikli RE e Jones CJ.[23]

TABELA 22.9. Referencial do teste de sentar e levantar em 30 segundos por faixa etária para homens

Para homens								
Percentil	60 a 64	65 a 69	70 a 74	75 a 79	80 a 84	85 a 89	90 a 94	
10	11	9	9	8	7	6	5	
25	14	12	12	11	10	8	7	
50	16	15	15	14	12	11	10	
75	19	18	17	17	15	14	12	
90	22	21	20	19	18	17	15	

Fonte: Rikli RE e Jones CJ.[23]

Força muscular

- Levantar e sentar na cadeira

O teste inicia-se com o participante sentado no meio da cadeira, com a coluna reta e os pés afastados na largura dos ombros, totalmente apoiados no solo. A cadeira deve ter aproximadamente 43 cm, com encosto e sem braços. Para execução do movimento utilizar-se-á uma barra de 7 kg (mulheres) e de 11 kg (homens). Por motivos de segurança, a cadeira deve ser colocada contra uma parede, ou estabilizada de qualquer outro modo, evitando que se mova durante o teste.

Um dos pés pode estar ligeiramente avançado em relação ao outro para a ajudar a manter o equilíbrio. Ao sinal de "partida" o participante eleva-se até à extensão máxima (posição vertical) e retorna à posição de referência, a cadeira, contudo não pode sentar, deve-se respeitar a cadência do movimento até a falha do padrão estabelecido.

A cadeira será somente para referência e segurança, pois o participante não poderá sentar devido à necessidade de manter a cadência do movimento. Será aferido o número de execuções em 30 segundos na maior velocidade possível, com a utilização de uma barra apoiada no trapézio e não na cervical, segurar a barra com a mão mantendo uma distância variável de acordo com as características de cada participante e flexionar os joelhos (agachamento) (Figura 22.7).

Avaliação do Índice de Condicionamento do Idoso 289

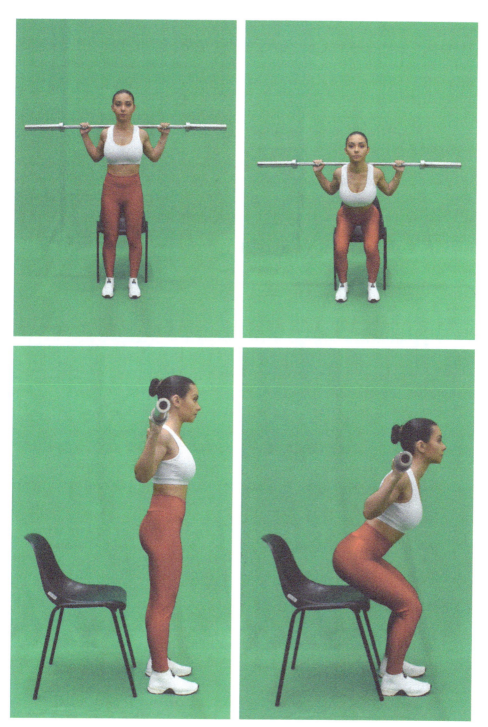

FIGURA 22.7. Teste de sentar e levantar para força. Fonte: autores.

- Flexão e extensão do cotovelo

O participante na posição ortostática, com os pés afastados na largura dos ombros e joelho semiflexionado, deverá segurar uma barra de sete quilogramas (7 kg) para as mulheres ou de 11 quilogramas (11 kg) para os homens. Com os braços estendidos, pegada com afastamento igual ou um pouco maior que a distância entre os ombros e em supinação, levar a barra até a altura dos ombros, flexionando os cotovelos. Retornar a posição inicial de forma controlada para uma maior eficácia do movimento; porém, na maior velocidade possível.

Especial atenção deverá ser dada ao controle da fase final da extensão do antebraço, de modo a estabilizar a parte superior do braço, evitando movimentos de balanço tanto da coluna vertebral quanto do antebraço, assegurando que seja realizada uma flexão completa (o avaliador poderá segurar levemente o bíceps do participante).

É importante que a parte superior do braço permaneça estática durante o teste. O participante é encorajado a realizar o maior número possível de flexões num tempo limite de 30 segundos, mas sempre com movimentos controlados tanto na fase de flexão como de extensão (Figura 22.8).

Recomendações para ambos os testes

Objetivando reduzir a margem de erro no teste, serão adotadas as seguintes estratégias:[28]

- Instruções padronizadas serão fornecidas antes do teste, de modo que o indivíduo esteja ciente de toda a rotina que envolva a coleta de dados.
- O indivíduo será instruído sobre a técnica de execução do exercício.
- O avaliador deve estar atento quanto à posição adotada pelo praticante no momento da medida, pois pequenas variações no posicionamento das articulações envolvidas no movimento podem acionar outros músculos, levando a interpretações errôneas.
- Estímulos verbais padronizados serão fornecidos, a fim de manter alto nível de motivação de cada participante.[29]
- Chamadas de atenção verbais (ou gestuais) podem ser realizadas para corrigir um desempenho deficiente.
- As anilhas e a barra de ferro utilizadas no estudo devem ser previamente aferidas em balança de precisão.

- Familiarização e aquecimento

Depois de uma demonstração realizada pelo avaliador, o movimento será realizado pelo participante visando execução correta. De imediato segue-se a aplicação do teste.

Considerações finais

Dando continuidade à bateria de testes proposta, no próximo capítulo será descrita a mensuração da flexibilidade pelo Normal Flex. Os movimentos propostos por esse teste estão relacionados às atividades que refletem a autonomia e a independência do avaliado.

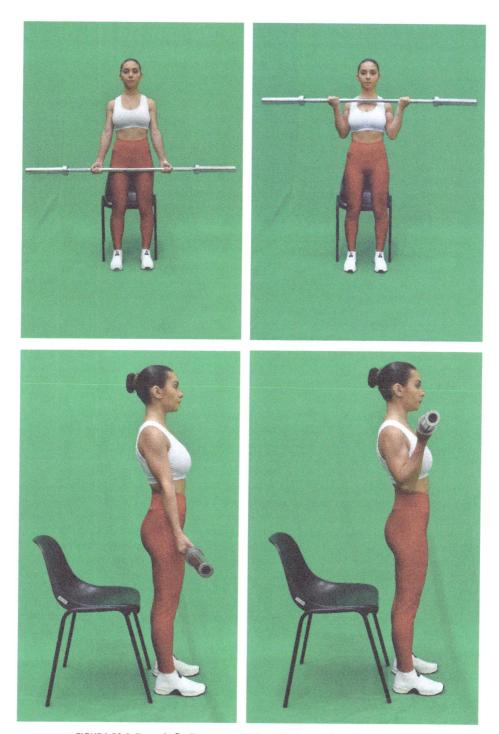

FIGURA 22.8. Teste de flexão e extensão do cotovelo para força. Fonte: autores.

Referências bibliográficas

1. Vale R, Pernambuco C, Dantas EHM. Manual de avaliação do idoso. São Paulo: Ícone; 2016.
2. Dicionário Priberam da Língua Portuguesa [Internet]. [citado 2 de junho de 2020]. Disponível em: https://dicionario.priberam.org/
3. Dicionário Online Gratuito [Internet]. [citado 2 de junho de 2020]. Disponível em: https://dicionario.babylon-software.com/
4. Caspersen CJ, Powell KE, Christenson GM. Physical activity, exercise, and physical fitness: definitions and distinctions for health-related research. Public Health Rep. 1985; 100(2):126-31.
5. Dantas EHM, Vale R. Protocolo GDLAM de avaliação da autonomia funcional. 2004.
6. McPhee JS, French DP, Jackson D, Nazroo J, Pendleton N, Degens H. Physical activity in older age: perspectives for healthy ageing and frailty. Biogerontology. 2016; 17(3):567-80.
7. Mcleod JC, Stokes T, Phillips SM. Resistance exercise training as a primary countermeasure to age-related chronic disease. Front Physiol [Internet]. 2019 Jun 6 [citado 2 de junho de 2020];10. Disponível em: https://www.ncbi.nlm.nih.gov/pmc/articles/PMC6563593/
8. Lopes MA, Krug RR, Bonetti A, Mazo GZ, Lopes MA et al. Barreiras que influenciaram a não adoção de atividade física por longevas. Rev Bras Ciênc Esporte. Março de 2016; 38(1):76-83.
9. García-Artero E, Ortega FB, Ruiz JR, Mesa JL, Delgado M, González-Gross M et al. [Lipid and metabolic profiles in adolescents are affected more by physical fitness than physical activity (AVENA study)]. Rev Esp Cardiol. 2007 Jun; 60(6):581-8.
10. Ortega FB, Ruiz JR, Castillo MJ, Sjöström M. Physical fitness in childhood and adolescence: a powerful marker of health. Int J Obes 2005. 2008 Jan; 32(1):1-11.
11. Buchan DS, Boddy LM, Young JD, Cooper S-M, Noakes TD, Mahoney C et al. Relationships between cardiorespiratory and muscular fitness with cardiometabolic risk in adolescents. Res Sports Med. 2015 Jul 3; 23(3):227-39.
12. Dias Neto JM, Nascimento M. Influência de componentes do fitness físico sobre o comportamento dos parâmetros metabólicos em adolescentes [Internet]. Universidade Federal do Estado do Rio de Janeiro; 2016 [citado 2 de junho de 2020]. Disponível em: http://www.repositorio-bc.unirio.br:8080/xmlui/handle/unirio/11027
13. Eisenmann JC, Wickel EE, Welk GJ, Blair SN. Relationship between adolescent fitness and fatness and cardiovascular disease risk factors in adulthood: the Aerobics Center Longitudinal Study (ACLS). Am Heart J. 2005 Jan; 149(1):46-53.
14. Twisk JWR, Kemper HCG, van Mechelen W. The relationship between physical fitness and physical activity during adolescence and cardiovascular disease risk factors at adult age. The Amsterdam Growth and Health Longitudinal Study. Int J Sports Med. 2002 May; 23(Suppl 1):S8-14.
15. Kemper HC, Twisk JW, Koppes LL, van Mechelen W, Post GB. A 15-year physical activity pattern is positively related to aerobic fitness in young males and females (13-27 years). Eur J Appl Physiol. 2001 May; 84(5):395-402.
16. Dennison BA, Straus JH, Mellits ED, Charney E. Childhood physical fitness tests: predictor of adult physical activity levels? Pediatrics. 1988 Sep; 82(3):324-30.
17. Mäkinen TE, Borodulin K, Tammelin TH, Rahkonen O, Laatikainen T, Prättälä R. The effects of adolescence sports and exercise on adulthood leisure-time physical activity in educational groups. Int J Behav Nutr Phys Act. 2010 Apr 12; 7(1):27.
18. Lefevre J, Philippaerts R, Delvaux K, Thomis M, Claessens AL, Lysens R et al. Relation between cardiovascular risk factors at adult age, and physical activity during youth and adulthood: the Leuven Longitudinal Study on Lifestyle, Fitness and Health. Int J Sports Med. 2002 May; 23(Suppl 1):S32-38.
19. Nigg CR et al. Exercise and physical activity for older adult. Medice Sci Sports Maedicine. 2009; 50(10):1510-30.

20. Sena LSC, Guimarães AC, Melo ASB, Dantas EHM. Índice de condicionamento físico conforme o protocolo GDLAM: uma revisão de literatura. Cad Grad – Ciênc Biológicas e Saúde – UNIT – SERGIPE. 2017 Apr 4; 4(1):153.
21. Marfell-Jones M, Olds T, Stewart A. Potchefstroom: International Standards for Anthropometric Assessment. 2006.
22. ATS. Guidelines for the six-minute walk test. Am J Respir Crit Care Med. 2002; 166(1):111-7.
23. Rikli RE, Jones CJ. Development and validation of a functional fitness test for community-residing older adults. J Aging Phys Act. 1999; 7(2):129-61.
24. Varejao RV, Figueira HA, Figueira AA, Conceicao MCSC, Vale RGS, Dantas EHM. Reproducibility of normal flex tests in evaluating the flexibility of elderly women. Research. 2014; 1:1266.
25. WHO. Obes Overweight Fact Sheet. 2015; (311).
26. Lipschitz DA. Screening for nutritional status in the elderly. Prim Care. 1994; 21(1):55-67.
27. Cahalin L, Mathier M, Semigran M, Dec GW, DiSalvo T. The six-minute walk test predicts peak oxygen uptake and survival in patients with advanced heart failure. Chest. 1996; 110(2):325-32.
28. Simão R, Fleck SJ, Polito M, Monteiro W, Farinatti P. Effects of resistance training intensity, volume, and session format on the postexercise hypotensive response. J Strength Cond Res. 2005; 19(4):853.
29. McNair PJ, Depledge J, Brettkelly M, Stanley SN. Verbal encouragement: effects on maximum effort voluntary muscle: action. Br J Sports Med. 1996; 30(3):243-5.

Capítulo 23

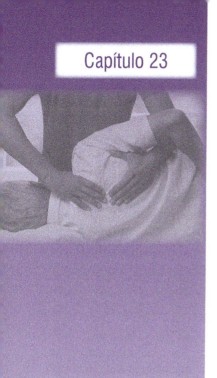

Metodologia do Teste de Flexibilidade da Bateria do Índice de Condicionamento do Idoso

Estélio Henrique Martin Dantas
Fabiana Rodrigues Scartoni
Ayrton Moraes Ramos
José Marinho Marques Dias Neto

Flexibilidade

O Normal Flex é um teste adimensional para mensuração da flexibilidade, que visa minimizar as dificuldades encontradas por profissionais da área da saúde quando se veem ante a grandes grupos de indivíduos e dispõem de pequenos períodos de tempo para realização dos testes.[1]

Pode-se ainda destacar, dentre suas características, a dispensa de equipamentos, de procedimentos metodológicos rigorosos e, até mesmo, de avaliadores, pois o indivíduo testado realizará os movimentos sem ajuda do avaliador.

Os movimentos que compõem o Normal Flex estão relacionados às atividades de destreza cotidiana, refletindo primariamente a autonomia e a independência do indivíduo para realizar movimentos que o possibilitem pentear os cabelos, vestir um casaco, lavar as costas, colocar um calçado, entre outros.

Existe um nível ótimo de flexibilidade para cada desporto e para cada pessoa, em função das exigências que a prática exercerá sobre o aparelho locomotor e a estrutura dos seus componentes.[2] No entanto, é importante salientar que quanto mais velho for o indivíduo menor será a sua flexibilidade, "sendo a flexibilidade natural maior que a observada posteriormente".[3] Portanto, recomenda-se a realização desses testes ao longo de toda a vida do indivíduo, para que as alterações da mobilidade sejam detectadas precocemente e, assim, por meio de um treinamento direcionado, as amplitudes de movimento possam ser restabelecidas de forma adequada.

Instruções gerais
- Realizar as medidas sempre na mesma hora do dia.
- Na hora anterior ao teste; o indivíduo não deverá ter realizado nenhum exercício físico.
- O indivíduo deverá permanecer o mais relaxado possível.
- Os movimentos propostos por esses testes devem ser realizados de forma lenta e gradual.

Primeira avaliação da coluna cervical com rotação da cabeça
Teste 1
O indivíduo deve estar sentado olhando para a frente no plano Frankfurt, tronco ereto com o dorso apoiado na cadeira e braços ao lado do tronco com as mãos apoiadas nas coxas, membros inferiores (MMII) afastados na largura dos ombros e pés apoiados no solo. Em seguida, o indivíduo deverá realizar a rotação da cabeça. Ela não pode sofrer inclinação para baixo.

- **Primeiro movimento (insuficiente):** o indivíduo avaliado não realiza a rotação da cabeça. Essa visão deve ser superior, feita pelo avaliador que deve se colocar de pé atrás do avaliado.
- **Segundo movimento (regular):** o indivíduo avaliado roda a cabeça alinhando a ponta do nariz com a extremidade proximal (esternal) da clavícula.
- **Terceiro movimento (bom):** o indivíduo avaliado roda a cabeça alinhando a ponta do nariz com a extremidade distal (acromial) da clavícula.
- **Quarto movimento (muito bom):** o indivíduo avaliado roda a cabeça alinhando a ponta do nariz com o acrômio (ombro).
- **Músculos envolvidos no movimento:** escaleno anterior (contraído), esternocleidomastódeo (contraído), oblíquo inferior (contraído), reto posterior maior da cabeça (contraído), esplênio do pescoço (alongado), multifidos (alongados), reto posterior maior da cabeça, reto posterior menor da cabeça, oblíquo externo da cabeça, oblíquo interno da cabeça, interespinhoso (Tabela 23.1 e Figura 23.1).

TABELA 23.1. Primeira avaliação da coluna cervical com rotação da cabeça

Insuficiente Ângulo 0°	Regular Ângulo < 25°	Bom Ângulo 25° a 50°	Muito bom Ângulo > 50°
Não realiza rotação da cabeça isolada	Realiza a rotação da cabeça alinhando aproximadamente a extremidade proximal da clavícula	Realiza a rotação da cabeça alinhando aproximadamente a extremidade distal da clavícula	Realiza a rotação da cabeça alinhando aproximadamente ao acrômio

Fonte: Varejao RV, Figueira HA, Figueira A et al.[1]

Metodologia do Teste de Flexibilidade da Bateria do Índice de Condicionamento do Idoso | 297

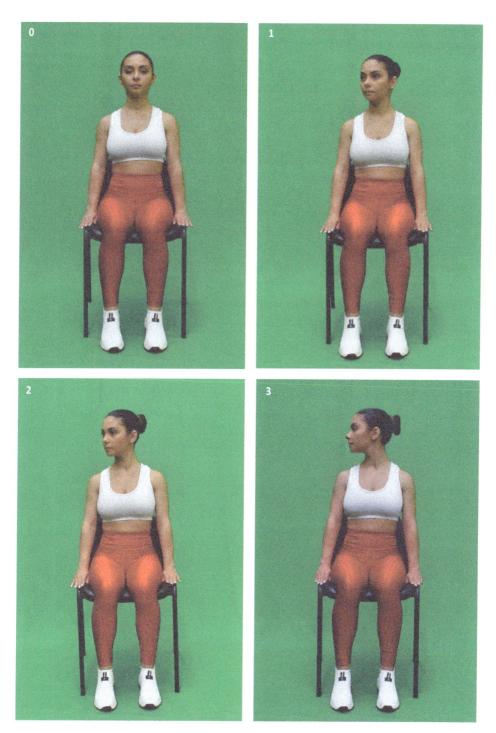

FIGURA 23.1. Primeira avaliação da coluna cervical com rotação da cabeça. Fonte: autores.

Segunda avaliação do membro superior com movimento de abdução do braço

Teste 2

Indivíduo avaliado na posição ortostática (de pé), pés afastados na largura dos ombros e membros superiores (MMSS) ao longo do corpo. Ao iniciar o teste, o avaliado posiciona seus braços a 90° de abdução. Em seguida, o avaliado continua a elevar o braço em abdução associando com flexão do antebraço.

- **Primeiro movimento (insuficiente):** o indivíduo avaliado abduz o braço e posiciona as mãos atrás da cabeça sem que elas se encontrem.
- **Segundo movimento (regular):** o indivíduo avaliado abduz o braço e posiciona as mãos atrás da cabeça com os dedos se entrelaçando.
- **Terceiro movimento (bom):** o indivíduo avaliado abduz o braço e posiciona as mãos atrás da cabeça segurando nos punhos.
- **Quarto movimento (muito bom):** o indivíduo avaliado abduz o braço e posiciona as mãos atrás da cabeça segurando nos cotovelos.
- **Músculos envolvidos no movimento:** tríceps, peitoral maior, redondo maior, deltoide (parte espinhal), ancôneo, redondo maior, grande dorsal, romboide (Tabela 23.2 e Figura 23.2).

TABELA 23.2. Segunda avaliação do membro superior com movimento de abdução do braço

Insuficiente Ângulo < 120°	Regular Ângulo 120° a 130°	Bom Ângulo 131° a 140°	Muito bom Ângulo > 140°
Realiza abdução dos braços, mas não cruza os dedos atrás da cabeça	Realiza abdução dos braços e cruza os dedos atrás da cabeça	Realiza abdução dos braços segurando os punhos	Realiza abdução dos braços segurando os cotovelos

Fonte: Varejao RV, Figueira HA, Figueira A et al.[1]

Metodologia do Teste de Flexibilidade da Bateria do Índice de Condicionamento do Idoso | 299

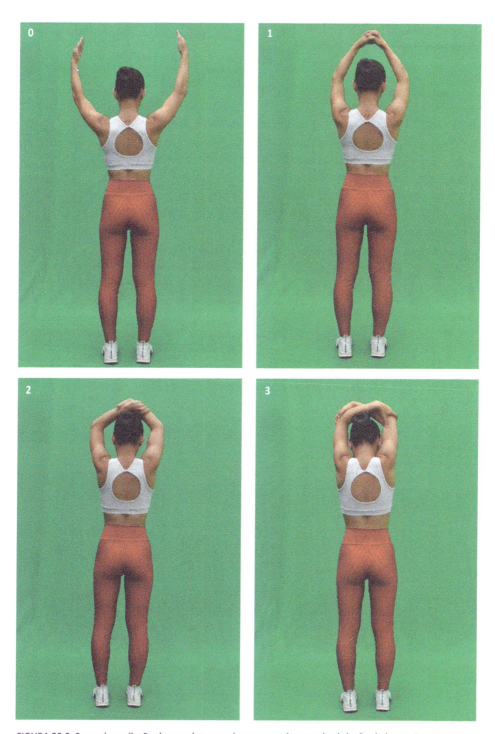

FIGURA 23.2. Segunda avaliação do membro superior com movimento de abdução do braço. Fonte: autores.

Terceira avaliação do membro superior com movimento combinado de extensão e rotação interna do braço

Teste 3

Indivíduo avaliado na posição ortostática (de pé), pés afastados na largura dos ombros e MMSS ao longo do corpo. Ao iniciar o teste o avaliado posiciona seus braços à 20° de hiperextensão e realiza flexão do antebraço com este em pronação.

- **Primeiro movimento (insuficiente):** o indivíduo avaliado hiperestende o braço e posiciona o dorso das mãos atrás da pelve, sem contato entre elas.
- **Segundo movimento (regular):** o indivíduo avaliado hiperestende o braço e posiciona o dorso das mãos atrás da pelve com contato entre os dedos.
- **Terceiro movimento (bom):** indivíduo avaliado hiperestende o braço e posiciona o dorso das mãos atrás da pelve segurando os punhos.
- **Quarto movimento (muito bom):** indivíduo avaliado hiperestende o braço e posiciona o dorso das mãos atrás da pelve segurando os cotovelos (Tabela 23.3 e Figura 23.3).

TABELA 23.3. Terceira avaliação do membro superior com movimento combinado de extensão e rotação interna do braço

Insuficiente Ângulo < 32°	Regular Ângulo 32° a 50°	Bom Ângulo 51° a 78°	Muito bom Ângulo > 78°
Realiza hiperextensão dos braços e posiciona o dorso das mãos atrás da pelve sem contato entre os dedos	Realiza hiperextensão dos braços e posiciona o dorso das mãos atrás da pelve com contato entre os dedos	Realiza hiperextensão dos braços e segura o punho oposto	Realiza hiperextensão dos braços e segura o cotovelo oposto

Fonte: Varejao RV, Figueira HA, Figueira A et al.[1]

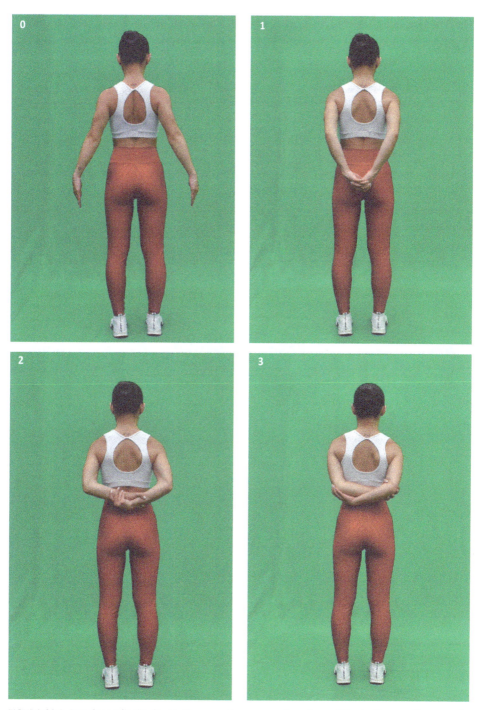

FIGURA 23.3. Terceira avaliação do membro superior com movimento combinado de extensão e rotação interna do braço. Fonte: autores.

Quarta avaliação da coluna lombar com movimento de flexão do tronco

Teste 4

Indivíduo avaliado na posição ortostática (de pé), pés afastados na largura dos ombros e MMSS ao longo do corpo.

- **Primeiro movimento (insuficiente):** o indivíduo avaliado flexiona o tronco e alcança somente até as coxas com as mãos sem flexão da perna.
- **Segundo movimento (regular):** o indivíduo avaliado flexiona o tronco e alcança os joelhos com as mãos, sem flexão da perna.
- **Terceiro movimento (bom):** o indivíduo avaliado flexiona o tronco e alcança os tornozelos com as mãos, sem flexão da perna.
- **Quarto movimento (muito bom):** o indivíduo avaliado flexiona o tronco e alcança o chão com as mãos, sem flexão da perna.
- **Músculos envolvidos no movimento:** trapézio feixes superior e médio, latíssimo do dorso, redondo maior, extensores do tronco, músculo iliopsoas, sartório, reto anterior, tensor da fáscia lata, pectíneo, adutor médio, reto interno, glúteo maior e médio (Tabela 23.4 e Figura 23.4).

TABELA 23.4. Quarta avaliação da coluna lombar com movimento de flexão do tronco

Insuficiente Ângulo < 40°	Regular Ângulo 40° a 60°	Bom Ângulo 61° a 90°	Muito bom Ângulo > 90°
Realiza flexão de tronco e alcança as coxas	Realiza flexão de tronco e alcança os joelhos	Realiza flexão de tronco e alcança os tornozelos	Realiza flexão de tronco e alcança o chão

Fonte: Varejao RV, Figueira HA, Figueira A et al.[1]

Metodologia do Teste de Flexibilidade da Bateria do Índice de Condicionamento do Idoso 303

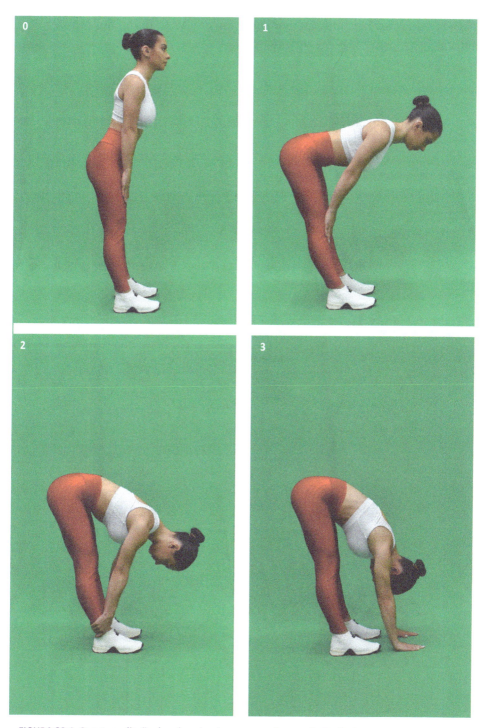

FIGURA 23.4. Quarta avaliação da coluna lombar com movimento de flexão do tronco. Fonte: autores.

Quinta avaliação da coluna lombar com movimento de flexão do tronco, da coxa e do joelho (agachamento)

Teste 5

Indivíduo avaliado na posição ortostática (de pé), pés afastados na largura dos ombros e MMSS ao longo do corpo.

- **Primeiro movimento (insuficiente):** o indivíduo avaliado realiza o agachamento e coloca as mãos nas coxas.
- **Segundo movimento (regular):** o indivíduo avaliado realiza o agachamento e coloca as mãos nas panturrilhas.
- **Terceiro movimento (bom):** o indivíduo avaliado realiza o agachamento e coloca as mãos na parte posterior dos tornozelos.
- **Quarto movimento (muito bom):** o indivíduo avaliado realiza o agachamento e coloca as mãos no chão por trás do tornozelo.
- **Músculos envolvidos no movimento:** músculos que fazem flexão do quadril passando de 90°, isquiotibiais, glúteo, lombar e dorsal (Tabela 23.5 e Figura 23.5).

TABELA 23.5. Quinta avaliação da coluna lombar com movimento de flexão do tronco, da coxa e do joelho (agachamento)

Insuficiente Ângulo < 20° (flexão da perna)	Regular Ângulo 20° a 48° (flexão da perna)	Bom Ângulo 49° a 70° (flexão da perna)	Muito bom Ângulo > 71° (flexão da perna)
Realiza o agachamento e alcança as coxas com as mãos	Realiza o agachamento e alcança as panturrilhas com as mãos	Realiza o agachamento e alcança a parte posterior dos tornozelos com as mãos	Realiza o agachamento e alcança o chão por trás dos tornozelos com as mãos

Fonte: Varejao RV, Figueira HA, Figueira A et al.[1]

Metodologia do Teste de Flexibilidade da Bateria do Índice de Condicionamento do Idoso | 305

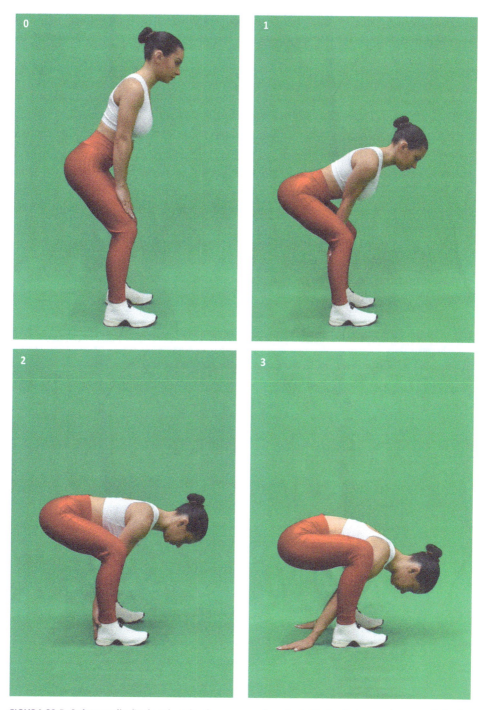

FIGURA 23.5. Quinta avaliação da coluna lombar com movimento de flexão do tronco, da coxa e do joelho (agachamento). Fonte: autores.

Sexta avaliação da coluna lombar com movimento de flexão do tronco e indivíduo sentado

Teste 6

Indivíduo sentado olhando para a frente no plano Frankfurt. Tronco ereto com o dorso apoiado na cadeira e braços ao lado do tronco com as mãos apoiadas nas coxas. MMII afastados na largura dos ombros e pés apoiados no solo.

- **Primeiro movimento (insuficiente):** o indivíduo avaliado realiza a flexão de tronco e não apoia os cotovelos nas coxas.
- **Segundo movimento (regular):** o indivíduo avaliado realiza a flexão de tronco e apoia os cotovelos nas coxas.
- **Terceiro movimento (bom):** o indivíduo avaliado realiza a flexão de tronco total e estende os MMSS a frente do corpo.
- **Quarto movimento (muito bom):** o indivíduo avaliado realiza a flexão completa de tronco e apoia com as palmas das mãos no chão.
- **Músculos envolvidos no movimento:** todos os mencionados anteriormente e deltoide (parte espinal) (Tabela 23.6 e Figura 23.6).

TABELA 23.6. Sexta avaliação da coluna lombar com movimento de flexão do tronco e indivíduo sentado

Insuficiente Ângulo < 30°	Regular Ângulo 30° a 50°	Bom Ângulo 51° a 60°	Muito bom Ângulo > 60°
Realiza flexão de tronco e não apoia os cotovelos nas coxas	Realiza flexão de tronco e apoia os cotovelos nas coxas	Realiza flexão de completa de tronco e estende os MMSS a frente do corpo	Realiza a flexão completa de tronco e apoia com as palmas das mãos no chão

Fonte: Varejao RV, Figueira HA, Figueira A et al.[1]

Metodologia do Teste de Flexibilidade da Bateria do Índice de Condicionamento do Idoso | 307

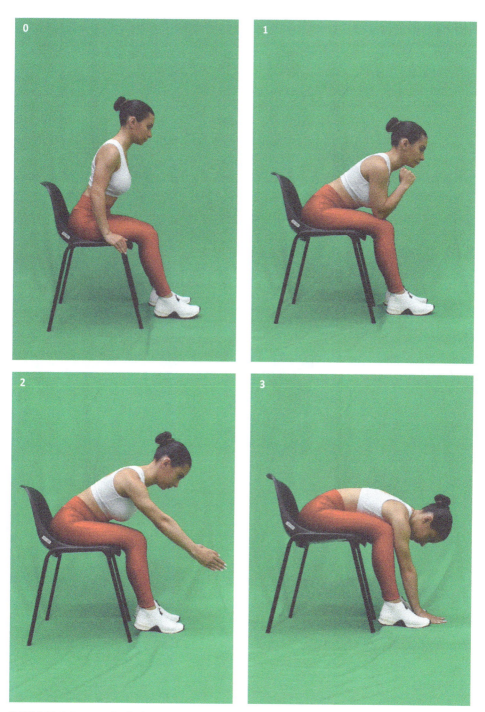

FIGURA 23.6. Sexta avaliação da coluna lombar com movimento de flexão do tronco e indivíduo sentado.
Fonte: autores.

Sétima avaliação da articulação do joelho com movimento de flexão da perna
Teste 7

Indivíduo avaliado na posição ortostática (de pé), pés afastados na largura dos ombros e MMSS ao longo do corpo.

- **Primeiro movimento (insuficiente):** o indivíduo avaliado realiza a flexão da perna e não atinge a parte média da perna contralateral.
- **Segundo movimento (regular):** o indivíduo avaliado realiza a flexão da perna e atinge o joelho do membro inferior (MI) contralateral.
- **Terceiro movimento (bom):** o indivíduo avaliado realiza a flexão da perna e atinge acima do joelho do MI contralateral.
- **Quarto movimento (muito bom):** o indivíduo avaliado realiza a flexão da perna e atinge o calcanhar na região glútea segurando o pé.
- **Músculo envolvido no movimento:** quadríceps femoral (Tabela 23.7 e Figura 23.7).

TABELA 23.7. Sétima avaliação da articulação do joelho com movimento de flexão da perna

Insuficiente Ângulo < 30°	Regular Ângulo 30° a 90°	Bom Ângulo 90º a 140°	Muito bom Ângulo > 130°
Realiza a flexão da perna e não atinge a parte média da perna contralateral	Realiza flexão da perna e atinge o joelho do MI contralateral	Realiza flexão da perna e atinge acima do joelho do MI contralateral segurando o pé, sem contato com a região glútea	Realiza flexão da perna e atinge o calcanhar na região glútea segurando o pé

Fonte: Varejao RV, Figueira HA, Figueira A et al.[1]

Metodologia do Teste de Flexibilidade da Bateria do Índice de Condicionamento do Idoso **309**

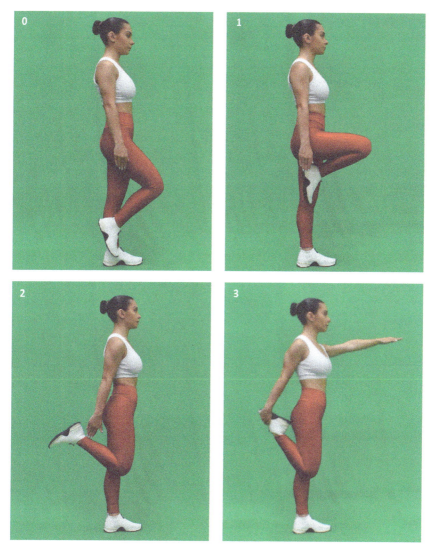

FIGURA 23.7. Sétima avaliação da articulação do joelho com movimento de flexão da perna. Fonte: autores.

Classificação

Em cada um dos movimentos atribuir-se-á uma nota conforme a menção alcançada:

Insuficiente	Regular	Bom	Muito bom
0	1	2	3

O somatório das notas classificará a flexibilidade do idoso:

Insuficiente	Regular	Bom	Muito bom
0 a 5	6 a 10	11 a 16	17 a 21

Referências bibliográficas

1. Varejao RV, Figueira HA, Figueira AA, Conceicao MCSC, Vale RGS, Dantas EHM. Reproducibility of normal flex tests in evaluating the flexibility of elderly women. Research. 2014; 1:1266.
2. Martin DEH. A prática da preparação física. 6. ed. Rio de Janeiro: Roca; 2014. 452 p.
3. Hollmann W, Hettinger T. Formas de exigência motora. Med Esporte. São Paulo: Manole; 1989; 131-452.

Capítulo 24

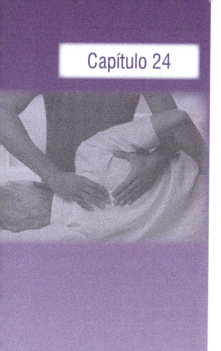

Exercícios Resistidos para Idosos

Rodrigo Gomes de Souza Vale
Juliana Brandão Pinto de Castro
Andressa Oliveira Barros dos Santos

Introdução

A diminuição da capacidade de desempenho físico durante a vida é, frequentemente, mais uma consequência das condições de trabalho e dos hábitos de vida do que de incapacidade biológica. Entre as alterações acometidas com a idade avançada, a que mais chama atenção é a perda da força muscular, que se associa diretamente à dependência funcional. Isso pode comprometer a autonomia e a qualidade de vida (QV) do indivíduo quando ele envelhecer.[1]

Algumas doenças podem estar relacionadas com o processo natural do envelhecimento, o qual ocasiona modificações morfológicas e funcionais que são evidenciadas no idoso, como mudança na composição corporal, com o aumento da gordura corporal e a diminuição da massa muscular (sarcopenia). Associado a essas mudanças, também se acentuam a perda de força muscular (dinapenia), alterações hormonais, diabetes, doenças reumáticas, entre outros, o que pode afetar negativamente a QV do idoso.[2,3]

A perda de força muscular pode progredir com o envelhecimento, podendo chegar a um estágio em que a pessoa com idade avançada tenha um declínio na habilidade para desempenhar as atividades da vida diária (AVD), como se levantar de uma cadeira, varrer o chão, carregar sacolas de compras ou descartar o lixo. A diminuição da capacidade funcional é um dos principais fatores de prevalência de incapacidade e dependência, acarretando a perda de autonomia funcional e fraqueza nos idosos. Por outro lado, quanto maior a força muscular, melhores são os níveis de atividade espontânea, tanto em idosos saudáveis quanto em idosos frágeis. O treinamento de força é capaz de intensificar a força muscular em pessoas idosas.[4]

Nesse contexto, há uma inerente necessidade de se manter a autonomia e a independência funcional dos sujeitos idosos em diversos aspectos, sobretudo por meio da melhoria da condição de vida, da educação, da saúde e da atividade física. De acordo com o American College of Sports Medicine,[5] o treinamento resistido de força ajuda a preservar e a aprimorar essa qualidade física nos indivíduos mais velhos. Isso pode melhorar a mobilidade e contrabalancear a fraqueza e a fragilidade muscular, além de auxiliar na prevenção de quedas e doenças osteomioarticulares, como a osteopenia e a osteoporose.[6] Adicionalmente, a manutenção ou o aprimoramento da força muscular permite executar as AVDs com menos estresse fisiológico e com melhor desempenho.[5]

A prática de exercício físico regular aparece como uma intervenção não farmacológica que apresenta relevante eficiência sobre as variáveis neuromusculares e metabólicas do idoso, como o aumento da massa muscular, a prevenção da osteoporose e a redução do risco de quedas, aumentando a QV.[1] Visto isso, a combinação de treinamento de força e resistência para o idoso é a melhor estratégia para melhorar as funções neuromusculares, cardiorrespiratórias e, consequentemente, para manter a capacidade funcional durante o envelhecimento.[7]

Sendo assim, os efeitos do treinamento da força podem proporcionar impactos significativos na vida do idoso, pois os benefícios adquiridos na função musculoesquelética sustentam a manutenção da autonomia.[5]

Força muscular

Uma força pode ser considerada a ação de puxar ou empurrar aplicada sobre um corpo. Cada força é caracterizada por sua magnitude, direção e ponto de aplicação sobre um determinado corpo. Peso corporal, atrito e resistência do ar ou da água são forças que comumente atuam sobre o corpo humano. A ação de uma força causa aceleração sobre a massa do corpo.[8]

A força também pode ser definida como a capacidade máxima de geração de força de um músculo ou grupo muscular. Nesse sentido, é subdividida em força estática, dinâmica e explosiva.[9] Força estática: ocorre quando a força muscular se iguala à resistência, não havendo movimento aparente. Força dinâmica: tipo de qualidade na qual a força muscular se diferencia da resistência, produzindo movimento. Força explosiva: é a conjugação de força com a velocidade; pode se apresentar com predominância na força ou na velocidade.

Tipos de ação muscular

Para se trabalhar com o idoso, faz-se necessário observar as formas de contração muscular, pois, desse modo, haverá coerência para a prescrição dos exercícios por meio do conhecimento fisiológico da força. Segundo Fleck e Kraemer,[4] os tipos de contração muscular podem ser divididos em: *contração isométrica* (estática) – quando um músculo é ativado e desenvolve força, mas nenhum movimento visível ocorre na articulação; *ação muscular concêntrica* – é desenvolvida força, ocorrendo o encurtamento do músculo. Quando um peso está sendo levantado, os principais músculos envolvidos estão se encurtando ou realizando uma ação muscular concêntrica; *ação muscular excêntrica* (frenadora ou fase negativa do exercício) – ocorre quando os principais músculos envolvidos estão desenvolvendo força e se alongando de maneira controlada. Na maioria dos exercícios, a gravidade levará o peso de volta à posição inicial. Para controlar o peso à medida que retorna para posição inicial, os músculos devem se alongar de maneira controlada.

A perda da força muscular com o avanço da idade é uma das modificações mais frequentes. A seguir, estão resumidas as tendências gerais na força e na potência musculares de adultos com idades crescentes.[4]

Depois da meia-idade, há um declínio na força muscular concêntrica da maioria dos grupos musculares. Os declínios na força excêntrica começam em uma idade mais avançada e progridem mais lentamente do que para a força concêntrica. A perda acelerada de força na meia-idade coincide com a perda de peso e com o aumento das doenças crônicas, tais como acidente vascular encefálico (AVE), diabetes melito, artrite e doença da artéria coronária.[9]

A força dos membros superiores para homens e mulheres deteriora-se mais lentamente que a força dos membros inferiores. A perda de força entre os adultos mais velhos relaciona-se diretamente com a mobilidade limitada e o estado de aptidão, assim como com o potencial para maior incidência de acidentes devidos à fraqueza muscular, à fadiga e ao equilíbrio precário. Devido a esta ocorrência, a seguir, são ressaltados os fatores que determinam o ganho dessa qualidade física.

Fatores determinantes do ganho de força muscular
Fator neurogênico

O sistema nervoso central é muito importante para a realização dos exercícios e o desenvolvimento da força muscular. A força muscular depende da coordenação intra e intermuscular, relacionadas na Tabela 24.1.

TABELA 24.1. Tipos de coordenação muscular

Coordenação intramuscular	*Coordenação intermuscular*
Recrutamento do número de unidades motoras	Diminuição da inibição dos órgãos tendinosos de Golgi
Nível de frequência de ativação	Excitabilidade dos motoneurônios α
Sincronização da utilização das unidades motoras	Excitabilidade da placa motora terminal

Fonte: elaborada pelos autores.

Analisando-se a Tabela 24.1, verifica-se que a coordenação muscular (intra/inter) pode ser adquirida nas primeiras sessões de treinamento. Isso facilita a execução do gesto motor específico e contribui no aumento da força muscular.[4]

Fator miogênico

Este fator depende do aumento da força e da massa muscular (hipertrofia). A hipertrofia relaciona-se com:

- A influência dos fatores neurais, sobretudo no incremento da força muscular máxima no estágio inicial.
- O fator hipertrófico, que é o principal elemento para o desenvolvimento da força, devido ao fator de estímulo do treinamento residir no tecido muscular.

Os fatores neurais contribuem largamente para o ganho de força somente nos estágios iniciais do treinamento (1 a 3/5 semanas).[10] O desenvolvimento da força depende do tipo de estímulo dado com o treinamento, pois este se relaciona com o tipo de fibra muscular,[11] que pode ser analisado na Tabela 24.2.

TABELA 24.2. Fibras musculares

Unidade motora	Características	Fibra muscular	Motoneurônio	Classificação histológica
A	Branca Contração muito rápida Muita força Alta fadigabilidade	Glicolítica rápida	Fásico	II b
B	Branca Contração rápida Força moderada Resistente à fadiga	Glicolítica lenta	Fásico	II a
C	Vermelha Contração lenta Baixa tensão Resistente à fadiga	Oxidativa	Tônico	I

Fonte: adaptada de Dantas.[11]

Analisando-se a Tabela 24.2, observa-se que o estímulo dado pelo exercício pode intensificar mais um determinado tipo de fibra muscular. Conforme o objetivo planejado, então, pode-se direcionar para a qualidade física de força ou de resistência.

As diretrizes do American College of Sports Medicine (ACSM)[5] preconizam a prática de exercícios de força para idosos com a intensidade moderada, com a frequência de 2 a 3 dias por semana. Exercícios de flexibilidade e de equilíbrio também devem compor a recomendação total, sendo estes últimos ainda mais importantes entre os idosos.

Idosos que estejam começando um programa de treinamento de contrarresistência e indivíduos fora de forma, que são mais suscetíveis a lesões musculotendinosas devem começar realizando mais repetições (10 a 15 repetições) a uma intensidade leve (40 a 50% de uma repetição máxima [1 RM]) com progressão para uma intensidade moderada de (60 a 70% de um 1 RM). Quando 1 RM não for medida, a intensidade pode ser prescrita como moderada (5 a 6) e vigorosa (7 a 8) em uma escala de percepção subjetiva de esforço 0 a 10, considerando que o indivíduo tenha capacidade de utilizar essa intensidade enquanto mantém uma técnica adequada de levantamento de cargas. Após um período de adaptação ao treinamento de contrarresistência e de melhora do condicionamento musculotendinoso, os idosos podem seguir diretrizes para adultos mais jovens (intensidade maior com 8 a 12 repetições por série).

Para o programa de treinamento de contrarresistência recomenda-se:[5]

- 8 a 10 exercícios em um programa de treinamento de peso progressivo, subir escadas e outras atividades fortalecedoras que utilizem os principais grupos musculares.
- 10 a 15 repetições são efetivas para melhorar a força em indivíduos de meia-idade e idosos que estejam começando a se exercitar.
- ≥ 1 série de exercícios de resistência pode ser efetiva, especialmente entre idosos e novatos.
- Intervalos de repouso de 1 a 3 minutos entre cada série de repetições são eficientes. Recomenda-se um repouso ≥ 48 horas entre as sessões para qualquer grupo muscular.
- Progresso gradual de maior resistência e/ou mais repetições por série e/ou aumento de frequência recomendada.

Ajuste de cargas

É indicado o reajuste de cargas seguindo a regra de 2 × 2.[10] Consiste no aumento de aproximadamente 10% da carga de trabalho toda vez que o indivíduo conseguir realizar, por duas sessões consecutivas, o limite superior das repetições programadas.

Tipos de programas de treinamento

Os tipos de programas de treinamento mais adequados ao idoso dependem das avaliações física e funcional. Porém, os métodos alternado por segmento e alternado por grupo muscular são os mais recomendáveis. Estes propiciam descansos maiores do mesmo grupo muscular trabalhado, evitando, assim, a fadiga precoce.

Método alternado por segmento

O método alternado por segmento é a forma tradicional do treinamento de musculação, sendo mais indicado a iniciantes, idosos e/ou na complementação de outras atividades. Também é sugerido para o condicionamento físico geral, aumento do gasto calórico, aumento de força e massa muscular para o idoso e manutenção do estado de treinamento.

Esse método tem como objetivo evitar a fadiga muscular precoce, o uso excessivo das articulações e permitir melhor recuperação muscular.[12] Pode ser trabalhado da seguinte forma:

1. Supino vertical.
2. *Leg press* horizontal.
3. Remada sentada pegada aberta.
4. Cadeira adutora.
5. Desenvolvimento fechado.
6. Cadeira abdutora.
7. Abdominal supra parcial.

A distribuição dos exercícios é feita de forma alternada quanto aos segmentos corporais. Apresenta como vantagens ser um treinamento básico e ser capaz de estimular todos os segmentos corporais em uma sessão. Em contrapartida, apresenta a monotonia como uma desvantagem.

Periodização linear

A periodização linear apresenta tendência geral de diminuir o volume de treinamento e aumentar a intensidade do treino à medida que ele evolui. Para o treinamento com pesos, isso significa que um número relativamente alto de repetições é executado em baixas intensidades quando o treino é iniciado; à medida que o treinamento progride, o número de repetições diminui e a intensidade do treino aumenta.[4] Pode ser realizado da seguinte forma: frequência semanal de 2 sessões, quantidade de 3 a 5 séries por exercício, quantidade de repetições por série de 8 a 12, intensidade moderada e descanso entre as séries de 1 a 3 minutos. Essa periodização é eficaz para o aumento da hipertrofia muscular e pode promover uma redução significativa na pressão arterial diastólica pós-treinamento.[13]

Treinamento resistido

Os idosos devem iniciar os exercícios com aproximadamente 50% de 1RM, ou com uma intensidade moderada de 5 a 6 na escala subjetiva de esforça de 0 a 10, com uma série do tipo alternada por segmento, nas primeiras 4 semanas. Depois do período de adaptação, os idosos devem treinar na fase específica utilizando duas a três séries de 10 a 15 repetições, com intervalos de um a dois minutos, entre as séries e entre os exercícios.

O controle da carga de treinamento pode ser feito por meio do recurso proposto por Baechle e Groves,[10] denominado "regra de dois por dois". Consiste no ajuste da carga (em torno de 10% da carga) toda vez que o indivíduo realizar um determinado exercício no limite superior (com dez repetições) por duas sessões seguidas.

Efeitos do treinamento resistido

Entre os efeitos proporcionados nas variáveis fisiológicas pelo treinamento de força, destacam-se a:

- **Hipertrofia:** hipertrofia aguda: aumento da estrutura sarcoplasmática; hipertrofia crônica: aumento das estruturas actomiosínica e sarcoplasmática.
- **Velocidade:** a hipertrofia muscular possibilita uma melhor capacidade de desenvolver a velocidade; envolve um maior número de ligações por unidade de tempo; portanto, maior é a força muscular desenvolvida.
- **Coordenação:** o aumento da coordenação melhora o desenvolvimento da força.
- **Resistência:** melhora a capacidade de fornecer trabalho repetitivo contra resistências.
- **Mobilidade:** não há modificação com o aumento da força. A limitação de movimento só existirá com hipertrofia excessiva e negligência.
- **Flexibilidade:** há aumento dos arcos de amplitude de movimento.

Evidências científicas

A seguir são abordadas algumas evidências científicas, relacionadas com os benefícios do treinamento resistido em idade mais avançada. A densidade mineral óssea e a massa muscular são aumentadas com a continuidade do treinamento.[14] O exercício resistido pode ser uma estratégia eficiente na preservação de hormônios relacionados com a força muscular, como o IGF-1 e uma intervenção não farmacológica para melhorar a autonomia funcional de AVD.[15]

Algumas combinações de exercício resistido com o exercício de fortalecimento de core têm se mostrado eficazes no desempenho de AVD; melhoria da flexibilidade e do metabolismo endotelial, que protege contra doenças cardiovasculares; além de favorecer a neuroplasticidade do cérebro como um fator de proteção para a saúde mental, trazendo também benefícios para o manejo da sarcopenia, que é um fator agravante durante o processo natural do envelhecimento.[16] Segundo as diretrizes de prática clínica internacional para sarcopenia,[17] os idosos com sarcopenia devem praticar atividade física, com a realização de exercícios de força, para desacelerar a perda de massa muscular e massa óssea causada pelo o envelhecimento.

Um programa de exercícios resistidos é efetivo na melhora da força muscular, na funcionalidade e nos domínios capacidade funcional, redução do limiar da dor, vitalidade, saúde mental e aspectos emocionais da QV em idosos.[18] Para se obter estes benefícios, tornam-se necessários seguir algumas recomendações que facilitarão a aderência e proporcionarão maior segurança e eficiência dos resultados.

Orientações para a aplicação de um programa de treinamento resistido de força para idosos

Os programas de força para indivíduos idosos devem estar consonantes tanto com os aspectos fisiológicos quanto com os fatores psicossociais. Assim, é importante ressaltar alguns pontos essenciais para a o planejamento e aplicação desse tipo de treino:

- **Hora do treino e temperatura ambiente:** se for pela manhã e em dias mais frios, deve-se enfatizar o aquecimento.
- **Local:** procurar local arejado e com piso antiderrapante.
- **Vestimentas:** utilizar roupas leves e que permitam ampla mobilidade de movimentos, e também usar calçado apropriado para atividade física (tênis).
- **Reposição hídrica:** deve-se beber líquidos durante e após as sessões de treino, sobretudo nos dias mais quentes e/ou nos dias de sessões mais intensas;
- **Frequência e duração:** a participação no treinamento deve ser entre 2 e 5 vezes por semana, com duração em torno de 60 minutos.
- **Método:** deve-se realizar períodos de familiarização com os exercícios, testes para a prescrição de cargas de treinamento, período de adaptação ou fase básica, período específico e de manutenção.
- **Sessões:** realizar exercícios de alongamento (níveis submáximos) para relaxamento da musculatura. Se for fazer trabalho de flexibilidade, este deve consistir em uma sessão especial de treinamento.
- **Relações sociais:** é importante tratar o idoso com respeito e, ao mesmo tempo, paciência para motivá-lo a continuar a prática do treinamento de forma prazerosa e que haja um entrosamento harmonioso com todo o grupo, as respectivas famílias e os profissionais envolvidos.

Se esses detalhes forem lembrados no processo, na elaboração e na execução do treinamento de força para os idosos, os riscos serão minimizados e, consequentemente, as probabilidades de se atingirem os objetivos se tornam maiores.

Modelo de um programa de treinamento de força para idosos

Para idealizar os assuntos propostos neste capítulo, um modelo de programa de exercício resistido de força é apresentado nas Figuras 24.1 a 24.10.

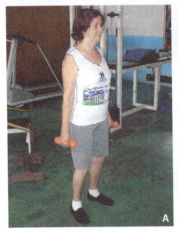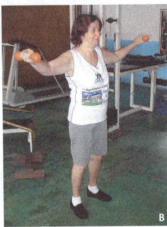

FIGURA 24.1A e B. Abdução dos ombros.

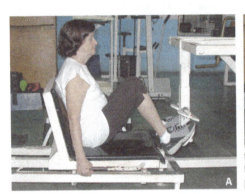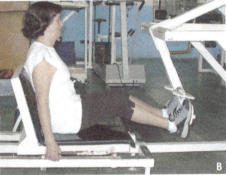

FIGURA 24.2A e B. *Leg press* (pedal baixo).

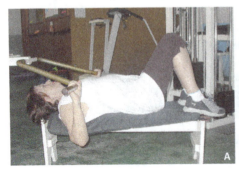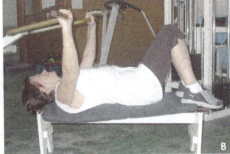

FIGURA 24.3A e B. Supino reto.

Exercícios Resistidos para Idosos 319

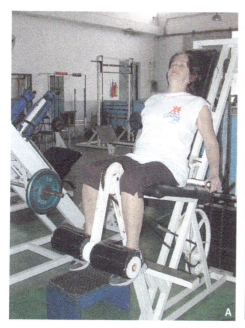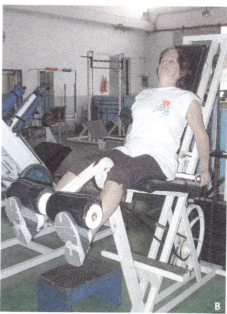

FIGURA 24.4A e B. Extensão de joelho.

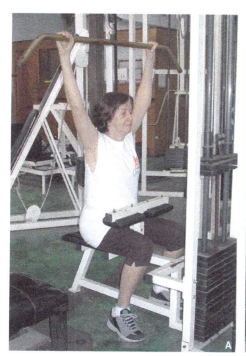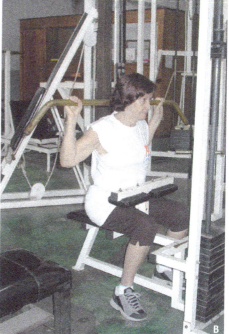

FIGURA 24.5A e B. Puxada por trás.

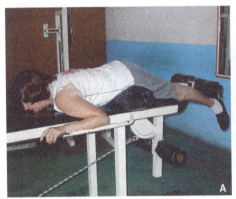 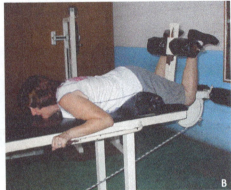

FIGURA 24.6A e B. Flexão de joelho.

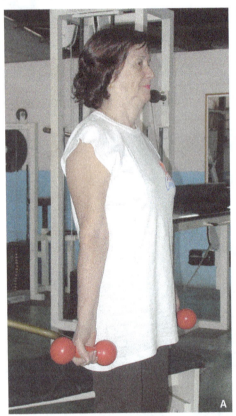 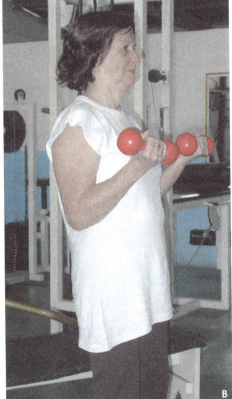

FIGURA 24.7A e B. Rosca bíceps simultânea.

Exercícios Resistidos para Idosos **321**

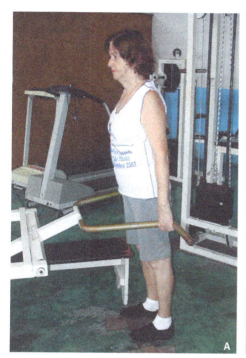 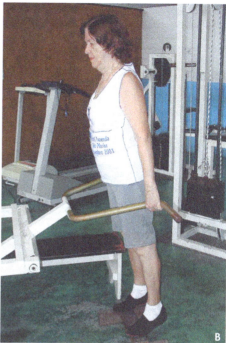

FIGURA 24.8A e B. Flexão plantar.

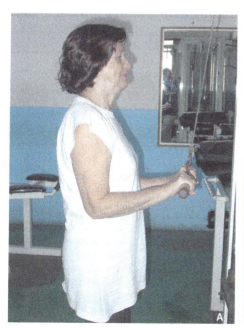 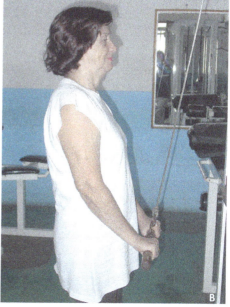

FIGURA 24.9A e B. Rosca tríceps no pulley.

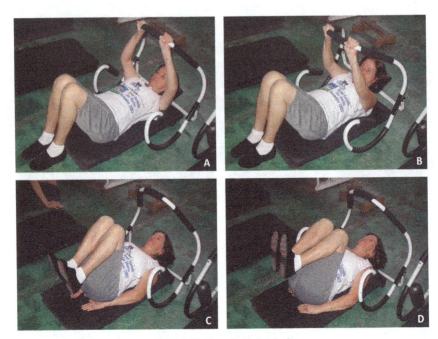

FIGURA 24.10A a D. Abdominal.

Considerações finais

O treinamento resistido de força pode proporcionar diversos benefícios para a população idosa. Entre os benefícios, é possível citar o aumento da força muscular e outras variáveis psicofísicas (flexibilidade, capacidade cardiorrespiratória, autoestima, autoimagem, autoconfiança), além de melhoria da autonomia funcional para as AVD e na qualidade de vida.

A Tabela 24.3 apresenta alguns benefícios alcançados com o treinamento resistido de força.

TABELA 24.3. Benefícios do treinamento resistido de força

Benefícios fisiológicos	Benefícios funcionais	Benefícios psicológicos
Manutenção da musculatura	Melhora da postura	Melhora da função cognitiva
Ganho do tecido muscular	Melhora da mobilidade	Redução dos níveis de depressão
Manutenção do metabolismo	Melhora da flexibilidade	Melhora da autoimagem
Redução da gordura corporal	Melhora da força muscular	Melhora da autoestima
Aumento da densidade mineral óssea	Melhora da coordenação motora	Melhora do humor
Melhoria do metabolismo de glicose	Melhora da execução das tarefas diárias	Melhora do bem-estar
Melhoria do metabolismo de lipídeos sanguíneos	Melhora da agilidade	Melhora das relações sociais
Redução da pressão arterial	Melhora da velocidade e tempo de reação	Aumento da satisfação com a vida
Somatório dos benefícios		
Melhora da autonomia, da saúde e da qualidade de vida		

Fonte: elaborada pelos autores.

Na Tabela 24.3 nota-se que o idoso deve ser avaliado na sua forma integral. Portanto, as necessidades e os objetivos de uma pessoa idosa, devem ser percebidos pelos profissionais de saúde, possibilitando melhoria da autonomia e da qualidade de vida em idosos que buscam ou são encaminhados para um treinamento de força. Desse modo, o idoso pode ter a possibilidade de viver de forma digna nesta etapa da vida, ou seja, viver mais e melhor.

Referências bibliográficas

1. Maior AS. Fisiologia dos exercícios resistidos. São Paulo: Phorte; 2013.
2. Mara LS. Modificações corporais no idoso. Sociedade Brasileira de Medicina do Esporte, 13 fev. 2019. Disponível em: http://www.medicinadoesporte.org.br/modificacoes-corporais-no-idoso/. Acesso em: 18 jul. 2019.
3. Marcos-Pardo PJ, Orquin-Castrillón FJ, Gea-García GM et al. Effects of a moderate-to-high intensity resistance circuit training on fat mass, functional capacity, muscular strength, and quality of life in elderly: a randomized controlled trial. Scientific Reports. 2019; 9:7830.
4. Fleck SJ, Kraemer WJ. Fundamentos do treinamento de força muscular. 4. ed. Porto Alegre: Artmed; 2017.
5. American College of Sports Medicine. ACSM's guidelines for exercise testing and prescription. 10th ed. Philadelphia: Wolters Kluwer/Lippincott Williams & Wilkins; 2017.
6. Moreira LD, Oliveira ML, Lirani-Galvão AP et al. Physical exercise and osteoporosis: effects of different types of exercises on bone and physical function of postmenopausal women. Arq Bras Endocrinol Metabol. 2014; 58(5):514-22.
7. Cadore EL, Izquierdo M. How to simultaneously optimize muscle strength, power, functional capacity, and cardiovascular gains in the elderly: an update. Age. 2013; 35(6):2329-44.
8. Hall SJ. Biomecânica básica. 7. ed. Rio de Janeiro: Guanabara Koogan; 2016.
9. McArdle DW, Katch LF, Katch LV. Fisiologia do exercício | Nutrição, energia e desempenho humano. 8. ed. Rio de Janeiro: Guanabara Koogan; 2015.
10. Baechle TR, Groves BR. Weight training: steps to success. 4th ed. Champaign: Human Kinetics; 2012.
11. Dantas EHM. A prática da preparação física. 5. ed. Rio de Janeiro: Shape; 2003.
12. Cossenza CE, Lima VP. Musculação: a prática dos métodos de treinamento. 2. ed. Rio de Janeiro: Sprint; 2013.
13. Reis CBF, Silva SCS, Abreu LP, Serra LL, Pires FO, Leite RD. Efeito das periodizações linear e ondulatória na resposta hemodinâmica em idosas. Rev Bras Presc Fisiol Exercício. 2018; 12(74):308-15.
14. Pimenta LD, Massini DL, Santos D et al. Bone health, muscle strength and lean mass: relationships and exercise recommendations. Rev Bras Med Esporte. 2019; 25(3):245-51.
15. Vale RGS, Rodrigues VF. Efectos del entrenamiento de fuerza sobre los niveles de igf-1 y autonomía funcional de adultos mayores. Revista Ciencias de la Actividad Física UCM. 2014; 15(2):35-42.
16. Araújo-Gomes, RC, Santos MV, Vale RG, Drigo AJ, Pinheiro CJB. Effects of resistance training, tai chi chuan and mat pilates on multiple health variables in postmenopausal women. Journal of Human Sport & Exercise. 2019; 14(1):122-39.
17. Dent E, Morley JE, Cruz-Jentoft AJ et al. International Clinical Practice Guidelines for Sarcopenia (ICFSR): screening, diagnosis and management. J Nutr Health Aging. 2018; 22(10):1148-61.
18. Oliveira Neto RS, Medeiros MC, Caldas TG, Souza MC et al. Impacto de um programa de três meses de exercícios resistidos para idosos com osteoartrite de joelhos, da comunidade de Santa Cruz, Rio Grande do Norte, Brasil. Rev Bras Geriatr Gerontol. 2016; 19(6):950-7.

Capítulo 25

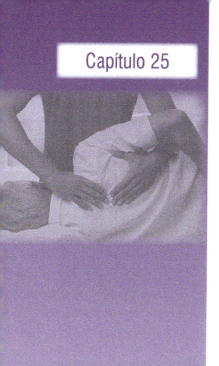

Lesões por Pressão no Idoso

Andressa Andrade Teymeny

Quando entramos na fase da senescência, ocorre um declínio funcional de todo nosso organismo, o que acarreta a predisposição de desenvolver várias comorbidades decorrente desse processo. Entre as estruturas que sofrem com essas alterações, está o sistema tegumentar, ou seja, a pele, considerada o maior órgão em continuidade celular do nosso corpo, o qual tem a função de termorregulação, da excreção de água e eletrólitos, das percepções táteis de pressão, dor e temperatura, de proteção mecânica, responsável também pela produção de vitamina D, além de constituir a primeira linha de defesa do organismo. A pele é dividida em camadas e todas elas sofrem processo de envelhecimento.[1,2]

A epiderme é a camada mais superficial, avascularizada, sendo alimentada através da derme pela difusão de substâncias pela lâmina dermo-epidérmica. É constituída predominantemente por queratina e apresenta vários estratos denominados estrato germinativo ou basal, espinhoso, granuloso e córneo, sendo, por esse motivo, também denominada tecido epitelial escamoso (pavimentoso) estratificado queratinizado.[1,2]

O estrato germinativo é constituído primordialmente por queratinoblastos, que se assentam na lâmina dermo-epidérmica e contêm 70% de água, sendo ricos em cisteína, essencial para o processo de síntese de queratina, proteína que é responsável por conferir elasticidade e resistência ao estrato córneo. É aqui que ocorre a produção de melanina e residem as células de Merkel (células sensoriais). No estrato espinhoso ocorre uma diferenciação celular onde os queratinoblastos passam a denominar-se queratinócitos, sendo unidos por desmossomas (estruturas que garantem união e coesão das células), que vão se achatando à medida que se deslocam para a superfície além de ter perda de água. Já o estrato granuloso, é composto por 3 a 4 fileiras de células constituídas por querato-hialina. Nessa camada existem ainda células pertencentes ao sistema imunitário, as células de Langerhans, dando defesa à pele. O estrato córneo, o mais superficial de todos, é constituído por cerca de 20 a 25 camadas de células mortas, achatadas, anucleadas e desidratadas unidas por corneodesmossomas, constituído por células compostas predominantemente por queratina. Neste estrato superficial há uma quantidade de água muito menor, cerca de 7 a 15 %, sendo compensada pela quantidade de queratina. Sendo um estrato em constante descamação sofre uma renovação celular aproximadamente a cada 27 dias. Ele funciona como uma barreira física e química ao meio ambiente (Figura 25.1).[1,2]

A derme, camada abaixo da epiderme, é responsável pela resistência estrutural da pele. Constituída por tecido conjuntivo denso, que possui 70% de água e os restantes 30% correspondem a fibras de colágeno e de elastina e também glucosaminoglicanos ou GAG's, que são capazes de absorver água (higroscópicos) a fim de manterem a elasticidade e a hidratação da nossa pele. E é nesta camada que se situam os anexos cutâneos, os vasos sanguíneos e linfáticos, os receptores sensoriais, as glândulas, os músculos lisos e os folículos pilosos. A derme funciona como o motor do sistema tegumentar.[1,2]

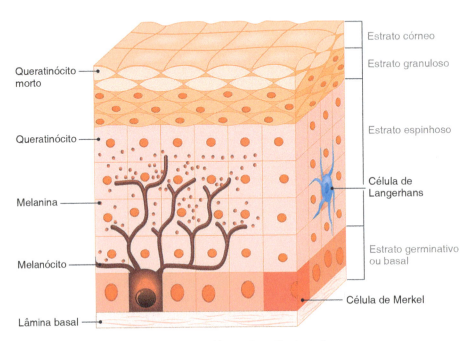

FIGURA 25.1. Epiderme. Fonte: Shutterstock.

Quanto aos anexos cutâneos, destacam-se primordialmente as glândulas sudoríparas, responsáveis pela produção e secreção de suor, auxiliando na regulação da temperatura corporal; as glândulas sebáceas, responsáveis pela produção e libertação de sebo, que permite a lubrificação do pêlo e da pele, constituindo, portanto, a fase oleosa do filme hidrolipídico. Também temos as terminações nervosas livre e encapsuladas, responsáveis pela sensibilidade, e os pelos, que também participam da proteção e da termorregulação da pele (Figuras 25.2 e 25.3).[1,2]

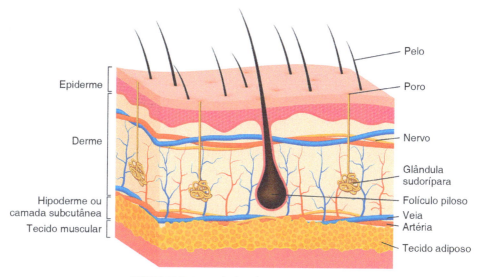

FIGURA 25.2. Anatomia da pele. Fonte: Shutterstock.

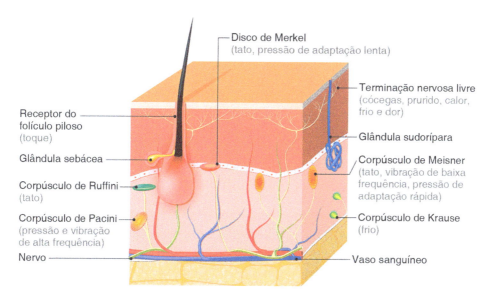

FIGURA 25.3. Receptores sensoriais na pele. Fonte: Shutterstock.

Com o envelhecimento, ocorre uma degeneração da função tecidual, havendo várias alterações significativas no nível estrutural da pele, que advêm de um conjunto de eventos naturais, os quais resultam em alterações histológicas e estruturais da constituição do sistema tegumentar. A epiderme, apresenta diminuição da capacidade de renovação celular, menor número de células de Langerhans (menos defesa), alteração dos melanócitos, resultando em manchas senis; redução da espessura da pele e perda de consistência da junção dermo-epidérmica (sensação de pele em excesso). Já na derme, essas alterações geram menor número de fibroblastos, diminuição do número de proteínas, colágeno e elastina, e diminuição do número de células fibroblastos. Os anexos também sofrem alterações como a despigmentação do pelo (branqueamento), perda de pelo ou cabelo, diminuição da microcirculação e da produção de suor e sebo, apresentando também diminuição da sensação de estímulos por perda dos corpúsculos de Pacini e Meissner.[1-3]

Diante dessas alterações promovidas pelo envelhecimento, a pele torna-se sensível e suscetível a sofrer lesões que podem afetar também outros sistemas. E uma das lesões da pele que chega afetar 70% dos idosos, principalmente acima dos 70 anos de idade, é a lesão por pressão.

A lesão por pressão (LP) é um dano localizado na pele e/ou tecidos moles subjacentes, geralmente sobre uma proeminência óssea ou relacionada com o uso de dispositivo médico e/ou outro artefato. A lesão pode-se apresentar em pele íntegra ou com úlcera aberta e pode ser dolorosa. A lesão ocorre como resultado da pressão intensa e/ou prolongada em combinação com o cisalhamento. A tolerância do tecido mole à pressão e ao cisalhamento pode também ser afetada pelo microclima, nutrição, perfusão, comorbidades e pela sua condição.[4]

O nome úlcera por pressão foi amplamente utilizado até o ano de 2016, quando o National Pressure Ulcer Advisory Panel (NPUAP) percebeu uma necessidade de mudar a nomenclatura de "úlceras por pressão" para "lesão por pressão". Essa mudança foi justificada devido o estágio 1 apresentar a pele intacta, e a expressão "Lesão por Pressão" descreve de forma mais precisa esse tipo de lesão, tanto na pele intacta quanto na pele ulcerada. Foi determinado que esse novo termo deverá ser adotado por todos os profissionais da saúde.[4,5]

Também nesse consenso do NPUAP, foi revista a classificação das LPs, sendo apresentados os 4 estágios da LP, a LP Tissular Profunda e a LP Não Classificável e acrescentado mais duas classificações: LP Relacionada com Dispositivo Médico e LP em Membranas Mucosas. Portanto, a classificação revisada da LP ficou assim:

Lesão por pressão estágio 1: pele íntegra com eritema que não embranquece

Pele íntegra com área localizada de eritema que não embranquece e que pode parecer diferente em pele de cor escura (Figura 25.4). Presença de eritema que embranquece ou mudanças na sensibilidade, temperatura ou consistência (endurecimento) podem preceder as mudanças visuais. Mudanças na cor não incluem descoloração púrpura ou castanha; essas podem indicar dano tissular profundo.

Lesões por Pressão no Idoso 329

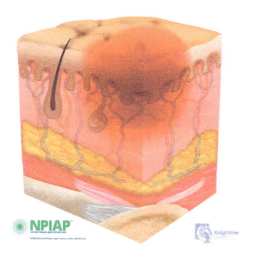

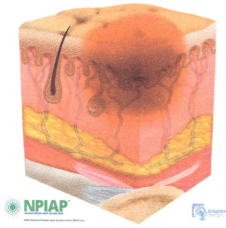

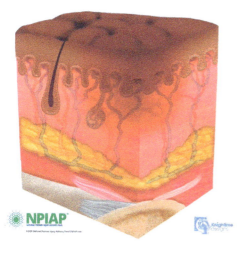

FIGURA 25.4. Lesão por pressão estágio 1. Fonte: Copyright NPUAP® – adquirida e publicada com permissão.

Lesão por pressão estágio 2: perda da pele em sua espessura parcial com exposição da derme

Perda da pele em sua espessura parcial com exposição da derme. O leito da ferida é viável, de coloração rosa ou vermelha, úmido e pode também apresentar-se como uma bolha intacta (preenchida com exsudato seroso) ou rompida. O tecido adiposo e os tecidos profundos não são visíveis. Tecido de granulação, esfacelo e escara não estão presentes (Figura 25.5). Em geral, essas lesões resultam de microclima inadequado e cisalhamento da pele na região da pélvis e no calcâneo. Esse estágio não deve ser usado para descrever as lesões de pele associadas à umidade, incluindo dermatite associada à incontinência (DAI), dermatite intertriginosa, lesão de pele associada a adesivos médicos ou as feridas traumáticas (lesões por fricção, queimaduras, abrasões).

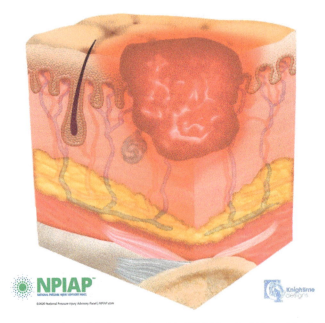

FIGURA 25.5. Lesão por pressão estágio 2. Fonte: Copyright NPUAP® – adquirida e publicada com permissão.

Lesão por pressão estágio 3: perda da pele em sua espessura total

Perda da pele em sua espessura total na qual a gordura é visível e, frequentemente, tecido de granulação e epíbole (lesão com bordas enroladas) estão presentes. Esfacelo e/ou escara podem estar visíveis. A profundidade do dano tissular varia conforme a localização anatômica; áreas com adiposidade significativa podem desenvolver lesões profundas. Podem ocorrer descolamento e túneis. Não há exposição de fáscia, músculo, tendão, ligamento, cartilagem e/ou osso. Quando o esfacelo ou a escara prejudica a identificação da extensão da perda tissular, deve-se classificá-lo como lesão por pressão não classificável (Figura 25.6).

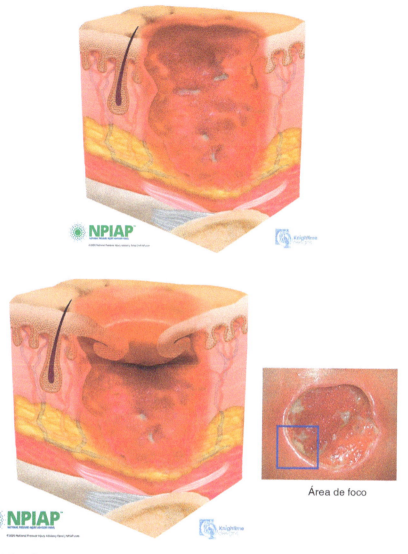

FIGURA 25.6. Lesão por pressão estágio 3. Fonte: Copyright NPUAP® – adquirida e publicada com permissão.

Lesão por pressão estágio 4: perda da pele em sua espessura total e perda tissular

Perda da pele em sua espessura total e perda tissular com exposição ou palpação direta da fáscia, músculo, tendão, ligamento, cartilagem ou osso. Esfacelo e/ou escara podem estar visíveis. Epíbole (lesão com bordas enroladas), descolamento e/ou túneis ocorrem frequentemente (Figura 25.7). A profundidade varia conforme a localização anatômica. Quando o esfacelo ou escara prejudica a identificação da extensão da perda tissular, deve-se classificá-lo como lesão por pressão não classificável.

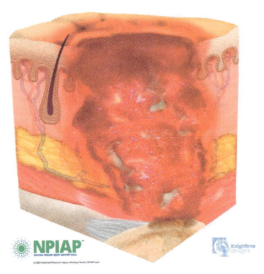

FIGURA 25.7. Lesão por pressão estágio 4. Fonte: Copyright NPUAP® – adquirida e publicada com permissão.

Lesão por pressão não classificável: perda da pele em sua espessura total e perda tissular não visível

Perda da pele em sua espessura total e perda tissular na qual a extensão do dano não pode ser confirmada porque está encoberta pelo esfacelo ou escara (tecido necrótico). Ao ser removido (esfacelo ou escara), lesão por pressão em estágio 3 ou estágio 4 ficará aparente (Figura 25.8). Escara estável (isto é, seca, aderente, sem eritema ou flutuação) em membro isquêmico ou no calcâneo não deve ser removida.

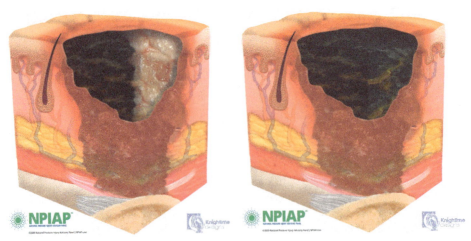

FIGURA 25.8. Lesão por pressão não classificável. Fonte: Copyright NPUAP® – adquirida e publicada com permissão.

Lesão por pressão tissular profunda: descoloração vermelho-escura, marrom ou púrpura, persistente e que não embranquece

Pele intacta ou não, com área localizada e persistente de descoloração vermelho-escura, marrom ou púrpura que não embranquece ou separação epidérmica que mostra lesão com leito escurecido ou bolha com exsudato sanguinolento (Figura 25.9). Dor e mudança na temperatura frequentemente precedem as alterações de coloração da pele. A descoloração pode apresentar-se diferente em pessoas com pele de tonalidade mais escura. Essa lesão resulta de pressão intensa e/ou prolongada e de cisalhamento na interface osso-músculo. A ferida pode evoluir rapidamente e revelar a extensão atual da lesão tissular ou resolver sem perda tissular. Quando tecido necrótico, tecido subcutâneo, tecido de granulação, fáscia, músculo ou outras estruturas subjacentes estão visíveis, isso indica lesão por pressão com perda total de tecido (lesão por pressão não classificável ou estágio 3 ou 4). Não se deve utilizar a categoria lesão por pressão tissular profunda (LPTP) para descrever condições vasculares, traumáticas, neuropáticas ou dermatológicas.

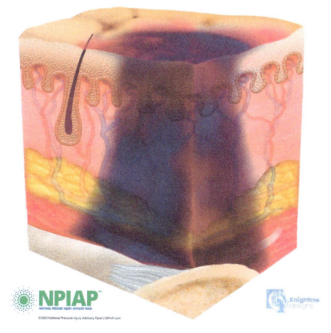

FIGURA 25.9. Lesão por pressão tissular profunda. Fonte: Copyright NPUAP® – adquirida e publicada com permissão.

Lesão por pressão em membranas mucosas

A lesão por pressão em membranas mucosas é encontrada quando há histórico de uso de dispositivos médicos no local do dano. Devido à anatomia do tecido, essas lesões não podem ser categorizadas (Figura 25.10).

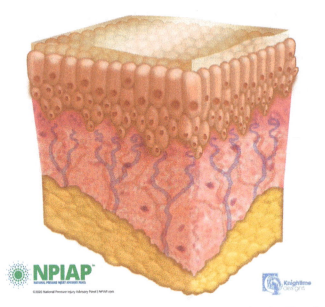

FIGURA 25.10. Lesão por pressão em membranas mucosas. Fonte: Copyright NPUAP® – adquirida e publicada com permissão.

Lesão por pressão relacionada com dispositivo médico

Essa terminologia descreve a etiologia da lesão. A lesão por pressão relacionada com dispositivo médico resulta do uso de dispositivos criados e aplicados para fins diagnósticos e terapêuticos. A lesão por pressão resultante geralmente apresenta o padrão ou a forma do dispositivo. Essa lesão deve ser categorizada usando o sistema de classificação de lesões por pressão.

Uma observação importante a ser colocada é sobre um erro bastante comum, que é usar como sinônimos as palavras: escara, lesão e úlcera, o que não são. Escara é toda lesão recoberta por tecido necrótico, independentemente de sua área de localização. E, nem toda lesão é uma úlcera.

Fatores de risco

A presença de um ou mais fatores de risco deixa a pessoa mais suscetível a desenvolver uma LP. Esses fatores podem ser pessoais ou ambientais. Os fatores de risco pessoais estão diretamente relacionados com a condição fisiológica do idoso. Entre eles: mudança da mobilidade, imobilidade, alterações do nível da consciência ou da cognição, problemas circulatórios, incontinência urinária, incontinência fecal, sudorese aumentada ou diminuída, alteração da sensibilidade da pele, higiene inadequada, desnutrição ou sobrepeso. Já os fatores de risco ambientais para o desenvolvimento de LP estão relacionados com a interação do idoso com o meio ambiente, em especial a relação com o colchão ou a superfície em que ele está apoiado. Entre os fatores podemos citar: pressão, fricção, cisalhamento e umidade.[6,7]

A pressão sobre a pele é considerada o principal fator no aparecimento das LPs e, por isso, compõe o nome desta doença. A pressão modifica o fluxo do sangue na pele e nos tecidos abaixo dela, sobretudo nas regiões com maior saliência óssea. Se a circulação for interrompida por mais do que algumas horas, a pele morre, começando pela camada externa (a epiderme). Se a pressão for mantida por uma duração considerada crítica (> 2 horas) ocorre morte celular e necrose dos tecidos, levando ao aparecimento da LP.[6,7]

A fricção é a resultante entre o atrito da pele com a superfície sobre a qual ela está exposta. Quando o paciente é movido contra uma superfície de apoio, ocorre abrasão das camadas superficiais da pele, causando danos teciduais.[8] Já o cisalhamento é o processo por meio do qual os tecidos sofrem ação de forças externas que agem em planos diferentes, criadas pela interação entre as forças gravitacionais e o atrito (Figura 25.11). Possivelmente, essa distorção intratecidual provoca o rompimento das microconexões existentes entre as diferentes camadas de células, promovendo o início de uma série de modificações que podem culminar em necrose.[7,8]

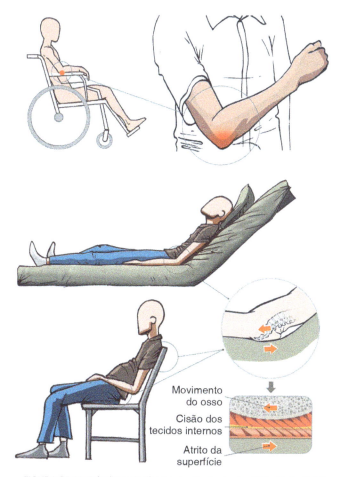

FIGURA 25.11. Fricção e cisalhamento. Fonte: Junior CAS e Pinto ALF.[10]

Com relação à umidade, que corresponde à quantidade de líquido em contato com a pele do indivíduo, tem forte relação com o desenvolvimento de LP, pois ela pode danificar a camada externa protetora da pele. Tal fato ocorre com mais frequência em pacientes com incontinência urinária e/ou fecal.[9]

Tanto os fatores de risco pessoais quanto os fatores de risco ambientais devem ser considerados e avaliados para identificar precocemente o risco de o idoso desenvolver uma LP e, com isso, evitar o desenvolvimento de infecções graves e, consequentemente, o aumento da mortalidade.

O conhecimento sobre a etiologia, os fatores de riscos e a fisiopatologia da LP, é essencial para o planejamento das medidas adequadas que colaboram para a diminuição dos casos e das complicações geradas por elas. Para isso é necessário agregar ao conhecimento etiológico uma avaliação clínica da pele de forma minuciosa identificando qualquer anormalidade que possa contribuir para a formação da LP ou que indique o processo inicial de formação da lesão.

Na literatura, existem várias escalas preditivas utilizadas para a identificação dos fatores de risco para LP, como a escala de Norton e a escala de Waterlow. Todavia, a escala de Braden (EB) se destaca por ser vastamente utilizada até os dias atuais em razão da sua eficácia, sensibilidade, especificidade, critérios avaliativos claros e definidos, além da praticidade no que concerne a sua aplicabilidade. Ela é um instrumento fundamental na avaliação da LP e recomendada pelo Ministério da Saúde.[11]

Vários são os fatores de risco relacionados com o desenvolvimento da LP. Eles podem ser identificados por meio da aplicabilidade da EB, que exige um maior detalhamento clínico das condições do paciente, além de ser a única escala que avalia a percepção sensorial, em relação às outras escalas citadas, tornando possível um planejamento assistencial direcionado para as reais necessidades e justificando a sua maior utilização em relação às outras escalas. Ela foi desenvolvida para a avaliação do risco de LP em pacientes acamados independentemente da doença presente.[12]

A EB é composta por seis subescalas das quais três mensuram os indicativos clínicos do paciente para a exposição à pressão intensa e contínua. São elas: percepção sensorial, atividade e mobilidade. Cinco subescalas são pontuadas de 1 a 4, enquanto a escala seis é pontuada de 1 a 3. O escore 1 indica a situação mais favorável ao risco de desenvolver LP, já o escore 4 indica menos favorável ao risco. O somatório total das seis subescalas varia de 6 a 23, determinando a presença ou não do risco para LP. Portanto, quanto menor o escore, maior a predisposição para o desenvolvimento da lesão. O risco para o desenvolvimento da LP é considerado altíssimo quando o escore for maior ou igual a 9, alto risco de 10 a 12, risco moderado de 13 a 14, baixo risco de 15 a 18 e ausência de risco para a LP quando os escores forem de 19 a 23. Ressalta-se que é necessário avaliar individualmente cada escore obtido nas subescalas; pois, mesmo que o escore total indique a ausência de risco, o baixo escore isolado pode determinar o desenvolvimento da LP.[12]

Todos os profissionais da saúde, entre eles, médicos, enfermeiros e fisioterapeutas, são essenciais tanto na promoção da prevenção da LP quanto no tratamento. É uma condição complexa que requer uma equipe multidisciplinar. E, como para toda doença, o melhor é a prevenção. Para a LP isso não seria diferente, na verdade é essencial. Então cabe ao profissional de saúde, além de ter os cuidados devidos com o paciente, orientar a família, o cuidador e até o próprio idoso sobre os cuidados a serem tomados. Todos devem ser informados sobre as condições que podem levar ao aparecimento da LP e também em relação aos cuidados diários. Apesar de ser uma condição pessoal, individual, alguns cuidados gerais devem ter uma maior atenção, sobretudo com os idosos com mobilidade reduzida.

Atenção especial deve ser dada a áreas de alto risco para desenvolvimento de LP, como as regiões das proeminências ósseas, por serem áreas corporais com maior risco de LP (sacral, calcâneo, ísquio, trocantérica, occipital, escapular, maleolar e regiões corporais submetidas à pressão por dispositivos como a presença de cateteres, tubos e drenos) (Figura 25.12). É fundamental observar como está a coloração dessas regiões, sobretudo nos idosos que ficam em só uma posição, ou sentado ou deitado, por tempo prolongado.

O tempo universalmente adotado para reposicionamento do paciente é a cada duas horas; porém, para os pacientes com baixo risco de desenvolver LP, não há necessidade de mudança nesse horário, principalmente à noite (Figura 25.13). Vale ressaltar que a exigência do reposicionamento traz também a oportunidade para observar também a existência dos outros fatores de risco ambientais que predispõem a LP, como a umidade.[13]

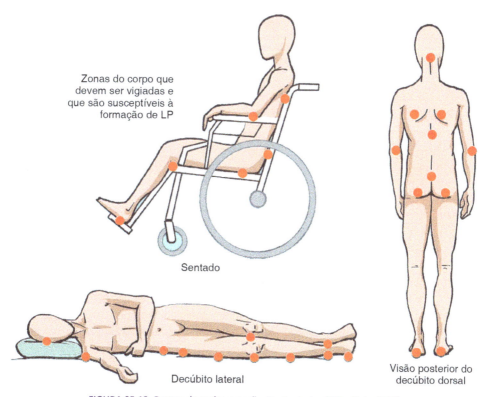

FIGURA 25.12. Pontos de maior pressão. Fonte: Junior CAS e Pinto ALF.[10]

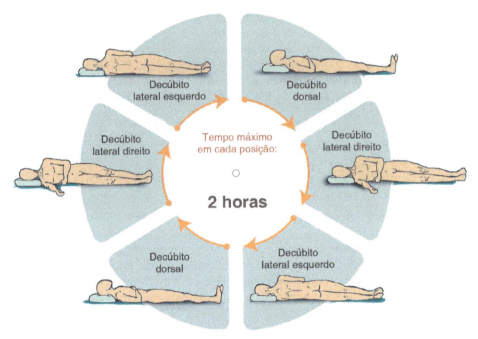

FIGURA 25.13. Relógio de reposicionamento. Fonte: Junior CAS e Pinto ALF.[10]

Também deve-se levar em consideração fatores como alimentação balanceada, higienização e hidratação da pele, que deve ter uma atenção especial buscando manter e promover a sua integridade, prevenindo assim o aparecimento da LP.

Com relação a atuação do fisioterapeuta nas LPs, além de todos os cuidados já citados, ele pode utilizar recursos de cinesioterapia e de eletroterapia para a prevenção dessas lesões. No caso da lesão já instalada, a fisioterapia tem como objetivo concentrar-se no processo de cicatrização da lesão podendo ser útil os recursos de eletroterapia, como radiação infravermelha, ultrassom, *laser* de baixa intensidade, eletroestimulação de alta voltagem, corrente galvânica, além de todos os recursos de prevenção que vão auxiliar no aumento do aporte de nutrientes por meio do fluxo sanguíneo, facilitando o transporte de oxigênio aos tecidos, melhorando desse modo a reparação tecidual. Em casos mais avançados de LP, é indicado que procedimentos como desbridamento, ostectomia e fechamento da ferida sejam realizados por profissionais específicos. É importante também buscar o tratamento da patologia que gerou a LP (Figura 25.14).[14]

Vale ressaltar que, de acordo com o protocolo para prevenção de úlcera por pressão, a massagem é contraindicada na presença de inflamação aguda e, onde existir a possibilidade de haver vasos sanguíneos danificados ou pele frágil, ela não deverá ser recomendada como estratégia de prevenção de lesões por pressão.[14]

O *laser* de baixa intensidade apresenta efeitos sobre a formação de tecido de granulação, aperfeiçoa a vascularização e a proliferação de fibroblastos, minimiza o efeito térmico gerando efeitos fotobiomoduladores que são importantes na cicatrização.[14,15]

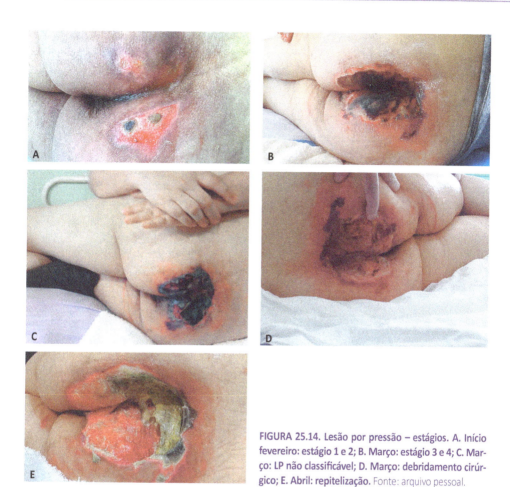

FIGURA 25.14. Lesão por pressão – estágios. A. Início fevereiro: estágio 1 e 2; B. Março: estágio 3 e 4; C. Março: LP não classificável; D. Março: debridamento cirúrgico; E. Abril: repitelização. Fonte: arquivo pessoal.

Com relação ao uso do ultrassom, ele participa nas três fases do processo da lesão, estimula a proliferação fibroblástica na fase inflamatória, aumenta o aporte sanguíneo local, proporciona a formação de novos vasos sanguíneos e estimula o desempenho de fatores importantes para cicatrização, aumentando a elasticidade e as fibras de colágeno.[14,15]

Já o uso do aparelho de infravermelho gera uma vasodilatação, aumentando a circulação local, aumenta o metabolismo celular e auxilia na remoção de produtos indesejáveis na área acometida. O calor provoca a desidratação da pele proporcionando a reparação tecidual; porém, essa terapia deve ser realizada com muita cautela devido a diminuição da sensibilidade local; logo, é indicado o uso de um tecido úmido e uma dose baixa.[14,15]

Outra modalidade utilizada é a carboxiterapia que possibilita a melhora do fluxo sanguíneo, aumenta a oxigenação sanguínea cutânea, permite a nutrição celular, facilita a eliminação de produtos do metabolismo, favorece a produção de colágeno e aumenta a espessura da derme, contribuindo positivamente para uma boa cicatrização.[14,15]

Já a corrente galvânica é uma corrente do tipo polarizada que possui efeitos eletroquímicos nas proximidades de seus polos, alternando entre polarização e despolarização tecidual, tendo como efeitos: anti-inflamatório, analgesia, redução de edema, bacteriostático, eletroestimulação muscular e, por meio da fluidificação, hidratação e amolecimento da crosta da úlcera, favorece o processo de desbridamento e o processo de renovação tecidual.[14,15]

E, por último, dispõe-se do TENS (em inglês, *transcutaneous electrical nerve stimulation*), que acelera o processo de cicatrização por meio da inibição de citocinas pró-inflamatórias, que regulariza a formação de tecido de granulação, além disso promove a vasodilatação e a estimulação neuromuscular, aumentando a perfusão dos tecidos, concentração de fibroblastos, redução do edema.[14,15]

Toda a equipe de saúde tem um papel primordial tanto na prevenção quanto no tratamento das LPs, que é uma condição grave de saúde, que afeta sobretudo a população idosa, que tem o agravante do envelhecimento do tecido tegumentar tornando-a mais suscetível a esse tipo de lesão, que pode levar a complicações como sepses e até ao óbito. Por isso, é essencial que todo o cuidado seja tomado, para poder prevenir o aparecimento da LP e proporcionar ao idoso um envelhecimento com maior qualidade de vida e menor comorbidades.

Referências bibliográficas

1. Harris MINC. Pele: estrutura, propriedades e envelhecimento. 3. ed. São Paulo: Senac; 2009.
2. Harris MINC. Pele: do nascimento à maturidade. São Paulo: Senac; 2018. 341 p.
3. Roberts WE. Skin type classification systems old and new. Dermatol Clin. 2009 Oct; 27(4):529-33.
4. National Pressure Ulcer Advisory Panel (NPUAP). 2016 [citado 12 de junho de 2020]. Disponível em: https://npiap.com/404.aspx?404;http://www.npuap.org:80/national-pressure-ulcer--advisory-panel-npuap-announces-a-change-in-terminology-from-pressure-ulcer-to-pressure-injury-and-updates-the-stages-of-pressure-injury/
5. Instituto Brasileiro para Segurança do Paciente (IBSP). 2016 [citado 12 de junho de 2020]. Disponível em: https://www.segurancadopaciente.com.br/noticia/muda-terminologia-para-ulcera--por-pressao-confira/
6. NetCE, Mamou M. Pressure ulcers and skin care. NetCE. 2019. 64 p.
7. Agrawal K, Chauhan N. Pressure ulcers: back to the basics. Indian J Plast Surg Off Publ Assoc Plast Surg India. 2012; 45(2):244-54.
8. Luz SR, Lopacinski AC, Fraga RD et al. Úlceras de pressão. Geriatr Gerontol Aging. 2010; 4(1):36-43.
9. Shaked E, Gefen A. Modeling the effects of moisture-related skin-support friction on the risk for superficial pressure ulcers during patient repositioning in bed. Front Bioeng Biotechnol [Internet]. 14 de outubro de 2013 [citado 12 de junho de 2020]. Disponível em: https://www.ncbi.nlm.nih.gov/pmc/articles/PMC4090896/
10. Junior CAS, Pinto ALF. Prevenção de úlcera por pressão em ILPIs – guia para cuidadores de idosos [Internet]. SBGG/Fundação de Apoio e Valorização do Idoso; 14 p. Disponível em: https://sbgg.org.br/wp-content/uploads/2015/11/1449493143_Guia-UP-Web.pdf
11. Gomes FSL, Bastos MAR, Matozinhos FP, Temponi HR, Velásquez-Meléndez G. Avaliação de risco para úlcera por pressão em pacientes críticos. Rev Esc Enferm USP. Abril de 2011; 45(2):313-8.
12. Serpa LF, Santos VLCG, Campanili TCGF, Queiroz M. Predictive validity of the Braden scale for pressure ulcer risk in critical care patients. Rev Lat Am Enfermagem. 2011 Feb; 19(1):50-7.
13. Furieri FPM, Uesugui HM, Lima RRO, Fagundes DS. Atuação fisioterapêutica na úlcera por pressão. Uma revisão. Rev Científica Fac Educ e Meio Ambiente. 1ª de julho de 2015; 6(1):69-80.
14. Facchinetti JB, Fernandes FP. Recursos utilizados por fisioterapeutas para prevenção e tratamento de lesão por pressão. ID Line Rev Psicol. 30 de setembro de 2017; 11(37):421-35.
15. Arora M, Harvey LA, Glinsky JV, Nier L, Lavrencic L, Kifley A et al. Electrical stimulation for treating pressure ulcers. Cochrane Database Syst Rev. 2020; 1:CD012196.

Capítulo 26

Fotobiomodulação Sistêmica e o Equilíbrio Sênior

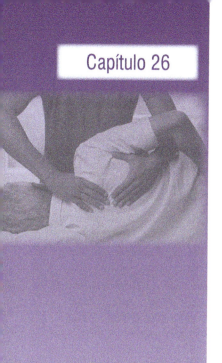

Juliano Abreu Pacheco

Introdução

A população mundial está envelhecendo rapidamente. Embora essa dramática mudança demográfica seja um fenômeno desejável e bem-vindo, sobretudo em vista da crescente longevidade das pessoas, suas consequências sociais, financeiras e de saúde não podem ser ignoradas. Além de um aumento de muitas doenças físicas relacionadas com a idade, essa mudança demográfica também levará a um aumento de vários problemas de saúde mental em adultos mais velhos e, em particular, de demência e depressão. Portanto, qualquer abordagem de promoção da saúde que possa facilitar a introdução de estratégias eficazes de prevenção primária, secundária e até terciária na psiquiatria da terceira idade terá importância significativa.

A Organização Mundial da Saúde (OMS) publicou em 2019 o relatório, The World Population Prospects, no qual estima que a população mundial está envelhecendo em ritmo acelerado devido ao aumento da expectativa de vida e à queda dos níveis de fertilidade. É possível que até 2050, uma em cada seis pessoas no mundo terá mais de 65 anos e o número de indivíduos com idade superior a 80 anos ficará próximo de 450 milhões.[1]

Embora esse aumento de longevidade seja um desenvolvimento benéfico para a evolução do público idoso, de maneira simultânea leva a um acréscimo de doenças e incapacidades relacionadas com a idade, com todas as suas implicações sociais e financeiras para a sociedade. Distúrbios somáticos, como doenças cardiovasculares, oncológicas, distúrbios do movimento, osteoporose, osteoartrite, doenças degenerativas, doenças respiratórias e déficits sensoriais especiais, são altamente prevalentes nessas pessoas. É importante ressaltar que os transtornos mentais, que também são frequentes na vida adulta e mais prevalentes nessa faixa etária, têm como exemplos fundamentais a demência e a depressão,[2] sendo a doença de Alzheimer a causa mais frequente de demência não reversível, caracterizando um grave problema de saúde pública. Segundo a OMS, estima-se que existam no mundo em torno de 50 milhões de pessoas com demência e que esses casos deverão triplicar nos próximos 30 anos.

Há de se acrescentar que outras comorbidades necessitam de um desenvolvimento de estratégias preventivas e eficazes para que se possa diminuir a incidência de injúrias, condicionadas por doenças cardíacas, acidentes vasculares e patologias crônicas de longa duração, como diabetes tipo 2, câncer ou fibromialgia dentro do processo de envelhecimento. Tais estratégias preventivas, se transcorridas dentro da habitualidade, trarão um equilíbrio positivo que impactará na qualidade de vida dessa crescente faixa etária.

Aristóteles, filósofo grego (384 a.C.–322 a.C.), é autor de uma expressão muito sábia que diz: *"devemos tratar igualmente os iguais e desigualmente os desiguais, na medida de sua desigualdade"*, pois cada indivíduo tem a sua especificidade, ou seja, tratar os desiguais de maneira desigual, para que todos se tornem iguais na resultante final. De modo contemporâneo retrata a medicina personalizada, ou medicina de precisão, ou medicina individualizada, que traduz uma abordagem multiprofissional que usa informações individuais para identificar, prevenir, diagnosticar e tratar doenças.

Dentro desse contexto personificado relacionado com a saúde, a tecnologia vem facilitando o diagnóstico e o tratamento dos pacientes em estágios diferenciados das doenças. A pré-avaliação de biomarcadores (indicadores de doenças), bem como a classificação da faixa etária dos grupos de pessoas, de acordo com suas prováveis respostas, facilitam o recondicionamento e a normatização da saúde em tempo menor e com redução de custos no sistema de saúde.

O conceito de medicina personalizada encontra-se em evolução e, portanto, admite várias descrições, por exemplo, o chamado modelo dos 4 P's, que se refere às palavras preditiva, preventiva, personalizada e participativa.[3] *Preditiva* tem como objetivo a capacidade de identificar o risco e a resposta ao tratamento proposto. *Preventiva* permite uma intervenção precoce com redução da patologia. *Personalizada* segue um perfil com base na biotecnologia e na enfermidade primária. *Participativa* refere-se à conjunção do paciente na tomada de decisões sobre a prevenção e o tratamento específico da doença.

Por ser uma abordagem emergente, o envelhecer com qualidade, envolve a prospecção de mudanças do corpo e das perspectivas na vida. O envelhecimento pode ser um processo categórico, sobretudo se você possui conhecimento que ajude na busca de uma boa saúde. Estar aberto para descobrir novas abordagens e talvez até mesmo alguns novos hábitos, são aliados que podem impactar pontualmente no processo do envelhecimento bem-sucedido como também hábitos saudáveis, como uma boa nutrição, atividade física, controle de peso corporal e relação interpessoal ao meio social.[4]

As pessoas mais idosas tendem a se alimentar menos, o que pode se tornar um fator limitante para que se alcance a recomendação de ingestão diária dos nutrientes essenciais. Essa faixa etária mais elevada possui déficit de vários nutrientes, muitos dos quais desempenham um papel fundamental na redução de problemas de saúde relacionados com a idade. A atividade física moderada periódica tem um valor incomensurável para a saúde e o bem-estar em qualquer idade. Ela colabora para redução de doenças, melhora do humor, maior equilíbrio mental e mais interação social, em comparação com indivíduos sedentários.

O controle de peso corporal é indispensável para uma boa saúde principalmente em idosos. O bom envelhecimento consiste no consumo de uma dieta equilibrada que possa evitar o excesso de peso e normatizar o processo de mobilidade fisiológica ante as atividades habituais.

Relação interpessoal ao meio social é elementar para os idosos, sobretudo para aqueles interessados em envelhecimento mental salubre. A conexão com familiares, amigos e comunidade contribuem na melhora da vitalidade, disposição, autoestima, o que acarreta uma melhora positiva no bem-estar e felicidade.

Mediante o exposto, o objetivo deste capítulo é sugerir uma ferramenta tecnológica que possa, conforme a visão atual da medicina de precisão, contribuir na promoção da homeostase fisiológica da população idosa, por meio do efeito fotobiomodulador emitido pelos aparelhos de *laser* de baixa intensidade (LBI), com efeitos tópicos e sistêmicos.

História da fotobiomodulação

O *laser* é um equipamento que emite luz por intermédio de um processo de amplificação óptica baseado na emissão estimulada de radiação eletromagnética. O termo *laser* originou-se como acrônimo para amplificação de luz por emissão estimulada de radiação. O primeiro *laser* foi confeccionado em 1960 por Theodore H. Maiman, nos laboratórios de pesquisa Hughes, com base no trabalho teórico de Charles Hard Townes e Arthur Leonard Schawlow.[5] O primeiro efeito fotobiomodulador, relacionado com a ação do LBI, surgiu pelos experimentos do prof. Endre Mester, da Universidade de Medicina de Semmelweis (Hungria), no ano de 1967. A experiência laboratorial foi realizada em ratos onde Mester aplicou luz de *laser* (694 nm) sobre tumores malignos, tanto em ratos como também em pacientes humanos. Os resultados não tiveram o efeito esperado no que tange a regressão tumoral; porém, foi observada uma alteração rápida na pelagem dos camundongos fotobiomodulados em comparação ao grupo controle.[6]

A terapia do LBI ou fotobiomodulação (FBM) consiste na aplicação da luz com a finalidade de promover o reparo tecidual, diminuir a inflamação e produzir analgesia.[7]

O tratamento com LBI não produz aumento da temperatura sobre o tecido irradiado, pois os aparelhos de luz são de baixa potência e, portanto, não ocorre alteração na estrutura do tecido.[8] Tal fato difere o LBI de outras terapias baseadas em luz por não exercer o mecanismo de ação como consequência em alterações de temperaturas sobre o tecido biológico.

Áreas de aplicação da FBM

A técnica de FBM é de emprego variado dentro da multidisciplinaridade da saúde. Esta aplicação relaciona-se principalmente com a tríade recondicionante: analgesia, anti-inflamatória e reparação tecidual que proporciona a utilização de protocolos para diversas patologias agudas ou crônicas.

A FBM afeta a atividade celular de outras maneiras, como no estímulo ao crescimento celular; aumento do metabolismo celular; melhora da regeneração celular; redução de edema; redução da formação de tecido fibroso; estímulo na função nervosa; redução da produção da substância P; estímulo da produção de óxido nítrico; diminuição na formação de bradicinina, histamina e acetilcolina; e estímulo na produção de endorfinas.[9]

Nos dias atuais, a fotobiomodulação encontra-se em estágio crescente de aprendizado e conhecimento entre as profissões de saúde. Gradativamente, ela constitui-se em uma ferramenta que se tornará fundamental dentro do sistema público e privado para o atendimento aos pacientes portadores de diversas patologias.

Efeitos fotobiológicos da FBM

Durante o processo de exposição ao LBI, ocorrem efeitos orgânicos no decurso da fotorrecepção dos tecidos. São eles: efeitos primários, secundários e terciários.[9,10]

Os efeitos primários ocorrem durante a fotorrecepção e se sucedem com a interação direta de fótons com citocromos que são exclusivos da fototerapia. Em geral, a fotorrecepção é seguida por transdução, amplificação e fotorresposta.

Efeitos secundários ocorrem na mesma célula em que os fótons produziram os efeitos primários. Eles incluem: proliferação celular, síntese de proteínas, secreção de fator de crescimento, contração miofibroblástica e modificação de neurotransmissores.

Efeitos terciários são as respostas indiretas de células distantes a alterações em outras células que interagiram diretamente com fótons. Eles são os menos previsíveis porque dependem de fatores ambientais variáveis e de interações intercelulares. São, no entanto, os mais clinicamente significativos e incluem todos os efeitos sistêmicos da fototerapia.

FBM tópica

É a radiação emitida pelos *lasers* de baixa intensidade sobre o local anatômico injuriado no corpo humano, com respostas analgésicas, anti-inflamatórias, cicatrizantes e antiedematosa. É bastante utilizada no processo de reparo tecidual, cefaleias agudas ou crônicas e disfunções inflamatórias em músculos ou feridas, em virtude das baixas densidades de energia usadas e comprimentos de onda capazes de penetrar nos tecidos.[11]

FBM sistêmica

A fotobiomodulação sistêmica possui diversas terminologias, como fotobiomodulação sistêmica transdérmica, fotobiomodulação transcutânea, foto-hemoterapia, *intravascular laser irradiation of blood* (ILIB), *laser* intravenoso, ILIB modificado ou fototerapia vagal.

Essa terapia precede de localização anatômica vagal para o manuseio correto, onde a ponta ativa do aparelho de *laser* é posicionada próxima à estrutura ductal prospectada, seja ela venosa ou arterial. Segundo os protocolos pré-orientados por literaturas globais, doutrinadores e instruções de cada fabricante dos aparelhos, trata-se de uma aplicação não invasiva e sem danos teciduais.

A FBM sistêmica promove repercussões hematológicas e hemodinâmicas importantes, como a estimulação da resposta imune; aumento das imunoglobulinas IgG, IgM e IgA; estimulação de interferons, interleucinas e TNF-alfa; estimulação da proliferação de linfócitos; aumento da atividade fagocítica dos macrófagos; melhoria do sistema enzimático antioxidante com efeito antitóxico; melhoria da regeneração de eritrócitos e de microcirculação; redução da agregação de trombócitos; ativação da fibrinólise; estimulação da produção de NO em monócitos com vasodilatação e melhora do endotélio; aumento da produção de ATP na cadeia respiratória e normalização do potencial da membrana celular.[12]

Parâmetros da irradiação

Os parâmetros da irradiação dos LBIs são mensurados pelo comprimento de onda (nm) e irradiância (W/cm^2) (Tabela 26.1). Laserterapeutas e pesquisadores têm-se baseado na definição da dose do *laser* pela densidade energética; contudo, a variedade de equipamentos de *laser* existentes hoje no mercado pode alterar as respostas terapêuticas propostas, em razão de mudanças dos parâmetros que variam de acordo com o fabricante.

TABELA 26.1. Descrição dos parâmetros de irradiação[13]

Parâmetro de irradiação	Unidade de medida	Descrição
Comprimento de onda	nm	Comprimento de onda é medido em nanômetros (nm) e é visível na faixa de 400 a 700 nm
Irradiância	W · cm^{-2}	Densidade ou intensidade da potência e corresponde à potência (W) dividida pela área (cm^2)
Estrutura de pulso	Potência de pico (W) Frequência (Hz) Largura de pulso (s) Ciclo de trabalho (%)	Se o feixe for pulsado, a potência deve ser chamada de potência média, calculada da seguinte forma: potência média (W) = potência máxima (W) × largura (s) do pulso × largura (s) do pulso × frequência do pulso (Hz)

Contraindicações do LBI

A Associação Norte-Americana de Terapia a Laser (NAALT) compilou uma lista de contraindicações[8] para o emprego dos LBIs; portanto, devem ser evitados nos seguintes tratamentos: em gestantes; sobre o tumor maligno; sobre a glândula tireoide; sobre a epífise articular pediátrica; em pacientes transplantados; em pacientes fotossensíveis; em pacientes que foram submetidos recentemente a tratamentos com esteroides; em pacientes que aplicaram recentemente tratamentos de toxina botulínica.

Normas de biossegurança para utilização do LBI

Para utilização do LBI no emprego terapêutico em ambulatórios ou hospitais, é necessário o conhecimento prévio das normas de biossegurança, referendada pela Norma Técnica Brasileira (ABNT NBR IEC 60601-2-22:2014). Esta norma orienta os profissionais de saúde no que tange a segurança e a qualidade de equipamentos eletromédicos a *laser* e medidas de controle de risco aos usuários. Alguns tópicos são essenciais para o uso seguro do aparelho:

- Uso obrigatório de óculos protetores que proporcionem atenuação da visibilidade de radiação para todos os presentes no consultório/local de tratamento durante aplicação do *laser*.
- Ambiente de aplicação do *laser* deve possuir janelas com cortinas ou tintura antirreflexiva, a iluminação do ambiente deve ser tênue para evitar reflexão da luz.
- O local de tratamento deve ser previamente limpo para ficar livre de líquidos, pomadas, cremes e secreção sebácea evitando, dessa maneira, a reflexão da luz.
- Torna-se necessário que o profissional possua a habilitação em laserterapia para uso do aparelho de maneira doutrinária a fim de não colocar em risco o usuário e o paciente.

Patologias que acometem a população sênior e o uso da FBM

Pessoas idosas requerem mais cuidados e são verdadeiras preocupações para médicos, sistemas públicos de saúde, convênios de saúde e familiares. Várias patologias tendem a acometer esse público com maior prevalência[14] e elencaremos a seguir algumas delas, além de pontuar os benefícios relacionados com o uso da FBM como tratamento auxiliar ou complementar durante o processo terapêutico para o controle evolutivo ou preventivo dessas patologias.

Doenças cardíacas

Em diversos estudos, a FBM mostrou segurança em humanos, incluindo a irradiação tópica sobre o miocárdio, sem relatos de efeitos colaterais ou reações adversas nas populações de pacientes durante o tratamento com o LBI. A FBM sistêmica demonstrou ser eficaz tanto como tratamento preventivo sobre o miocárdio quanto na irradiação durante a reperfusão cardíaca. Esse efeito sistêmico tem sido atribuído à regulação negativa de citocinas pró-inflamatórias e à regulação positiva de citocinas anti-inflamatórias, acarretando uma cardioproteção com maior eficácia.[15]

A FBM induz a liberação de óxido nítrico (NO) considerado um dos principais fatores de relaxamento das células endoteliais com potencial efeito vasodilatador, o que influencia menores valores da pressão arterial, bem como redução da frequência cardíaca.[16] Em experimentos científicos, o uso da FBM sistêmica reduziu o risco de fibrilação cardíaca em 40% com consequências hemodinâmicas estáveis. O autor considerou que isso estava relacionado com o efeito anti-isquêmico do LBI.[17] A FBM sistêmica, através da luz vermelha, produz um aumento significativo da taxa de transporte da oxi-hemoglobina no sangue e redução da taxa de carboxi-hemoglobina, o que melhora o processo deletério de hipóxia tecidual por causa da oxigenação perfusionada aos tecidos, com impacto mensurável no processo de saturação de oxigênio.[17] Sabe-se que um nível muito baixo de oxigênio sanguíneo pode sobrecarregar o sistema cardíaco.[18]

Fibromialgia (FM)

Os dispositivos atuais para o tratamento da FM são pautados em métodos farmacológicos, fisioterapêuticos, psicológicos, homeopáticos e da medicina tradicional chinesa, que em sua maioria atingem uma redução relativa dos sintomas. Atualmente, o LBI, que é uma inovação tecnológica, está ganhando espaço no contexto terapêutico multidisciplinar, devido ao processo fotobiomodulador que permite, por intermédio da irradiação sanguínea transdérmica, o uso do *laser* no comprimento de onda desejável para a obtenção da melhora significativa nos sintomas álgicos crônicos que rebaixam os pacientes, além de conter o efeito deletério maior na população idosa.[19]

Nos Estados Unidos, a Food and Drug Adminstration (FDA) concedeu o rótulo aos fototerápicos produzidos no país principalmente para o controle da analgesia não invasiva. Houve um número considerável de estudos clínicos com respostas à terapia fotobiomoduladora sob diversas morbidades prevalentes. Essa responsividade de controle foi viabilizada pelo tratamento com o LBI em doenças como fibromialgia, síndrome do túnel do carpo, distensões musculares, tendinite e lombalgia, entorses nas articulações, cotovelo de tenista/golfista e lesões de tecidos moles.[8,19] Nesse contexto, o uso da FBM surge como um recurso auxiliar nobre devido a capacidade de interação com tecidos biológicos que desencadeiam efeitos bioenergéticos e proliferativos celulares e moleculares, cujos fotorreceptores primários estão localizados na cadeia respiratória mitocondrial que contribuirá com respostas analgésicas e anti-inflamatórias, atingindo relaxamento muscular satisfatório.[19] Pesquisas constataram que a FBM aumenta os níveis de β-endorfina, fluxo linfático e suprimento sanguíneo, além de reduzir a bradicinina, a liberação de histamina, o edema, as moléculas associadas à dor e a fase de inflamação, o que leva ao relaxamento muscular.[19,20]

No Hospital do Câncer de Ribeirão Preto (HCRP) um estudo de caso com o uso de fotobiomodulação na região craniofacial e sistêmica para controle de sintomas em paciente com fibromialgia (síndrome de fibrosite ou fibromiosite), simultaneamente à terapia oncoterápica onde utiliza-se de maneira periódica o bloqueador de hormônio Tamoxifeno (TAM) que possui uma importante redução de 47% no risco de recidiva do câncer de mama e de 26% no risco de morte,[21] entretanto, dentre os efeitos colaterais desta droga, um deles é a rigidez nas articulações e dor semelhante à sensação de artrite em diversas articulações. Os pacientes desta unidade hospitalar são submetidos ao uso da FBM tópica e sistêmica para o controle da comorbidade inflamatória e álgica na região craniofacial e nos membros inferiores provocada pelo quadro de FM.[22,23]

Segundo as respostas ambulatoriais do HCRP, mediante os protocolos propostos, a FBM promoveu, a partir da 3ª aplicação, respostas sintomáticas nos pacientes oncológicos e com FM, reduzindo a dor (de acordo com a escala comportamental de dor-EC) tanto na região crânio facial (EC Crânio) quanto em tronco e membros (EC T/M), mesmo com o uso simultâneo do TAM. Essa evolução produziu um maior equilíbrio nas atividades habituais da paciente e um impacto fundamental na autoestima que permitiu uma melhora na retomada da qualidade de vida.

O gráfico a seguir mostra a evolução da dor desde o início do tratamento até a 12ª sessão de FBM (Figura 26.1). Observou-se a neutralização da dor na região crânio facial e evolução até estágio aceitável nas regiões do tronco e membros. Houve redução da dor nas duas regiões estudadas a partir da 3ª aplicação. No EC T/M houve diminuição progressiva até estabilizar a partir da 8ª aplicação em nota 3 (nível aceitável de dor), o que demonstrou a relevância do tratamento para uma síndrome de fibromialgia em associação com TMX. Já no EC Crânio houve diminuição da dor na 3ª aplicação com relatos de ausência de dor (nota 0) a partir da 6ª aplicação.[20]

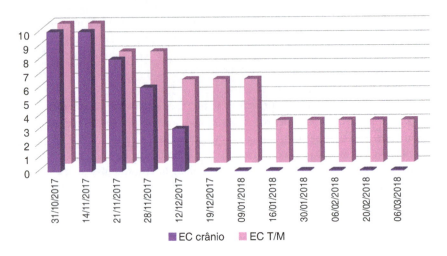

FIGURA 26.1. Efeito da FBM na EC crânio e EC T/M após 12 sessões. Fonte: Hospital Câncer Ribeirão Preto.

Doença de Alzheimer

A fisiopatologia da doença de Alzheimer se deve ao acúmulo desordenado de fibras neurais da proteína hiperfosforilada seguido de placas de beta-amiloide (Aβ).[24] FBM e neurobiofeedback (NBF) abordam a expressão múltipla de genes e a regulação positiva de inúmeras inflamações patogênicas, estresse oxidativo reativo, distúrbios mitocondriais, resistência à insulina, defeitos de metilação, regulação de fatores neuroprotetores e hipoperfusão regional do cérebro.[25]

Resultados de experimento realizado em camundongos com cinco mutações da Doença de Alzheimer familiar (5XFAD) mostraram que o tratamento de FBM trans-cerebral em estágios iniciais reduziu o acúmulo de amiloide, perda neuronal e microgliose e aliviou a disfunção cognitiva em camundongos 5XFAD, possivelmente por aumentar a enzima degradante da insulina relacionada à degradação beta-amilóide. Isso demonstra que a FBM pode ser um excelente candidato para pesquisas pré-clínicas avançadas da doença de Alzheimer.[25]

Outras pesquisas demonstraram benefícios após a realização de FBM transcerebral, com melhora da oxigenação cortical e da capacidade metabólica no cérebro, produzindo impacto na memória de pacientes com doença de Alzheimer.[26]

Por conseguinte, a FBM se torna uma ferramenta auxiliar de cunho positivo multidisciplinar no controle desta doença crônico-degenerativa, além de ser uma técnica de baixo custo, indolor e não invasiva.[27,28]

Técnica de aplicação do LBI

As aplicações de LBI são seguras e geralmente requerem apenas alguns minutos para serem realizadas. Protocolos estabelecidos e dosagens de tecidos foram desenvolvidos por pesquisadores e empresas fabricantes para tornar a aplicação clínica relativamente simples. Muitos aparelhos de laserterapia possuem programas predefinidos que contribuem nos prognósticos relativos de cada patologia. Existem várias técnicas de aplicação para a utilização do LIB em pacientes com enfermidades multifatoriais. Uma delas seria o processo de saturação tecidual da área envolvida. Ela pode ser realizada pressionando o emissor de luz no tecido e mantendo-o por um período de tempo e depois movendo-o para uma área adjacente, em um padrão de grade, até que toda a área seja coberta. O escaneamento ou varredura, propõe movimentos de vaivém durante o tempo de tratamento com o intuito adicional de saturar os tecidos.

A penetração do *laser* no tecido é aprimorada ao manter uma pressão firme na superfície da pele com o emissor através da ponta ativa. Isso contribui no deslocamento do fluxo sanguíneo capilar nos tecidos superficiais, o que diminui o fluxo sanguíneo para a área de tratamento. Tal procedimento é benéfico porque a penetração de fótons no tecido é inversamente proporcional à quantidade de conteúdo de água nos tecidos.

O sangue, que possui 96% de plasma, tem alto teor de água, portanto, tenderá a absorver mais energia do fóton. Isso resultará em menos penetração nos tecidos mais profundos.[13] Os dispositivos de LIB devem ser usados em contato direto com o epitélio, pois as fontes de luz em combinação com o *laser* são incoerentes e perdem o foco à medida que se distanciam do contato direto com o local a ser irradiado.[9]

A FBM sistêmica pode ser empregada em diversos pontos vasculares do corpo humano, preferencialmente arterial, pelo maior carreamento de oxigênio. As localizações anatômicas mais comuns são: artéria radial; região intranasal; artéria sublingual, mas também há outros acessos como região transcelíaca; artéria femoral; artéria braquial; região trans-hepática; região transcerebral ou artéria carótida primitiva.

FBM sistêmica transdérmica na artéria carótida primitiva (passo a passo)

Será elucidado o manejo clínico da FBM sistêmica transdérmica no Centro de Reabilitação e Pesquisas em Fotobiomodulação (CRPF) do Hospital de Câncer de Ribeirão Preto. Os pacientes são atendidos pelos profissionais de saúde habilitados em macas hospitalares e cadeiras odontológicas no CRPF do HCRP (Figura 26.2).[20]

Os pacientes são posicionados em decúbito dorsal com a cabeça levemente fletida (Figura 26.3A). Em seguida, far-se-á a localização da artéria carótida primitiva, por meio das seguintes orientações: posicionar as polpas dos dedos indicador e médio na região à borda anterior do músculo esternocleidomastóideo.[29,30]

Nessa palpação do pulso da artéria carótida primitiva das pacientes serão observadas uma frequência de batimentos rítmicos que confirmará a sua localização anatômica (Figura 26.3B).[29,30] Logo identificada a artéria carótida comum do paciente, o colar cervical é instalado manualmente pelo operador. O dispositivo circular metálico do colar deverá estar posicionado sobre a artéria carótida primitiva (Figura 26.4A),[30] para que ocorra o encaixe mecânico da ponta ativa do *laser* sobre a região da artéria carótida primitiva de maneira transdérmica. Ou seja, a ponta ativa do *laser* de baixa intensidade será acoplada ao dispositivo circular metálico do colar cervical (Figura 26.4B), posicionado externamente sobre a artéria carótida primitiva, sem invasividade. Será realizada uma assepsia na ponta ativa do *laser* de baixa intensidade com o gel de álcool a 70% e colocação dos óculos protetivos contra o emissor visível (*laser* vermelho), tanto nos pacientes quanto no operador. Este *laser* de baixa intensidade promoverá o processo de FBM sistêmica transdérmica, por meio da irradiação da luz guiada, emissor visível (*laser* vermelho), comprimento de onda 660 ± 10 nm, potência real do emissor 100 mW, durante 15 minutos ininterruptos (Figura 26.4B), na função "AG",[30] sobre a artéria carótida primitiva. Isso equivale a 90 joules de energia por sessão e 180 minutos de irradiação ao final de cada sessão.

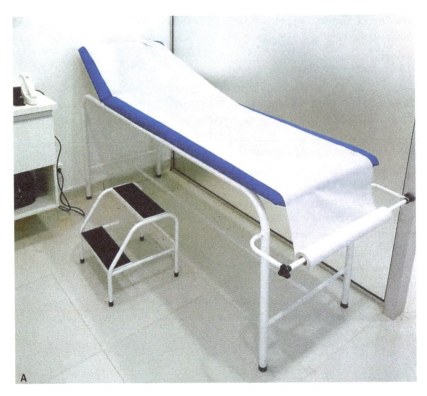
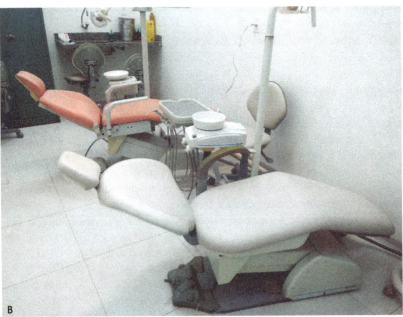

FIGURA 26.2. Macas hospitalares e cadeiras odontológicas do CRPF do HCRP.

Fotobiomodulação Sistêmica e o Equilíbrio Sênior | 351

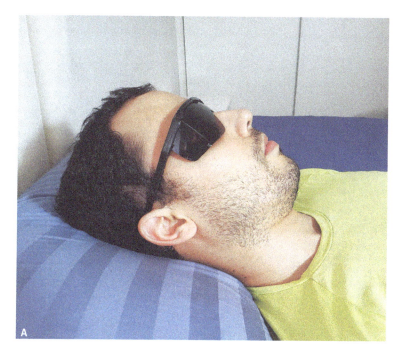

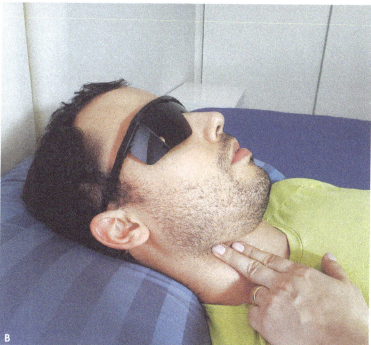

FIGURA 26.3. Paciente posicionado em decúbito dorsal com a cabeça levemente fletida e posicionamento das polpas dos dedos indicador e médio na região à borda anterior do músculo esternocleidomastóideo.

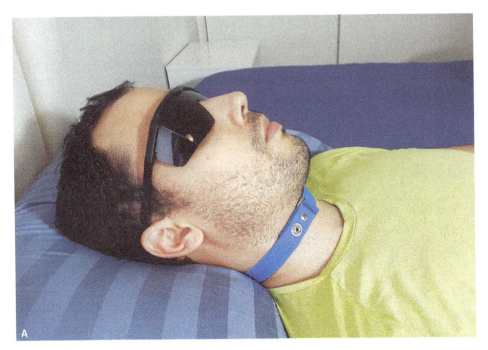

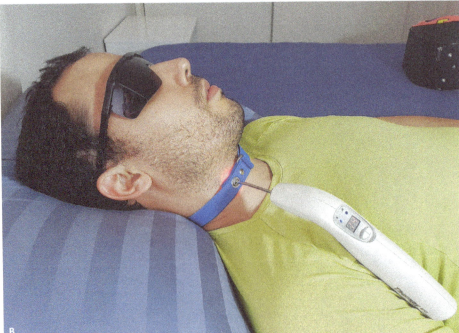

FIGURA 26.4. O dispositivo circular metálico do colar deverá estar posicionado sobre a artéria carótida primitiva e logo após a ponta ativa do *laser* de baixa intensidade será acoplada ao dispositivo circular metálico do colar cervical.

Referências bibliográficas

1. World Population Prospects – Population Division – United Nations [Internet]. [Citado 3 de junho de 2020]. Disponível em: https://population.un.org/wpp/DataQuery/
2. Forlenza OV. Transtornos depressivos na doença de Alzheimer: diagnóstico e tratamento. Braz J Psychiatry. Junho de 2000; 22(2):87-95.
3. Iriart JAB. Medicina de precisão/medicina personalizada: análise crítica dos movimentos de transformação da biomedicina no início do século XXI. Cad Saúde Pública [Internet]. 2019 [citado 3 de junho de 2020]; 35(3). Disponível em: http://www.scielo.br/scielo.php?script=sci_abstract&pid=S0102-311X2019000303001&lng=en&nrm=iso&tlng=pt
4. Fonseca SC. O Envelhecimento ativo e seus fundamentos. São Paulo: Portal Edições; 2016. 572 p.
5. Zlatanov N. Lasers and laser applications. 2016.
6. Freitas LF, Hamblin MR. Proposed mechanisms of photobiomodulation or low-level light therapy. IEEE J Sel Top Quantum Electron. 2016 May; 22(3):348-64.
7. Farivar S, Malekshahabi T, Shiari R. Biological effects of low level laser therapy. J Lasers Med Sci. 2014; 5(2):58-62.
8. Caruso-Davis MK, Guillot TS, Podichetty VK, Mashtalir N, Dhurandhar NV, Dubuisson O et al. Efficacy of low-level laser therapy for body contouring and spot fat reduction. Obes Surg. 2011 Jun; 21(6):722-9.
9. Kneebone WJ. Basic principles of low-level laser therapy and clinical applications for pain relief. Dyn Chiropr [Internet]. 27 de agosto de 2007 [citado 11 de junho de 2020]; 25(18). Disponível em: https://www.dynamicchiropractic.com/mpacms/dc/article.php?id=52307
10. Mendes ACSC. Efeito da laserterapia de baixa potência na paracoccidioidomicose experimental murina: caracterização do exsudato celular e do perfil de citocinas [Internet]. [Alfenas]: Unifal-MG; 2017 [citado 11 de junho de 2020]. Disponível em: https://bdtd.unifal-mg.edu.br:8443/handle/tede/984
11. Lapchak PA, Boitano PD, Butte PV, Fisher DJ, Hölscher T, Ley EJ et al. Transcranial near-infrared laser transmission (NILT) profiles (800 nm): systematic comparison in four common research species. PLOS ONE. 2015 Jun 3; 10(6):e0127580.
12. Weber MH, Fußgänger-May T, Wolf T. Die intravasale laserblutbestrahlung – vorstellung einer neuen therapiemethode. Dtsch Z Für Akupunkt. 2007 Jan 1; 50(3):12-23.
13. Pinheiro ALB, Almeida PF, Soares LGP. Princípios fundamentais dos lasers e suas aplicações. In: Resende RR, organizador. Biotecnologia aplicada à agro&indústria: fundamentos e aplicações [Internet]. São Paulo: Blucher; 2017. p. 815-94. Disponível em: https://openaccess.blucher.com.br/article-details/principios-fundamentais-dos-lasers-e-suas-aplicacoes-20274
14. Pimenta FAP, Bicalho MAC, Romano-Silva MA, Moraes EN, Rezende NA. Doenças crônicas, cognição, declínio funcional e Índice de Charlson em idosos com demência. Rev Assoc Médica Bras. Agosto de 2013; 59(4):326-34.
15. Liebert A, Krause A, Goonetilleke N, Bicknell B, Kiat H. A role for photobiomodulation in the prevention of myocardial ischemic reperfusion injury: a systematic review and potential molecular mechanisms. Sci Rep. 2017 Feb 9; 7(1):42386.
16. De Moura JR, Alves CR, Lemos JR, Jordão CP, Vicente WR, Dalboni MA et al. Low-level laser therapy reduced blood pressure response to maximum exercise in police officers. FASEB J. 2018 Apr 1; 32(Suppl 1):714.23-714.23.
17. Mikhaylov VA. The use of intravenous laser blood irradiation (ILBI) at 630-640 nm to prevent vascular diseases and to increase life expectancy. Laser Ther. 2015; 24(1):15-26.
18. Oximetria de pulso [Internet]. Sociedade Brasileira de Pneumologia e Tisiologia. 2015 [citado 11 de junho de 2020]. Disponível em: https://sbpt.org.br/portal/espaco-saude-respiratoria-oximetria-de-pulso/

19. Momenzadeh S, Abbasi M, Ebadifar A, Aryani M, Bayrami J, Nematollahi F. The intravenous laser blood irradiation in chronic pain and fibromyalgia. J Lasers Med Sci. 2015; 6(1):6-9.
20. Pacheco MJA, Robles DJIS, Sá DCC, Martinez MGL. Photobiomodulator effect on fibromyalgia stabilization in the oncoterapeutic process. Glob J Med Res [Internet]. 20 de setembro de 2018 [citado 11 de junho de 2020]; Disponível em: https://medicalresearchjournal.org/index.php/GJMR/article/view/1595
21. Cassol LB, Garicochea B. Uso de inibidores da aromatase no tratamento do câncer de mama e osteoporose. Sci Medica [Internet]. 23 de outubro de 2006 [citado 11 de junho de 2020]; 15(4). Disponível em: http://revistaseletronicas.pucrs.br/ojs/index.php/scientiamedica/article/view/1581
22. Cunha LA, Firoozmand LM, Silva AP, Esteves SA, Oliveira W. Efficacy of low-level laser therapy in the treatment of temporomandibular disorder. Int Dent J. 2008; 58(4):213-7.
23. Emshoff R, Bösch R, Pümpel E, Schöning H, Strobl H. Low-level laser therapy for treatment of temporomandibular joint pain: a double-blind and placebo-controlled trial. Oral Surg Oral Med Oral Pathol Oral Radiol Endod. 2008 Apr 1; 105(4):452-6.
24. Falco AD, Cukierman DS, Hauser-Davis RA, Rey NA, Falco AD, Cukierman DS et al. Alzheimer's disease: etiological hypotheses and treatment perspectives. Quím Nova. Janeiro de 2016; 39(1):63-80.
25. Cho GM, Lee S-Y, Park JH, Kim MJ, Park K-J, Choi BT et al. Photobiomodulation using a low-level light-emitting diode improves cognitive dysfunction in the 5XFAD mouse model of Alzheimer's disease. J Gerontol Ser A. 2018 Oct 20; 75(4):631-9.
26. Lapchak PA. Transcranial near-infrared laser therapy applied to promote clinical recovery in acute and chronic neurodegenerative diseases. Expert Rev Med Devices. 2014 Jan 9; 9(1):71-83.
27. Hennessy M, Hamblin MR. Photobiomodulation and the brain: a new paradigm. J Opt. 2016 Dec 14; 19(1):013003.
28. Hamblin MR, Huang Y-Y. Photobiomodulation in the brain: low-level laser (light) therapy in neurology and neuroscience [Internet]. Oxford: Academic Press; 2019 [citado 11 de junho de 2020]. 656 p. Disponível em: https://www.elsevier.com/books/photobiomodulation-in-the-brain/hamblin/978-0-12-815305-5
29. Porto CC. Semiologia médica. 8 ed. Rio de Janeiro: Guanabara Koogan; 2019. 1440 p.
30. Pacheco JA, Schapochnik A, Sá CC, Santiago ACM, Martinez GL, Yamaji MAK. Applied transdermic photobiomodulator therapy about the primary carotide artery in patients under hormonal blockers and dynude disorders and pathogenic flora of orofaringeo and systemic repercussions. Am J Biomed Sci Res [Internet]. 8 de agosto de 2019 [citado 11 de junho de 2020]. Disponível em: https://biomedgrid.com/index.php

Capítulo 27

Exercícios Aquáticos em Gerontologia

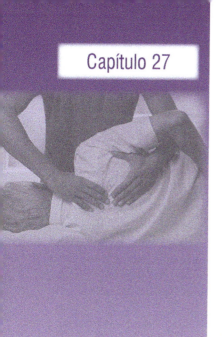

Fernando Calixto
Adriano Drummond

Introdução

Diversos recursos são utilizados para manter ou melhorar o desempenho físico e funcional dos idosos; mas, a escolha do ambiente para a realização dos exercícios físicos pode ser um desafio tanto para os profissionais da saúde quanto para o próprio idoso. Complicadores como dor, fraqueza muscular, déficit de equilíbrio, desordens da marcha, entre outros, podem influenciar na dificuldade dessa escolha.

O meio aquático para a aplicação de exercícios ativos e passivos, como demonstram estudos científicos, tem sido um ambiente seguro e eficaz para manter o corpo ativo e para melhorar qualidade de vida dos idosos. A água é um recurso natural utilizado milenarmente por diversas civilizações. Nos primórdios, a imersão no meio aquático tinha como objetivo proporcionar o bem-estar biopsicossocial dos seus frequentadores, de forma empírica. Com o passar dos séculos, o interesse por essas respostas aumentou e, consequentemente, as pesquisas e investigações se fizeram necessárias.[1]

A água apresenta características exclusivas que repercutem uma série de alterações e adaptações fisiológicas humanas durante a imersão parcial ou total. Esses efeitos fisiológicos podem ser aproveitados com objetivos terapêuticos direcionados para os idosos, favorecendo a facilitação e a antecipação de diversas habilidades funcionais. Aptidões físicas, como aumento da mobilidade tissular, da força muscular, redução do quadro álgico, melhora dos equilíbrios estático e dinâmico, além da sociabilização e estímulo cognitivo, também podem ser observadas.

Para isso, o fisioterapeuta deve dominar o conhecimento da mecânica dos fluidos e a sua interação com o corpo humano. É fundamental que o profissional utilize técnicas específicas do meio aquático, a fim de direcionar o seu objetivo terapêutico de acordo com as características individuais dos pacientes. Essa modalidade terapêutica de utilização da água é chamada de *hidroterapia*, *fisioterapia aquática*, ou *terapia aquática funcional*.

Neste capítulo, abordaremos de maneira mais detalhada como o exercício realizado em ambiente aquático pode produzir, a partir de suas características exclusivas, respostas positivas para idosos saudáveis ou com alguma doença de base. Também apresentaremos modalidades de exercícios direcionados para esse público, além de descrevermos evidências científicas que auxiliam a prática clínica para a utilização desse importante recurso.

Evidências científicas – utilização do ambiente aquático para o tratamento de idosos com alguma doença

O envelhecimento pode impactar negativamente nas atividades diárias de idosos diante de alterações fisiológicas importantes de vários sistemas, sejam de causas genéticas ou ambientais.[2] Doenças específicas podem se desenvolver e isso torna desafiador para o fisioterapeuta poder indicar com segurança o ambiente aquático para a descrição de exercícios físicos e funcionais, no intuito de prevenir o aumento da incapacidade ou de recuperar habilidades para atividades básicas e instrumentais de vida diária. A seguir, serão apresentadas algumas evidências científicas acerca de exercícios aquáticos aplicados em idosos com alterações cardiovasculares, osteomusculares e articulares, neurológicas ou respiratórias, e os resultados fisiológicos ou funcionais obtidos em alguns estudos destacados na área.

O treinamento físico de idosos hipertensos pode ser benéfico para a regulação fisiológica, como a redução da pressão arterial, da glicemia periférica, aumento do grau de força muscular, da flexibilidade e do equilíbrio, com pelo menos duas sessões de atividades por semana.[3] Segundo o estudo de Guimarães *et al.* (2018), exercícios na água podem manter a redução da pressão arterial de pacientes com hipertensão resistente por até 12 semanas depois da cessação das atividades. O estudo foi composto por dois grupos de participantes: o que realizou exercícios aquáticos e o grupo controle, que manteve as atividades habituais. Ambos mantiveram o tratamento medicamentoso durante o tempo da pesquisa. O grupo que realizou os exercícios obedeceu a um protocolo de 12 semanas de estímulo, com a frequência de três vezes por semana.[4]

Recentemente Garcia *et al.* (2017) demonstraram que o ambiente aquático é seguro para pacientes com doença arterial coronariana (DAC) classes I e II, tanto para a realização do teste ergométrico submerso quanto para as atividades aquáticas. O estudo analisou dois grupos (com 20 voluntários cada): um de indivíduos saudáveis e outro de pacientes com DAC, com idade entre 55 e 80 anos. Ambos os grupos realizaram os testes ergométricos dentro e fora da água com um intervalo de 3 a 7 dias entre eles, seguindo o protocolo de Bruce, com equipamentos apropriados para os dois ambientes. Os pacientes não só pontuaram escalas mais baixas quanto ao esforço percebido, conforme a escala de Borg, como apresentaram diferenças significativas acerca das variáveis de frequência cardíaca, consumo de oxigênio (VO_2) e produção de dióxido de carbono (VCO_2) depois do teste aquático. Alterações eletrocardiográficas que representassem isquemia miocárdica ou arritmia não foram observadas.[5]

Complementarmente, para idosos com alterações vasculares periféricas, exercícios aquáticos melhoraram a oxigenação muscular e a capacidade oxidativa muscular. O estudo de Fiogbé et al. (2017) demonstrou esses resultados depois de realizar uma revisão sistemática de ensaios clínicos randomizados. No total, a amostra foi composta por 370 idosos saudáveis e com alterações vasculares periféricas. Os protocolos de tratamento variaram entre 3 a 24 meses, com frequência de duas a seis vezes por semana.[6]

O estudo de Taglieti et al., em 2018, apresentou resultados positivos de melhora da funcionalidade e da redução do quadro de dor de idosos com osteoartrite de joelho que realizaram exercícios aquáticos duas vezes por semana. O grupo de participantes que realizaram as atividades aquáticas foi avaliado antes, depois dos exercícios e três meses depois do encerramento do tratamento, que perdurou por quatro semanas. O grupo controle foi composto por idosos que receberam apenas orientações de cuidados específicos e os resultados foram inferiores ao do grupo que realizou o tratamento. Depois de três meses, houve manutenção da funcionalidade. Isso mostra a necessidade de se manter e estimular os exercícios físicos para os idosos proporcionando, no mínimo, alívio do quadro de dor; pois, além de reduzir o quadro álgico, melhorar a funcionalidade, essa população é preservada de procedimentos puramente farmacológicos ou invasivos.[7]

Para idosas com osteoporose, há evidências de que o ambiente aquático é mais vantajoso no que tange à melhora do equilíbrio unipodal, quando comparado à atividade em solo. O estudo de Aveiro et al., em 2017, demonstrou esse resultado depois da realização de 12 semanas de intervenção em dois grupos de idosas com osteoporose: um com estímulos aquáticos, outro estimulado em solo. O grupo estimulado na água obteve melhores resultados para o equilíbrio postural.[8] O ambiente aquático; portanto, pode ser vantajoso para o treinamento de equilíbrio, sobretudo devido ao menor grau de risco de fraturas caso o idoso desequilibre durante a atividade. Mas, e quanto à saúde óssea de idosas? Pois essa é talvez uma das principais preocupações quando se trata da escolha de exercícios físicos para a manutenção da qualidade desse tecido. Uma revisão sistemática e metanálise realizada por Simas et al. (2017), demonstrou que é possível manter ou melhorar a saúde óssea de idosas pós-menopausa que praticaram atividades aquáticas, mas os resultados foram inferiores quando comparados aos realizados em solo. Ressalta-se que 11 estudos foram incluídos na revisão, com a participação de 629 indivíduos, com a análise da coluna lombar e do colo femoral.[9]

Mas o trabalho em equipe não pode ser dispensado. Suplementos prescritos por outros profissionais, como médicos endocrinologistas, podem ser associados aos exercícios aquáticos para a melhora de algumas funções em mulheres pós-menopausa, como é o caso dos resultados demonstrados por Nolasco et al. (2017). Em seu estudo, voluntárias foram alocadas em três grupos: grupo controle sem suplementação de vitamina D e cálcio e permaneceu sedentário ($n = 17$); grupo controle que recebeu suplementação de vitamina

D e cálcio e permaneceu sedentário ($n = 33$); e grupo que realizou exercícios aquáticos três vezes por semana e recebeu suplementação de vitamina D e cálcio ($n = 54$). Dados de função pulmonar foram analisados antes e depois de seis meses das atividades: pico de fluxo expiratório, capacidade vital forçada e cirtometria. Depois de seis meses, o grupo controle que recebeu a suplementação e o grupo que realizou os exercícios obtiveram aumento dos níveis de vitamina D, sem diferença do grupo controle que não recebeu suplementação. Quanto ao pico de fluxo expiratório e volume residual forçado, os grupos que receberam suplementação apresentaram melhora das funções, independentemente da atividade física. Já quanto à cirtometria, o grupo dos exercícios foi o único que demonstrou aumento da circunferência torácica.[10]

Para pacientes com doença de Parkinson em fase moderada, pode ser mais interessante associar exercícios aquáticos com exercícios em solo, quanto ao equilíbrio postural, segundo o estudo de Palamara et al. (2017).[11] Os grupos dos participantes foram estimulados por protocolos de atividades apenas em solo, e por atividade em solo associada a atividades aquáticas. Entre os grupos não houve diferença estatisticamente significativa. Mas depois de seis meses de intervenção os resultados foram perdidos. Portanto, mais uma vez, ressalta-se a importância da manutenção dos exercícios para os idosos, ainda que associando o ambiente aquático e em solo, apesar da desvantagem logística que isso possa representar.

Independentemente do ambiente escolhido para os estímulos físico e funcional, os exercícios são indicados, inclusive, para a regulação hormonal (irisina) quanto à prevenção de falhas sinápticas e o comprometimento da memória de pacientes com doença de Alzheimer.[12] Todavia, a água pode apresentar vantagens quando comparada ao tratamento em solo, para melhorar a saúde física e psicológica de idosos.[13,14]

Em suma, os exercícios aquáticos podem induzir respostas fisiológicas benéficas para aqueles que apresentam disfunções específicas do organismo, desde que devidamente orientadas. De qualquer forma, é preciso levar em consideração que os estudos foram desenvolvidos com protocolos diferentes em suas particularidades de população estudada. Cada situação exige uma indicação individual e planejamento clínico de tratamento adequados, com a necessidade de se considerar também a associação de doenças.

Exercícios aquáticos – propostas para a prática clínica

A programação de exercícios aquáticos pode seguir linhas específicas de tratamentos, como protocolos de fortalecimento muscular, de recuperação cardíaca pós-infarto ou de recuperação do sistema respiratório, por exemplo. A seguir, abordaremos a aplicação dos exercícios aquáticos terapêuticos na população idosa, com base na hidrocinesioterapia e nos estímulos biopsicossociais promovidos pela aplicação do conceito *Halliwick*. A hidrocinesioterapia e o conceito *Halliwick* são abordagens que oferecem a possibilidade da realização de trabalhos em grupo ou de forma personalizada, respeitando os aspectos de dependência funcional, sociabilização e inclusão do idoso, atendendo às diversas necessidades das fases da reabilitação, incluindo a fase preventiva.[15,16] Contudo, o ponto de partida será pelo entendimento dos princípios físicos mais relevantes da água, que exercem um papel fundamental sobre as respostas terapêuticas almejadas. Esses princípios serão destacados no contexto da hidrocinesioterapia.

Hidrocinesioterapia e os princípios físicos da água

Quando nos exercitarmos dentro da água sentimos que o corpo se torna mais leve e apoiado, principalmente quando estamos mais submersos. Nesse ambiente, algumas atividades podem ser executadas com auxílio e outras com resistência, a depender da profundidade em que são realizadas, e isso tem relação com os princípios físicos da água. A hidrocinesioterapia é um recurso fisioterapêutico favorecido pelos efeitos fisiológicos da imersão em água aquecida, promovidos pela flutuação e pela viscosidade. Tais princípios podem facilitar os exercícios, promover resistência ou oferecer suporte ao corpo e seus segmentos.[17]

A flutuação é a resposta recebida pelo corpo imerso em consequência da ação do empuxo – princípio de Arquimedes. De acordo com esse princípio, todo corpo, parcial ou totalmente imerso em um fluido, sofre uma força vertical de baixo para cima igual ao volume de líquido deslocado por esse corpo, com sentido contrário à força gravitacional. Isso implica níveis de descarga de peso ao se analisar o ortostatismo subaquático. A imersão até o nível da sínfise púbica apresenta uma redução de descarga de aproximadamente 40% do peso corporal. Ao passo que outros pontos anatômicos servem de referência nesse contexto da imersão, como o umbigo, com redução de aproximadamente 50%, o processo xifoide, com redução de aproximadamente 60%, e os ombros com redução de aproximadamente 85% de redução da descarga de peso corporal.[18]

Esses pressupostos teóricos alicerçam a diferença da realização dos exercícios na horizontal ou na vertical. Os exercícios submáximos realizados na horizontal apresentam consumo de oxigênio (VO_2) e ativação muscular semelhantes aos exercícios realizados em solo, a uma mesma velocidade. Na vertical, tanto o consumo de oxigênio quanto a ativação muscular são reduzidos.[18] Portanto, como consequência da redução do peso, há uma diminuição da pressão intra-articular, sobretudo das articulações de suporte como quadril, joelho e coluna vertebral, facilitando a movimentação e a nutrição articular, a redução da atividade dos músculos estriados, diminuindo as tensões e promovendo o relaxamento e as amplitudes de movimento.[14]

A hidrocinesioterapia também se baseia no princípio da viscosidade da água, com o objetivo de melhorar a resistência e a força muscular. Trata-se da magnitude do atrito interno do líquido e compreende a resistência do movimento através de um fluido. Assim, essa resistência tem influência da própria superfície corporal; pois, ao caminhar dentro da água, por exemplo, o idoso enfrentará uma área de pressão positiva na parte anterior do corpo, e de pressão negativa na parte posterior, onde o fluxo laminar da água torna-se turbulento.[17] Objetos como luvas, tornozeleiras, palmares, entre outros, podem ser elencados para complementar o tratamento, vislumbrando a viscosidade e a área de superfície desses objetos para atender ao objetivo de aumento da força muscular. Vale ressaltar a necessidade de se atentar à velocidade de realização do movimento para tal objetivo.

No sentido mais amplo, sem considerarmos esses critérios tão pontuais, e para a organização de um tratamento gerontológico utilizando a hidrocinesioterapia como método, apresentaremos três fases de uma sessão que são interdependentes: aquecimento, desenvolvimento e relaxamento.

Fases da hidrocinesioterapia

- Aquecimento

Constitui a primeira etapa do trabalho em que a adaptação fisiológica do idoso em imersão se inicia. Fase na qual os exercícios mais utilizados são as caminhadas e os alongamentos ativos.

Nesse primeiro contato com a imersão, o organismo desencadeia respostas variadas, entre elas o reflexo do mergulho, fazendo uma vasoconstrição periférica, um desvio sangue para o centro do corpo e uma bradicardia.[19] Temos também todos os princípios da hidrostática, hidrodinâmica e termodinâmica agindo e sendo sentidos pelo corpo que se move na água. Na fase do aquecimento buscamos preparar o corpo para o decorrer da sessão.

Esta fase deve ser realizada com idosos em tratamento fisioterapêutico, com ou sem algum grau de disfunção, em trabalhos de reabilitação ou prevenção de disfunções. O objetivo do aquecimento é preparar o organismo humano para treinos mais específicos durante o desenvolvimento, possibilitar o treino de marcha para aqueles que em solo não caminham ou caminham com dificuldade, além de antecipar a marcha da forma mais independente possível para aqueles que se encontram em reabilitação pós-trauma ou pós-afecção neurológica.

As caminhadas e os alongamentos ativos orientados no início da sessão são indicados e prescritos pelo fisioterapeuta respeitando os dados obtidos nas avaliações físicas e funcionais, e tem um caráter personalizado dentro dos programas de hidrocinesioterapia. Alguns exemplos comumente utilizados de caminhada são: frontal com apoio, frontal com hiperflexão de quadril e joelho, de costas, lateral e lateral com agachamento. A escolha depende das habilidades identificadas pelo fisioterapeuta (Figuras 27.1 e 27.2).

- Desenvolvimento

Depois do aquecimento, iniciamos os exercícios que apresentam o objetivo de promover a força e a resistência muscular, trabalhos funcionais proprioceptivos que visam os equilíbrios estático e dinâmico, além de condicionamento cardiorrespiratório. Auxiliados pelas características exclusivas da água, com diversas possibilidades de treinamentos sensório-motores, utilizando equipamentos ou não.

Na água somos capazes de executar exercícios ativo-assistidos e ativo-resistidos, que podem gerar ativações musculares isométricas, isotônicas concêntricas e excêntricas. Também por se tratar de um meio viscoso, ao movimentarmos um membro dentro da água, forças são dissipadas para todo o corpo que se contrai de forma sinérgica para manter a estabilidade dentro da água.

Muitos treinamentos de equilíbrio estático e dinâmico são realizados aproveitando a capacidade da água de frear o movimento. A viscosidade da água, o empuxo e a pressão hidrostática desaceleram os movimentos, retardando o tempo de queda. Isso promove uma vantagem desse ambiente: prolonga o tempo disponível para recuperar a postura quando o corpo se desequilibra. Essas características fazem dos exercícios em hidrocinesioterapia uma opção desafiadora e segura para treinar o equilíbrio em idosos (Figuras 27.3 a 27.6).

Exercícios Aquáticos em Gerontologia | 361

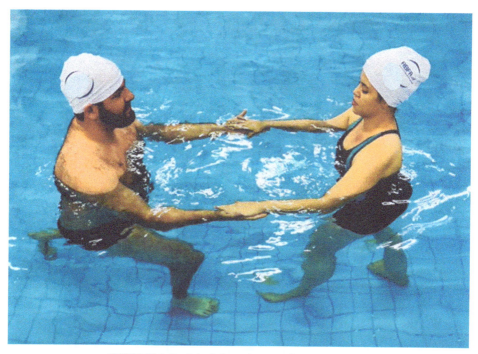

FIGURA 27.1. Caminhada frontal com apoio. Fonte: autores.

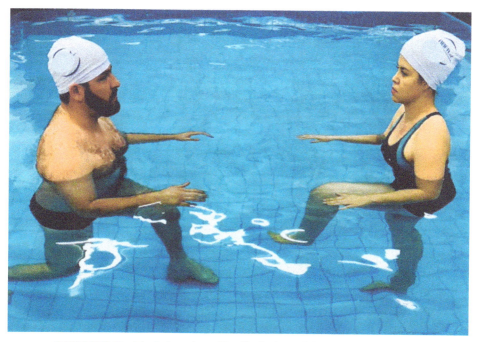

FIGURA 27.2. Caminhada frontal com hiperflexão de quadril e joelho. Fonte: autores.

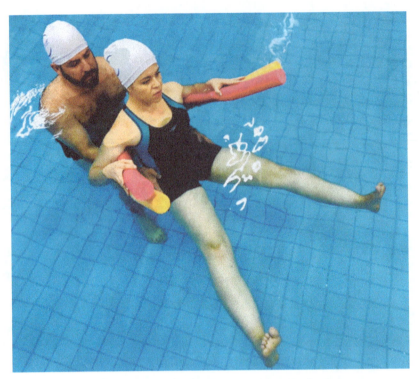

FIGURA 27.3. Abdução e adução horizontal de quadril com apoio. Fonte: autores.

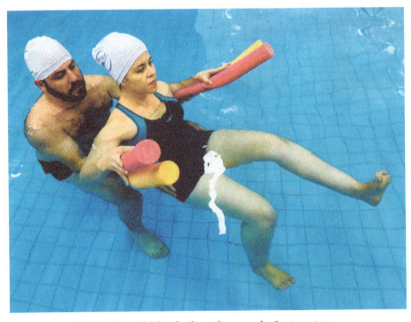

FIGURA 27.4. Bicicleta horizontal com apoio. Fonte: autores.

Exercícios Aquáticos em Gerontologia 363

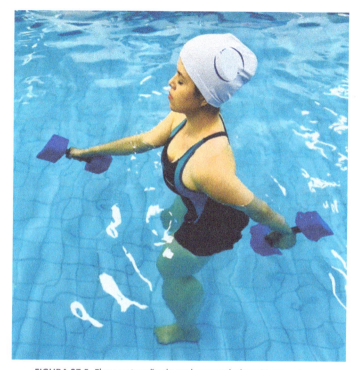

FIGURA 27.5. Flexo-extensão de ombro com halter. Fonte: autores.

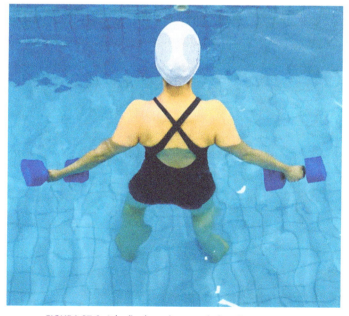

FIGURA 27.6. Adução de ombro com halter. Fonte: autores.

Relaxamento

Essa etapa corresponde aos minutos finais do programa de exercícios em hidrocinesioterapia, que tem uma duração total, em média, de 50 minutos. É o momento em que a terapia é direcionada para os trabalhos de relaxamento dos tecidos moles, flexibilidade muscular e analgesia. São aproveitados os efeitos relaxantes musculares e analgésicos da imersão em água aquecida, e são realizadas, quando necessário, manobras de mobilizações articulares passivas, alongamentos passivos, pompagens e massagens dos tecidos, além do turbilhonamento nos pontos de tensão e dor (Figuras 27.7 e 27.8).

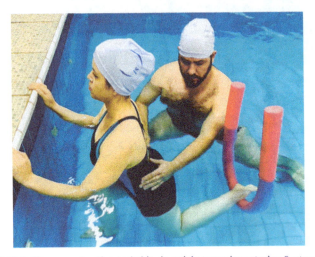

FIGURA 27.7. Alongamento ativo-assistido de cadeia muscular anterior. Fonte: autores.

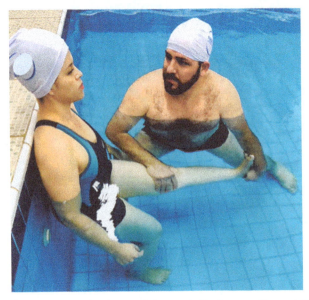

FIGURA 27.8. Alongamento passivo da musculatura posterior da coxa e da perna. Fonte: autores.

A Tabela 27.1 demonstra esquematicamente as três fases e seus tipos de exercícios, conforme os objetivos terapêuticos já mencionados.

TABELA 27.1. Fases da hidrocinesioterapia

\	Hidrocinesioterapia	
Aquecimento	*Desenvolvimento*	*Relaxamento*
Caminhadas	Força, resistência muscular	Mobilidade articular
	Treino proprioceptivo	Flexibilidade
Alongamentos ativos	Exercícios aeróbicos	Analgesia

Fonte: elaborada pelos autores.

Conceito *Halliwick*

O conceito *Halliwick* que foi desenvolvido por James McMillan (1949), em Londres, na Inglaterra. É uma abordagem para ensinar todas as pessoas, em particular as com deficiência física e/ou intelectual, a participar de atividades aquáticas, moverem-se com independência na água e nadar. O sucesso dos resultados do conceito *Halliwick* deve-se ao programa dos 10 pontos.[15,20]

Esse programa estrutura o trabalho a ser desenvolvido na água de forma lógica e fácil de seguir. Por meio dele, o participante melhora e adquire habilidades para iniciar e executar movimentos, e muitas atividades, difíceis de serem realizadas em solo, tornam-se possíveis na água. Atividades desenvolvidas em grupos que promovem interações sociais, comunicação e oportunidade para aprender regras, ganhar e perder por meio de jogos e competições.

O conceito *Halliwick* foi organizado em alguns pilares que são o controle da respiração e o desligamento gradual; a restauração do equilíbrio, que se inicia pelo controle da posição vertical do corpo imerso; o relaxamento em estar na água e a independência por meio do nado. Muitas são as atividades propostas e cada uma delas pode proporcionar o treinamento de habilidades funcionais que serão transferidas para a vida diária do idoso. É fundamental destacar que o conceito explora a forma lúdica de relação entre os pares, sejam eles idosos saudáveis ou com algum tipo de limitação funcional. Como exemplo, podemos citar estímulos do cantar ou assoprar água, como uma forma de exercitar os pulmões e os músculos cervicais, importantes na respiração e na deglutição.

Alguns exemplos de tarefas que compõem o programa dos 10 pontos são o controle da posição de cadeira nos diversos níveis de desligamento, o canguru, a caminhada com respiração; o controle das rotações sagital, tranversal e longitudinal, além da turbulência com suas facilitações ou resistências. Essas atividades são capazes de proporcionar ao idoso estímulos funcionais como levantar da cadeira, pegar um copo de água dissociando cinturas, alcançar objetos no chão e desenvolver uma marcha de qualidade (Figuras 27.9 a 27.12).

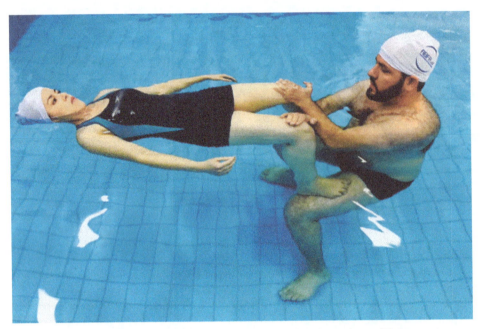

FIGURA 27.9. *Halliwick* – ponte com estímulo da cadeia muscular adutora do quadril. Fonte: autores.

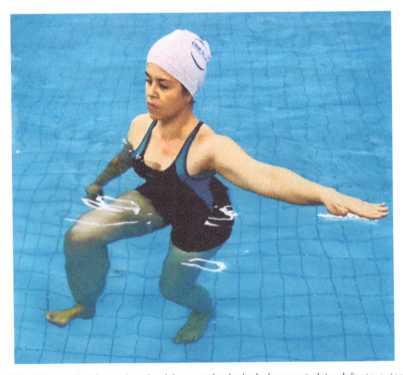

FIGURA 27.10. *Halliwick* – apoio unipodal com estímulo de deslocamento lateral. Fonte: autores.

Exercícios Aquáticos em Gerontologia 367

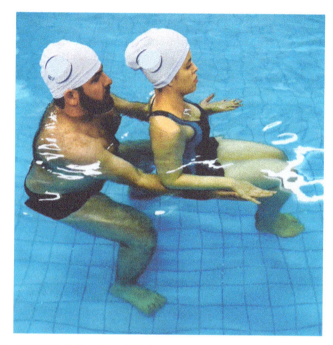

FIGURA 27.11. *Halliwick* **– cadeirinha com apoio de antebraço.** Fonte: autores.

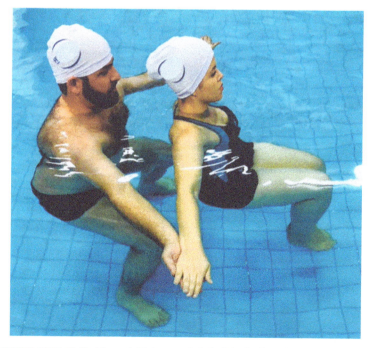

FIGURA 27.12. *Halliwick* **– cadeirinha associada à abdução de ombro.** Fonte: autores.

Cuidados fundamentais para a segurança do idoso

Para que o processo de seleção da fisioterapia aquática fique mais precisa e segura, vamos elencar alguns critérios, como cuidados e precauções, além das contraindicações absolutas para a submissão do idoso ao tratamento em piscina terapêutica (Tabela 27.2).[21]

TABELA 27.2. Comparativo entre cuidados, precauções e contraindicações

Cuidados e precauções	Contraindicações
Hipo ou hipertensão arterial; P.A. flutuante	Dificuldade para respirar em decúbito dorsal
Convulsões e epilepsia	Respostas instáveis a medicamentos
Vertigem	Trombose venosa profunda (TVP)
Baixa capacidade pulmonar vital	Incontinência fecal não controlada
Doenças renais	Incontinência urinária com infecções ativas
Diabetes	Feridas infeccionadas
Hipo ou hipertireoidismo	Alergia ao cloro
Terapia intensa por raios X	Diarreia e vômitos frequentes
Feridas abertas	Infecções cutâneas, inclusive *tínea pedis*
Incontinência urinária	Áreas do corpo sem pele
Imunodeficiência humana (HIV)	P.A. exclusivamente alta, baixa ou instável
Tínea Pedis	Epilepsia severa
Medo de água	Pavor de água*
Hemofilia	Quadros de febre
Traqueostomizado	
Lentes de contato e aparelhos auditivos	
Hipersensibilidade ao cloro	

*As pessoas com pavor de água devem ser tratadas com técnicas apropriadas e ter apoio com atividades em solo e profissionais especializados.
Fonte: adaptada pelos autores.[21]

Considerações finais

Diante de suas características, a piscina terapêutica se torna um ambiente diferenciado e uma opção vantajosa sobre vários aspectos para o desempenho de exercícios físicos em gerontologia. Trata-se de uma modalidade da fisioterapia que não leva em consideração apenas os princípios físicos da água e os efeitos fisiológicos da imersão, mas os aspectos psicossociais. Isso é fundamental para melhorar a qualidade de vida de idosos que procuram a fisioterapia. A escolha dos tipos de exercícios aquáticos deve ser individualizada, de acordo com as necessidades física e funcional, respeitando o código de ética profissional. Seja por meio da hidrocinesioterapia, do *Halliwick* ou da associação de ambos, é possível atingir objetivos terapêuticos com eficácia. Contudo, o fisioterapeuta precisa se preparar e dominar o ambiente para o máximo controle possível das atividades, promovendo segurança ao idoso e evitando acidentes.

Referências bibliográficas

1. Cunha MCB, Labronici RHDD, Oliveira ASB, Gabbai AA. Hidroterapia. Rev. Neurociências. 1998; 6(3):126-30.
2. Gottlieb MGV, Carvalho D, Schneider RH, Cruz IBM. Aspectos genéticos do envelhecimento e doenças associadas: uma complexa rede de interações entre genes e ambiente. Rev. Bras. Geriatr. Gerontol. 2007; 10(3):273-83.
3. Moraes WM, Souza PR, Pinheiro MHNP, Irigoyen MC, Medeiros A, Koike MK. Programa de exercícios físicos baseados em frequência semanal mínima: efeitos na pressão arterial e aptidão física em idosos hipertensos. Rev Bras Fisioterapia. 2012; 16(2):114-21.
4. Guimarães GV, Fernandes-Silva MM, Drager LF, Barros Cruz LG, Castro RE, Ciolac EG et al. Hypotensive effect of heated water-based exercise persists after 12-week cessation of training in patients with resistant hypertension. The Canadian Journal of Cardiology. 2018; 34(12):1641-47.
5. Garcia MK, Rizzo L, Yazbek-Júnior P, Yutiyama D, Silva FJ, Matheus D et al. Cardiorrespiratory performance of coronary artery disease patients on land versus underwater treadmill tests: a comparative study. Clinics. 2017; 72(11):667-74.
6. Fiogbé E, Vassimon-Barroso B, Takahashi ACM. Exercises training in older adults, qhat effects on muscle oxigenation? A systematic review. Archives of Gerontology and Geriatrics. 2017; 71:89-98.
7. Taglieti M, Fcci LM, Trelha CS, Melo FC, Silva DW, Sawczuk G. Effectiveness of aquatic exercises compared to patient-education on health status in individuals with knee osteoarthritis: a randomized controlled trial. Clin Rehabil. 2018; 32(6):766-76.
8. Aveiro MC, Avila MA, Pereira-Baldon VS, Oliveira ASBC, Gramani-Say K, Oishi J et al. Water-versus land-based treatment for postural control in postmenopausal osteoporotic women: a randomized, controlled trial. Climateric. 2017; 20(5):427-35.
9. Simas V, Hing W, Pope R, Climstein M. Effects of water-based exercise on bone health of middle-aged and older adults: a systematic review and meta-analysis. Journal of Sports Medicine. 2017; 27(8):36-60.
10. Nolasco R, Moreira LDF, Bocalini DS, Fronza FCAO, Marin RV, Lazaretti-Castro M. Effects of vitamin D supplementation on pulmonary function in postmenopausal women following an aquatic exercise program. Arch Endochrinol Metab. 2017; 61:28-35.
11. Palamara G, Gotti F, Maestri R, Bera R, Gargantini R, Bossio F et al. Land plus aquatic therapy versus land-based rehabilitation alone for the treatment of balance dysfunction in parkinson disease: a randomized controlled study with 6-month follow-up. Archives of Medicine and Rehabilitation. 2017; 98(6):1077-85.
12. Lourenço MV, Frozza RL, Freitas GB, Zhang H, Khincheski GC, Ribeiro FC et al. Exercise-linked FNDC5/irisin rescues synaptic plasticity and memory defects in Alzheimer's models. Nat Med. 2019 Jan; 25(1):165-75.
13. Oh S, Lim JM, Kim Y, Kim M, Song W, Yoon B. Comparison of the effects of water- and land-based exercises on the physical function and quality of life in community-dwelling elderly people with history of falling: a single-blind, randomized controlled trial. Arch Gerontol Geriatr. 2015; 60(2):288-93.
14. Caromano FA, Candeloro JM. Fundamentos da hidroterapia para idosos. Arq. Ciênc. Saúde Unipar. 2001; 5(2):187-95.
15. Garcia MK, Joares EC, Silva MA, Bissolotti RR, Oliveira S, Battistella R. Conceito Halliwick: inclusão e participação através das atividades aquáticas funcionais. Acta Fisiatr. 2012; 19(3):142-50.
16. Ochoa Martínez PY, Hall Lopez JA, Mateos Valenzuela AG. Hydrokinesiotherapy program using the Halliwick method on strength endurance and flexibility in a person with poliomyelitis sequelae. Nutr Hosp. 2014; 31(3):1452-4.

17. Torres-honda L, Alcázar XS. The properties of water and their applications for training. Journal of Human Kinetics. 2014; 44:237-48.
18. Becker BE. Aquatic therapy: scientific foundations and clinical rehabilitation applications. Pm&R. 2009; 1:859-72.
19. Kiviniemi AM, Breskovic T, Uglesic L, Kuch B, Zubin MP, Sieber A et al. Heart rate variability during static and dynamic breath-hold dives in elite divers. Auton Neurosci. 2012; 169(2):95-101.
20. Associação Brasil Halliwick [internet], 2010 [acesso em 18 de junho de 2018]. Disponível em: http://www.halliwick.com.br.
21. Biasoli MC, Nachado CMC. Hidroterapia: aplicabilidades clínicas. Rev. Bras. Med. 2006; 63(5): 225-37.

Capítulo 28

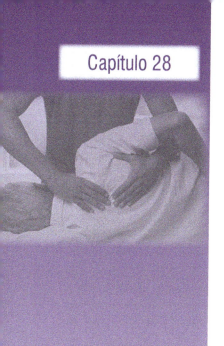

Mecanismos de Ação da Eletroacupuntura no Estresse

Isabel Cristina Ribeiro Regazzi
Estélio Henrique Martin Dantas
Carlos Soares Pernambuco
Paula Paraguassú Brandão

Racionalidade médica e a medicina tradicional chinesa

No Brasil, a categoria racionalidade médica foi desenvolvida pela pesquisadora Madel T. Luz e equipe de pesquisa do Instituto de Medicina Social da Uerj, construída entre 1991 e 1992 para o projeto "Racionalidades Médicas", um estudo comparativo de quatro sistemas médicos complexos: a medicina ocidental contemporânea, ou a biomedicina; a medicina homeopática; a medicina tradicional chinesa e a medicina ayurvédica. Essa categoria, estabelece que toda racionalidade médica supõe ser um sistema complexo, simbólico e empiricamente estruturado de cinco dimensões: uma morfologia humana (na medicina ocidental definida como anatomia); uma dinâmica vital (definida como fisiologia); um sistema de diagnose; uma doutrina médica; e um sistema de intervenção terapêutica. Com o desenrolar da pesquisa, descobriu-se uma sexta dimensão, que embasa as anteriores, designada cosmologia.[1]

Há um crescimento progressivo, nos últimos 40 anos, de concepções e teorias psicossomáticas (estudo da psicodinâmica, psiquiatria que leva em conta o inconsciente) do adoecimento no interior da própria medicina contemporânea. Esse crescimento pode manifestar uma busca de superação da clássica dicotomia corpo/mente da cultura ocidental. O surgimento e o grande desenvolvimento da chamada medicina psicossomática, a partir da segunda metade do século XX, são uma clara manifestação dessa busca.

Fica difícil explicar o adoecer humano apenas biologicamente, assim como a saúde sem levar consideração os aspectos psíquicos que levam o ser humano a se tornar doente desta ou daquela doença. Os saberes "psi" (psicologia, psiquiatria e, sobretudo, a psicanálise) têm exercido influência, se não no saber médico, ao menos na prática dos clínicos, chamando a atenção para a importância das emoções e dos sentimentos nos fenômenos de adoecimento e de cura. Logo, tal fato mostra a importância do desenvolvimento de estudos sobre o efeito de certos sentimentos como angústia, medo, raiva e do estresse, no desencadear de um conjunto de sintomas e crises de doenças cardiovasculares, respiratórias, renais entre outras.

Acredita-se que o desenvolvimento dessas concepções e teorias, no interior do próprio saber médico, tem favorecido abordagens holísticas do adoecer e do tratar, típicas das medicinas ditas alternativas, pois "abre" o campo explicativo da medicina para outros paradigmas, distintos do paradigma "duro" da biomedicina.[1]

O principal desses elementos recuperáveis pela medicina, de natureza simbólica e prática, é a ressituação do paciente como centro de seu objeto de investigação e objetivo de intervenção terapêutica.

Medicina tradicional chinesa

Medicina tradicional (MT) é o termo utilizado como conjunto de práticas em saúde desenvolvidas antes da medicina moderna (ou convencional) e que ainda hoje são praticadas por diversas culturas do mundo.

A MT é conhecimento técnico e procedimentos teóricos, crenças e as experiências indígenas de diferentes culturas, sejam ou não explicáveis pela ciência, usados para prevenção, tratamento de doenças e manutenção da saúde. Em alguns países utilizam-se os termos medicina complementar, medicina alternativa ou medicina não-convencional, e medicina tradicional.[2]

MT é um termo amplamente utilizado para referir-se aos diversos sistemas de Medicina Tradicional, como a medicina tradicional chinesa (MTC), a ayurvédica hindu, a medicina unani – árabe e as diversas formas de medicina indígena e terapias com medicação à base de ervas, partes de animais ou minerais, e terapias sem medicação, como as terapias manuais, terapias espirituais e a acupuntura.

Nos países onde os sistemas de saúde priorizam a medicina alopática ou onde a MT não foi incorporada ao sistema nacional usa-se o termo complementar, alternativa ou não convencional. A medicina tradicional evolui continuamente dentro de culturas específicas, mas também é ensinada e aprendida por outras culturas. Dentro da MT, acupuntura é provavelmente, a terapia mais aprendida e popular no mundo.[2]

A MTC teve seus primórdios em uma sociedade primitiva e foi organizada em seu formato inicial durante a longa era feudal da China. Nesse período, a MTC também foi influenciada por forças culturais externas, como o budismo, a medicina muçulmana, os mongóis e, no final do século XVI, pela cultura ocidental. Apesar dessas interferências externas, a MTC conservou sua identidade e características básicas, evoluindo para o que é hoje, um sistema independente, mas integrado à medicina atual.[3]

O conceito central fundamental da MTC é a ideia de holismo. O paciente é considerado um todo orgânico em movimento contínuo e interconectado com seu meio ambiente circundante. O corpo humano é visto como um microcosmo do universo e, para cada paciente, o diagnóstico e o tratamento são individualizados. Esse método de pensamento macroscópico, amplo, altamente indutivo e sistêmico está em contraste com os métodos da medicina moderna dos dias atuais.[3]

Essa forma de medicina possui uma visão bastante peculiar do corpo humano, de todas as suas relações com o meio externo e do próprio ser. As doenças são interpretadas como causadas, principalmente, por fatores externos e fatores internos. Fatores estes que impedem o funcionamento adequado dos órgãos e vísceras (*Zang Fu*) e a circulação de *Qi* e de sangue (*Xue*) pelo corpo, sobretudo pelos canais e colaterais (*JingLuo*), onde estão localizados os pontos de acupuntura.[4]

Os órgãos e vísceras (*Zang Fu*) descritos pela MTC possuem nomes idênticos àqueles da medicina moderna ocidental; no entanto, o conceito clássico chinês extrapola a visão anatômica e fisiológica do Ocidente, oferecendo a esses órgãos e vísceras funções, relações e associações importantes do ponto de vista prático para o praticante de MTC e que podem parecer errados e absurdos para praticantes ocidentais.[5]

Princípios básicos da MTC

Tendo como base o reconhecimento das leis fundamentais que governam o funcionamento do organismo e a adaptação do corpo humano ao meio ambiente natural segundo os ciclos da natureza, procura aplicar esta compreensão tanto ao tratamento das doenças quanto à manutenção da saúde através de diversos métodos.[3] E o homem, para manter-se em harmonia com ele, ajusta seu ritmo de vida de acordo com as mudanças da natureza. O interior do corpo humano se inter-relaciona inseparavelmente com suas partes e estruturas, de modo que as funções fisiológicas produzem os processos vitais. E quando a doença aparece, o funcionamento anormal de uma das partes pode afetar o todo: a) unidade do corpo humano e a natureza; b) o corpo humano como um todo orgânico.[5]

Filosofia da MTC – o Qi

A base deste fenômeno é o Qi, que proporciona a continuidade entre as formas material e tênues, ou seja, tanto pode ser imaterial como rígido, promovendo o contraste entre o materialismo e o idealismo. Os filósofos gregos utilizavam palavras diferentes para definir os elementos, Empédocles os chamava de "raízes", Platão chamava de "componentes simples", Aristóteles deu uma interpretação dinâmica chamando de "forma primária", já os cientistas modernos como Hannemann denominou energia vital, Wilhem Reich de "organon". O Qi é a base para as diversas manifestações infinitas da vida do universo, incluído minerais, vegetais, seres racionais e irracionais.[6]

Teoria do Yin-Yang

A MTC tem uma filosofia própria desenvolvida há mais de 3.000 anos, no qual atende os pensamentos relacionados com a teoria do Tao ou Yin e Yang, caminho do equilíbrio e a Teoria Wu Xing, dos cinco movimentos. O conceito de Yin-Yang é o mais importante e aquele de distingue a teoria da medicina chinesa. Dentro desse conceito, as patologias e tratamentos podem ser reduzidos a este conceito. Apesar da sua simplicidade é extremamente profundo podendo ser entendido sob um nível racional e permite acrescentar novas expressões na prática clínica e na vida.[5]

A escola naturalista, que desenvolveu essas teorias, tinha como líder Zou Yan [350 a.C.–270 a.C.]. Interpretava a natureza de modo positivo e utilizava as leis naturais a fim de obter vantagens para o homem, não por meio de submissão, mas agindo de forma harmônica. Interpretando o fenômeno natural, incluindo o organismo humano tanto na saúde como nas doenças. Finalizando, yin e yang são essencialmente uma expressão de dualidade no tempo, uma alternância de dois estágios opostos no tempo.[5]

Teoria de movimentos dos cinco elementos

Teoria dos cinco elementos, *Wu Xing* em chinês, é uma forma de pensamento, também desenvolvida pela escola naturalista que data de 476 a.C.–221 a.C. Esse sistema de ideias leva em consideração os movimentos da natureza e, com uma combinação de métodos indutivos e dedutivos, acha padrões de comportamento patológico energético.

Em chinês o termo *wu* tem o significado do numeral cinco e o termo *xing* significa movimento, processo, conduta, comportamento. Para os filósofos gregos os quatro elementos se transformam em quatro qualidades básicas dos fenômenos naturais. A MTC não concebe os elementos como constituintes básicos da natureza, mas qualidades básicas dos fenômenos naturais. Os cinco processos básicos são fases de um ciclo ou capacidade inerente de modificação.

Shang Shu (em época não identificada), definiu os cinco elementos como sendo a Água que umedece em descendência, o Fogo que flameja em ascendência, a madeira que pode ser envergada, o Metal que pode ser moldado e endurecido e o Terra fazendo a ligação entre o material e o imaterial promovendo a transformação de um para o outro. Esta afirmação reafirma as relações expressas nos fenômenos naturais.

Como a teoria do Yin-Yang, a teoria dos cinco elementos é dinâmica e os elementos se relacionam entre si. Para interpretar essa relação é preciso respeitar conceitos fechados: 1) os elementos devem estar dispostos nas extremidades do pentagrama; 2) devem ser colocados, seguindo o sentido horário e na seguinte ordem, a partir do ponto mais alto do pentagrama, *fogo, terra, metal, água, madeira*; 3) deve seguir as sequências de geração e controle (Figura 28.1).

Na sequência de geração, cada elemento gera ou fornece energia para o elemento seguinte, sendo, ao mesmo tempo gerado pelo anterior e seguindo o sentido horário. Assim, a madeira gera o fogo que gera a terra que gera o metal que gera a água que gera a madeira. Na sequência de controle, cada elemento controla o outro e ao mesmo tempo é controlado: madeira controla terra, que controla água, que controla fogo, que controla metal, que controla madeira. Estas sequências asseguram o equilíbrio entre os elementos.

O sistema dos cinco elementos é um modelo que busca correspondências conectando fenômenos diferentes e qualidades dentro do micro e do macrocosmo, sob a proteção de um determinado elemento. Vale ressaltar que os aspectos mais típicos da MTC é a ressonância comum entre os fenômenos da natureza e do organismo.[5]

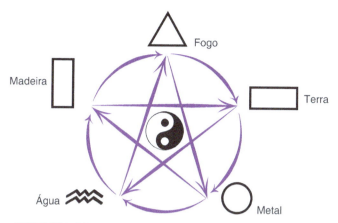

FIGURA 28.1. O Pentagrama e os cinco elementos. Fonte: shutterstock.

Estresse

Em 1936, o médico Hans Selye nos seus primeiros estudos, introduziu o conceito de estresse no campo da medicina para designar um conjunto de reações não específicas denominada como síndrome de adaptação geral ou do estresse Biológico. O estresse é definido como uma reação do organismo e possui componentes físicos e/ou psicológicos, e é causado pelas alterações psicofisiológicas que ocorrem quando a pessoa se confronta com uma determinada situação, seja ela amedrontadora, seja ela feliz. Na realidade, o estresse é um estado de tensão mental e físico que produz um desequilíbrio no funcionamento global do ser humano e enfraquece seu sistema imunológico, deixando-o sujeito a infecções e doenças em um organismo debilitado.[7-10]

O conceito de estresse, segundo Selye (1956), desenvolve-se em três fases principais: fase de alerta, fase de resistência e fase de exaustão. E quando o organismo não volta ao equilíbrio, temos a fase de exaustão.[9,10] A fase de alerta é a primeira fase, que ocorre quando o indivíduo percebe o agente estressor ou se vê exposto a ele. O organismo se prepara para lutar ou fugir, ativando o sistema nervoso simpático (SNS), alterações hormonais segregadas pela glândula suprarrenal (adrenalina e noradrenalina). Se o agente agressor for de curta duração, esta fase finaliza e há restauração da homeostase sem danos ao organismo.

A fase de resistência é a segunda fase. Ela ocorre quando o estressor perdura por período prolongado. O organismo tenta adaptar-se ou resistir e utiliza suas reservas de energia adaptativa para o reequilíbrio. A fase de exaustão é a terceira fase. Ela ocorre intensamente e esgota a energia adaptativa no organismo.

Uma fase adicional entre a resistência e a exaustão, chamada de quase exaustão, é caracterizada pelo enfraquecimento da pessoa, que não consegue mais se adaptar ou resistir ao estressor. As doenças começam a surgir; porém, ainda não são tão graves como na fase de exaustão. Embora apresente desgaste e outros sintomas, a pessoa ainda consegue, até certo tempo, trabalhar e produzir, ao contrário do que ocorre na fase de exaustão, quando o indivíduo para de produzir adequadamente, não conseguindo, na maioria das vezes, trabalhar nem se concentrar.[10] Se o estressor permanecer por um período prolongado ou se for muito intenso, mesmo em um período curto, o organismo passa para a fase de resistência. Fase de resistência é a segunda fase do estresse. Ela ocorre quando o estressor perdura por um período muito prolongado. Nessa fase, o organismo tenta adaptar-se ou mesmo, como o próprio nome sugere, tenta resistir ao que está vivenciando, e utiliza suas reservas de energia adaptativa para o reequilíbrio.[8]

Os pesquisadores Holmes & Rahe (1967) enfatizam o conceito de energia adaptativa, conforme o qual cada pessoa possui uma quantidade fixa de energia, mas, sendo esta renovável, é usada para as mudanças significativas que ocorrem em sua vida. Esses autores relacionaram problemas de saúde com mudanças significativas na vida de uma pessoa (morte de cônjuge, mudança de emprego), observando que, quanto maior o número de mudanças ocorridas em sua vida no espaço de um ano, mais energia ela utiliza e, portanto, menor energia adaptativa possui naquele momento para enfrentar estressores.[8]

Desse modo, torna-se maior a probabilidade de ocorrerem problemas de saúde. Nessa fase, dois sintomas são frequentes: sensação de desgaste físico generalizado, sem causa aparente, e dificuldades com a memória. No nível fisiológico, ocorrem alterações no funcionamento das glândulas suprarrenais. A medula diminui a produção de adrenalina e o córtex produz mais corticoide. Entretanto, se o estressor permanecer por muito tempo, as reservas de energia adaptativas também cessarão, e o processo de estresse progredirá para a fase de exaustão. No final da fase de resistência, o organismo enfraquece e torna-se vulnerável a várias doenças, como herpes simples, psoríase, aumento da pressão e desencadeamento da diabetes em indivíduos com predisposição genética. Algumas pessoas também podem desenvolver retração de gengiva, gripe, tontura, sensação de levitação e redução da libido.[9]

Caso a pessoa não consiga sair dessa fase e nela permaneça por um tempo considerável, o processo de estresse pode desenvolver-se até o ponto mais crítico, que é a fase de exaustão. Fase de exaustão é a terceira fase do estresse. Nessa fase, o estresse torna-se intenso e, em consequência, faz esgotar a energia adaptativa do organismo. A ideia de estresse físico foi ampliada para o campo psicológico, estudando os efeitos da expectativa de situações em que haveria exigências de desempenho ou ameaça à integridade física.

Estresse é como uma reação do organismo, com componentes físicos e/ou psicológicos, causada pelas alterações psicofisiológicas que ocorrem quando a pessoa se confronta com uma situação que, de um modo ou de outro, a irrite, amedronte, excite ou confunda, ou mesmo que a faça muito feliz.[11]

Pessoa idosa

Segundo o conceito da MTC, a pessoa idosa vai perdendo o Yang, que está relacionado com o movimento, a mobilidade, a coragem, a ação e a vitalidade. Com a queda do Yang, as características do Yin vão assumindo ou se tornando mais evidentes, ou seja, a pessoa fica mais lenta, mais recolhida, mais reflexiva e passa a valorizar mais o contexto do que o ato.

Segundo a MTC, outras características orgânicas e psicológicas vão ficando mais evidentes. Como a essência fica alojada no rim, e com o passar dos anos essa energia vai ficando mais pobre, perde-se assim o poder de reação. No mesmo sentido, o rim é o órgão que está relacionado com o medo, e sempre que houver situações onde se exija uma reação maior, esse indivíduo envelhecido terá maior dificuldade em responder nas mesmas intensidade e velocidade. Ou seja, as reações de luta e fuga serão mais lentas e as sensações de mal-estar, medo das situações e resoluções estarão mais presentes e causarão maiores níveis de estresse. Logo, os sinais de estresse poderão lesionar e causar disfunções orgânicas.

Tais situações estão relacionadas também com a história de vida, nível de empoderamento e dinâmica para resolução de problemas. Todos esses fatores poderão ser atenuadores ou impulsionadores de estresse na pessoa idosa. Terapias como a acupuntura, shiatsuterapia, técnica de massoterapia utilizando canais energéticos e digitopressura de pontos, podem ser recomendadas para modificar o sentimento de bem estar e qualidade de vida em idosos. Intervenções como a neuromodulação auricular também são bem-vindas, pois essa técnica estimula a ramificação do nervo vago no pavilhão auricular, atua diretamente no sistema límbico, agindo no campo da vontade e facilitando as aceitações e mudanças de comportamento, mudanças essas muito difíceis nessa faixa etária.[5]

Eutresse e distresse

A definição do que é ou não estressor passa por uma avaliação subjetiva do indivíduo, mediada pela esfera cognitiva e social.[12] Os termos eutresse e distresse são empregados de formas distintas. Eutresse é usado para designar o estresse decorrente de situações agradáveis ou de curta duração e distresse é o estresse resultante de situações ameaçadoras ou de longa duração.[10,13] Nesse caso, o estresse de grande magnitude, porém, de certa duração, não seria suficiente para causar efeito deletério ou reações adversas.

Atrela-se o termo eutresse a situações em que a quantidade de estímulos, que suscitam respostas adaptativas, possui número suficiente apenas para motivar o indivíduo para o desenvolvimento. Por outro lado, o termo distresse estaria vinculado à ausência ou excesso de estímulos (pressões). No primeiro caso, o indivíduo cairia na desmotivação e tédio; no segundo, experimentaria opressão e exaustão, o que seria contraproducente.

O estresse psicológico é definido por quadro mórbido característico, de natureza basicamente psíquica, em que inexistem causas orgânicas capazes de serem evidenciadas pelos meios usuais de exame médico, que aparece em condições especiais, de trabalho ou de guerra. Apresenta quadro predominantemente psíquico acompanhado de repercussões orgânicas. A sintomatologia é múltipla e polimorfa com cefaleias, tonturas, anorexia, tremores de extremidades, adinamia, dificuldade de concentração, crises de choro.[14]

Eletroacupuntura

Os avanços em neurofisiologia permitiram definir a acupuntura como método de estimulação neural periférica com objetivo de promover mudanças nas funções sensoriais, motoras e autonômicas, hormonais, imunitárias, viscerais e cerebrais, com resultados terapêuticos. A estimulação neural periférica (ENEP) é uma técnica milenar, que vem sendo utilizada para o tratamento de um vasto leque de situações clínicas que hoje se identificam como relacionados com o estresse, como distúrbios da mente (insônia, depressão, ansiedade), distúrbios das funções viscerais (cardiovasculares, digestivas, respiratórias, urinárias), dos sistemas endócrino, imunitário e musculoesquelético.[15] Os efeitos da estimulação neural periférica, como a acupuntura ou a estimulação elétrica transcutânea (TENS), são produzidos por mecanismos biológicos comuns.[16,17] Seu efeito mais conhecido é o alívio da dor somática ou visceral, obtido por atuação nos níveis local, segmentar e supraespinal do organismo. Entretanto, a aplicação da técnica não se limita à analgesia.

Os efeitos que mais interessam são os supraespinais relacionados com a modulação do sistema límbico e do eixo límbico-hipotálamo-hipofisário, no qual são geradas mudanças adaptativas que acompanham o desligamento das estruturas cerebrais que mantêm a resposta sustentada ao estresse. Assim, o organismo é conduzido para um ponto de regulação homeostática mais próxima da normalidade fisiológica, repercutindo sobre o humor, a regulação do sono e o sistema imunitário. Tais efeitos coincidem com a liberação dos diferentes peptídeos opioides e neurotransmissores e são mais pronunciados com o uso de corrente elétrica.[18] Os efeitos supraespinais da ENEP são mais evidentes com o uso de baixas frequências e estão relacionados também com a intensidade do estímulo (deve ser indolor) e com os locais de aplicação. A estimulação de "pontos clássicos" de acupuntura localizados nas extremidades – face, couro cabeludo e orelha – têm sido utilizados com este objetivo.[19]

Encontram-se na literatura publicações sobre o papel da acupuntura e técnicas relacionadas com o controle de manifestações decorrentes do estresse crônico, embora o número de ensaios controlados e randomizados sejam relativamente pequenos. Com relação à depressão, metanálise realizada identificou oito estudos randomizados que utilizaram como controle acupuntura sham.[3] Os autores concluíram que a acupuntura pode reduzir significativamente a gravidade da doença de pacientes deprimidos, independentemente de sofrerem de neurose depressiva ou depressão maior, embora não tenham observado diferença quanto ao índice de resposta ou de remissão da doença. A técnica foi tão eficaz quanto o uso de medicamentos, mas não constatou diferença entre o tratamento verdadeiro e a acupuntura sham.[20]

Tem-se proposto estudos de caso-controle e estudos de revisão sistemática (metanálise) de ensaios clínicos publicados em revistas científicas. Denominam-se acupuntura sham os estudos de caso-controle para verificação do efeito e eficácia dos pontos de acupuntura, onde se compara o efeito da aplicação em um ponto específico com estimulação em um não-ponto de acupuntura.[21] Dois trabalhos de revisão, concluíram que pode haver efeitos positivos da acupuntura na depressão e na ansiedade, inclusive na redução da ansiedade de pacientes que seriam submetidos a procedimentos cirúrgicos.[22,23]

De todo modo, as ameaças ou agentes estressores podem ser de natureza traumática, degenerativa, infecciosa, autoimune, mental, entre outras. Dependendo de sua intensidade e duração, a resposta do sistema do estresse pode originar diversas perturbações da saúde ou precipitar manifestações de doenças pré-existentes.[24] A essas medidas vêm somar-se os métodos de estimulação neural periférica, como a acupuntura com estimulação elétrica ou manual das agulhas, a estimulação nervosa transcutânea e outras técnicas.

Cromogranina A salivar na redução do estresse pela eletroacupuntura

A cromogranina A é um biomarcador salivar que avalia o estresse agudo. Esta proteína é muito comum na saliva, no plasma, soro e outros fluidos. Sua maior variabilidade na concentração ocorre na saliva devido ao estresse mental.

Em um estudo, foi observado os níveis de estresse entre residentes de medicina de um hospital universitário no Rio de Janeiro por meio da dosagem da cromogranina A salivar. Foram feitas avaliações da saliva nos instantes pré e pós-intervenção com eletroacupuntura e observou-se os efeitos agudo e crônico da redução desse marcador na primeira, na quinta e na décima sessão, corroborando com a redução do marcador de estresse (Figura 28.2).[25]

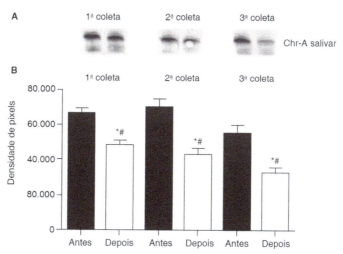

FIGURA 28.1. Dosagem da cromogranina A salivar antes e depois de cada intervenção. Fonte: Regazzi ICR[25].

A ação da eletroacupuntura promoveu alterações significativas nos níveis de cromogranina A salivar depois de cada sessão. Além disso, em relação à primeira coleta, houve uma diminuição do conteúdo da cromogranina A salivar depois de cada coleta.

Quantificação do conteúdo da cromogranina A em amostras de saliva coletadas de pacientes antes e depois de uma sessão de eletroacupuntura (B). Primeira coleta – primeira sessão de eletroacupuntura; segunda coleta – quinta sessão de eletroacupuntura; terceira coleta – 10ª sessão de eletroacupuntura ($n = 9$, one-way ANOVA post teste de Bonferroni para múltiplas comparações). Os dados representam a média ± EMP (erro médio padrão). *$p < 0,05$ vs primeira coleta antes; # $p < 0,05$ antes vs depois de cada coleta; ou seja, nos estados agudo e crônico da intervenção.

A técnica utilizada para a dosagem foi o western blotting, da seguinte forma: alíquotas de amostra de saliva (20 µg de proteínas pelo método de Bradford) foram aplicadas em gel gradiente de poliacrilamida SDS-PAGE 5 a 22%, sob condições desnaturantes.[26]

Ciclo secretor da medula da suprarrenal e suas implicações na geração da cromogranina A salivar

A medula da suprarrenal é composta pelo córtex e pela medula. Na medula temos as células cromafins que, embriologicamente, nascem da crista neural e têm afinidade por estarem inervadas por fibras colinérgicas, procedentes da medula espinal, que tem seu desenvolvimento e função pelo córtex.[27] As células cromafins são neuronas simpáticas pós-ganglionares com poder de sintetizar, armazenar e liberar catecolaminas, como dopamina, noradrenalina, adrenalina, encefalinas e outros neuropeptídios. Dentre essas catecolaminas, que se encontram na medula da suprarrenal, destacamos, neste momento, a dopamina para explicar a origem da cromogranina A salivar. A dopamina passa por quatro fases – a primeira é oriunda de um aminoácido, seu precursor, que é a tirosina. Ela sofre hidrolização de uma enzima presente na fração solúvel das células cromafins.

Em um segundo momento, a enzima dopadecarboxilasa, presente no citosol das células cromafins, converte rapidamente a dopa em dopamina, que é transportada para a vesícula cromafins para que a biossíntese continue. Então, ao entrar na vesícula, a dopamina sofre ação da dopamina beta-hidroxilasa originando a noradrenalina. Esta noradrenalina, que estava na vesícula da célula cromafins, sai e é convertida em adrenalina pela ação da enzima feniletanolamina N-metil-tranferase Y. No citosol das células cromafins, temos vesículas com as várias catecolaminas armazenadas. As vesículas cromafins têm em maior número a cromogranina A, que é uma proteína ácida, e elas são liberadas ao meio extracelular durante o processo exocitótico cálcio-dependente. Acredita-se que a coexistência de catecolaminas e encefalinas na vesícula cromafins tem o conceito de cotransmissão não somente na medula adrenal, mas nas terminações nervosas.

Há um mistério acerca do motivo pelo qual as vesículas cromafins possuem uma mescla tão complexa desses componentes. As encefalinas sugerem proporcionar certo grau de analgesia ao cérebro. E, em situações de estresse, o organismo mobiliza suas reservas de catecolaminas a fim de suprir necessidades que requeiram respostas rápidas e adequadas. Assim, o sistema nervoso pode fornecer ao sistema endócrino informações sobre o meio externo, enquanto o sistema endócrino regula a resposta interna do organismo a esta informação.[27]

Temos dois eixos em que a cromogranina A salivar atua como um biomarcador de estresse: o HHS (hipotálamo/hipófise/suprarrenal) e o S/MSR (simpático/medula da suprarrenal). Estresse crônico se relaciona com a ativação do eixo HHS, tendo participação do cortisol salivar aumentado com meia-vida de 1 hora, sendo menor do que a meia-vida sanguínea, a diminuição do sistema imune com as IGA (lisozimas salivares).

Estresse agudo se relaciona com a ativação do eixo S/MSR, tendo participação da α-amilase com meia-vida salivar, ainda desconhecida, no sangue, de 12 a 24 horas, e a cromogranina A salivar com meia-vida de 15 a 20 minutos. Devemos dosar a alfa-amilase com a cromogranina A salivar no final da tarde, quando ela atinge níveis ótimos. Temos no sistema nervoso simpático, como seu neuromodulador, a noradrenalina, que é uma catecolamina secretada na medula da suprarrenal, onde estão os neurônios simpáticos e as células cromafins. Elas têm a mesma origem embriológica, com propriedades farmacológicas e fisiológicas semelhantes. As células cromafins são paraneurônios que carecem de célula efetora, ou seja, sozinhas não realizam sua função sináptica.[27]

Ao longo dos últimos 50 anos, ainda buscando refletir e estudar diversos recursos de superação, cada vez mais provas documentaram a capacidade das células não neuronais cardíacas de sintetizar e libertar catecolaminas (CAs) e os peptídeos natriuréticos (PN) vasorrelaxantes, que regulam a homeostase cardiovascular, tanto na saúde quanto na doença. Esse conhecimento estabeleceu firmemente o conceito do coração como um órgão endócrino. O conteúdo dessa capacidade foi ricamente expandido pela identificação de um número crescente de moduladores endócrinos cardíacos, incluindo a cromogranina A (CgA) e os seus peptídeos derivados.

No coração de ratos, a CgA é coarmazenada e coliberada pelas células atriais mioendócrinas não adrenérgicas, assim como em pacientes com fibrilação ventricular. Portanto, ela pode funcionar como um estabilizador homeostático cardiocirculatório, sobretudo na presença de estímulos adrenérgicos intensos, por exemplo, as respostas de estresse.

Dos tipos principais de espécime para diagnóstico, a saliva é um dos mais facilmente coletados para avaliação de proteínas salivares secretadas por pessoas saudáveis e pacientes com várias doenças durante respostas mentais agudas como o estresse em particular. Tais estudos têm se centrado no cortisol, alfa-amilase, CgA e imunoglobulina A (IgA) como marcadores salivares de estresse. Cada um desses marcadores salivares tem seus próprios pontos fortes e pontos fracos, bem como lacunas de dados relacionadas com muitos fatores, incluindo a técnica de coleta.

Cromogranina A no homem é produzida, principalmente, na medula da suprarrenal. Outros locais neuroendócrinos, como axônios simpáticos e várias glândulas endócrinas, parecem influenciar a concentração basal circulante da CgA. A secreção de CgA por exocitose ocorre a partir dos terminais nervosos simpáticos e das células cromafins, quando as catecolaminas são liberadas. Trabalhos anteriores demonstraram que perturbações no funcionamento do sistema nervoso simpático resultam em alterações correspondentes aos níveis de CgA no plasma.[28]

No fluido salivar, a cromogranina A salivar (sCgA) é coliberada pela glândula submandibular e possui funções antifúngicas e antimicrobianas. Tem dinâmica similar na secreção de sCgA sérica em comparação às AA (secreção de alfa-amilase) durante situações estressantes, como na apresentação de aulas para graduação, exercício moderado.[29]

A sCgA, em punções venosas em crianças hospitalizadas com e sem distração para a técnica, mostra que o nível de CgA imediatamente depois da punção venosa foi significativamente maior do que aqueles imediatamente antes e 60 minutos depois eram menores. Tal situação é considerada um marcador salivar útil de estresse em crianças.[30]

Assim, a avaliação da resposta salivar da CgA também pode ser utilizada para o estresse psicológico induzido por uma bateria de testes cognitivos. Conclui-se que as alterações na secreção de CgA salivares resultantes da exposição a uma tarefa cognitiva podem indicar o estresse psicológico em humanos.

Referências bibliográficas

1. Luz MT. Cultura contemporânea e medicinas alternativas: novos paradigmas em saúde no fim do século XX. PHYSIS: Rev Saúde Coletiva. 2005; 145-76.
2. OMS ORGANIZAÇÃO MUNDIAL DA SAÚDE. Estrategia de la OMS sobre medicina tradicional 2014-2023. Genebra, 2013. Disponível em: "http://www.who.int/medicines/areas/traditional/definitions/en/"http://www.who.int/medicines/areas/traditional/definitions/en/. Acesso em: 19 jan. 2021.
3. Wang H, Qi H, Wang B-S, Cui Y-Y, Zhu L, Rong Z-X et al. Is acupuncture beneficial in depression: a meta-analysis of 8 randomized controlled trials? J Affect Disord. 2008 Dec; 111(2-3):125-34.
4. Kaptchuk TJ. The web that has no weaver: understanding chinese medicine. 2000.
5. Maciocia G, Ming SX. Os fundamentos da medicina chinesa: um texto abrangente para acupunturistas e fisioterapeutas. 2. ed. São Paulo: Roca; 2007.
6. Dantas EHM. Psicofisiologia. Shape; 2001.
7. Borin CMA, Natali MRM. Estresse: síndrome dos tempos modernos. Arq Mudi [Internet]. 2006 [citado 14 de junho de 2020];10(1). Disponível em: http://periodicos.uem.br/ojs/index.php/ArqMudi/article/view/20406
8. Doria MCS, Lipp MEN, Silva DF. O uso da acupuntura na sintomatologia do stress. Psicol Ciênc e Prof. 2012; 32(1):34-51.

9. Lipp MEN. Manual do inventário de sintomas de stress para adultos. São Paulo: Casa do Psicólogo; 2000.
10. Selye H, Branco F. Stress a tensão da vida. 2. ed. Ibrasa, organizador. Ibrasa; 2018.
11. Lipp, Malagris. Manejo do estresse. In: Range B. organizador. Psicoterapia comportamental e cognitiva: pesquisa, prática, aplicações e problemas. Campinas: Psy 2; 1995.
12. Folkman S, Lazarus RS, Gruen RJ, DeLongis A. Appraisal, coping, health status, and psychological symptoms. J Pers Soc Psychol. 1986 Mar; 50(3):571-9.
13. Vasconcellos EG. O modelo psiconeuroendocrinológico de stress. Psicol e odontol uma abordagem integradora [Internet]. 2002 [citado 14 de junho de 2020]; Disponível em: https://repositorio.usp.br/item/001289251
14. BVS. Descritores de estresse [Internet]. Biblioteca Virtual em Saúde Descritores. 2016. Disponível em: http://decs.bvs.br/cgi-bin/wxis1660.exe/decsserver
15. Filshie J, White A. Medical acupuncture: a western scientific approach. Edinburgh: Churchill Livingstone; 1998.
16. Chernyak GV, Sessler DI. Perioperative acupuncture and related techniques. Anesthesiology. 2005 May; 102(5):1031-49; quiz 1077-8.
17. Sandkühle J. Lang-lasting analgesia fallawing TENS and acupuncture: spinal mechanisms beyand gate contral. In: Devor MC, Rowbotham, Z. Wiesenfeld-Hallin, organizadores. Proceedings oi the 9th world congress on pain, progress in pain research and management. Seattle: IASP Pres; 2000.
18. Fargas-Babjak DA. Acupuncture division: application of contemporary medical acupuncture as a neuromodulation technique in pain management. 2004;4.
19. Carlsson C. Acupuncture mechanisms for clinically relevant long-term effects--reconsideration and a hypothesis. Acupunct Med J Br Med Acupunct Soc. 2002 Aug; 20(2-3):82-99.
20. Park J, Linde K, Manheimer E, Molsberger A, Sherman K, Smith C et al. The status and future of acupuncture clinical research. J Altern Complement Med. 2008 Sep; 14(7):871-81.
21. Stival RSM, Rechetello CP, Stachera SCE, Galdino DT, Hoekstra BE, Schafranski MD. Acupuntura na fibromialgia: um estudo randomizado-controlado abordando a resposta imediata da dor. Rev Bras Reumatol. 2014 Nov; 54(6):431-6.
22. Samuels N, Gropp C,. Acupuncture for psychiatric illness: a literature review. Behav Med. 2008 Jul 1; 34(2):55-64.
23. Pilkington K, Kirkwood G, Rampes H, Cummings M, Richardson J. Acupuncture for anxiety and anxiety disorders a systematic literature review. Acupunct Med J Br Med Acupunct Soc. 2007 Jun; 25(1-2):1-10.
24. Chrousos GP. Stress and disorders of the stress system. Nat Rev Endocrinol. 2009 Jul; 5(7):374-81.
25. Regazzi ICR. Resiliência, qualidade de vida, concentração de marcador bioquímico de estresse em residentes de medicina submetidos a um programa de eletroacupuntura. 7 de julho de 2016 [citado 14 de junho de 2020]. Disponível em: http://www.repositorio-bc.unirio.br:8080/xmlui/handle/unirio/11026
26. Bradford MM. A rapid and sensitive method for the quantitation of microgram quantities of protein utilizing the principle of protein-dye binding. Anal Biochem. 1976 May 7; 72:248-54.
27. García PS, Valenzuela MA. El ciclo secretor en la médula adrenal y sus implicaciones farmacológicas: discurso para la recepción pública del Excmo. Sr. D. Pedro Sánchez García, leído el día 1 de diciembre de 1987. 1987.
28. Kanno T, Asada N, Yanase H, Iwanaga T, Yanaihara N. Salivary secretion of chromogranin A. Control by autonomic nervous system. Adv Exp Med Biol. 2000; 482:143-51.
29. Filaire E, Dreux B, Massart A, Nourrit B, Rama LM, Teixeira A. Salivary alpha-amylase, cortisol and chromogranin A responses to a lecture: impact of sex. Eur J Appl Physiol. 2009 May; 106(1):71-7.
30. Lee Y-H, Wong DT. Saliva: an emerging biofluid for early detection of diseases. Am J Dent. 2009 Aug; 22(4):241-8.

Capítulo 29

Testes Ortopédicos e Neurológicos para Idosos

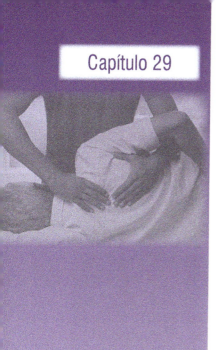

Flávia Maria Campos de Abreu

Testes para para síndrome do impacto

Teste de Yokum

O paciente coloca a mão sobre o ombro oposto e procura flexionar o braço, elevando o cotovelo ativamente. Neste teste, o tubérculo maior desloca-se sob o ligamento coracoacromial e sob a articulação acromioclavicular (Figura 29.1).[1,2]

Teste de Neer

O teste proporciona choque ou impacto do tubérculo maior do úmero contra a face anteroinferior do acrômio. Com a presença de uma inflamação do tendão supraespinhoso ou bursite a manobra será dolorosa para o paciente. O terapeuta elevará passivamente o membro superior do paciente em toda a sua amplitude (Figura 29.2).[2,3]

Teste de Hawkins-Kennedy

O terapeuta deverá apoiar a sua mão no ombro do paciente e com a outra mão conduzir o cotovelo em flexão de 90° de rotação externa para interna. Esse teste proporciona impacto do tubérculo maior contra o arco coracoacromial e causa dor, o que sugere compressão do manguito rotador (Figura 29.3).[3,4]

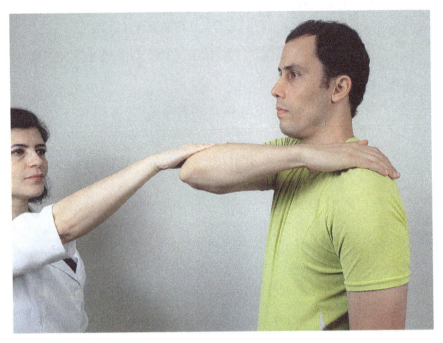

FIGURA 29.1. Teste de Yokum.

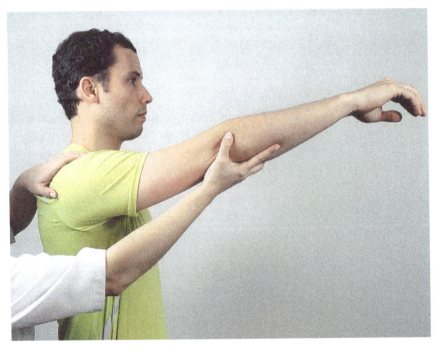

FIGURA 29.2. Teste de Neer.

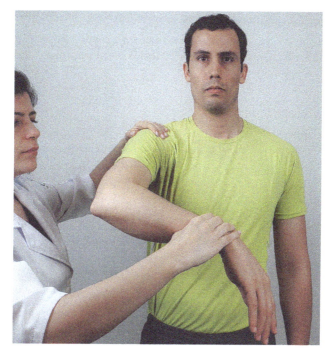

FIGURA 29.3. Teste de Hawkins-Kennedy.

Testes para patologias tendíneas ou musculares

Teste de Speed

O paciente deverá estar com o cotovelo em extensão e antebraço supinado. O examinador pede para ele fazer uma flexão de ombro contrarresistência. Este teste detecta a presença de inflamação na bainha que recobre aporção longa do músculo bíceps (Figura 29.4).[6]

Teste de Yergason

O terapeuta coloca uma das mãos sobre o sulco intertubercular do ombro e a outra mão sobre o punho do paciente. O terapeuta realiza então um movimento no sentido da extensão do antebraço e resiste ao movimento de supinação do antebraço e rotação externa efetuado pelo paciente. O teste de Yergason serve para identificar tendinites ou tenossinovites do bíceps como também poderá revelar uma instabilidade do tendão do bíceps no sulco intertubercular (Figura 29.5).[2]

Teste de Jobe

O paciente realiza flexão e abdução de 30° de membros superiores e uma rotação interna, apontando os polegares para o chão. O terapeuta impõe uma resistência com ambas as mãos na altura do cotovelo do paciente e pede que ele realize uma flexão contra a resistência testando o músculo supraespinhoso (Figura 29.6).[5,6]

Teste de Apley

O paciente deverá colocar a mão no ombro e na escápula oposta, superior e inferiormente. Dor é um sinal positivo de que ocorreu lesão do supraespinhoso, indicando possível tendinite do supraespinhoso (Figura 29.7).[7]

Teste de instabilidade tendinosa

Também chamado de "teste da queda do braço", em que o paciente deverá realizar uma abdução de membro superior acima de 90° e voltar lentamente. Se ele não conseguir ou o braço doer indica um sinal positivo (Figura 29.8).[4]

Teste Gerber

O terapeuta instrui ao paciente que realize uma adução e rotação interna do membro superior a ser avaliado e pede ao paciente que coloque o dorso da mão na altura da região lombar. Em seguida, o terapeuta pede para que o paciente afaste o dorso da mão da lombar. Caso o paciente não consiga levar o braço até a posição ou não consiga afastá-lo da região lombar indica inflamação ou até mesmo ruptura do músculo subescapular (Figura 29.9).[7]

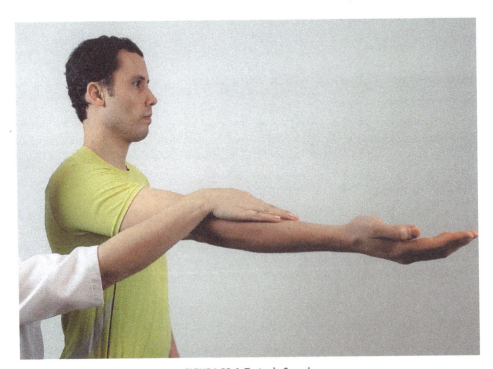

FIGURA 29.4. Teste de Speed.

Testes Ortopédicos e Neurológicos para Idosos 387

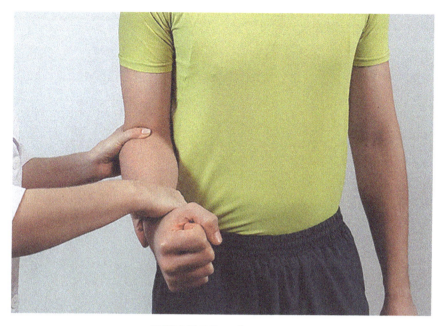

FIGURA 29.5. Teste de Yergason.

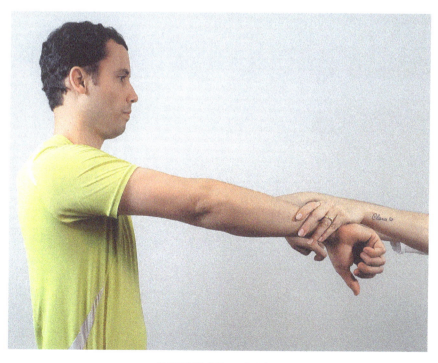

FIGURA 29.6. Teste de Jobe.

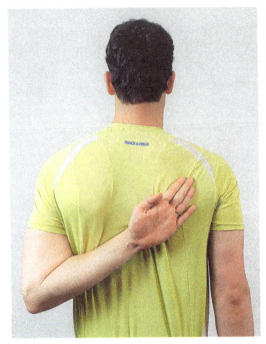
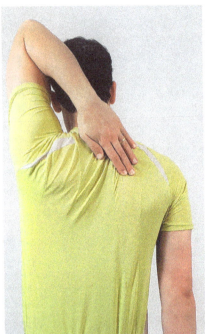

FIGURA 29.7. Teste de Appley.

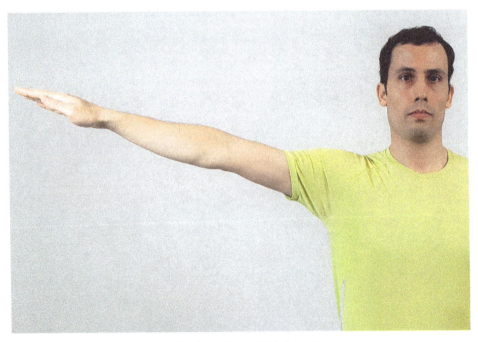

FIGURA 29.8. Teste de instabilidade tendinosa.

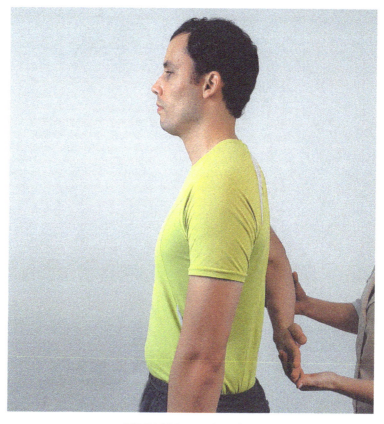

FIGURA 29.9. Teste de Gerber.

Testes para instabilidade
Teste de gaveta anterior

O paciente pode estar sentado ou de pé e o braço examinado deve estar ao lado do corpo. O examinador estabiliza a escápula do paciente com uma das mãos e com a outra desloca a cabeça do úmero anteriormente e posteriormente.

O teste é considerado positivo quando ocorrer dor, estalido ou uma quantidade anormal de movimento, indicando instabilidade anterior da articulação glenoumeral ou frouxidão capsulo ligamentar. (Figura 29.10).[3,8]

Teste de apreensão anterior

O paciente deverá estar sentado e o examinador deverá estar posicionado atrás dele e colocar o membro superior a ser testado em abdução de 90° e promover rotação externa lentamente. O teste é considerado positivo quando o paciente relatar dor e apreensão em seu olhar. Este teste avalia a integridade do ligamento glenoumeral inferior, cápsula articular, tendões, músculos do manguito rotador e lábio glenoide (Figura 29.11).[7,8]

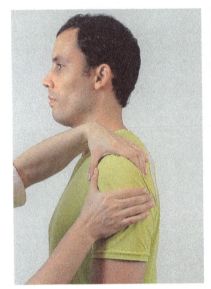
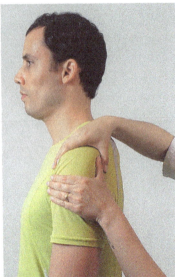

FIGURA 29.10. Teste da Gaveta.

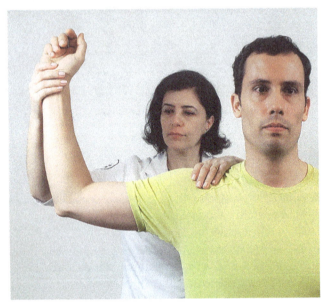

FIGURA 29.11. Teste de preensão anterior.

Teste para instabilidade posterior ou teste de Fukuda

O terapeuta deve aduzir, fletir e rodar medialmente o braço, na tentativa de se deslocar posteriormente a cabeça do úmero. Dor, desconforto local e apreensão indicam instabiidade posterior crônica do ombro (Figura 29.12).[7,9,10]

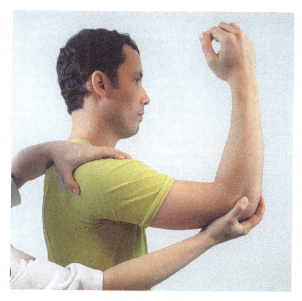

FIGURA 29.12. Teste de Fukuda.

Testes para patologias cervicais

Teste de Spurling

O teste de Spurling é realizado com o paciente sentado, inclinando-se sua cabeça para o lado que se quer avaliar. Em seguida o examinador exerce um compressão vertical sobre a cabeça para testar se os sintomas são provocados. A presença de dor irradiando pelo membro superior do lado testado sugere compressão da raiz do nervo (Figura 29.13).[11]

Sinal de Lhermitte

O paciente deverá estar sentado e o examinador deverá flexionar passivamente o queixo até o tórax, ou seja, a região do pescoço. Quando o paciente possui um defeito discal posterior, esse movimento poderá aumentar a compressão da medula e raízes nervosas, causando dores locais ou irradiadas para os membros, indicando doença da medula cervical, meningite e osteófitos. Um formigamento na região cervical ou nas extremidades indica mielopatia cervical ou esclerose múltipla (Figura 29.14).[8,12]

Teste de distração

O paciente deverá estar na posição sentada, o examinador segura com a palma das mãos abaixo do processo mastoide do paciente e exerce uma pressão ou uma distração para cima sobre a cabeça, eliminando o peso da cabeça sobre o pescoço. Se ocorrer aumento da dor, sugere alteração funcional cervical devido a patologias de origem articular, muscular, capsulo-ligamentar ou muscular. Poderá ocorrer alívio de dor quando a cabeça for distracionada, pois os intervalos interforaminal e intervertebral são aumentados, sugestivo de irritação nervosa de origem discal (Figura 29.15).[13]

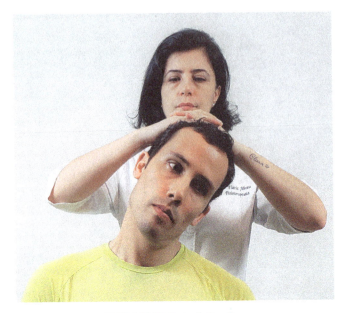

FIGURA 29.13. Teste de Spurling.

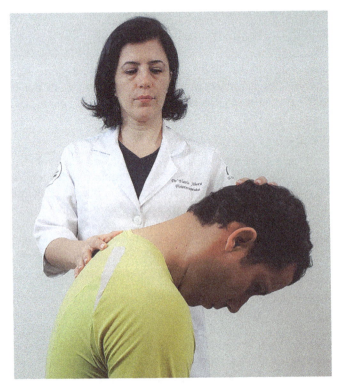

FIGURA 29.14. Sinal de Lhermitte.

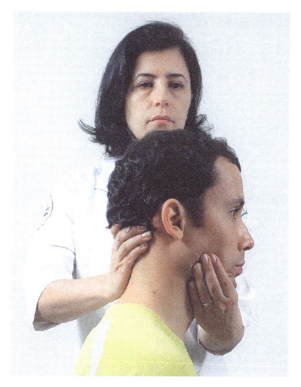

FIGURA 29.15. Teste de distração.

Testes para patologias de cotovelo

Teste de Cozen

O paciente deverá estar sentado e o examinador deverá estabilizar o antebraço e pedir ao paciente para fechar o punho e estendê-lo. Depois, o paciente deverá forçar o punho estendido para uma flexão contrarresistência. Dor no epicôndilo lateral indica irritação dos tendões inseridos no epicôndilo lateral e provável epicondilite (Figura 29.16).[14]

Teste de Mill

O paciente deverá estar sentado, com o cotovelo em extensão e punho cerrado em posição neutra. O terapeuta forçará o punho do paciente em flexão, enquanto o paciente tentará impedir realizando o movimento em extensão do punho. É positivo quando houver dor no epicôndilo lateral (Figura 29.17).[14]

Teste para cotovelo de golfista

O paciente deverá estar sentado e estender o cotovelo, supinando a mão. Em seguida, o paciente deverá flexionar o punho contrarresistência. Dor no epicôndilo medial indica irritação dos tendões inseridos no epicôndilo medial e provável epicondilite (Figura 29.18).[14,15]

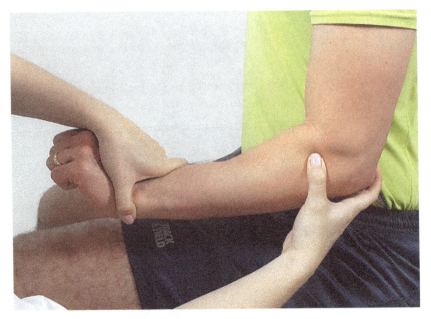

FIGURA 29.16. Teste de Cozen.

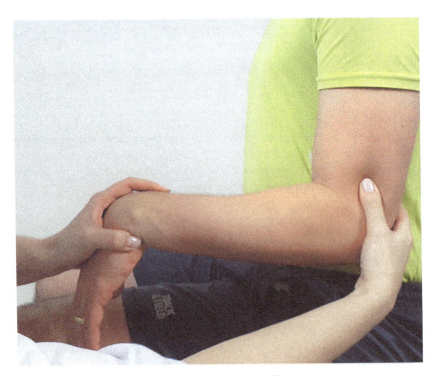

FIGURA 29.17. Teste de Mill.

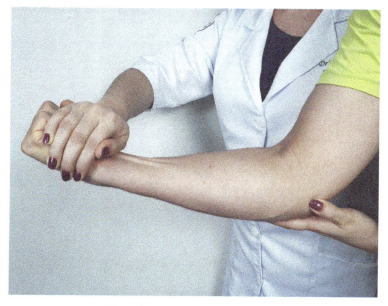

FIGURA 29.18. Teste cotovelo de golfista.

Testes patologias de punho

Teste de Allen

O paciente deverá estar sentado com o braço apoiado à mesa de exame e o cotovelo fletido em 90°. O examinador palpa as artérias ulnar e radial ao nível do punho e realiza compressão das artérias com o polegar e o indicador, pedindo para o paciente abrir e fechar a mão para esvaziamento venoso. O examinador deverá soltar uma das artérias que está sendo comprimida e verificar se ocorre enchimento arterial da mão. O teste serve para detectar alguma lesão na artéria radial ou ulnar e se elas estão suprindo adequadamente a mão (Figura 29.19).[8,16]

Teste de Phalen

O paciente deverá estar com ombros e cotovelos em 90°, colocando o dorso das mãos em contato. Ele deverá permanecer nessa posição por um minuto, momento no qual o nervo mediano será pressionado. O teste é positivo quando houver formigamento, indicando sinais de compressão do nervo mediano dentro do túnel do carpo (Figura 29.20).[16,17]

Manobra de Filkenstein

O examinador deverá segurar a mão do paciente com o antebraço em posição neutra e flexão da metacarpofalangiana do polegar. Realiza-se o desvio ulnar do punho. Se positivo, o paciente relata dor intensa ao nível da primeira fileira dos extensores, indicando a presença de tenossinovite DeQuervain (lesão do extensor curto do polegar e abdutor longo do polegar) (Figura 29.21).[15,17]

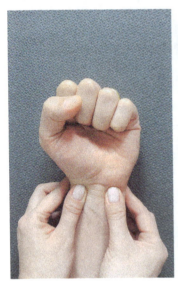 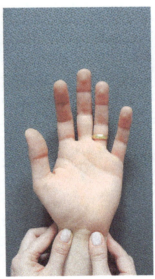 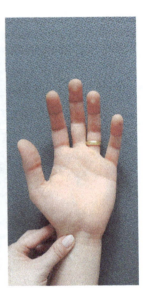

FIGURA 29.19. Teste de Allen.

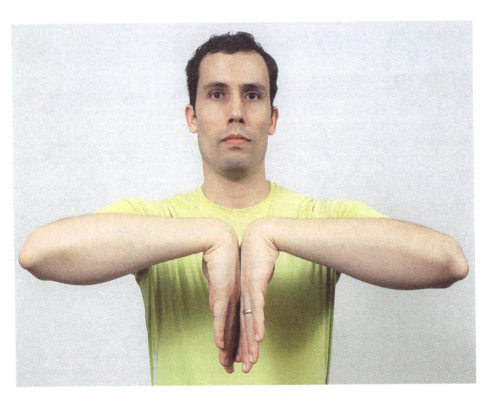

FIGURA 29.20. Teste de Phalen.

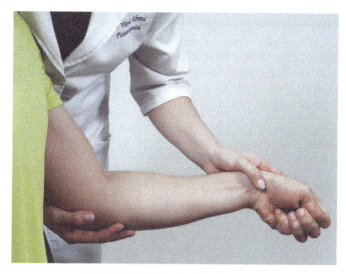

FIGURA 29.21. Manobra de Filkenstein.

Testes para patologias do quadril

Teste de Lasegue

O paciente deverá estar em decúbito dorsal horizontal, flexiona-se o quadril em 30° com o joelho estendido com apoio no tornozelo. Se houver sinal de ciatalgia é indicativo de compressão radicular. Depois de 30° de flexão, deve-se diferenciar radiculogia e dor por estiramento dos músculos isquiotibiais ou mesmo retificação da lordose lombar com contratura muscular (Figura 29.22).[8,18,19]

Teste de Thomas

O paciente deverá estar em decúbito dorsal e deverá puxar o joelho em direção ao tórax. O examinador palpa o quadríceps oposto e se o joelho do mesmo lado for flexionado é indicado contratura em flexão de quadril. Se não ocorrer indica restrição na cápsula articular (Figura 29.23).[8,19,20]

Teste de Trendelenburg

O paciente deverá estar em pé e o examinador deverá avaliar as costas do paciente, observando depressões existentes sobre a espinha ilíaca posterossuperior. A princípio, se faz o teste com apoio bilateral, depois o examinador pede ao paciente para se sustentar em uma das pernas. Se o paciente se mantiver ereto, significa que o músculo glúteo médio do lado que está sustentando o peso se contrairá assim que o paciente retirar o pé do chão, elevando a pelve do lado que está sendo sustentado pelo peso. Se o paciente não sustentar a posição, o teste é positivo, a pelve do lado que não sustenta o corpo se abaixa. Isso caracteriza um sinal de Trendelenburg. Significa que existe uma patologia que enfraquece o glúteo médio, como doença de Legg-Calvé-Perthes, doença de Mórquio ou deslizamento da epífise da cabeça femoral (Figura 29.24).[19]

Teste de Patrick ou Fabere

O paciente deverá estar em decúbito dorsal e posicionar o pé do membro inferior acometido sobre o joelho oposto, determinando a posição da articulação coxofemoral em posição de abdução, rotação externa e flexão. Se ocorrer dor na região inguinal, o teste é considerado positivo, indicando um quadro de patologia coxofemoral ou da musculatura adjacente (Figura 29.25).[19,21]

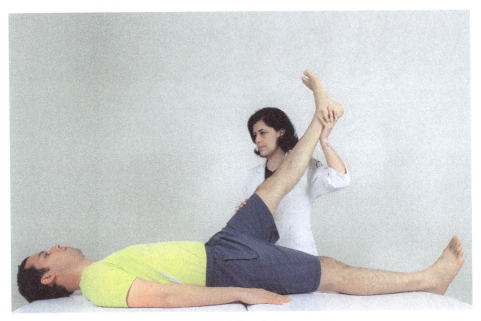

FIGURA 29.22 Teste de Lasegue.

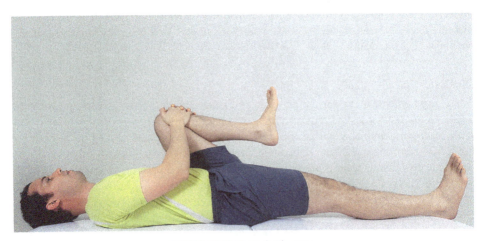

FIGURA 29.23. Teste de Thomas.

Testes Ortopédicos e Neurológicos para Idosos 399

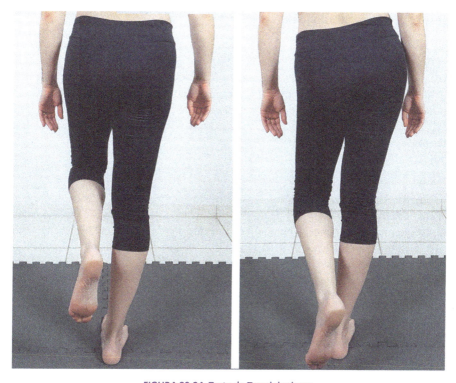

FIGURA 29.24. Teste de Trendelenburg.

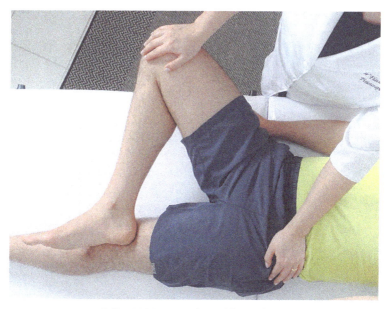

FIGURA 29.25. Teste de Patrick ou Fabere.

Testes para patologias do joelho

Teste de gaveta anterior

O paciente deverá estar em decúbito dorsal com o joelho fletido a 90°. O examinador deverá sentar-se sobre o pé do paciente, como forma de estabilizar. Com o pé do paciente em rotação neutra, o examinador puxa para a frente, segurando na parte proximal da panturrilha. Ambos os membros inferiores são testados. O teste é positivo quando houver movimento anterior excessivo da tíbia em relação ao fêmur, indicando uma instabilidade anterior do joelho (Figura 29.26).[22]

Teste de McMurray

Identifica lesões meniscais. Com o paciente em decúbito dorsal, o examinador segura o pé do paciente com uma mão e apalpa a linha articular com a outra. O joelho é fletido completamente e a tíbia movimentada para a frente e para trás e então mantida alternadamente em rotação interna e externa enquanto o joelho é estendido. Um clique ou uma crepitação pode ser sentido na linha articular no caso de lesão meniscal posterior quando o joelho é estendido (Figura 29.27).[22,23]

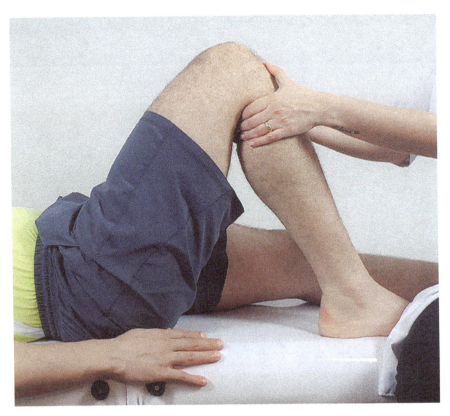

FIGURA 29.26. Teste de gaveta anterior.

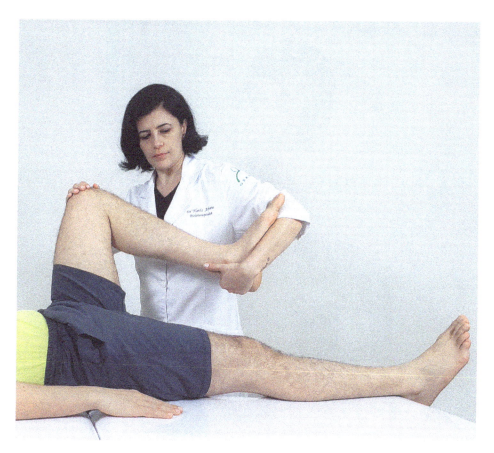

FIGURA 29.27. Teste de McMurray.

Testes para patologias de tornozelo

Teste de Thompson

O paciente deverá estar em decúbito ventral com joelho fletido a 90°. O examinador aplica compressão manual no ventre do tríceps sural. No caso de o tendão estar íntegro, a força aplicada transmite-se através dele por um discreto equinismo do pé, que retorna a sua posição original quando cessa a compressão. Este teste é usado para avaliar, por meio da compressão, a integridade do tendão de Aquiles (Figura 29.28).[24,25]

Teste da articulação subtalar

O paciente deverá estar sentado ou deitado em decúbito dorsal com a articulação subtalar relaxada. O examinador movimenta passivamente o tornozelo em inversão de 20° de amplitude e em eversão de 10° de amplitude. Um bloqueio nessa amplitude ou dor nas regiões anterior e inferior do tornozelo, indica um possível quadro de artrite reumatoide, artrose ou espasmos de fibulares (Figura 29.29).[8,24]

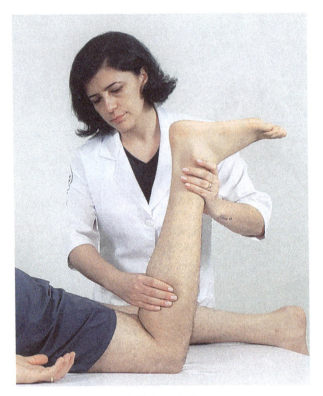

FIGURA 29.28. Teste de Thompson.

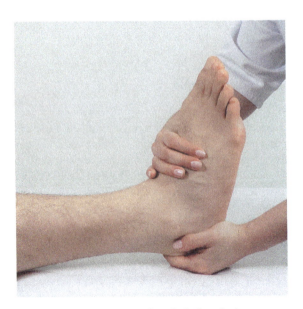

FIGURA 29.29. Teste da articulação subtalar.

Referências bibliográficas

1. Ferenczi A, Yelnik A, Orcel P, Beaudreuil J. Reliability study of sub-acromial impingement tests including a new clinical manoeuver. Annals of Physical and Rehabilitation Medicine. 2017 Sep 1; 60:e29.
2. Gursoy S. Physical examination. In: Bozkurt M, Açar Hİ, organizadores. Clinical anatomy of the shoulder: an atlas [Internet]. Cham: Springer International Publishing; 2017 [citado 14 de maio de 2020]. p. 57-63. Disponível em: https://doi.org/10.1007/978-3-319-53917-1_4
3. Lee H, Choi A, Jang Y, Lee JI. YouTube as a learning tool for four shoulder tests. Primary Health Care Research & Development [Internet]. ed de 2019 [citado 14 de maio de 2020]. Disponível em: https://www.cambridge.org/core/journals/primary-health-care-research-and-development/article/youtube-as-a-learning-tool-for-four-shoulder-tests/57E5F4DB339A0C-1C10F7415DE52A2476
4. Chang K-V, Wu W-T, Hsu P-C, Lew HL, Özçakar L. Clinical tests of the shoulder: accuracy and extension using dynamic ultrasound. American Journal of Physical Medicine & Rehabilitation. 2020 Feb; 99(2):161-9.
5. Gismervik SØ, Drogset JO, Granviken F, Rø M, Leivseth G. Physical examination tests of the shoulder: a systematic review and meta-analysis of diagnostic test performance. BMC Musculoskelet Disord. 2017 Jan 25; 18(1):41.
6. Hegedus EJ, Cook C, Lewis J, Wright A, Park J-Y. Combining orthopedic special tests to improve diagnosis of shoulder pathology. Phys Ther Sport. 2015 May; 16(2):87-92.
7. Audenaert D, Baele J, Christiaens J. A normative database of functional (shoulder) tests within healthy male overhead athletes.
8. Abreu FMC. Fisioterapia geriátrica. Vol. 1. Rio de Janeiro: Shape; 2007. 437 p.
9. Kuper G, Shanmugaraj A, Horner NS, Ekhtiari S, Simunovic N, Cadet ER et al. Critical shoulder angle is an effective radiographic parameter that is associated with rotator cuff tears and osteoarthritis: a systematic review. J Isakos. 2019 Mar 1; 4(2):113-20.
10. Simmonds S, Alexander C, Mercer C, Ridehalgh C. Comparison of sleeper stretch versus glenohumeral joint mobilisation on range of movement of 3 posterior shoulder tests in asymptomatic participants. Physiotherapy. 2019 Jan 1; 105:e201.
11. Jones SJ, Miller J-MM. Spurling test. In: StatPearls [Internet]. Treasure Island (FL): StatPearls Publishing; 2020 [citado 18 de maio de 2020]. Disponível em: http://www.ncbi.nlm.nih.gov/books/NBK493152/
12. Teoli D, Rocha Cabrero F, Ghassemzadeh S. Lhermitte sign. In: StatPearls [Internet]. Treasure Island (FL): StatPearls Publishing; 2020 [citado 18 de maio de 2020]. Disponível em: http://www.ncbi.nlm.nih.gov/books/NBK493237/
13. Rubinstein SM, Pool JJM, van Tulder MW, Riphagen II, de Vet HCW. A systematic review of the diagnostic accuracy of provocative tests of the neck for diagnosing cervical radiculopathy. Eur Spine J. 2007 Mar 1; 16(3):307-19.
14. Zwerus EL, Somford MP, Maissan F, Heisen J, Eygendaal D, Bekerom MP. Physical examination of the elbow, what is the evidence? A systematic literature review. Br J Sports Med. 2018 Oct 1; 52(19):1253-60.
15. Netter's Orthopaedic Clinical Examination: an evidence-based approach. Elsevier Health Sciences; 2015. 668 p.
16. Kumar V, Kumar A. Examination of the wrist and hand. In: Dhatt SS, Prabhakar S, organizadores. Handbook of clinical examination in orthopedics: an illustrated guide [Internet]. Singapore: Springer; 2019 [citado 18 de maio de 2020]. p. 147-59. Disponível em: https://doi.org/10.1007/978-981-13-1235-9_6

17. Skirven TM, Osterman AL, Fedorczyk J, Amadio PC, Felder S, Shin EK. Rehabilitation of the hand and upper extremity. Elsevier Health Sciences; 2020. 2091 p.
18. M Das J, Nadi M. Lasegue sign. In: StatPearls [Internet]. Treasure Island (FL): StatPearls Publishing; 2020 [citado 18 de maio de 2020]. Disponível em: http://www.ncbi.nlm.nih.gov/books/NBK545299/
19. McFadden DP, Asplund CA. Physical examination of the hip and pelvis. In: Seidenberg F (org.). The hip and pelvis in sports medicine and primary care [Internet]. Cham: Springer International Publishing; 2017 [citado 18 de maio de 2020]. p. 9-35. Disponível em: https://doi.org/10.1007/978-3-319-42788-1_2
20. Santos RHC dos. Comparação entre o teste de Thomas e o teste de Thomas modificado. 2017 [citado 18 de maio de 2020]; Disponível em: https://bdigital.ufp.pt/handle/10284/5878
21. Cibulka MT, Bloom NJ, Enseki KR, Macdonald CW, Woehrle J, McDonough CM. Hip pain and mobility deficits–hip osteoarthritis: revision 2017. J Orthop Sports Phys Ther. 2017 May 31;47(6):A1-37.
22. Yang AJ, Jain NB. Knee. In: Yong RJ, Nguyen M, Nelson E, Urman RD (orgs.). Pain medicine: an essential review [Internet]. Cham: Springer International Publishing; 2017 [citado 18 de maio de 2020]. p. 65-7. Disponível em: https://doi.org/10.1007/978-3-319-43133-8_17
23. Teh WC, Tengku Md. Shihabudin TM. Accuracy of McMurray's test, the modified version, and joint-line tenderness in diagnosing chronic meniscal tear in the knee joint: a cross-sectional study. Current Orthopaedic Practice. 2020 Feb; 31(1):13-7.
24. Yang AJ, Jain NB. Ankle. In: Yong RJ, Nguyen M, Nelson E, Urman RD, organizadores. Pain medicine: an essential review [Internet]. Cham: Springer International Publishing; 2017 [citado 18 de maio de 2020]. p. 69-71. Disponível em: https://doi.org/10.1007/978-3-319-43133-8_18
25. Griffin MJ, Olson K, Heckmann N, Charlton TP. Realtime Achilles Ultrasound Thompson (RAUT) test for the evaluation and diagnosis of acute achilles tendon ruptures. Foot Ankle Int. 2017 Jan 1;38(1):36-40.

Capítulo 30

Cuidados Paliativos e Fim da Vida

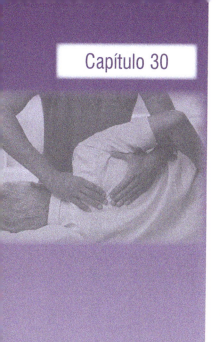

Ana Paula Bazeggio
Thayana Louize Vicentini Zoccoli

"Acho que morrer é assim:
– Deus, me passa no pontilhão?
– A pé ou no colo?
– No colo.
Você fecha os olhos e quando abre já passou...
Não doeu nada."[1]

O envelhecimento populacional; o aumento da prevalência de doenças crônicas, incluindo o câncer e as síndromes demenciais; o desequilíbrio entre a demanda e a oferta de leitos hospitalares, além do dever de respeitar a autonomia do paciente, contextualizam a necessidade de se repensar os cuidados aos pacientes com baixa probabilidade de recuperação.[2-4]

Com relação aos idosos, especialmente aqueles com demência, embora pareçam receber menos tratamento agressivo no final da vida, a prestação de cuidados paliativos e o manejo de sintomas podem ser inadequados.[5]

Segundo a Organização Mundial de Saúde (OMS), *cuidado paliativo é uma abordagem que melhora a qualidade de vida de pacientes (adultos e crianças) e suas famílias, que enfrentam problemas associados a doenças que ameaçam a vida. Previne e alivia o sofrimento, por meio da identificação precoce, da avaliação correta e tratamento da dor e de outros problemas físicos, psicossociais ou espirituais.*[3,6]

Cuidados paliativos não se baseiam em protocolos, mas sim em princípios. Entre eles podemos citar:[2,3,6]

- Promover o alívio da dor e de outros sintomas desagradáveis.
- Afirmar a vida e considerar a morte como um processo normal da vida.
- Não acelerar nem adiar a morte.
- Integrar os aspectos psicológicos e espirituais no cuidado do paciente.
- Oferecer um sistema de suporte que possibilite ao paciente viver tão ativamente quanto possível até o momento da morte.
- Oferecer um sistema de suporte para auxiliar os familiares durante a doença do paciente e o enfrentamento do luto.
- Garantir abordagem multiprofissional para focar as necessidades dos pacientes e seus familiares, incluindo acompanhamento no luto.
- Melhorar a qualidade de vida e influenciar positivamente o curso da doença.
- Implementar o mais precocemente possível, junto com outras medidas terapêuticas.

Cuidados paliativos, com doença ameaçadora da continuidade da vida, estão indicados para todos os pacientes (e familiares) em concomitância com os cuidados curativos, por qualquer diagnóstico, com qualquer prognóstico, seja qual for a idade, e a qualquer momento da doença em que eles tenham expectativas ou necessidades não atendidas. Dessa maneira, cuidados paliativos podem complementar e ampliar os tratamentos modificadores da doença ou se tornar o foco do cuidado (Figura 30.1).[2,4,7] Existem várias modalidades possíveis de assistência em cuidados paliativos, mas todas requerem equipe multidisciplinar para garantir um cuidado integral.[2]

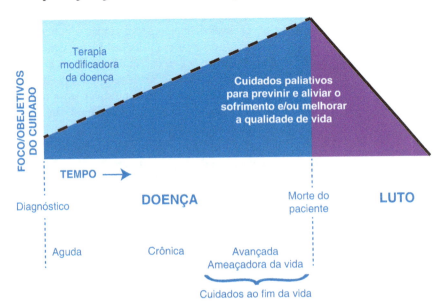

FIGURA 30.1. Papel dos cuidados paliativos durante a doença e o luto. Fonte: Azevedo D, Tommaso ABG, Burlá C, Santos G, Dias LM, Py L et al.[4]

Alguns conceitos e definições são essenciais em cuidados paliativos[2] e estão detalhados na Tabela 30.1.

TABELA 30.1. Conceitos e definições essenciais em cuidados paliativos

Terminalidade da vida	Quando se esgotam as possibilidades de resgate das condições de saúde e a possibilidade de morte próxima parece inevitável e previsível
Fase final de vida (fim da vida)	Aquela em que o processo ativo de morte se desencadeia de forma irreversível e o prognóstico pode ser definido em horas a dias
Obstinação terapêutica	Adotar ou manter procedimentos terapêuticos fúteis, cujos efeitos são mais nocivos do que o próprio mal a ser curado, ou inúteis, os quais não garantem benefícios aos pacientes, pois a cura é impossível. Por gerarem ainda mais sofrimentos e violarem a dignidade humana
Adequação de medidas terapêuticas (ou limite do esforço terapêutico)	Condutas médicas restritivas, em que se limita o uso de certos recursos, por serem inadequados ou inúteis
Eutanásia	Quando, por misericórdia ou piedade, o agente realiza uma "ação" causadora da morte. Eutanásia ativa: o agente mata outrem por piedade (pratica uma conduta de ação). Eutanásia passiva: o agente, omitente, deixa alguém morrer por piedade (trata-se de omissão relevante; o agente tem possibilidade e dever de evitar a morte, mas nada faz para evitá-la)
Suicídio assistido	Quem causa a morte é a própria pessoa, que se mata com o auxílio indireto de terceiros. Assim, se o médico fornece uma substância letal ao doente, que a ingere ou a injeta no próprio corpo, morrendo em decorrência dessa prática (suicídio), a conduta do médico, comissiva, será enquadrada no artigo 122 do Código Penal (auxílio ao suicídio)
Distanásia	Postergação injustificável da morte para além de qualquer benefício por meio da obstinação terapêutica; priorização indevida da quantidade de vida, negligência ao cuidado humano de quem está morrendo, investimento inaceitável em recursos inúteis e adoção de paradigmas inadequados, não apenas científicos, mas comerciais, que viola os direitos humanos e a dignidade do paciente. É ilícita, inaceitável e pode mesmo caracterizar uma conduta criminosa, sujeita a responsabilidade civil e criminal, pelas lesões corporais, pelo constrangimento ilegal, pela tortura e pelo tratamento cruel que impuser ao paciente e, também, à sua família
Ortotanásia	"Boa morte", natural, justa, sem sofrimentos. O início do processo natural da morte, se inevitável, deve ser respeitado. Procedimento absolutamente lícito e ético
Diretivas antecipadas de vontade (DAV)	Conjunto de desejos, prévia e expressamente manifestados pelo paciente, sobre cuidados e tratamentos que ele quer, ou não, receber no momento em que estiver incapacitado de expressar, livre e autonomamente, sua vontade, em condições de doenças ameaçadoras à vida

Fonte: Zoccoli TLV, Ribeiro MG, Fonseca FN, Ferrer VC.[2]

A avaliação funcional em cuidados paliativos (Tabela 30.2) é fundamental para a vigilância da curva evolutiva da doença e se constitui em elemento valioso na tomada de decisão, previsão de prognóstico e diagnóstico de terminalidade[8].

TABELA 30.2. Escala de *Performance* Paliativa (*Palliative Performance Scale* – PPS)

%	Deambulação	Atividade e evidência da doença	Autocuidado	Ingesta	Nível da consciência
100	Completa	Atividade normal e trabalho; sem evidência de doença	Completo	Normal	Completa
90	Completa	Atividade normal e trabalho; alguma evidência de doença	Completo	Normal	Completa
80	Completa	Atividade normal com esforço; alguma evidência de doença	Completo	Normal ou reduzida	Completa
70	Reduzida	Incapaz para o trabalho; Doença significativa	Completo	Normal ou reduzida	Completa
60	Reduzida	Incapaz para os *hobbies*/trabalho doméstico. Doença significativa	Assistência ocasional	Normal ou reduzida	Completa ou períodos de confusão
50	Maior parte do tempo sentado ou deitado	Incapacitado para qualquer trabalho. Doença extensa	Assistência considerável	Normal ou reduzida	Completa ou períodos de confusão
40	Maior parte do tempo acamado	Incapaz para a maioria das atividades. Doença extensa	Assistência quase completa	Normal ou reduzida	Completa ou sonolência, ± confusão
30	Totalmente acamado	Incapaz para qualquer atividade. Doença extensa	Dependência completa	Normal ou reduzida	Completa ou sonolência, ± confusão
20	Totalmente acamado	Incapaz para qualquer atividade. Doença extensa	Dependência completa	Mínima a pequenos goles	Completa ou sonolência, ± confusão
10	Totalmente acamado	Incapaz para qualquer atividade. Doença extensa	Dependência completa	Cuidados com a boca	Sonolência ou coma, ± confusão
0	Morte	–	–	–	–

Fonte: Maciel MGS.[8]

Assistência ao fim da vida

O *fim da vida* ou *processo ativo de morte* caracteriza-se por morte próxima e irreversível, com sobrevida média de horas a dias. Alguns sinais e sintomas são indicativos dessa fase: anorexia e nenhuma ingestão de líquidos, imobilidade, sonolência, alterações cognitivas ou *delirium*, mioclonus, dor, dispneia, colapso periférico e ronco final, além de falências funcionais.[9-11]

Além da presença dos sinais e sintomas mencionados, deve-se avaliar se a evolução da doença do paciente sugere piora clínica gradual, por exemplo, perda de peso progressiva, piora da funcionalidade, incluindo dificuldade de mobilidade, além de mudança no padrão de comunicação e isolamento social.[9,12]

Os objetivos de cuidado ao paciente em processo ativo de morte são:[9,10,12]

- Minimizar o sofrimento (físico, psicológico, existencial, espiritual, social) de pacientes e familiares.
- Controlar sintomas desconfortáveis.
- Prevenir os agravos das últimas horas de vida.
- Evitar obstinação terapêutica, como repetição de exames, medidas de glicemia capilar, infusão de fármacos vasoativos, terapia de substituição renal, uso de ventilação mecânica, reanimação cardiopulmonar ou outros procedimentos que não visem exclusivamente a melhora dos sintomas.

O plano de cuidados deve incluir a participação de equipe multiprofissional e ser devidamente registrado em prontuário. Nesse contexto, *técnicas adequadas de comunicação são essenciais*. Além disso, é importante destacar o paciente tem o direito de participar da decisão compartilhada sobre o seu plano de cuidados, caso seja desejo dele.[9,12,13]

Sempre que possível, converse sobre metas de cuidado e preferências do paciente no início da doença ameaçadora à vida, em vez de esperar até que ocorra perda ou comprometimento da função cognitiva, alguma intercorrência aguda ou até mesmo que a morte seja iminente. Conforme mude a condição clínica do paciente, pode-se revisar as prioridades e metas de cuidado. As preferências do paciente quanto a cuidados e intervenções podem ser manifestadas por meio de Diretivas Antecipadas de Vontade.[9,11,13]

Depois da definição sobre as metas de cuidado, *recomende um plano considerado adequado* para os cuidados no fim da vida. Não se deve simplesmente perguntar ao paciente: "O que você quer?", pois algumas medidas, como reanimação cardiopulmonar, podem trazer mais sofrimento para o paciente sem trazer benefício ou sem expectativa de melhora.[2,13]

Além disso, deve-se abordar se o paciente tem preferência sobre local de morte, sobre seu enterro e até mesmo sobre o recebimento de visitas. Alguns pacientes não querem mais receber visitas nessa fase final da vida.[9,11,13]

O cuidado aos pacientes em fim de vida deve ser baseado na individualização de cuidados e na *proporcionalidade terapêutica*. Uma vez que o *controle dos sintomas desconfortáveis é prioridade absoluta*, devem ser evitadas investigações que provavelmente não afetarão a assistência ao paciente, monitoração contínua de sinais vitais e medicamentos não destinados ao conforto, como os que são utilizados para tratamento de doenças crônicas (p. ex., hipertensão e diabetes). Tais medicamentos podem ser descontinuados quando o paciente entra em processo ativo de morte, evitando interações medicamentosas indesejáveis.[9,10,12,13]

A Tabela 30.3 traz um resumo sobre o controle de sinais e sintomas característicos do processo ativo de morte.

TABELA 30.3. Controle de sinais e sintomas característicos do fim da vida

Sinais ou sintomas	Características	Medidas de controle
Anorexia e nenhuma ingestão de líquidos	As atividades metabólicas estão diminuídas, ocasionando uma "anorexia fisiológica" O paciente pode não ingerir nenhum alimento e a aceitação de líquidos se torna progressivamente menor	Na fase final de vida, não há evidências de que o aumento da ingestão calórica, (inclusive por meio de nutrição enteral) melhore força, energia, estado funcional ou prolongue a sobrevida Forçar a alimentação pode ser considerado procedimento fútil, pois não contribui para o alívio de sintomas ou reversão do quadro e provoca desconforto físico, tanto pela presença da sonda em si, como por novos sintomas que podem surgir. A hidratação artificial deve ser cuidadosa para evitar acúmulo de líquidos Acolha e oriente os familiares. Ofereça alimentação de conforto ao paciente
Imobilidade	O paciente não consegue mais se movimentar	Manter mobilização passiva cuidadosa para prevenir úlceras por pressão Evitar transferências, pois são desconfortáveis e dolorosas Manter cuidados com pele, mucosas e feridas
Sonolência	O paciente permanece sonolento a maior parte do tempo, desperta em raros momentos e se comunica precariamente	É um sintoma esperado e não justifica redução ou suspensão das doses de sedativos ou analgésicos
Alterações cognitivas ou *delirium*	A memória e o raciocínio se deterioram, as respostas podem ser demoradas, inadequadas ou inexistentes Podem surgir visões, alucinações e experiências sensoriais. O olhar do paciente se torna fixo e muito profundo *Delirium* hiperativo ou hipoativo	Manter o ambiente calmo. Considerar hidratação cuidadosa de até 1.000 mL/dia Reavaliar e tratar sintomas precipitantes como dor, retenção urinária ou constipação intestinal Reduzir a dose de opioides, em caso de oligúria ou anúria: em torno de 20 a 30% abaixo da dose anterior Em caso de agitação, prescrever neurolépticos, preferencialmente haloperidol, em doses baixas (0,5 a 1 mg VO, SC ou EV). Individualizar doses e frequência de uso. Se necessário, associar ansiolítico de curta ação em pequenas doses ou em infusão contínua (o mais usado é o midazolam)
Mioclonus	Abalos musculares involuntários indicativos de neurotoxicidade, precursores de convulsão	Controlar o mais rápido possível com anticonvulsivantes Rever medicações predisponentes
Dor	Mesmo que o paciente não consiga expressar dor, seu tratamento deve ser mantido. A suspensão abrupta de opioides pode levar à abstinência física e provocar desconforto desnecessário	Nas últimas horas de vida, o opioide mais utilizado para controle da dor é a morfina, pois também promove o controle de outros sintomas, como dispneia e tosse, pode ser administrada por várias vias (inclusive via subcutânea) e não possui dose teto

(Continua)

TABELA 30.3. Controle de sinais e sintomas característicos do fim da vida (*continuação*)

Sinais ou sintomas	Características	Medidas de controle
Dispneia	Intubação orotraqueal *não* é medida de conforto respiratório: no paciente em fim de vida, é considerada procedimento fútil	Afastar possíveis causas reversíveis: derrames pleurais, infecções respiratórias ou ascite Abrir a janela ou colocar um ventilador próximo à face do paciente Oxigênio, em casos de hipoxemia sintomática. O medicamento de escolha é a morfina em baixas doses (10 mg via EV ou SC de morfina/dia), associada ou não a benzodiazepínicos, como o midazolam, ambos em infusão contínua venosa ou subcutânea. Em caso de broncoespasmo, utilizar broncodilatadores e corticoides Considerar ventilação não invasiva
Colapso periférico	Diminuição da perfusão periférica caracterizada por taquicardia, hipotensão, perda de pulsos periféricos, palidez cutânea, extremidades frias, pele marmórea e cianose periférica	Reavaliar as vias de administração de medicamentos e considerar o uso de acesso subcutâneo ou hipodermóclise, uma vez que a punção de acesso venoso periférico se torna difícil A punção de acesso venoso central é considerada desproporcional em fase final de vida
Hipersecreção em vias respiratórias ou ronco final	Respiração ruidosa, plena de secreções, causada pela incapacidade de deglutir saliva e de tossir Não há evidências de que as secreções respiratórias estejam associadas com desconforto	Podem ser usados medicamentos com efeito anticolinérgico: • Escopolamina (dose máxima 120 mg/dia) • Nebulização com ipratrópio • Atropina colírio *na boca* (1 a 2 gotas em cada canto da boca 3 a 4 vezes/dia), em caso de hipersecreção traqueal ou hipersalivação Reduzir hidratação venosa e reposicionar a cabeça no leito. Evitar aspirações de vias respiratórias, pelo desconforto que causam ao paciente

Fonte: elaborada pelas autoras a partir de Zoccoli.[9]

Caso clínico

Se você, caro leitor, tivesse um familiar – pai ou mãe – muito doente em fase de fim de vida, como você agiria? A título de ilustração, será descrita uma situação real vivida em um hospital público de uma das regiões do Distrito Federal.

É a história de uma senhora de 96 anos de idade, com diagnóstico de síndrome demencial em fase avançada há aproximadamente 10 anos. Desde que se tornou acamada, D.M.A. foi acompanhada pela equipe multiprofissional de internação domiciliar de uma das maiores regiões de saúde do Distrito Federal. Com o passar do tempo, por meio de bons vínculos desenvolvidos entre a equipe de saúde e a família, algumas questões foram discutidas e decididas. Por exemplo, não seria introduzida alimentação artificial por meios de sonda nasoenteral quando da chegada da disfagia.

Sabe-se que disfagia é qualquer dificuldade na efetiva condução do alimento da boca até o estômago por meio das fases inter-relacionadas, comandadas por um complexo mecanismo neuromotor.[14] Bastante comum em estágios avançados de doenças neurológicas progressivas, como a vivenciada por D.M.A., a disfagia não tem cura e, neste caso, fora aceita como alteração fisiológica do próprio envelhecimento. Familiares e equipe de saúde da atenção domiciliar, em conjunto, decidiram por não se utilizarem de sonda. A alimentação se daria de forma lenta e a quantidade administrada seria conforme aceitação da paciente, no seu ritmo, respeitando os seus limites.

Certo dia, enquanto almoçava, D.M.A. teve um engasgo e broncoaspirou. O líquido que ingeria naquele momento foi para os pulmões e agora impedia a sua respiração. Uma de suas filhas viu-se em situação de desespero ao perceber que sua mãe sentia dor e falta de ar. Rapidamente ligou para o serviço de urgência e emergência do SAMU que prontamente chegou em sua residência.

Depois do primeiro atendimento, D.M.A. foi transferida para o pronto-socorro do hospital regional mais próximo de sua casa. Depois da avaliação, foi sedada e entubada. Agora não mais interagia com o meio externo. Os familiares não foram questionados sobre a existência de Diretivas Antecipadas de Vontade (DAV), que constituem um gênero de manifestação de vontade para tratamento médico,[15] ou mesmo se havia um representante capaz, escolhido para representar as vontades dela, dando garantia ao seu direito a autonomia.

Depois de ter presenciado a conduta intervencionista da equipe de saúde até aquele momento, uma das filhas de D.M.A. verbalizou para os ali presentes que não adotassem medidas invasivas adicionais, pois sua mãe assim desejaria. Ela costumava falar que gostaria de "morrer com dignidade". Depois de ter sido sedada, D.M.A. viveu mais 11 longos dias.

Durante a sua estada no hospital, por diversas vezes a equipe teve dúvidas de qual conduta adotar. Em alguns momentos, pareciam convencidos de que qualquer medida investigativa naquele momento poderia ser considerada fútil, por não acrescentar benefício para a paciente. Porém, por outro lado, solicitavam exames de sangue, exames de imagem, cogitavam hemodiálise e traqueostomia. D.M.A. estava fraca e seu corpo já não aguentava aquela situação. Seus batimentos cardíacos estavam lentos e finos, e seu sistema circulatório foi entrando em falência. Era hora da partida.

Ao perceber o que o organismo de D.M.A. anunciava, a equipe médica que a assistia resolveu administrar fármacos vasoativos. Aos poucos, a pressão subia e voltava ao normal, assim como batimentos e pulsos já se encontravam cheios. D.M.A. além de respirar por meio de aparelhos, agora tinha seu sistema cardíaco garantido por noradrenalina, um tipo de neurotransmissor com efeito vasopressor responsável por aumentar valores de pressão sanguínea, por exemplo.

Ela desenvolveu feridas complexas e profundas, necessitou de curativos especiais e exames com contraste para averiguar se a infecção da ferida atingia seus ossos. Durante a hospitalização os seus desejos de fim de vida não eram considerados e sua autonomia era deixada de lado.

Em um dia comum de visitação, ao se aproximar do leito de sua mãe, o filho de D.M.A. se deparou com a equipe do SAMU a transferindo de leito. Não avisaram anteriormente, mas sua mãe havia conseguido vaga de Unidade de Terapia Intensiva (UTI) em um hospital da rede privada na região de Brasília – DF. Nenhuma pessoa da família havia sido consultada sobre esta possibilidade. Era consenso na família não desejar que D.M.A. passasse seus últimos dias em um quarto de UTI.

Ao se opor que sua mãe fosse transferida para a UTI, o filho ali presente foi pressionado a assinar documento de responsabilização. A médica que a assistia naquele momento demonstrou extrema insatisfação em aceitar a negativa por parte da família. Insistiu declarando que D.M.A. teria melhor assistência em uma UTI uma vez que naquele ambiente seriam possíveis três sessões de fisioterapia diárias. Adiantou ao familiar a probabilidade alta de ela necessitar de fármacos vasoativos e/ou hemodiálise.

Após a recomendação da médica, os familiares se questionaram se realmente estavam certos ao optarem por cuidados de conforto, visto que a decisão da família ia de encontro à proposta daquela equipe de saúde. Ao imaginarem o que D.M.A. escolheria se assim pudesse, fortaleceram-se e mantiveram-se firmes na decisão de manter os cuidados de conforto.

Alguns dias se passaram, D.M.A. teve, em parte, suas vontades respeitadas e não mais foi submetida a procedimentos que configurem obstinação terapêutica.[2] Quando seus dados vitais enfraqueceram, a equipe soube acalmar e adotar medidas de suporte. Não havia esforço respiratório, não havia dor nem sofrimento. D.M.A. descansou em paz, teve sua passagem ali mesmo na enfermaria do hospital, rodeada por seus familiares.

É questionável até onde o manejo de questões que envolvam terminalidade de vida devam ser decididos unilateralmente, por atitude médica imposta ou em conjunto com o paciente e seus familiares, que valoriza o direito de autonomia do paciente. Foi publicada uma importante revisão sobre a evolução da compreensão do conceito de autodeterminação (tomada como sinônimo de autonomia) em cuidados paliativos onde destacou-se o conceito de autodeterminação como forma de proteção dos pacientes contra coerção e violação de seus direitos, relevante para o envolvimento de pacientes em cuidados paliativos.[16]

Atualmente no Brasil, assim como em outros países, o fim da vida nem sempre é enfrentado com naturalidade. Isso implica uma série de consequências desfavoráveis à manutenção de uma boa qualidade de morte.

É muito importante manter o paciente e sua família informados sobre a evolução da doença. A inclusão das diretivas antecipadas de vontade e a nomeação de um representante capaz de responder pelo paciente em fim de vida, constitui opção viável para que as suas vontades sejam respeitadas por familiares e equipes médicas.[17]

Estudos apontam que, em nosso país, o número de profissionais de saúde que abordam as vontades e condutas terapêuticas desejáveis em fim de vida com seus pacientes ainda é pequeno,[18] o que aumenta a probabilidade de que o desfecho daquela pessoa não seja de acordo com o que ela imaginava passar em seus últimos momentos de vida.

No entanto, a autonomia do doente é constantemente questionada pela condição de doença e condicionada pelas perdas, riscos e ameaças a integridade e dignidade do doente. É nesse contexto que surge o conceito de vulnerabilidade e, com ele, a ética da responsabilidade, da solicitude e da compaixão. A compaixão alimenta-se de uma dialética entre interpelação e disponibilidade, permitindo ao profissional integrar-se imaginariamente na situação do outro e desenvolver um desejo ativo de contribuir para o seu bem.[18,19]

Por outro lado, nota-se uma discrepância entre a conduta ética adequada e a cultura brasileira. Em recente estudo realizado acerca da experiência de quatro países sobre os cuidados no fim de vida, evidenciou-se que, entre os países pesquisados – Brasil, Japão,

Estados Unidos e Itália –, o Brasil é o país que mais valoriza o prolongamento artificial da vida em detrimento do alívio da dor.[18]

Ao inconformismo, ante a inevitabilidade da morte, que elege o "curar" como prioridade em vez do "cuidar", junta-se a questão da finalidade da ação terapêutica, assistindo-se a uma transferência do foco de atenção do doente para a doença, da pessoa para o sucesso da intervenção.[19] Na finitude é preciso desprender-se do paradigma da cura e compreender que o cuidado é algo muito mais completo. Por meio da integralidade do cuidado tem-se êxito até mesmo quando a cura não é mais possível.

No contexto dos cuidados paliativos em fim de vida, mais que manter a vida, busca-se a manutenção da sua qualidade, confortando e aliviando. Nesse sentido, procura-se evitar todas as medidas que acrescentem sofrimento ao processo de morte. Percebe-se prevalente na classe médica o receio em deixar de indicar condutas invasivas ou desproporcionadas pelo medo de terem suas atitudes julgadas. O que parece não se compreender ou temer é que a indicação não coerente de determinado procedimento se configura uma conduta condenável. Consta no Código de Ética Médica que:

"É vedado ao médico:
Art. 41. Abreviar a vida do paciente, ainda que a pedido deste ou de seu representante legal.
Parágrafo único. Nos casos de doença incurável e terminal, deve o médico oferecer todos os cuidados paliativos disponíveis sem empreender ações diagnósticas ou terapêuticas inúteis ou obstinadas, levando sempre em consideração a vontade expressa do paciente ou, na sua impossibilidade, a de seu representante legal".

Consta também, segundo o Conselho Federal de Medicina (CFM), na resolução 2.156/2016, que trata sobre os critérios de admissão do paciente em Unidade de Terapia Intensiva, que os pacientes *"com doença em fase de terminalidade, ou moribundos, sem possibilidade de recuperação, não são apropriados para admissão em UTI, cabendo ao médico intensivista analisar o caso concreto e justificar em caráter excepcional."* (Conselho Federal de Medicina, 2016).[20]

Parar de indicar tratamentos excessivos não deve ser sinônimo de abandono e sim sinônimo de cuidar, pois o dever de curar abre espaço para a necessidade de cuidar do doente. É esse o sentido de morte digna: dedicar ao paciente os denominados cuidados paliativos, que lhe propiciam conforto e alívio das suas dores e do seu sofrimento.[21]

Referências bibliográficas

1. Prado A. Manuscritos de Felipa. Rio de Janeiro; São Paulo: Record. 2007.
2. Zoccoli TLV. Introdução aos cuidados paliativos. In: Zoccoli TLV, Ribeiro MG, Fonseca FN, Ferrer VC (orgs.). Desmistificando cuidados paliativos – um olhar multidisciplinar. 1ª ed. Brasília: Oxigênio. 2019. p. 18-32.
3. Matsumoto DY. Cuidados paliativos: conceito, fundamentos e princípios. In: Carvalho RT, Parsons HA (orgs.). Manual de cuidados paliativos ANCP. 2. ed. Rio de Janeiro: Academia Nacional de Cuidados Paliativos. 2012. p. 23-30.
4. Sociedade Brasileira de Geriatria e Gerontologia. Vamos falar de cuidados paliativos [Internet]. SBGG. 2015 [citado 14 de junho de 2020]. Disponível em: https://sbgg.org.br/wp-content/uploads/2015/05/vamos-falar-de-cuidados-paliativos-vers--o-online.pdf

5. Moon F, McDermott F, Kissane D. Systematic review for the quality of end-of-life care for patients with dementia in the hospital setting. Am J Hosp Palliat Med [Internet]. 5 de junho de 2018 [citado 14 de junho de 2020]. Disponível em: https://journals.sagepub.com/doi/10.1177/1049909118776985
6. WHO. WHO Definition of Palliative Care [Internet]. World Health Organization. World Health Organization [citado 14 de junho de 2020]. Disponível em: https://www.who.int/cancer/palliative/definition/en/
7. Cook D, Rocker G. Dying with dignity in the intensive care unit. http://dx.doi.org/101056/NEJMra1208795 [Internet]. 25 de junho de 2014 [citado 14 de junho de 2020]. Disponível em: https://www.nejm.org/doi/10.1056/NEJMra1208795
8. Maciel MGS. Avaliação do paciente em cuidados paliativos. In: Carvalho RT, Parsons HA (orgs.). Manual de cuidados paliativos ANCP. 2. ed. Rio de Janeiro: Academia Nacional de Cuidados Paliativos. 2012; p. 31-41.
9. Zoccoli TLV. Assistência ao fim da vida. In: Zoccoli TLV, Ribeiro MG, Fonseca FN, Ferrer VC (orgs.). Desmistificando cuidados paliativos – um olhar multidisciplinar. Brasília: Oxigênio. 2019; p. 335-52.
10. Américo AFQ. As últimas quarenta e oito horas de vida. In: Carvalho RT, Parsons HA (orgs.). Manual de cuidados paliativos ANCP. 2. ed Rio de Janeiro: Academia Nacional de Cuidados Paliativos. 2012; p. 533-43.
11. Lacey J. Oxford textbook of palliative medicine. In: Cherny N, Fallon M, Kaasa S, Portenoy RK, Currow DC (orgs.). Oxford textbook of palliative medicine. 5th ed. Oxford: OUP Oxford. 2015; p. 1125-33.
12. NICE. Care of dying adults in the last days of life – NICE guideline [NG31] [Internet]. National Institute for Health and Care Excellence; 2015 [citado 14 de junho de 2020]. Disponível em: https://www.nice.org.uk/guidance/ng31
13. Blinderman CD, Billings JA. Comfort care for patients dying in the hospital. N Engl J Med. 2015 Dec 24; 373(26):2549-61.
14. Najas M (org.). I Consenso Brasileiro de Nutrição e Disfagia em Idosos Hospitalizados. Barueri: Minha Editora. 2011.
15. Dadalto L, Tupinambás U, Greco DB. Diretivas antecipadas de vontade: um modelo brasileiro. Rev Bioét. 2013 Dez; 21(3):463-76.
16. Houska A, Loučka M. Patients' autonomy at the end of life: a critical review. J Pain Symptom Manage. 2019; 57(4):835-45.
17. Cogo SB, Lunardi VL, Cogo SB, Lunardi VL. Diretivas antecipadas de vontade aos doentes terminais: revisão integrativa. Rev Bras Enferm. Junho de 2015; 68(3):524-34.
18. Dadalto L. Morte digna para quem? O direito fundamental de escolher seu próprio fim. Pensar – Rev Ciênc Juríd. 30 de setembro de 2019; 24(3):1-11.
19. Vilhena RRVSM. Cuidados paliativos e obstinação terapêutica: decisões em fim de vida [Internet] [Dissertação de Mestrado]. [Lisboa]: Universidade Católica Portuguesa; 2013 [citado 14 de junho de 2020]. Disponível em: https://repositorio.ucp.pt/handle/10400.14/16391
20. Conselho Federal de Medicina. Resolução CFM nº 2.156/2016. Estabelece os critérios de admissão e alta em unidade de terapia intensiva. [Internet]. Disponível em: https://sistemas.cfm.org.br/normas/visualizar/resolucoes/BR/2016/2156
21. Gomes BMM, Salomão LA, Simões AC, Rebouças BO, Dadalto L, Barbosa MT et al. Diretivas antecipadas de vontade em geriatria. Rev Bioét. 2018 Dec; 26(3):429-39.

Capítulo 31

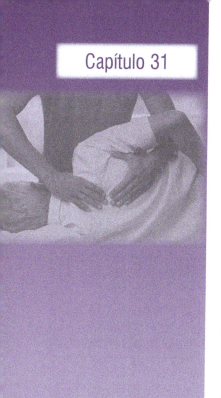

Empreendedorismo em Fisioterapia Gerontológica

Bernardo Chalfun

Introdução

A fisioterapia é uma profissão recente, regulamentada pelo decreto-lei nº 983, de 1969. A área de atuação do fisioterapeuta encontra-se bem diversificada, estabelecendo-se em diversos locais de trabalho, com diferentes especialidades e funções. É possível atuar como fisioterapeuta em hospitais, clínicas, postos de saúde, academias de ginástica, empresas, clubes esportivos, universidades, no domicílio do paciente, entre outros locais.[1]

O número de fisioterapeutas cresceu nas últimas décadas, conquistando novas áreas de atuação. É importante conhecer a disponibilidade desse profissional, suas deficiências e desigualdades na oferta dessa assistência. Entender esse cenário pode auxiliar no ensino e formação dos fisioterapeutas, nas ações estratégicas dos gestores e empregadores, bem como, o desenvolvimento de políticas públicas de educação e saúde, certificando a importância do fisioterapeuta no cenário da saúde.[2]

De acordo com alguns autores é necessário haver entre 0,67 e 1 fisioterapeuta para cada mil habitantes.[3,4] Estudos relativos à distribuição territorial do profissional fisioterapeuta ainda são pouco conhecidos mas é observado que existe distribuição desigual dos profissionais fisioterapeutas no Brasil. Nas pequenas cidades, sobretudo no interior, não há o quantitativo de profissionais recomendado, enquanto nas regiões de maior desenvolvimento econômico e grandes cidades há um número maior de profissionais disponíveis para o mercado de trabalho.[4] O excesso de profissionais no mercado de trabalho aumenta a concorrência pelas vagas disponíveis, o que tende a reduzir a remuneração oferecida.[5]

De acordo com o Censo 2010, existiam 101.145 fisioterapeutas e 20.436 técnicos e assistentes fisioterapeutas no Brasil. Dessa forma, como a população em 2010 era de 190.732.694, havia uma relação de 1 fisioterapeuta para cada 1.885 habitantes, confirmando as afirmações dos autores.[6]

Constata-se que fatores como a falta de reconhecimento profissional, de uma remuneração adequada e a dificuldade de inserção no mercado de trabalho, levam milhares de pessoas, todos os anos, a abrirem uma empresa. O empreendedorismo vem ganhando espaço atualmente, sendo uma espécie de fuga, diante dos fatores negativos do cenário econômico mundial.[5]

O Brasil enfrentou um obstáculo ao empreendedorismo nas últimas décadas: "a síndrome do empregado". Essa síndrome é caracterizada pelo foco dos cursos universitários e profissionalizantes na inserção profissional de seus estudantes em grandes empresas ou cargos públicos. Porém, o confronto do jovem com a realidade do mundo do trabalho, no qual ocorre uma redução da oferta de empregos e de remuneração, assim como um aumento de sua instabilidade profissional, propicia uma ruptura do paradigma representado por essa síndrome. Ainda segundo o autor, a sociedade e o sistema educacional não se adaptaram a essa nova realidade e, consequentemente, não preparam adequadamente os jovens para a sua autoinserção profissional, deixando de disseminar e fomentar a cultura empreendedora.[7,8]

Um estudo realizado com empreendedores que concluíram um seminário sobre comportamento e características empreendedoras (Empretec), oferecido pelo Sebrae em parceria com a Organização das Nações Unidas (ONU), demonstrou que o desenvolvimento e o aprimoramento de habilidades e competências do empreendedor auxiliam na gestão do negócio e, consequentemente, reduzem a chance de fechamento da empresa.[9]

A tese de que o empreendedor é fruto de herança genética não encontra mais seguidores nos meios científicos.[7,8] Empreender é um conjunto de habilidades que precisam ser desenvolvidas para se obter sucesso. Sendo assim, é possível que as pessoas aprendam a ser empreendedoras e que criem opções para aprimorar e melhorar seu desempenho na profissão.

Ponto de partida: propósito

Sem dúvidas o ponto de partida no universo do empreendedorismo é (ou deveria ser) a visão clara do propósito daquele negócio/empreendimento. Propósito significa: "o que se quer alcançar; aquilo que se busca atingir; objetivo".[10]

Indo mais além na definição, costumo perguntar aos alunos em sala de aula: "porque as pessoas iriam em sua empresa?"; "o que te faz levantar da cama todos os dias para ir trabalhar?"; "se a busca pela remuneração não fosse mais relevante, você permaneceria trabalhando da mesma forma?" A intenção dos questionamentos acima é refletir sobre este importante tema, pois quando conseguimos alinhar os empreendimentos aos propósitos que acreditamos, a busca por excelência e a constante qualificação se torna mais palpável e agradável (Figura 31.1).

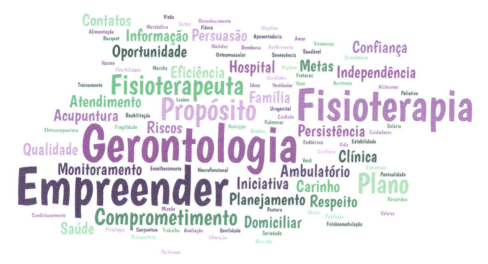

FIGURA 31.1. Empreendedorismo em Fisioterapia Gerontológica. Fonte: Canva.

Plano de negócio

Alguns pontos cruciais de um plano de negócio (PN), com alguns exemplos e reflexões, são citados a seguir.

Qual é o seu negócio?

Existe uma grande diferença na visão que temos do negócio, podendo enxergá-lo de uma forma restrita ou mais profunda (visão míope ou estratégica, respectivamente). Um exemplo na visão míope seria: intervir sobre a doença do paciente sob o olhar da fisioterapia. Por outro lado, na visão estratégica teríamos: oferecer soluções em saúde, seja na prevenção, na recuperação e/ou na reinserção do cliente no seu cotidiano profissional e social. Nesse exemplo, fica claro que apesar de ser a mesma clínica, a visão estratégica diversifica o leque de opções para os clientes, enquanto a míope se restringe apenas para quem tem um problema a ser resolvido.

- Quais atividades serão oferecidas?
- Quais especialidades serão necessárias?
- Qual o tamanho da equipe?
- Qual o espaço adequado?

Estabelecer quais são as atividades que serão oferecidas aos clientes antes de abrir uma empresa ou expandir o negócio é fundamental para sua organização. De posse dessas informações, você calcula o tamanho do espaço físico adequado para a execução dos serviços; permite um planejamento correto do tamanho de sua equipe, assim como das especialidades que serão necessárias. O planejamento financeiro exige que essas informações sejam precisas! Muitas empresas não detalham de forma minuciosa esse item do PN e depois de abertas modificam suas atividades e equipe de profissionais, alterando de forma significativa os custos mensais e a lucratividade da empresa.

Outro impacto importante em relação a equipe é na tributação da empresa. Devido a Lei Complementar nº 155/16 que mudou o simples nacional, para se obter a menor tributação a empresa deve ter gastos com folha de pagamento de no mínimo 28% em relação ao faturamento, calculado pela soma das notas fiscais emitidas.[11] Essa conta, de acordo com a lei, deve ser feita tomando como base a soma dos últimos 12 meses tanto para a folha de pagamento quanto para o faturamento.

- Qual o seu público alvo?
- Qual a renda familiar dos seus clientes?
- Qual o preço cobrado será mais adequado?

Parece um pouco óbvio ressaltar a importância de saber quem é o seu cliente, mas, na prática, muitos empreendedores não investigam a fundo essas informações. É imprescindível entender tudo sobre o público-alvo dos negócios: quem são; qual a faixa etária; nível de escolaridade; sexo; hábitos de consumo e preferências; poder aquisitivo e renda familiar; nível de conhecimento a respeito do que sua empresa irá oferecer; quanto eles estão dispostos a gastar com seus serviços.

- Qual o seu custo mensal?
- Qual o seu ponto de equilíbrio?

Nesse item, é necessário ficar atento aos custos mensais que não são desembolsáveis todo mês, por exemplo: férias, décimo terceiro, rescisão trabalhista, manutenção e depreciação de equipamentos e móveis. É obrigatório conhecer todos os custos da empresa, para, junto com o preço do serviço prestado, encontrar o ponto de equilíbrio do seu negócio. Em tempo, ponto de equilíbrio é o ponto (número) no qual o faturamento se iguala com as despesas. Exemplo: em uma clínica com custo mensal hipotético de R$ 10.000,00 e com sessões a R$ 50,00, o ponto de equilíbrio são 200 sessões. Ou seja, neste caso serão necessárias 200 sessões para igualar o faturamento com as despesas. Esse cálculo é muito importante para todas as empresas de diversos tamanhos e setores, pois, por meio dele é possível enxergar qual o percentual de vendas ou prestação de serviços você precisa realizar para começar a ter lucro. Ainda no exemplo dessa clínica, se a capacidade máxima de atendimento mensal for de 320 sessões, o percentual relativo ao ponto de equilíbrio é de 200/320 ou 62,50% do máximo. Cada empresa tem um ponto de equilíbrio diferente, pois possui custos mensais e preços diferentes. Não existe um valor ideal, mas vale ressaltar que quanto menor for o ponto de equilíbrio, mais fácil será alcançar o lucro!

- Quem são seus concorrentes?
- Quais são os pontos fortes e fracos?

Em todo mercado existem concorrentes diretos e indiretos para sua empresa. Os diretos são aqueles que atuam no mesmo tipo de negócio e os indiretos são aqueles que embora não atuem no mesmo ramo, compete pelos seus clientes. Os comentários se restringirão apenas para a concorrência direta.

Com o aumento vertiginoso dos cursos de fisioterapia nas últimas décadas e o consequente inchaço do mercado de trabalho, o número de empresas prestadoras de serviço em fisioterapia também aumentou significativamente. Sendo assim, é fundamental mapear quem são os seus concorrentes, seja por área geográfica, seja por público-alvo. Nesse caso, a sugestão é organizar os dados pesquisados em uma tabela, contendo pontos fortes, pontos fracos, tipos de serviços oferecidos, preços e condições de pagamento de cada concorrente. Tais informações são estratégicas para qualquer setor, possibilitam tomar decisões mais embasadas e entregar ao cliente um serviço mais adequado a sua expectativa, e, se possível, de uma forma diferenciada em relação aos concorrentes.

- Qual será o seu retorno financeiro?

Depois de analisar e coletar todas as informações pertinentes ao seu negócio, a última questão de um plano de negócios para ser respondida é: "esse negócio é viável?" Para ajudar a responder a esta pergunta, o item plano financeiro do PN não pode conter nenhum erro, pois ele será a base para a tomada de decisão. O que deve ser analisado, do ponto de vista financeiro, é quanto a futura empresa poderá lucrar nos próximos anos. Para que essa empresa seja viável sob a perspectiva financeira, a lucratividade deverá ser muito superior a uma aplicação financeira, por exemplo, o plano financeiro da clínica hipotética pesquisada demonstrou que a lucratividade, após 2 anos de funcionamento (quando ela estiver estável), será de 30% ao ano do valor investido para montá-la. Comparando esses valores com a média de aplicações financeiras disponíveis em banco (8% ao ano atualmente, exceto os fundos de ações) fica mais fácil considerar se o negócio é viável. Uma máxima no mundo dos negócios preconiza que quanto maior o risco, maior deve ser o retorno. A avaliação do quanto deve ser este retorno financeiro para que o negócio seja viável é pessoal, pois a percepção de risco varia para cada pessoa. Aqui a sugestão é: opte sempre em abrir uma empresa que tenha um retorno de no mínimo duas vezes o valor conseguido em uma aplicação bancária!

Características empreendedoras

Com relação às suas características, McClelland (1972) classifica o empreendedor, utilizando alguns adjetivos, como: confiante, perseverante, diligente, habilidoso, criativo, visionário, versátil, inteligente e perceptivo.[12] Em uma perspectiva mais estruturada, organiza suas características comportamentais de acordo com três dimensões, conforme indicado na Tabela 31.1.

Serão detalhadas as dez características comportamentais do empreendedor de acordo com o trabalho de McClelland (1972).[12]

Busca de oportunidade e iniciativa

Os empreendedores que possuem essa característica apresentam alguns hábitos e/ou atitudes, como: fazem coisas antes de solicitado ou antes de forçado pelas circunstâncias; agem para expandir o negócio para novas áreas, produtos ou serviços; aproveitam oportunidades fora do comum para começar um negócio, obter financiamentos, equipamentos, terrenos, local de trabalho ou assistência.

Também citada por Timmons (1985), essa característica comportamental é importante para empreendedores identificarem novas oportunidades.[13] Como o mercado da

TABELA 31.1. Características comportamentais do empreendedor

Dimensão	Característica comportamental do empreendedor	Especificação da característica
Realização	Busca oportunidades e tem iniciativa	Aproveita oportunidades fora do comum para iniciar um negócio, realiza atividades antes do solicitado
	Persistente	Enfrenta desafios, não desiste perante obstáculos
	Corre riscos calculados	Analisa e calcula os riscos de maneira cuidadosa e sempre avalia as chances de sucesso e fracasso
	Exige qualidade e eficiência	Busca exceder os padrões de excelência e tem energia para trabalhar muito
	Comprometimento	Empenha-se pessoalmente na conclusão de uma tarefa e zela pela satisfação dos clientes
Planejamento	Busca informações	Recorre à ajuda de especialistas para elaborar estratégias e busca informações sobre clientes, fornecedores e concorrentes
	Estabelece metas	Fixa objetivos claros e específicos e está sempre orientado para resultados
	Planeja e monitora	Estabelece prazos para o cumprimento das tarefas, além de acompanhá-las de perto e busca *feedback*
Poder	Independente e autoconfiante	Busca autonomia, mostra-se confiante ao enfrentar desafios e busca situações para eliminar problemas
	Persuasivo e mantém rede de contatos	Influencia e convence pessoas, age de forma a desenvolver e manter relações comerciais, negocia e faz as pessoas acreditarem em determinada ideia

Fonte: adaptada pelo autor.[12]

fisioterapia é muito concorrido,[5] descobrir novos nichos de mercado pode ser um diferencial para a empresa prosperar.

É persistente

Agir diante de um obstáculo; agir repetidamente ou mudar a estratégia a fim de enfrentar um desafio ou superar um obstáculo; e/ou assumir responsabilidade pessoal pelo desempenho necessário para atingir metas e objetivos.

Os desafios e as dificuldades enfrentadas em suas atividades fazem com que os empreendedores se comprometam com os resultados e encontrem mais energia para vencer os obstáculos. A persistência também é destacada por outros pesquisadores[13,14] como uma característica comportamental dos empreendedores.

Por ser uma profissão recente, a fisioterapia vem se estabelecendo nas últimas décadas nos campos científico, econômico, político e cultural. A habilidade de enfrentar obstáculos e de persistir para solucionar os problemas é fundamental para que o fisioterapeuta conduza bem o seu negócio, especialmente em um mercado instável e ainda em desenvolvimento.

Corre riscos calculados

A análise de riscos é uma etapa fundamental para a abertura de uma empresa e/ou para implementar um novo projeto. Empreendedores com essa característica costumam: avaliar alternativas e calcular riscos deliberadamente; agir para reduzir os riscos ou controlar os resultados; e colocar-se em situações que implicam desafios ou riscos moderados.

Um ditado conhecido na área de finanças diz que o retorno do investimento deve ser proporcional ao risco da aplicação em questão. O investimento de maior risco, superando até mesmo a bolsa de valores, é o próprio negócio. Saber correr riscos calculados pode oferecer ao empreendedor um retorno ideal com uma margem de segurança adequada ao empreendimento.[15]

Exige qualidade e eficiência

A presença dessa característica nos empreendedores está relacionada com os seguintes hábitos: encontrar maneiras de fazer melhor as coisas, mais rápido ou mais barato; agir de maneira a fazer coisas que satisfazem ou excedem padrões de excelência; desenvolver ou utilizar procedimentos para assegurar que o trabalho seja terminado a tempo ou que o trabalho atenda a padrões de qualidade previamente combinados.

A fisioterapia é uma profissão em que ocorre predominantemente a prestação de serviço. Conforme é bem conhecido na literatura,[16] serviços têm características peculiares que os diferem de produtos. Uma importante característica é a de que serviços são geralmente oferecidos em tempo real para o cliente e, consequentemente, a percepção de qualidade é formada de forma instantânea. Garantir ao cliente padrões de excelência no serviço prestado deveria ser uma preocupação constante de todos os empresários desse setor.

É comprometido

Os seguintes hábitos contemplam a característica de comprometimento: fazer sacrifício pessoal ou despender esforço extraordinário para completar uma tarefa; colaborar com os empregados ou colocar-se no lugar deles, se necessário, para terminar um trabalho; esmerar-se em manter os clientes satisfeitos e colocar, em primeiro, lugar a boa vontade no longo prazo, acima do lucro no curto prazo.

Conforme pesquisa realizada, essa foi a característica mais desenvolvida nos fisioterapeutas pesquisados. Uma explicação para esse comportamento presente nos fisioterapeutas pode ser o fato de o curso de fisioterapia ser sempre voltado para a assistência ao próximo, independentemente do retorno financeiro. Para muitos negócios, o retorno financeiro aparece no longo prazo, como consequência de um atendimento de qualidade.[17]

Busca informações

A busca por informações é uma característica associada ao planejamento do empreendedor, estando relacionada com os seguintes comportamentos: dedica-se pessoalmente a obter informações de clientes, fornecedores e concorrentes; investiga pessoalmente como fabricar um produto ou fornecer um serviço; consulta especialista para obter assessoria técnica ou comercial.

Ter o hábito de buscar informações sobre os diversos aspectos do negócio auxilia o empreendedor a conduzir melhor sua empresa. Hoje se tem à disposição uma grande diversidade de locais onde podem ser buscadas informações que serão úteis no negócio. Dolabela (1999)[8] defende o uso da internet para promover os negócios, sobretudo para as pequenas empresas. Segundo o autor, o uso da internet pode permitir: "prospecção de clientes e propaganda; envolvimento com grupos especializados para troca de conhecimento e informações; conexão sob demanda com clientes e fornecedores; pesquisa e desenvolvimento de ideias; além de acesso geral." O empreendedor deve utilizar essas ferramentas de busca de forma estratégica para o seu negócio.

Estabelece metas

O estabelecimento de metas permite ao empreendedor ter parâmetros palpáveis para alcançar objetivos pessoais e profissionais. São atribuídas a essas características: estabelecimento de metas e objetivos que são desafiantes e que têm significado pessoal; definição de metas de longo prazo claras e específicas; estabelecimento de metas de curto prazo mensuráveis.

O estabelecimento de metas claras e mensuráveis permite ao empreendedor ter uma referência de como seu projeto está se desenvolvendo. O cotidiano profissional de um fisioterapeuta exige a preparação de um cronograma com metas específicas no tratamento de um paciente, onde ele checa se determinado objetivo foi alcançado ou não. Esse raciocínio lógico e essa organização de dados deveriam ser utilizados pelo fisioterapeuta como ferramentas na gestão de sua empresa. Porém, contraditoriamente, essa característica é a menos desenvolvida nos fisioterapeutas pesquisados em Belo Horizonte.[17]

Planeja e monitora

Empreendedores de sucesso possuem a característica de planejar e monitorar seu negócio sistematicamente. Estão relacionados com essa característica os seguintes hábitos: planejamento dividindo tarefas de grande porte em subtarefas com prazos definidos; revisão constante dos planos, levando em conta os resultados obtidos e mudanças circunstanciais; manutenção e utilização dos registros financeiros para tomada de decisões.

A palavra planejamento significa: "ato de projetar um trabalho, serviço ou mais complexo empreendimento; determinação dos objetivos ou metas de um empreendimento, como também da coordenação de meios e recursos para atingi-los".[18] A constante busca por capacitação e conhecimento deve ser sempre buscada pelos empreendedores, especialmente os fisioterapeutas, que não recebem muita orientação nessas áreas em seus cursos de graduação.[5]

É independente e autoconfiante

Algumas atitudes estão relacionadas com essa característica: busca autonomia em relação à norma e controle dos outros; mantém seu ponto de vista, mesmo diante da oposição ou de resultados inicialmente desanimadores; expressa confiança na sua própria capacidade de completar uma tarefa difícil ou de enfrentar um desafio.

A área da saúde exige desafios constantes, sobretudo no contexto da fisioterapia, que é uma profissão recente e ainda busca reconhecimento tanto técnico quanto cultural. As oscilações profissionais e, consequentemente, de remuneração, comuns na área da fisioterapia, exigem que o fisioterapeuta desenvolva essas características.

É persuasivo e mantém rede de contatos

Essa característica, relacionada com poder, apresenta as seguintes atitudes: utiliza estratégias deliberadas para influenciar ou persuadir os outros; utiliza pessoas chaves como agentes para atingir seus próprios objetivos; age para desenvolver e manter relações comerciais.

Um estudo realizado sobre as competências empreendedoras e a rede de relações sociais dos fisioterapeutas,[19] concluiu que o sistema de relações sociais envolve também interações com finalidades de crescimento e proliferação do negócio. O fisioterapeuta utiliza contatos familiares e acadêmicos na concepção e na maturação de seu negócio. A rede de relacionamentos é importante tanto para a abertura da empresa quanto para sua expansão.

Outro hábito que integra essa característica empreendedora é a persuasão. O empreendedor de sucesso lida constantemente com situações de negociação em sua empresa, seja com fornecedores, clientes ou mesmo com sua equipe de colaboradores. Para atingir seus objetivos, os empreendedores conseguem colocar pessoas trabalhando a seu favor, comungando de uma mesma filosofia.

Em uma pesquisa realizada, as três características empreendedoras mais comumente encontradas foram: comprometimento; independência e autoconfiança; e persuasão e rede de contatos. Por outro lado, as três características empreendedoras menos desenvolvidas foram: estabelecimento de metas; riscos calculados; planejamento e monitoramento. O ideal é que o empreendedor possua um equilíbrio entre as dez características e, evidentemente, que as tenha bem desenvolvidas. O fisioterapeuta que desejar ser um empresário de sucesso deverá buscar capacitação, especialmente buscando aprimorar as características que são menos desenvolvidas.[17]

Considerações finais

O tema empreendedorismo vem ganhando espaço no cotidiano das pessoas no Brasil e no mundo, como uma maneira viável de desenvolvimento econômico, ante as desigualdades sociais que se apresentam. É cada vez maior o número de iniciativas que contemplam o empreendedorismo como uma possibilidade real para a geração de emprego e renda de modo sustentável, incluindo o autoemprego.

Em razão de ser uma profissão recente, a fisioterapia teve uma expansão muito grande em seu repertório científico e acadêmico. Junto a essa expansão houve um acirramento do mercado de trabalho, gerando mais concorrência e diminuindo as oportunidades. O desenvolvimento e o estímulo à capacitação empreendedora poderão trazer consequências benéficas aos profissionais inseridos nesse mercado, permitindo-lhes identificar melhor as oportunidades e gerenciar suas empresas com mais eficiência.

Independentemente da área em que esteja trabalhando ou do cargo que esteja ocupando, o fisioterapeuta deve procurar desenvolver suas características empreendedoras para evoluir como profissional. É importante destacar que a responsabilidade por melhores condições de trabalho e renda não pode ser atribuída somente aos empresários do nosso setor. Todos os profissionais podem, e devem, buscar qualificação para trazer inovação e competitividade, assim como novos caminhos para a fisioterapia.

Referências bibliográficas

1. Borsatto VL. Empreendedorismo em fisioterapia. A visão e o planejamento de um negócio inovador. [Rio de Janeiro]: Administração e Economia, Faculdade de Economia e Finanças IBMEC. 2006.
2. Vallone M, Oliveira J, Dornelas E, Castro L, Silva L. Distribuição espacial dos fisioterapeutas no Estado de Minas Gerias – Censo 2010. 2015 [citado 15 de junho de 2020]; Disponível em: http://revista.redeunida.org.br/ojs/index.php/cadernos-educacao-saude-fisioter/article/view/447
3. Senado Federal. Parecer S/No de 2014 – Senadora Ana Rita [Internet]. 2014 p. 6. Disponível em: https://legis.senado.leg.br/sdleg-getter/documento?dm=3701252&ts=1553241927070&disposition=inline
4. Matsumura ESS, Sousa Júnior AS, Guedes JA, Teixeira RC, Kietzer KS, Castro LSF. Distribuição territorial dos profissionais fisioterapeutas no Brasil. Fisioter e Pesqui. 2018 Sep; 25(3):309-14.
5. Chalfun B. O perfil dos fisioterapeutas empreendedores, graduados pela Universidade Federal de Minas Gerais, no gerenciamento de suas empresas. 2006; (50):25-7.
6. IBGE. Censo demográfico 2010. Rio de Janeiro. 2012. 1-369 p.
7. Dolabela F. Livro: oficina do empreendedor. 6. ed. São Paulo: Editora de Cultura; 1999.
8. Dolabela F. O segredo de Luisa. São Paulo: Cultura Editores. 1999.
9. Búrigo Filho LJ. Avaliação do impacto do programa de treinamento de empreendedores - Empretec – no estado de Santa Catarina em 2002 [Internet] [Dissertação (Mestrado)]. [Florianópolis, SC]: Universidade Federal de Santa Catarina. 2004. Disponível em: http://repositorio.ufsc.br/xmlui/handle/123456789/87119
10. Dicio. Dicionário Online de Português [Internet]. 2020 [citado 15 de junho de 2020]. Disponível em: https://www.dicio.com.br/
11. Brasil. Lei complementar n. 155, de 27 de outubro 2016 [Internet]. 155 2016. Disponível em: http://www.planalto.gov.br/ccivil_03/leis/LCP/Lcp155.htm
12. Mcclelland DC. A sociedade competitiva realização e progresso social. 1972.
13. Timmons JA, Spinelli S. New venture creation, entrepreneurship for the 21st century. 2009; (8):11.
14. Harper M. Hardship, discipline and entrepreneurship. London: Working Paper. 1985.
15. Halfed M. Investimentos - como administrar melhor seu dinheiro. Livraria Eldorado. 2001.
16. Zeithaml VA, Britner MJ, Gremler DD, Nonnenmacher F. Marketing de serviços: a empresa com foco no cliente. 6. ed. AMGH. 2014.
17. Chalfun B. Características empreendedoras dos fisioterapeutas proprietários de clínicas de fisioterapia na cidade de Belo Horizonte. [Tese de mestrado]. [Belo Horizonte]: Faculdade de Estudos Administrativos de Minas Gerais. 2010.
18. Michaelis. Dicionário Michaelis [Internet]. 2020 [citado 15 de junho de 2020]. Disponível em: https://michaelis.uol.com.br/moderno-portugues/busca/portugues-brasileiro/empreender/
19. Pardini DJ, Brandão S. Competências empreendedoras e sistema de relações sociais: a dinâmica dos construtos na decisão de empreender nos serviços de fisioterapia. Revista de Negócios. 2008; 13:28-44.

Índice Remissivo

Obs.: números em *itálico* indicam figuras e números em **negrito** indicam quadros e tabelas.

1,25-di-hidroxivitamina D_3, 64

A
Abdução e adução horizontal de quadril com apoio, na água, *362*
Ação muscular
  concêntrica, 313
  excêntrica, 313
  tipos, 312
Acidente vascular encefálico, 111
Ácido
  desoxirribonucleico, replicação do, 47
  úrico no sangue, 176
Adolescente, associação entre capacidade aeróbica e força muscular no perfil lipídico metabólico em, *280*
Adução de ombro com halter, na água, *363*
Agachamento, 304
Ajuste de cargas, 315
Algodistrofia, 80
Alongamento, 96
  ativo-assistido de cadeia muscular anterior, na água, *364*
  exercícios de, 241
  passivo da musculatura posterior da coxa e da perna, na água, *364*
Alterações anatômicas e fisiológicas do envelhecimento, 23
  celulares, 23
  funcionais, 24
  no sistema límbico, 30
  orgânicas, 24

Ambiente aquático para tratamento de idosos com algumas doenças, utilização do, 356
Angina *pectoris*, 141
Angiografia coronária para avaliação da estenose, 144
Antropometria, 204
Aparelho de *biofeedback*, 125
Aposentadoria, envelhecimento e, 38
Aptidão física, 277
Arritmia cardíaca, 142
Articulação
  do joelho, 228
  I metacarpofalangiana, 224
    goniometria da, *224*
  interfalangiana, 223
    goniometria da, *223*
  metacarpofalangiana, 222
    goniometria da, *222*
  radioulnar, 219
    em pronação, goniometria do, *219*
  sinovial, estrutura de uma, esquema, *167*
Artrite reumatoide, 164
  do idoso, 176
Assoalho pélvico, treinamento muscular do, 124, *124*
Aterosclerose, gênese da, 140
Atividade(s)
  física, 136, 277
  orientadas a tarefas do cotidiano, **98**
Audição
  alterações na, 29
  fisiopatologia da, 50

Autoestima, 40
Autonomia, dimensões da, *278*
Avaliação
  da coluna cervical com rotação da cabeça, 296, **296**, *297*
  da coluna lombar com movimento de flexão do tronco e indivíduo sentado, 306, **306**, *307*
  da coluna lombar com movimento de flexão do tronco, 302, **302**, *303*
  da coluna lombar com movimento de flexão do tronco, da coxa e do joelho, 304, **304**, *305*
  do idoso, testes especiais na, 201
  do joelho com movimento de flexão da perna, 308, **308**, *309*
  do membro superior com movimento combinado de extensão e rotação interna do braço, 300, **300**, *301*
  do membro superior com movimento de abdução do braço, 298, **298**, *290*
  funcional, 268
  por recursos computadorizados e digitais, 209
  musculoesquelética, 191
    exame do movimento, 194
    histórico, 192
    tópicos, 192
Axônios, 28

B

Back-saver sit and reach, 208, *209*
Balanço energético negativo, 133
Bandeiras vermelhas, 192, **193**
Basófilos circulantes, 174
Bengalas, 255
Bexiga, 118
Bicicleta horizontal com apoio,
  na água, *362*
Biofeedback, 125
  aparelho de, *125*
  eletrodo de, *126*
  sensor de, *126*
Bobath, conceito, 99
Bradicinesia, **108**

C

Cadeiras odontológicas, *350*
Caminhada, 185, 360
  de 6 minutos, teste, 158, 208, *283*
  frontal com apoio, na água, *361*
  frontal com com hiperflexão de
    quadril e joelho,na água, *361*
  testes de, 155
Canais corticais nos idosos, 27
Capacidade
  aeróbica, avaliação da, 207
  funcional, pontos de corte
    relacionados com, **279**
  residual funcional, 52
  vital, 52
Cartilagem, 166
Célula(s)
  envelhecimento das, 47
  sanguínea, produção de, *174*
Cérebro
  funcionamento normal do, 104
  saudável, processamento da
    informação pelo, *29*
Ciclo da marcha, 248
CIF (Classificação internacional
  de funcionalidade, incapacidade
  e saúde), 94
  interações entre os
    componentes da, *94*
Cinco elementos
  pentagrama e os, *375*
  teoria de movimento dos, 374
Cintura, circunferência da, 131
Circuitos, 155
Cisalhamento, *335*
Citocinas inflamatórias, 240
Classificação internacional de
  funcionalidade, incapacidade
  e saúde, 94
Colapso segmentar tardio, 84-85
Colo do fêmur, fratura do, 84
Coluna
  cervical, 231
    em neutro, flexão e extensão,
      goniometria da, *231*
  em inclinação lateral e rotação
    lateral, goniometria da, *232*
  vertebral, relações anatômicas
    de diferentes níveis da, **204**
Comportamento obesogênico,
  fatores que exercem influência
  sobre, *135*
Composição corporal, 281, 282
Compressão do corpo vertebral, *82*
Conceito
  Bobath, 99
  Halliwick, 365
  neuroevolutivo, 99
Condicionamento físico, 277
Condrócitos, 67
Cones vaginais, 126
  com pesos de 20 a 70 g, *126*
Congelamento, 109
Contração muscular isométrica, 313
Contratura de Dupuytren, 182, *183*
Coordenação muscular, tipos
  de, 313
Coronavírus, surto, 8
Corpo vertebral, compressão
  do, *82*
Córtex
  pré-frontal, 29
  visual, 28
Cotovelo, 218
  de golfista, teste para, 393
  em flexão, goniometria do, *218*
  extensão e flexão em 30
    segundos, 285, *285*
  critérios para classificação, 286
  referencial por faixa etária
    para homens, **286**
  referencial por faixa etária
    para mulheres, **286**
Crioterapia, 183
Cristalino, mudanças no, 50
Cromogranina A, 378
  salivar
    ciclo secretor da medula
      da suprarrenal e suas
      implicações na geração
      da, *379*
    dosagem antes e depois de
      cada intervenção, *379*
Cuidado(s)
  paliativos, 406
  conceitos e definições
    essenciais em, **407**
  durante a doença e o luto,
    papel, *406*
  e fim de vida, 405
  precauções e contraindicações,
    comparativo entre, **368**
Cuidador
  de idoso, 39
  formal, 39
  informal, 39

Curva estresse × deformação
  biológica e física, *173*

D

Deformidade(s)
  de boutonnière, 176, *177*
  de(em) pescoço de cisne, 176, *177*
  em dorso de garfo, 80
  em Z do polegar, 176, *178*
Demência(s) 19, 104
  da doença de Parkinson **105**
  frontotemporal, **105**, 106
  na doença de Parkinson, 106
  nos idosos, 105
  por corpos de Lewy, **105**, 106
  tipo Alzheimer, 19
  vascular, 20, **105**, 106
Denervação, 24
Depressão, 41
  bipolar, 17
  no idoso, 17
  em adultos, 15
  maior em adultos e de
    início tardio, diagnóstico
    diferencial, **16**
  no idoso, 15
  causas, 16
Dermátomos por raiz nervosa, **202**
Derme, 326
Desequilíbrio
  entre genes, 132
Desnutrição, 53
Desregulação
  energética, 132
  neuroendócrina, 240
Desvio ulnar, 176, *178*
Diário urinário, 122
Diástase dos retos abdominais, 123
Dinapenia, 239, 311
Diretivas antecipadas de
  vontade, **407**
Disfunção
  imunológica, 240
  na marcha, 113
Dispositivo(s)
  auxiliares de marcha, 254
  algoritmo para avaliação do, *256*
  instruções quanto ao uso, 255
  tipos de, 255
  circular metálico do colar
    posicionado sobre a artéria
    carótida primitiva, *352*
Distanásia, 407
Distração, lesão dos elementos
  anteriores e posteriores por, *82*
Distresse, 377
Distúrbio metabólico,
  obesidade e, 130
Dobras corporais, 206
  para homens, cálculo, 207
  para mulheres, cálculo, 206

Doença(s)
  cardiovascular,
    envelhecimento e, 140
  cerebrovasculares, 42
  crônicas, 42
  de Alzheimer, 43, **105**
  de Dupuytren, 164
  de Parkinson, 43, 108
    sinais e sintomas na, **108**
  degenerativas e reumáticas
    dos tecidos osteomuscular e
      conjuntivo do sistema
      locomotor, tratamento
      fisioterapêutico das, 183
  neurológicas
    no envelhecimento, 103
    no idoso, 104
      acidente vascular
        encefálico, 111
      demência, 104
      doença de Parkinson, 108
Dor, 167
  no peito, 141
  referida, 197
Drenagem linfática manual, 185

E
Ecocardiograma para avaliação da
  função ventricular esquerda, 144
Elasticidade pulmonar, perda
  da, **153**
Elastinas, 59
  elásticas, 59
Eletroacupuntura, 377
  no estresse, mecanismos de
    ação da, 371
Eletrocardiograma de repouso
  das 12 derivações, 144
Eletrodo de *biofeedback*, 126
Eletroestimulação, 127
Empreendedor, características
  comportamentais do, **422**
Empreendedorismo em fisioterapia
  gerontológica, 417, *419*
Engolir, dificuldade em, 31
Envelhecer, 44
Envelhecimento, 117
  alterações anatômicas e
    fisiológicas do, 23
  aposentadoria e, 38
  aspectos fisiológicos e
    patológicos do, 47
  aspectos psicológicos do, 13, 14
  bem-sucedido, 39, *41*
  cerebral, 48
  da população brasileira, 5
  das células, 47
  das fáscias, 60
  disfunções nos tecidos e, 65
  do tecido
    adiposo, 60

conjuntivo, 59
doenças neurológicas no, 103
homeostase do, 55
humano, *72*
mudanças cardiovasculares
  com o, 30
muscular, 61
no Brasil e no mundo, 3
no sistema vestibular, 265
populacional, 3, 159
processo de, 13
profissionais da saúde e, 10
Epiderme, 325, *326*
Equação de Siri, 206, 207
Equilíbrio
  energético, 132
  fisiologia no processo de
    envelhecimento, 262
  postural, controle do, 262
  sênior, 341
Escala
  de AVE de NIH, 114
  de avaliação postural para
    pacientes pós-AVE, 114
  de categorias de
    deambulação, 114
  de Cornell de depressão em
    demência, 107
  de deficiência de tronco, 114
  de Fugl-Meyer, 114
  de Hoehn & Yard, 110
  de *Performance* Paliativa
    (*Palliative Performance
    Scale*), **408**
  de qualidade de vida específica
    para AVE, 115
  modificada de atividade em
    Parkinson, 111
Espirometria, 152
Estabilidade, problemas na, 96
Estado(s)
  mistos, 17
  nutricional do idoso,
    classificação do, **282**
Estatura corporal, 24
Estilo de vida, aconselhamento
  de, 135
Estimulação neural periférica, 377
Estresse, 375
  físico, 144
  psicológico, 377
Estrógeno, 55
Estrutura musculoesquelética, 61
Estudo urodinâmico, 122
Esvaziamento gástrico, 53
Eutanásia, 407
Eutresse, 377
Exercício(s)
  aeróbico, 146, 185, 242
  aquáticos
    em gerontologia, 355

proposta para prática
  clínica, 358
ativos, 97
avaliação prévia para a
  participação de um
  programa de, 143
de alongamento, 242
de Kegel, 124
domiciliares, 100
  no processo de
    envelhecimento, 100
físico
  modelos para o tratamento de
    doenças cardíacas, 146
  terapia com, 143
  intensidade do, como
    determinar durante a fase
    de recuperação tardia da
    reabilitação cardíaca, **145**
resistido(s), 97, 242
  para idosos, 311
riscos para pacientes com
  doenças cardíacas, 143
*Exercise Preference
  Questionnaire*, 115
Expectativa de vida ao nascer no
  Brasil e no mundo, *7*

F
Facilitação neuromuscular
  proprioceptiva, 98
Fadiga fácil, 153, **153**
Família, idoso e, 38
Fáscias, envelhecimento das, 60
Fase final de vida, 407
Fibras
  elásticas, 59
  musculares, 314
Fibromialgia, 164, 182
Fim da(e) vida
  assistência ao, 408
  controle de sinais e sintomas
    característicos, **410-411**
  cuidados paliativos e, 405
    caso clínico, 411
Finitude, 44
  e o idoso, *45*
Fisiopatologia pulmonar, 52
  alterações na, 52
Fisioterapia
  aquática, 356
  de acordo com fase pós-AVE,
    objetivo geral, **114**
  gerontológica,
    empreendedorismo em, 417
  na síndrome da fragilidade, 243
  neurofuncional na
    gerontologia, 93
  no acompanhamento do
    idoso com demência e
    atitudes do, **107**

no acompanhamento do idoso
   com doença de Parkinson, **110**
vestibular, tratamento pela, 269
Fístula urinária, 121
Flexibilidade, 282, 295
Flexo-extensão de ombro com
   halter, na água, *363*
Força
   de trabalho do Brasil, 8
   muscular, 123, 282, 288, 312
      fatores determinantes do
         ganho de, 313
      perda de, 311
Fotobiomodulação
   áreas de aplicação, 344
   efeitos da, 344
   história da, 343
   parâmetros da irradiação, 345
   patologias que acometem
      a população sênior e o uso
         da, 346
      doença de Alzheimer, 348
      doenças cardíacas, 346
      fibromialgia, 346
   sistêmica, 341, 344
   sistêmica transdérmica na
      artéria carótida primitiva, 349
   técnica de, 344
   tópica, 344
Fragilidade, 153
   indicadores de, 236
   instrumentos de avaliação
      de, 237, **238**
Fratura(s)
   de Colles
      oblíqua, *80*
      tratamento, 81
   de Colles, 79, 80
   depois das, 89
   do colo do fêmur, 84, 85
      tipos, *85*
   do rádio, 79
   envelhecimento e, 79
   tipo A, *82*
      comum em idosos, *83*
   tipo B, *82*
   tipo C, *82*
   transtrocanterianas, 88
   transtrocantérica, *89*
   trocantéricas, 88
   vertebral, 81
      em cunha, *83*
Freezing, 109
Fricção, *335*
Função
   auditiva periférica, efeitos do
      envelhecimento na, 30
   muscular e flexibilidade,
      avaliação da, 208
*Functional Ambulation
   Classification*, 114

G
Gasto público com o
   envelhecimento, 9
Gerontecnologias, 210
Gerontologia
   exercícios aquáticos em, 355
   fisioterapia neurofuncional na, 93
   reabilitação vestibular em, 261
Goniometria no idoso, 215
Gota, 164, 176

H
Halliwick, 366, 367
   conceito, 365
Hidrocinesioterapia, 359
   fases, 360, 365
      aquecimento, 360
      desenvolvimento, 360
      relaxamento, 364
Hidroginástica, 186
Hidroterapia, 186, 356
Hipertermia, 56
Hipertrofia do ventrículo
   esquerdo, 142
Hiperuricemia, 176
Hipoalgesia, 185
Hipocampo, 29
Homeostase do envelhecimento, 55
Hormônio do crescimento, 27

I
Idoso(s)
   artrite reumatoide do, 176
   com demência, objetivo
      geral da fisioterapia no
         acompanhamento do, **107**
   cuidador de, 39
   cuidados formais e informais
      com o, 8
   depressão no, 15
   doenças neurológicas no, 104
   doenças psiquiátricas no idoso, 15
      demências, 19
      transtornos de humor, 15
   estado nutricional do,
      classificação do, **282**
   exercícios resistidos para, 311
   família e, 38
   frágeis
      fisioterapia e exercícios para, 241
      no Brasil, prevalência, 237
   goniometria no, 215
   índice de condicionamento do,
      avaliação do, 277
   lesões por pressão no, 325
   placa motora no, 24
   reabilitação pulmonar no, 151
      aspectos gerais sobre, 155
   reabilitação urogenital no, 117
   síndromes dolorosas nos, 164
   sistema imunológico no, 32
   termorregulação no, 32
   tipos de demências nos, **105**

tolerância ao calor, 56
transtorno bipolar no, 17
IMC, ver Índice de massa
   corporal
imunossenescência, 32, *332*
Incontinência
   de esforço, *120*
   por fístula urinária, 121
   por transbordamento, *120*
   tipos de, *120*
   urinária, 119
      de esforço, 120
      de urgência, 120, 121
      definição, 121
      fatores da, 122
      mista, 120
      por transbordamento, 122
      transitória, 122
      tratamento para, 123
Índice
   de condicionamento do idoso,
      avaliação do, 277
   de massa corporal, *74*, 205
      cálculo, 205, 282
      de idosos, pontos de corte
         de, **74**
   de mobilidade de Rivermead, 114
   de Pfeffer, 107
Inflamação, 172
   causas e consequências fisiológicas
      e patológicas da, *175*
Inflammaging, 240
Instabilidade postural, **108**, 109
Insuficiência cardíaca,
   fisiopatologia da, 141

J
Joelho em flexão de perna
   direita e extensão de esquerda,
      goniometria do, *228*
Juventude, relação entre
   condicionamento físico, atividade
      física e saúde na, *279*

L
Labirinto, 264
   membranoso, *264*
   ósseo, *264*
Laser
   de baixa intensidade, 343
      contraindicações, 345
      normas de biossegurança para
         utilização do, 345
      técnica de aplicação, 348
Lesão(ões)
   do sistema
      musculoesquelético, 172
   dos elementos anteriores e
      posteriores com rotação, *82*
   dos elementos anteriores e
      posteriores por distração, *82*
   nervosa, 197
   por pressão, 328, *339*

em membranas mucosas, 333, *334*
estágio 1, 328, *329*
estágio 2, 330, *330*
estágio 3, 330, *331*
estágio 4, 331, *332*
não classificável, 332, *332*
no idoso, 325
relacionada com dispositivo médico, 334
tissular profunda, 333, *333*
zonas do corpo susceptíveis à, *337*
Líquido, ingestão de, *75*

M

Macas hospitalares, *350*
Manobra
 de Filkenstein, 395, *397*
 de reposicionamento com dois profissionais, *271*
Marcha(s), 247
 ciclo da, 248
 dispositivos auxiliares de, 254
 envelhecimento e alterações da, 250
 estabilidade postural e, 253
 fases da, *249*
  apoio
   médio, 249
   terminal, 250
  balanço inicial, 250
  pré-balanço, 250
  resposta a carga, 249
 fases de apoio da, **195**
 parâmetros espaciais e temporais da marcha, valores de referência para mulheres idosas em relação aos parâmetros, **252**
Matriz
 da cartilgem articular, composição da, *66*
 óssea, perda de cálculo na, *27*
Medicina tradicional chinesa, 372
 fisiologia da, 373
 racionalidade médica e a, 371
 teoria de movimentos dos cinco elementos, 374
 teoria do Yin-Yang, 373
Menopausa, 55
 envelhecimento e, 62
Metas terapêuticas, elaboração de, 94
Método de facilitação neuromuscular proprioceptiva, 98
Micção
 fisiologia da, 119
 reflexo de, 118
Mini avaliação nutricional do idoso, 72
Miótomo por raiz nervosa, **202**

Mobilidade
 controlada, 97
 problemas na, 95
  alongamento, 96
  mobilização passiva, 95
Mobilização passiva, 95
Modelo
 CIF, 94
 de um programa de treinamento de força para idosos, 318
  abdominal, *322*
  abdução dos ombros, *318*
  extensão de joelho, *319*
  flexão
   de joelho, *320*
   plantar, *321*
  leg press, 318
  pedal baixo, *318*
  puxada por trás, *319*
  rosca bíceps simultânea, *320*
  rosca tríceps no *pulley, 321*
  supino reto, *318*
Modified Parkinson Activity Scale, 111
Moradia, 8
Morte, 44
Motivação, 40
Movimento
 artrocinemático e osteocinemático quando
  osso móvel é côncavo, *203*
  osso móvel é convexo, *203*
 sensações de final de, **196**
Músculo
 normal, *26*
 sarcopênico, *26*

N

National Institutes of Health Stroke Scale (NIHSS), 114
Necrose
 asséptica, 85
 avascular da cabeça femoral, 85
 avascular, 86
Neurotmese, 197
New Freezing of Gait Questionnaire (NFOG-Q), 111
Nódulo
 de Bouchard, *181*
 de Heberden, *181*
Normal Flex, 295
Novo Questionário de Congelamento da Marcha, 111
Núcleo fibroso central do períneo, 123
Nutrição
 equilibrada, *74*
 no idoso, 71

O

Obesidade, 130
 hipertensão induzida pela, mecanismo da, 131

Ombro
 em abdução, goniometria no, *216*
 em rotação medial, goniometria no, *217*
 neutro, goniometria no, *216*
Órgãos reprodutores, alterações nos, 53
Órtese, 86
Ortotanásia, **407**
Osso, 62, 165
 trabecular
  com áreas de reabsorção, *27*
  com microfraturas, *27*
  com osteoporótico, *27*
  normal, *27*
Osteoartrite, 68
Osteoartrose, 164, 179
Osteoblastos, 165
Osteócitos, 165
Osteoclastos, 165
Osteoporose, 164, 166
 fisiopatologia da, 63
Ouvido interno, *264*

P

Paciente posicionado em decúbito dorsal com a cabeça levemente fletida, *351*
Pad-teste, 122
Palmilhas biomecânicas, 256
Palpação da região dolorosa, 203
Panturrilha
 circunferência da, **282**
 esquerda, medida do perímetro da, 282
Papilas gustativas, atrofia das, 71
Parkinson Disease Questionnaire-39, 111
Patela, carga sobre a, **180**
PDQ-39, 111
Pele
 anatomia da, *327*
 receptores sensoriais da/na, **170**, *327*
Percentual de gordura, 206
 cálculo pela perimetria para homens, 207
 cálculo pela perimetria para mulheres, 207
Pernas pesadas, 267
Peso
 corporal, 24
 ideal, cálculo do, 207
 perda de, 133
Pessoa idosa segundo o conceito da medicina tradicional chinesa, 376
Pirâmide
 de Maslow, *38*
 etárias do Brasil em 2020 e 2060, *6*
Piscina terapêutica, 368

Placa motora no idoso, 24
Plaquetas, produção de, *174*
Polimialgia reumática, 164, *181*
População
 brasileira
  acima de 85 anos, *5*
  envelhecimento da, *5*
 global
  com 60 anos ou mais em 2020, *4*
  com 60 anos ou mais em 2060, *4*
Pós-AVE, sinais e sintomas no, **112**
Postural Assessment Scale for Stroke Patients, 114
Profissionais de saúde, envelhecimento e os, 10
Programa(s)
 de exercícios
  multicomponentes, 243
 de treinamento resistido de força para idosos
  modelo de um, 318
  orientações para aplicação de um, 317
 educacionais, 243
Programa de Reabilitação Pulmonar (PRP)
 ações educativas desenvolvidas no, **156**
 ações de estímulo a readequações comportamentais, suportes emocional e psicológico desenvolvidas no, **157**
 treinamento físico desenvolvido no, descrição do, **157**
Prótese
 parcial de fêmur, *87*
 total de fêmur, *87*
Punho
 em abdução, goniometria do, *221*
 em flexão, goniometria do, *220*
Push and Release Test, 111

Q
Quadril, 225
 em abdução e adução, goniometria do, *226*
 em flexão e extensão, goniometria do, *225*
 em rotação medial e lateral, goniometria do, *227*
 graduação da funcionalidade do, **180**
Queda, 253
Questionário de qualidade de vida na doença de Alzheimer, 107

R
Reabilitação
 cardíaca, 139
  em pacientes depois de infarto agudo do miocárdio, 144
 de doenças endócrinas, nutricionais e metabólicas, 129
 do tecido conjuntivo, 163
 do tecido osteomuscular, 163
 prática de, 91-426
 pulmonar
  no idoso, 151
  objetivos no idoso, 154
 urogenital no idoso, 117
 vestibular em gerontologia, 261, 267
Receptores sensoriais da pele, **170**
Reflexo(s)
 cutâneo, 201
 de micção, 118
 piramidais de lesões do SNC, 96
 sacrais, 123
Relação cintura quadril, 206
 cálculo, 206
Relógio de reposicionamento, *338*
Repleção vesical, 119
Resistência
 aeróbica, 281, *283*
 muscular localizada, 281
Retículo sarcoplasmático, *26*
Rigidez, **108**, **109**
Ritmo escapuloumeral, **198**

S
Saber "psi", 372
Sarcômero, *26*
Sarcopenia, 24, 27, 153, 239, 311
Saúde
 cuidados de, desafios para, 9
 mental do idoso, 14
Segurança do idoso, cuidados fundamentais para, 368
Senilidade, 42
Sensor(es)
 de *biofeedback*, 126
 de pressão, 211
 inerciais, 211
Sentar e levantar da cadeira em 30 segundos, 286, *287*
 referencial por faixa etária para homens, **288**
 referencial por faixa etária para mulheres, **288**
Sexualidade na idade avançada, 40
Sinal
 de Lhermitte, 391
 de Trendelenburg, 197
Sinapses, *29*, 28
 desintegração das, 28
Síndrome(s)
 da bexiga hiperativa, 121
 da fragilidade no idoso, 235
  definição, 236
  indicadores de fragilidade e fatores associados, 236
  instrumentos de avaliação de, 237
  prevenção e tratamento, 241
 de bexiga hiperativa, *120*
 de fragilidade, 153
  interfaces que compõem a, *236*
 dolorosas nos idosos, 164
Sistema
 cardiovascular, alterações com o envelhecimento, 50
 digestivo, alterações com o envelhecimento, 31
 endócrino, alterações com o envelhecimento, 32
 endógeno
  de analgesia, *172*
  mudanças complexas dentro do, 55
 límbico, mudanças relacionadas com a idade do, 30
 locomotor, 164
 musculoesquelético, componentes do, 65
 nervoso, 28
  central, prognóstico de recuperação depois de um agravamento do, 93
 ósseo do idoso, alterações no, 27
 reprodutor, alterações com o envelhecimento, 31
 respiratório
  alterações com o envelhecimento, 30
  com o envelhecimento, alterações estruturais e funcionais do, **153**
  do idoso, alterações estruturais e funcionais do, 151
 somatossensorial, 263
 urinário, 118
  alterações em envelhecimento, 32
 vestibular, 263
  em idosos, resposta fisiológica do, 266
 visual, 262
SMART
 conceito, 94
 ferramenta, 94
Somatotropina, 27
Southampton Assessment of Mobility, 107
Substância branca, papel no cérebro, 49
Suicídio assistido, 407
Super-seniors, 3
Surfactante, 152
 pulmonar, modificações do, **153**

T
Taxa
 de fecundidade no Brasil e no mundo, 6
 de filtração glomerular, 117, 118

Índice Remissivo

Tecido
  adiposo, envelhecimento do, 60
  conjuntivo, 28, 164
    elasticidade do, 59
    envelhecimento do, 59
    frouxo, 165
    funções, 28
    reabilitação do, 163
    tipos de, 60
  elástico, 59
  muscular, 65
  ósseo, 63
    envelhecimento do, 62
  osteomuscular, reabilitação do, 163
Tender points, localização anatômica, 182
TENS (*transcutaneous electrical nerve stimulation*), 171, 340
Teoria
  das comportas, 169
  de movimentos dos cinco elementos, 374
  do Yin-Yang, 373
Terapia
  aquática funcional, 356
  com exercícios físicos, 143
  comportamental, 123
  do *laser* de baixa intensidade, 343 (v.tb. Fotobiomodulação)
Terminalidade da vida, 407
Termorregulação no idoso, 32
Teste(s)
  cotovelo de golfista, 395
  da articulação subtalar, 401, 402
  da Gaveta, 390
  de Allen, 395, 396
  de Apley, 386, 388
  de apreensão anterior, 389
  de caminhada, 155
  de caminhada de 6 min, 208
    predição da distância no, 208
  de condicionamento físico, bateria de, 282
    composição corporal, 282
    força muscular, 288
    resistência
      aeróbica, 283
      muscular localizada, 284
  de controle de tronco, 114
  de Cozen, 393, 394
  de desempenho, 155
  de distração, 391, 393
  de esforço
    contraindicações ao, 144
    físico, 144
  de estresse do exercício antes da introdução da reabilitação, critérios para avaliar os resultados de um, 145

  de estresse para incontinência urinária, 123
  de exercício físico, 144
  de Fabere, 398, 399
  de flexão e extensão do cotovelo para força, 291
  de flexibilidade da bateria do índice de condicionamento do idoso, metodologia, 295
  de força isométrico, 198
  de Fukuda, 390, 391
  de gaveta anterior, 389, 400
  de Gerber, 386, 389
  de Hawkins-Kennedy, 383, 385
  de instabilidade tendinosa, 386, 388
  de Jobe, 385, 387
  de Lasegue, 397, 398
  de McMurray, 400, 401
  de Mill, 393, 394
  de Neer, 383, 384
  de Patrick, 398, 399
  de Phalen, 395, 396
  de preensão anterior, 390
  de seis minutos de caminhada, 283
    distância alcançada no para homens, 284
    distância alcançada no para mulheres, 284
  de sentar e levantar para força, 289
  de Speed, 385, 386
  de Spurling, 391, 392
  de Thomas, 397, 398
  de Thompson, 401, 402
  de Trendelenburg, 397, 399
  de Yergason, 385, 387
  de Yokum, 383, 384
  especiais na avaliação do idoso, 201
  Gerber, 386
  para cotovelo de golfista, 393
  para instabilidade, 389
  para instabilidade posterior, 390
  para patologias cervicais, 391
  para patologias de cotovelo, 393
  para patologias de tornozelo, 401
  para patologias do joelho, 400
  para patologias do quadril, 397
  para patologias tendíneas ou musculares, 385
  para síndrome do impacto, 383
  patologias de punho, 395
  segure e solte, 111
Testosterona, concentrações séricas de, 64
Time up and go, 155
Tontura, 261
Tornozelo, 229

  em dorsiflexão e flexão plantar, goniometria do, 229
  neutro, em inversão e eversão, goniometria do, 230
Transtorno
  bipolar, 16
    no idoso, 17
  ciclotímico, 17, 18
  de ansiedade, 18
  de humor, 15
  depressivo maior em adultos, 15
  depressivo persistente, 16
Tratamento respiratório, descrição do, 156
Trato gastrintestinal, funcionamento nornal, 52
Treinamento
  baseado na tarefa, 97
    prática da tarefa, 98
    transferência de aprendizagem, 98
  muscular do assoalho pélvico, 124, 124
  para o ganho de massas óssea e muscular, aplicação dos princípios, 186
  resistido, 316
    de força
      benefícios, 322
      para idosos, orientações para aplicação de um programa de, 317
    efeitos do, 316
    em idade mais avançada, benefícios, 316
Treino de equilíbrio, 242, 273
Tremor em repouso, 108, 109
Trunk Control Test, 114
Trunk Impairment Scale, 114

U

Úlcera por pressão, 328
Ultrafiltração de plama, 54
Unified Parkinson's Disease Rating Scale (UPDRS), 110
Urgeincontinência, 120
Urgência, definição, 121

V

Ventilação pulmonar, 152
Vertigem, 261, 270
Vigilância eletrocardiográfica de 24 horas, 144
Vínculos sociais, 44
Visão, alterações na, 29
Vitamina D3, 64
$VO_{2máx}$, cálculo do, 284

W

Whey protein, 77